난치병 치유와 에너지 의학의 새로운 패러다임

영의학 치유사례

글·그림 최순대 도원스님

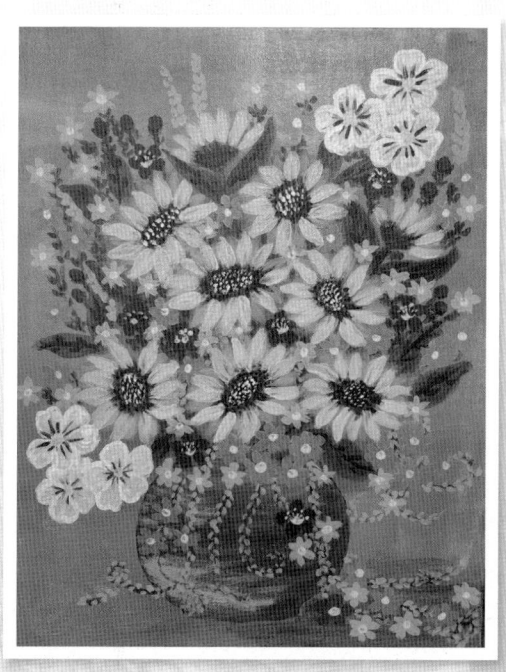

한빛서원

영의학 치유사례

최순대 도원스님이 지은 책을 한빛서원 최순대가 펴내다. 한빛서원의 등록일자는 2015년 4월 10일(제 324-2015-000006호), 주소는 서울특별시 강동구 천호대로 1170, 3층이며, 전화번호는 031-718-7478이다.

2025년 3월 31일 찍은 책(영혼의 힐링, 나는 퇴마사였다 개정판 1쇄)

ISBN 979-11-955260-2-4 03200

난치병 치유와 에너지 의학의 새로운 패러다임

영의학(靈儀學) 치유 사례

●

최순대 도원스님 지음

한 빛 서 원

책을 펴내며

이 책이 세상에 나올 수 있도록 필자의 윗대 선조님들께서 수행을 이어 오신 공덕이, 필자의 대에 와서 시기와 시대가 맞아 발표될 수 있음을 감사 드립니다. 또한, 금생의 모든 인연들과 약사여래불의 원력, 그리고 부처님 의 가피에 깊이 감사드립니다.

한국전쟁 이후 피폐한 환경에서도 매 순간 최선을 다해 삶을 살아왔습니다. 늦은 결혼 후 소중한 남매를 얻었지만, 아이들이 어릴 때 큰 교통사고를 당해 1988년에 척추 수술을 받았습니다. 그러나 후유증으로 불면증과 공황장애를 겪었고, 구로동 가람신경정신과 김경식 원장님의 도움으로 약을 복용하며 일상생활을 이어갔습니다. 하지만 약물 부작용으로 점점 몸이 불어나며 삶에 대한 의욕을 잃었고, 원장님께 "약을 먹고 사느니 차라리 죽고 싶다."고 하자, 원장님께서는 "단전호흡" 네 글자와 전화번호를 처방전처럼 건네주셨습니다.

그것이 계기가 되어 운영하던 가게 옆 수련장에서 기(氣) 점검을 받았고, 통곡이 터져 나오며 백회와 장심이 열리는 놀라운 경험을 했습니다. 그 순간부터 기통(氣通), 의통(醫通), 영통(靈通), 합일(合一)의 과정을 거쳐 수행을 이어왔고, 도반이었던 권사범의 도움으로 광화문의 모 기업체 수련장에서 환자들을 치유하기 시작했습니다. 이후 일본에서 자폐아 겐짱을 치유한 사례를 정신세계원에서 발표하게 되었고, 이를 계기로 송순현 원장님께서 수련 지도를 제안하셨습니다.

처음에는 "여러 사람 앞에서 지도를 해본 적이 없다."고 망설였으나, 원장님께서는 "수많은 강사들이 있었지만, 빙의 문제를 해결한 사람은 없었다."며 "만약 빙의 치유가 가능하다면 스타가 될 것"이라며 권유하셨습니다. 그리하여 2000년 9월 9일 공개 워크숍을 시작으로 7년간 매주 한 차례도 빠지지 않고 수련을 지도했습니다.

모든 수료생이 기적과 영적 체험을 했으며, 의식이 높아지는 결과가 있었습니다. 1기, 2기 수료생들이 모임을 원했으나, 치유 활동이 감당이 안 될 만큼 확대되고 종교화될 우려가 있어 2기로 마무리했습니다.

너무 많은 환자들이 몰려와 마치 에너지를 빨리는 듯한 어려움을 겪었지만, 최선을 다했습니다. 세션을 받은 환자들은 99% 효과를 봤으며, 나머지 1%는 "해봐야 안다."고 할 수 있습니다.

이후 갱년기와 체력 저하로 인해 안식년을 가지며 휴식을 취했고, 주변의 권유로 손글씨로 4권 분량의 원고를 집필했습니다. 이를 1권으로 편집해 출판한 책이 『영혼의 힐링』입니다. 한편, 동국대 교수님의 "시절 인연 따라 깨달으면 부처가 된다."는 강의를 듣고 "머리를 깎지 않고 스님이 될 수 있는 과정이 없을까?" 고민하다가 전법사 과정을 교육받았습니다. 그러던 중 주변에서 "머리카락에 미련 두지 말고 출가하여 여법하게 수행하시라."며 태고종 출가 원서를 건네주었고, 결국 약사여래불의 12대원을 이루고 중생의 아픔을 함께 나누고자 출가하여 현재 불광정사에서 14년째 수행 중입니다. 출가 후 『나는 퇴마사였다』 개정판을 출간하였으니, 필자의 지난 수행 여정이 궁금하신 독자께서는 『영혼의 힐링』과 함께 참고하시면 좋겠습니다.

필자의 호칭도 수행의 단계에 따라 변화했습니다. 처음 영통 단계에서는 '여사님', '선생님'으로 불렸고, 정신세계원 활동 중에는 '원장님', 출가 후에는 '도원스님', '대선사님' 등으로 불리게 되었습니다.

필자는 일생 동안 모든 세속적 인연을 내려놓고 온몸이 닳도록 수행하며 치유 활동을 이어왔습니다. 이 모든 경험과 정보가 인류의 건강, 의료 발전, 그리고 의식 성장에 도움이 되기를 바랍니다.

정신세계원의 송순현 대표님께서는 강사들이 자신의 기량을 마음껏 발표할 수 있도록 무대를 제공해 주셨고, 필자를 정신과학학회에 연계하여 학술 발표를 할 기회를 주셨습니다. 덕분에 전경련회관에서 『심령 치유의 원리와 실제』를 주제로 학술 논문을 발표할 수 있었습니다.

2024년 정월, 김경식 박사님께 문안 전화를 드렸습니다. 박사님께서는 반갑게 맞아 주셨고, 현재 가람신경과 병원을 정리하고 경남 의령에서 여전히 환자를 돌보고 계셨습니다. 대화를 나누던 중 박사님께서는 "요즘은 환자 몸에 손과 발로 치유하는 것 외에 달라진 것이 없느냐?"고 물으셨습니다. 저는 "박사님, 너무 신기한 일이 있습니다. 치유받는 사람마다 극빈자가 부자가 되고, 사업이 번창하고, 직업이 생기고, 승진하는 일이 계속해서 일어납니다."라고 말씀드렸습니다.

그러자 박사님께서는 "자, 잘 들으세요. 저는 이제부터 '신인(神人)'이라고 부르겠습니다. 신인님께서 경험하는 것은 기적도, 신기한 일도 아닙니다. 이미 학계에서는 과학적으로 다 검증된 것입니다. 그러니 아무 걱정 말고 어려운 분들을 도와주시면 됩니다. 다만, 가짜 사이비들이 더 진짜처럼 보이기도 하니 조심해야 합니다.

그러나 신인님께서 지금까지 해오신 모든 것은 과학이며, 자연이니 걱정하지 마십시오."라고 말씀하셨습니다.

시시때때로 천사들이 도움을 주시니, 이 한 몸을 바친 것에 후회가 없습니다.

다만, 사랑하는 딸과 아들을 위해 집중적으로 지원해 주지 못한 것은 인간적인 슬픔으로 가장 크게 남아 있습니다. 딸은 이 일을 위해 전공도, 대학원도 포기하고 지금까지 엄마가 하는 모든 일을 이해하고 돕고 있습니다. 아들은 엄마를 지키는 마음의 기둥이 되어 주고 있어 깊이 감사한 마음입니다.

이제까지의 모든 업데이트된 자료와 체험, 원력을 바탕으로 무한대의 우주 에너지를 활용할 수 있는 시점에 이르렀습니다. 인류를 위해 회향할 때라고 생각합니다. 앞으로 상생하는 좋은 인연들을 만나 함께 힐링하며, 건강하고 행복하며 평화로운 여정을 함께할 수 있기를 바랍니다.

사랑합니다.

도원 합장

차례

책을 펴내며

〈영적 건강〉

영적 건강 시대 • 20

좀비세포 • 22

영혼의 건강을 위하여 • 23

영의학 연구 및 대중화 • 26

〈수련 과정 공개〉

절 수련 · 호흡 수련 • 30

자발공 · 빙의령 배출 • 34

춤 · 뇌 호흡 · 뇌 정화 • 39

춤 수련 • 44

우주의 춤 • 45

찬란한 깨달음의 순간 • 47

빙의 환자에서 신인(神人)으로 • **48**

치유 체험 사례들을 정리하며 • **51**

2~15세의 어린이들 • **53**

〈심령정화 치유체험 사례〉

1. 소아 자폐 (김OO, 4세, 남) • **56**

2. 자폐증 (겐짱, 4세, 남) • **66**

3. 자폐 스펙트럼 (김OO, 7세, 남) • **75**

4. 자폐 스텍트럼 장애 / (뱀의 영) 빙의 (신OO, 20대, 남) • **87**

5. 자폐증 (OOO, 10세, 남) • **89**

6. 우울증 (36세, 여, 母) & 발달장애 (6세, 남, 子) • **94**

7. 자폐증 (OO범, 3세, 남) • **101**

8. 소뇌증 / 복합자폐 / 경끼 (OO원, 10세, 여) • **111**

9. 유사자폐 (O용O, 6세, 남) • **124**

10. 유사자폐 (6세, 남) 치유 경과보고 • **127**

11. 소아자폐 (O주O, 6세, 남) • **129**

12. 자폐증 (김O우, 5세, 남) • **136**

13. 자폐증 (김OO, 4세, 남) • **138**

14. 유사 자폐 (박OO, 6세, 남) • **159**

15. 자폐증 (오OO, 5세, 여) • **161**

16. 자폐증 (OO호, 4세, 남) • **164**

17. ADHD (박OO, 5세, 남) • **166**

18. ADHD, 틱장애 (김OO, 12세, 남) • **169**

19. 빙의 (김OO, 59세, 여) • **171**

20. 녹내장/우울증/초기 치매/대인기피증 (20대, 여, 최OO) • **173**

21. 빙의 (임OO, 50대, 여) • **183**

22. 조울증, 뇌전증 (박OO, 20대, 남) • **186**

23. 간질(뇌전증), 경끼 (O민선, 12세, 여) • **189**

24. 빙의, 만성 통증, 만성 위 무력증 (이OO, 50대, 여) • **193**

25. 한가족 4명의 빙의 정화 체험기 (서OO, 50대, 남)
    (이OO, 50대, 여) (서OO, 20대, 여) (서OO, 20대, 남) • **197**

26. 자궁 질환 (40대, 여) 정화경과보고 • **204**

27. 조울증, 거식증, 전신통증 - 치유경과보고 (40대. 여) • **205**

28. 상담 1 • **207**

29. 상담 2 • **208**

30. 상담 3 • **209**

31. 갑상선 (OOO, 55세, 여) • 210

32. 스트레스성 조울증 (OOO, 36세, 남) • 213

33. 빙의 (OOO, 37세, 여) • 217

34. 유방암 (OOO, 40대, 여) • 220

35. 파킨슨 / 인공유산 (OOO, 56세, 여) • 228

36. 달팽이관 이석증 (OOO, 80대, 여) • 233

37. 빙의 / 비만 / 골반측만 / 뇌졸중초기 / 안면경련
 (OO경, 44세, 여) • 234

38. 우울증 / 만성두통 / 정신병원 입원 (OO국, 40대, 남) • 244

39. 무기력증, 우울증 (OO리, 18세, 여 & OO애, 44세, 여) • 249

40. 빙의 (OO범, 5세, 남) • 254

41. 빙의 / ADHD(과잉행동장애) / 탁기성 비만
 (OO식, 12세, 남) • 257

42. 얼굴 흑달 / 지방간 (OO현, 39세, 남) • 259

43. 업장 소멸 (O경O, 39세, 여) • 260

44. 틱장애 / 신경장애 / 축농증 / 소변지림 (O민기, 5세, 남) • 263

45. 안면 홍조 / 뇌혈관 질환 (O선O, 20대, 여) • 270

46. 혈소판 감소증 (O성빈, 11세, 남) • 275

47. 안면마비 / 부종 (O송O, 42세, 여) • 279

48. 알콜중독 (O은O, 46세, 여) • 284

49. 축농증 (강OO, 36세, 남) • **285**

50. 아토피성 피부염 (권OO, 17개월, 남) • **289**

51. 빙의 귀신들림 하지정맥류 (김OO, 40대, 여) • **295**

52. 안구돌출 (김OO, 39세, 남) • **298**

53. 갑상선 (김OO, 33세, 여) • **301**

54. 척추 측만증 (김O란, 38세, 여) • **305**

55. 빙의(남자친구의 죽음과함께 빙의된사례)

　　(김O미, 46세, 여) • **308**

56. 알러지성비염(축농증) / 틱장애 / 척추만곡증

　　(OO진, 23세, 여) • **312**

57. 성형수술 후유증 (노OO, 20대, 여) • **317**

58. 액취증 / 요통 / 숏트랙 선수 만성통증 (박OO, 18세, 남) • **323**

59. 시력 감퇴 (박OO, 30대, 여) • **325**

60. 빙의 (박OO, 60대, 여) • **326**

61. 디스크 수술 후유증 (박OO, 42세, 여) • **328**

62. 만성 두통 (백OO, 32세, 남) • **329**

63. 만성 성인성 질환 (OOO, 20대, 여) • **332**

64. 탁기성 비만 / 축농증 / 만성염증 / 만성통증 / 빙의

　　(송OO, 39세, 여) • **335**

65. 갑상선 암수술 후유증 (신OO, 36세, 여) • **339**

66. 반신마비 원인 사시, 뇌출혈 (원O숙, 64세, 여) • **347**

67. 근이영양증 (이OO, 30대, 여) • **348**

68. 우울증 (이OO, 43세, 여) • **356**

69. 공황장애 (이OO, 38세, 남) • **359**

70. 얼굴 주름살 / 관절염 / 생활고 / 가정불화

    (이OO, 44세, 여) • **362**

71. 만성 중이염 / 이명 (이O영, 32세, 남) • **367**

72. 스트레스성 비만 / 액취증 / 다크써클 (이O희, 35세, 여) • **369**

73. 빙의 (이시까와 히로무, 중년, 남) • **373**

74. 사고 후유증 (전OO, 41세, 남) • **375**

75. 얼굴 핸디캡 (전OO, 34세, 남) • **377**

76. 액운관련사례 머피의 법칙 / 턱관절 (정광O, 47세, 남)

    (김경O, 43세, 여) • **380**

77. 빙의 / 두통 / 위장병 / 방광염 / 신경통 (조OO, 45세, 여) • **388**

78. 만성 피로 (지OO, 41세, 남) • **390**

79. 대인기피증 (최OO, 30대, 남) • **395**

80. 심장 판막 수술 후유증 / 빙의 (최OO, 20세, 남) • **400**

81. 아파트 층간소음으로 인한 빙의/조현병 (이OO, 50대, 남) • **402**

82. 알러지성 피부염 (황OO, 37세, 남) • **405**

83. 간질환 (최OO, 40대, 남) • **409**

84. 일가족 힐링 체험기 (황OO, 34세, 남) (이OO, 33세, 여)
    (황OO, 13개월, 여) • **417**

85. 전립선 / 불안감 (60대, 남) • **424**

86. 치매 (60대, 여) • **426**

87. 울프허쉬호른 증후군 (3세, 남, OOO) • **427**

88. 자폐증 / 발달 장애 (7세, 남) • **434**

89. 발달 지체 (25세, 남) • **436**

90. 자폐증 (9세, 남) • **438**

91. 신체 장애 / 뇌수막염 후유증 (31세, 여) • **440**

92. 정신질환 / 경끼 (19세, 여) • **443**

93. 만성피로 / 발기부전 / 다크써클 (53세, 남) • **445**

94. 루게릭 (60세, 여) • **447**

95. 정신분열증 (31세, 남) • **449**

96. 자폐증 (8세, 남) • **451**

97. 류마치스 관절염 (57세, 여) • **453**

98. 갑상선 기능 저하증 (34세, 여) • **455**

99. 만성 피로 (48세, 남) • **457**

100. 우울증 (35세, 남) • **459**

101. 척추 측만증 (43세, 남) (모 종교단체의 지도자) • **461**

102. 알러지성 비염 (25세, 남) • **463**

103. 아토피성 피부염 (3세, 여) • **465**

104. 갑상선 기능 항진증 (24세, 여) • **467**

105. 학교폭력 트라우마 (20대. 남) • **470**

106. 자폐증 (6세, 남) • **472**

107. 유사 자폐 (오OO, 5세, 여) • **475**

108. 빙의 두피 전체 탈모 (조OO, 35세, 여) • **478**

109. 빙의 (박OO, 60세, 여) • **481**

110. PTSD / 우울증 (30대, 여) • **483**

111. 소화불량, 과민성 대장증세 (40대, 남) • **486**

112. 만성 두통 (30대, 남) • **488**

113. 허리 디스크, 다크 써클 (40대, 남) • **490**

114. 불면증 (21세, 남) • **492**

115. 스트레스성 비만 (22세, 여) • **494**

116. 자폐증 (6세, 남) • **496**

117. 자폐증 (6세, 남) • **498**

118. 조울증 (35세, 여) • **500**

119. 알콜 중독 (37세, 여) • **502**

120. 자폐증 (4세, 남) • **504**

121. 자폐증 (12세, 남) • **507**

122. 우울증 (39세, 여) • **509**

123. 척추만곡증 (14세, 여) • **511**

124. 갑상선 기능저하 (10세, 여) • **512**

125. 알러지성 비염 (7세, 남) • **514**

126. 간질 / 정신분열증 (24세, 여) • **515**

127. 과대망상, 환청 (30대, 여) • **517**

128. 파킨슨병 (50대, 남) • **520**

129. 중풍 (60대, 남) • **525**

130. 견비통 - 극심한 어깨통증 (50대, 여) • **527**

131. 빙의 / 만성통증 / 위 무력증 (50대, 여, OOO) • **529**

132. 뇌암 수술 후유증 (71세, 여) • **533**

133. 자폐증 (10세, 남) • **541**

134. 틱장애 파킨슨 (50대, 여) • **544**

135. 조울증 / 뇌전증 (20대, 남, OOO) • **547**

136. ADHD 과잉행동장애 (5세, 남) • **550**

137. 자폐 스펙트럼 (8세, 남) • **553**

138. 일가족 힐링체험기 (50대, 여) • **564**

139. 척추측만증, 공황장애 (40대, 여) • **594**

140. 당뇨합병증 / 시력장애 / 당뇨발 / 척추측만증
    (김OO, 40대, 남) • **596**

141. 턱관절, 상기증 (30대, 남) • **606**

142. 파킨슨 (60대, 여, 문OO) • 608

143. 김실장(비서)의 힐링체험기 (김OO, 46세, 여) • 611

144. 영적 장애 (OOO, 42세, 남) • 615

145. 한빛과 함께한 나눔 (한빛센터 권오형 사범) • 619

146. 외증조 할아버지, 엄마, 그리고 스승

　　　(한빛심령치유센터 김효진, 서연 실장) • 636

〈관련 기사 및 논문 내용〉

나는 퇴마사 였다 "어둠은 빛을 이길 수 없다" • 642

영의학의 학부 과정 • 647

영의학의 석사 과정 • 648

영의학의 박사 과정 • 650

신인(神人)이라는 진단 • 652

심령 치유의 원리와 실제 • 653

영혼의 건강을 위한 개념 정리 (권용현, 40대, 남, 의사) • 666

맺음말 • 682

모든 인류에게 드리는 글 • 684

영적 건강

영적 건강 시대

21세기는 영성의 시대이다. 이제 영혼이 건강해야 하는 시대가 열린 것이다. 우리는 누구나 영적 존재이므로, 제5의 물결인 영성의 시대에 대비해야 한다. 영(靈) 중에는 죽은 영과 살아있는 영이 있는데, 살아있는 영은 다시 본영(本靈)과 빙의령(憑依靈)으로 나뉘는데, 제자리에 있는 영은 본영이고 제자리를 벗어난 영은 빙의령이라 한다. 이때 본영보다 빙의령이 더 강하게 작용하게 되면 빙의 환자인 빙의체(憑依體)가 되어 문제가 일어나는 것이다.

우리의 몸은 여러 차원으로 이루어져 있다. 요컨대 정보체인 영체(靈體)와 에너지체인 기체(氣體), 그리고 물체인 육체(肉體)로 구분할 수 있다. 그런데 모든 질병은 영혼의 불건강, 즉 영적 문제로부터 시작된다. 빙의를 비롯한 영적 오염은 물론이고 환경오염, 잘못된 식습관 등의 위험요소가 즐비한 지금, 당신의 영혼은 얼마나 건강한가? 이 시대에 가장 절실한 것은 수련과 명상, 그리고 영적 스승으로부터 도움을 받아 본영의 잠재에너지를 개발하고 자신은 물론 주변사람들의 영적 건강까지 지켜내는 일이다.

1998년에 세계보건기구(WHO)는 "건강은 신체적·정신적·사회적·영적으로 완전한 안녕 상태로서, 단순히 질병이나 장애가 없는 상태가 아니다."라고 건강에 대한 정의를 내린 바 있다. 신체적, 정신적, 사회적, 영적인 모든 측면에서 조화로운 건강 상태를 강조한 것이다. 우리는 단순히 건강을 육체적 문제로만 치부하기 쉬우나, 이는 건강을 관리하고 향상시키는 데 있어서 좋은 태도가 아니다.

우리는 흔히 일상생활에서 "안녕하세요?"라는 인사말로 영혼의 평안함과 삶의 질을 무의식적으로 연결시키고 있다. '안녕하다'는 말은 어떤 면에서는 건강보다 더 넓은 의미를 가진다. 특히 영적 건강은 최고의 안녕 상태를 이루기 위한 필수적인 요건이라고 말할 수 있다. 다시 말해, 영적 건강은 우리의 또 하나의 권리인 셈이다.

〈영혼의 힐링〉 최순대 13~14page 발췌

좀비세포

　최근에는 서양의학에서 좀비세포라는 학설이 있는데, 공감하는 바이다. 적절한 표현이고, 내가 말하는 빙의체, 영체, 어혈, 탁기, 등등을 포괄적으로 좀비세포라는 용어로 정리할 수도 있겠지만, 지금까지 필자가 연구해 온 바와는 직접적으로 연관이 없었지만, 앞으로 과학자나 의학자들이 나의 임상자료나 연구자료를 가지고 좀비세포도 함께 연구자료로 활용하기를 바라는 바이다. 연구를 하면, 좋은 동서양의 새로운 통합적인 학문이 열릴 것이라고 생각한다.

영혼의 건강을 위하여

동서고금을 막론하고 깨달은 분들의 말씀은 영혼의 문제로 시작해서 영혼의 문제로 끝난다. 보이는 건강, 수치상의 건강만 주장한다면 영혼의 건강을 거론할 필요도 없고 모든 종교의 교리나 수행하신 분들의 업적도 부정해야 할 것이다.

인간이 궁극적으로 지향하는 바가 건강 · 행복 · 깨달음이라면, 그 토대가 되는 영혼의 성장을 위해서 우리는 어떻게 해야 할까?

오감 차원의 육체라는 단단한 껍데기, 그 빛 하나 들어오지 않는 동굴 속에 갇혀 있는 영혼을 한 번이라도 알아보고 인사를 건네본 적이 있는지, 영혼의 소리에 귀 기울여본 적이 있는지, 영혼에게 말할 기회를 준 적이 있는지 생각해보자.

캄캄한 동굴 속에서 언제라도 튀어나올 자세로 문을 두들겨 주길 기대하며 빗장이 풀어지길 간절히 원하고 있는 영혼을 생각해보자.

수박 겉핥기식으로 깨달음을 찾아 헤매면서 정작 닫혀 있는 문의 빗장 쪽은 쳐다보지도 않았던 게 아닌지 되돌아보자.

빗장만 열어주면 찬란한 빛의 존재로 거듭날 수 있는 당신의 영혼을 생각해보자.

지금까지 이름이라는 꼬리표를 달고, 삶이라는 굴레 속에서 관계라는 늪에 빠져 허우적거리며, 질병과 경제라는 무거운 짐을 양 어깨에 매달고, 힘들게 한 걸음 한 걸음 옮겨온 육신의 삶을 돌아보자. 그것이 얼마나 힘들고 고통스러웠는지를.

우리는 누구를 위하여 왜 사는지조차도 모르고 자신이 죽어가는지조차도 모른 채로, 관습대로 가족을 위하여, 관계를 위하여, 경제를 위하여, 달음박질치듯이 자신의 영혼을 숨죽이게 하는 삶을 살아오지는 않았는가?
　나의 영혼은 내가 알아차리는 순간부터 즉시 반응을 한다. 그 속도는 빛의 속도다.
　이 책을 세심하게 다 읽은 분은 뭔가 알 수는 없지만 공감하는 바가 있을 것이다. 내가 체험하고 겪고 행한 것들은 모두 실제상황이기 때문이다. 현대 의학에서는 만병의 원인이 스트레스라고 한다. 만병의 원인이 빙의라는 나의 주장과 사실은 같은 뜻이다. 스트레스로 인해 번아웃 상태가 됐을 때, 기회를 놓치지 않고 나쁜 영은 침투한다. 이로부터 정신은 물론, 몸, 마음, 모든 건강상태가 혼란상태로 빠지며, 결과적으로는 정신적 질환으로 병원을 찾게 되기도 하며, 육체적인 불건강으로 빙의체로 고통을 받게 된다.

마음이 평온할 때는 기혈 순환이 잘 되고 몸 안의 영들도 질서가 유지된다. 그러나 스트레스를 받는 순간 긴장하고 호흡이 흩어지며 뇌로부터 정보전달이 안 된다.
　교통체증이 일어나서 들어온 영이 호흡을 통해 배출이 안 되어 빙의가 되는 것이다. 불의의 사고, 놀람, 인터넷을 통한 나쁜 정보, 게임 중독 등등, 우리의 정신세계를 혼란시키고 영혼을 병들게 하는 요인은 얼마든지 넘쳐난다.

　내가 자폐증, 발달 장애, 틱 장애 등을 앓는 아이들을 관찰해본 결과, 그들은 자신의 뺨을 때린다거나 머리를 바닥에 찧는다거나 몸을 반복적으로 털거나 눈을 깜박이는 것처럼 자해 행동을 보이는 경우가 많았다. 그러나 이런 행동을 자해라고 하는 것은 잘못된 표현이라고 본다. 누가 자신의 몸을 해치고 싶겠는가.

　우리는 얼굴이나 몸에 파리나 모기가 한 마리만 붙어 있어도 못 견딘다. 하물며, 다른 영이 붙어서 장애를 일으키는데 그것을 제거하기 위한 몸부림을 치지 않을 수가 있겠는가. 춤이나 운동, 수련, 명상 등도 결국은 같은 맥락이라고 보면 될 것이다.

　구원은 몸에서 찾아야 한다. 몸을 통하지 않고는 답을 얻을 수 없다. 열쇠는 몸 안에 있기 때문이다. 몸을 쓰지 않고는 탁기가 빠지지 않는다. 당신은 자신의 몸을 위하여 시간을 얼마나 투자했는가? 하루 한 시간만이라도 자신을 위해 적금을 들어둔다고 생각하고, 자신만의 프로그램을 가지고 운동과 기도와 명상을 하시기를 권한다. 우선, 앉고 설 때에도 요가나 스트레칭으로 연결시켜 신체를 늘려준다는 생각으로 의식을 항상 집중하고 생활 속에서 자세를 바르게 가지기를 바란다. 또한 특히 절 수련을 권하고 싶은데, 절을 어떤 대상에게 하는 것이 아니라 자신의 몸·마음·영혼에게 하는 것이라고 생각한다면 기꺼이 마음이 날 것이다.

영의학 연구 및 대중화

　지구상에는 소위 심령치유사(힐러)로 불리는 수많은 사람들이 존재하고 있지만, 실제로 불치병 난치병을 가진 사람들의 수요를 채우기엔 턱없이 부족한 실정이다.
　또한 서양의학이나 한의학과 같이 체계적이고 그 치유원리나 효과와 결과에 대한 논리적인 연구와 조직화가 이루어지고 있지 않아 심령치유라는 단어 조차도 일반 대중에게 있어서는 선뜻 다가가기 어려운 것이 현실이다. 그런데 이 심령치유의 혜택을 받은 사람들은 치유의 효과가 탁월함을 인정하고 있고, 실제로 각종 질병 및 불치병 난치병이 치유가 되고 있는 것은 기정사실이 되었다. 이 시점에서 절실히 요구되는 것이 바로 이 영적인 치유에 대한 연구일 것이며, 또한 치유에 대한 정보를 공유하여 영적인 치유를 공개하고 대중화하는 것이 연구의 목적이다. 아울러 관찰과 분석 및 임상을 통하여 과학적이고 효율적인 최적의 치유를 도모하는 것도 연구 목적의 하나라고 하겠다.

　나는 이러한 심령치유와 영에 대한 정보들이 일반 대중에게도 알려져 증명된 사실에 기초한 의료가 될 수 있도록 치유에 대한 정보를 공개하고자 한다. 그리고 동서양의 모든 의학을 수렴하며, 치유에 대한 정보들을 공유하여 새로운 치료법의 발전에도 도움이 되는 것을 비전으로 삼고 있다. 또한 받은 사명인 물질과 영혼의 조화를 통해 온 우주를 사랑으로 통합하는 일을 행할 것이며, 원인불명의 질병과 난치성 질환, 그리고 불치병을 치유하는 활동을 계속하여 영의학을 대중화하고, 세상을 밝히고 사람을 살리는 일을 통해 진인사대천명 하겠다고 이미 밝힌 바 있다. 나는 사명에 따라 '사랑과 화합'을 비전으로 삼아 '심령치유 및 영의학의 대중화'를 실현하기 위하여 의료계, 종교계, 그리고 그밖에 관심있는 많은 분들과 함께하기를 원한다.

수련과정 공개

절 수련 · 호흡 수련

 모든 수련에 앞서 스트레칭은 기본이다. 15분에서 20분 정도 기초 기공 및 스트레칭을 하고 본 수련을 시작한다. 기공수련 및 도인체조를 생략할 경우에는, 절 수련을 추천한다.

 절 수련을 하는 방법은 먼저 두꺼운 쿠션을 앞에 놓고 두 발을 모은 다음, 가슴 앞에 두 손을 크게 벌려 우주를 안는 마음을 경건히 한다. 그런 다음, 두 손을 크게 벌려 우주를 안는 마음으로 머리 위로 합장을 하고, 우주 에너지를 가슴으로 끌어들이는 마음으로 합장한 손을 내려 가슴으로 가져온다. 그리고 허리를 90도로 앞을 향해 숙이고 다리 뒤쪽의 당기는 부분을 느끼며 방광경이 신장되도록 늘려주면서 무릎을 꿇고 양손을 바닥에 놓으며 이마도 바닥에 닿게 하고 두 손바닥은 하늘을 향하게 뒤집는다. 일어서면서는 합장을 하고, 지구의 기운을 끌어당긴다는 마음으로 합장한 손을 가슴 앞에 가져온다.

 여기까지가 한 동작으로, 하다 보면 호흡과 같이 저절로 동작이 이어진다. 처음 하는 사람은 숨이 차고 근육통이 오고 힘들지만, 하다 보면 차츰 익숙해진다. 절 수련은 몸 전체의 막혔던 기혈을 순환시키고 안 쓰던 근육과 관절을 움직여주는 요가 수련과 같다. 걷기 운동을 많이 하는 사람이라도 앉았다 일어날 때 밀어올리는 힘이 부족한 경우가 있는데, 절 수련은 하체를 단련시켜 다리 힘을 길러주며 기초 체력을 키워준다. 횟수는 자신이 할 수 있는 만큼 하는 것이 좋다.

절 수련이 끝난 후엔 잠시 자리에 편안히 누워 왼손은 중단전에, 오른손은 하단전에 올려놓고, 고요히 숨결을 느껴본다. 그리고 천천히 양팔을 바닥에 45도 각도로 내려놓고 양다리를 어깨너비만큼 벌려 와공(臥功) 자세를 취한 후, 가슴 호흡을 시작한다. 가만히 내 안의 영혼에게 말을 걸어본다.

'내가 그동안 알아차리지 못해 죄송합니다. 내 안에 갇혀서 얼마나 가슴 답답하고 힘들었습니까? 이제 우리 만났으니 다시는 모른 체하지 않겠습니다.'

편안히 숨을 가슴 깊이 들이마시고, '후~' 하고 길게 내쉬고, 계속 반복해서 호흡에 집중해서 숨이 들어올 때 가슴을 최대한 부풀리고, 내쉴 때 등 부분을 의식하며 호흡한다. 계속 호흡하다 보면, 들이마실 때 가슴 한가운데에 피라미드가 솟아오르고 맑은 샘물이 솟아오르듯 시원하고 편안한 호흡이 된다. 내쉴 때는 중단전 뒤쪽 흉추로 나가고, 의식을 집중해서 계속 호흡하면 그 호흡이 느껴지면서 의식의 눈으로 볼 수 있게 된다.

가슴이 편안해지고, 모든 세포마다 맑은 에너지가 전달되며 안락해진다. 이것이 심문(心門) 호흡이다.

다음은, 하단전에 집중해서 호흡을 한다. 숨을 들이쉴 때 아랫배를 불룩하게 부풀리고, 내쉴 때 하단전 뒷부분 요추에 집중한다. 이렇게 들이쉬고 내쉴 때 단전과 명문에 의식을 두고 계속 복식호흡을 하다 보면, 입안에 단침이 고이면서 온몸에 열감이 느껴지고 단전과 명문으로 에너지가 들고나는 것이 의식의 눈으로 보인다.

이것이 명문(命門) 호흡이다. 숨이 고르게 쉬어질 때, 비로소 영혼의 숨결이 깨어나는 것이다.

우리가 일반적으로 숨을 쉬는 것을 무의식적으로 목에서 깔딱깔딱 쉬는 것이라고 본다면, 절 수련을 할 때에 숨 쉬는 호흡은 들숨과 날숨을 통해 몸 안의 탁기가 밖으로 배출되는 것이라고 보면 되겠다. 와공 자세로 하는 호흡은 내 안에 존재하는 영혼과 같이 하는 호흡으로, 안락과 평화를 주는 호흡이다. 그리고 수련이 익숙해지면 좌공(坐功) 호흡을 한다.

가부좌로 편안히 앉아서 척추를 좌우앞뒤로 일렁일렁 바로세우고, 의식을 백회부터 회음까지 일직선으로 기운을 연결하고, 우주에서부터 백회를 통해 회음까지 기운의 통로가 연결되어 내 몸을 관통하고 있다고 의념하면서 의식을 하단전과 명문에 집중하고, 숨을 들이마실 때, 코로 공기가 들어오지만 의식을 명문을 통해서 에너지가 들어온다고 집중하고 단전 가득히 에너지를 채우고, 내쉴 때는 하단전에서 명문으로 에너지가 빠져나간다는 집중을 하며 호흡을 계속 하다보면 어느 틈에 수련이 깊어져서 조식 호흡이 되고, 단전 가득했던 에너지가 명문으로 빠지면서 배가 명문에 가서 서서히 달라붙는 느낌으로, 그 시간은 현실에서보다 훨씬 긴 호흡이 되며, 계속 호흡을 하다보면 단전과 명문, 회음이 연결되어 신비한 체험을 할 수도 있지만, 이것은 수련과정에서 체험할 수 있는 일부분이기 때문에 빠져들어서는 안 되고, 지나가면 된다고 본다. 이 호흡은 영혼의 호흡이라고 할 수 있고, 영혼이 깨어나는 신호이며, 이때 강력한 진동이 일어나며, 쿤달리니가 각성되는 시기이기도 하다.

숨만 잘 쉬어도 산다는 말은 참 쉽고도 어려운 것이다. 마음이 평온하지 않으면 절대로 고른 호흡을 할 수 없다. 그래서 밥을 먹듯이 매일 수련이나 운동, 기도, 명상을 통해 자아통찰을 해야 한다고 본다.

육체의 건강을 위해서는 조화로운 음식과 운동, 휴식, 깊은 수면이 필수 조건이라고 할 수 있겠다. 스트레스를 받게 되면 바로 분노하고, 불안하고, 정신을 못 차리게 된다. 정신을 못 차리고 무방비 상태일 때 나쁜 영이 침노한다. 스트레스를 받았을 때는 바로 편안히 눕거나 앉아서 눈을 감고 가슴 깊이 숨을 들이마시고 길게 '후우' 하고 내쉬면서 몸을 이완시킨다.

들이쉴 때 우주의 정화 에너지가 들어와서 내쉴 때 나쁜 에너지를 몰아낸다고 의념하면서 스트레스를 해소시켜야 한다.

자발공 · 빙의령 배출

필자의 수련 체험을 잠깐 언급하겠다. 2주일 만에 나는 막힌 혈을 여는 수련을 시작했다. 많은 인원이 넓은 수련장을 가득 메우고 서 있었다. 모두 숙연한 자세로 양 손바닥을 위로 향하게 하고 지도자의 지시에 따라 강한 기운을 타고 있었다. 그런데 갑자기 목이 앞, 뒤, 옆으로 꺾이고 두 손은 가슴을 두드리면서 강한 진동이 일어났다. 격렬한 진동을 멈출 수 없었다. 누웠다 앉고, 서고, 구르고, 관절 마디마디까지 꺾고, 비틀고, 두들기고 하는 가운데 내 의식은 외부와 완전히 차단된 트랜스(trance) 상태로 들어갔다. 아무렇게나 나오는 듯한 그 동작들은 너무나도 정확하고 과학적이었다. 막힌 경락(經絡)과 뼈, 신경(神經) 등, 내 몸의 모든 부위를, 심지어 진동이 끝난 뒤엔 머리에 사발이라도 얹어놓았던 듯 뚜껑이 열리는 느낌이 들더니 가안 기운이 쏟아져 들어왔다. 마치 피라미드를 거꾸로 세운 것 같은 형상으로 기운이 정수리에 박혀 빨려 들어왔다. 그렇게 두 시간 가까운 시간이 흐른 후, 음악에 따라 기운과 호흡이 저절로 정리되었다. 마치 신선이 된 것 같았다. 나는 유연하게 비상하는 학이 되었다가, 홀연히 구름이 되기도 했다. 꽃이 되었다가 나비가 되기도 했다. 그렇듯 단무(丹舞)에 빠져든 상태에서의 내부의식(意識)은 분명 평소와는 다른 차원이었다.

'천국이 있다면 바로 이런 곳이겠지…'

지극한 황홀감과 환희심 속에서 나는 우주를 날아다니고 있었다. 세상에 태어나 처음 느끼는 자유로움이었다.

단무가 끝나고 보니 사방에 머리카락이 한 줌이나 빠져 있었다. 얼마나 격렬한 자발공(自發功)이었던지, 나는 이미 2주일 전의 내가 아니었다. 집에 가서도 여진이 남아 밤새 온몸은 잔잔하게 진동했다. 나는 꼬박 밤을 지새웠지만 전혀 피곤하지 않았다. 다음날엔 밥을 안 먹어도 배고프지 않았고 무엇인지 모를 충만감으로 가득했다.

이후로 나의 수련은 더욱 깊어졌고, 매번 수련 때마다 진동을 했다. 수련장에 가지 않는 휴일에도 집에서 같은 시간에 같은 방법으로 하루도 수련을 거르지 않았다. 몸보다 더 정직한 것은 없다. 몸은 관심을 갖고 사랑해주는 만큼 보답을 한다.

이때부터는 정신과에서 받은 약을 삼키면 몸의 기운이 알약을 목구멍에서부터 입으로 다시 밀어 올렸다. 약이 먹기 싫어졌던 것이다. 식사도 절로 조절이 되었다.

전에는 체중이 불어 고생을 하면서도 큰 밥그릇에다 퍼서 잔뜩 먹는 편이었다. 식당에 가면 제일 먹을 것이 많은 자리에 먼저 가서 앉을 정도로 식탐이 많았다. 그랬던 것이 저절로 식이요법이 되어 아침은 과일 한 개와 밥 한술 정도만 먹었고, 출근해서는 우유 한컵, 점심에는 밥 반공기와 반찬 약간, 저녁에도 점심과 같은 정도로만 먹었다. 그 외에는 물 말고는 아무것도 먹지 않았다. 억지로 참은 것이 아니라 자연스럽게 더 이상은 먹고 싶지 않았다. 그렇게 해도 배고프거나 힘이 빠지기는커녕 정신이 맑고 몸에는 힘이 넘쳤다.

자발공(自發功)은 말뜻 그대로 몸 안의 기운과 우주에너지가 합일됐을 때, 전기가 감전된 것처럼 온몸이 흔들리고 떨리고 털어지는 자율진동이라고 할 수 있겠다.

  자율진동을 통해 몸은 단숨에 정화되고 치유되는 기적이 일어난다. 자율진동은 쉽게 일어나지 않으나, 의식적인 진동을 통해 유도할 수 있다.

  반복적인 경쾌한 리듬의 음악을 트는 것이 좋다. 다리를 어깨너비만큼 벌리고 무릎을 살짝 굽힌 자세에서 온몸의 힘을 쭉 빼고 리듬을 타며 엉덩이가 상하로 출렁이게 반동을 준다. 몰입이 되면 저절로 몸이 움직인다. 의식은 내 몸에 아주 밝고 순수한 전기가 감전되었다고 생각하고 전원이 꺼지기 전에 치유를 해야 한다는 마음으로 온몸을 털고 비틀고 흔들어준다.
  이제는 내 손에 청진기가 달려 있다고 생각하고 내 몸의 아픈 곳을 찾아 두들긴다.

  이 수련은 그동안 척박해진 몸이 토양을 좋은 토양으로 만드는 밭갈이 작업이라고 할 수 있겠다. 약 30분 정도 하고 나서는, 편안히 누워 호흡 조절을 하면서 몸에 흐르는 전류인 기(氣)를 느낀다. 의식은 우주로부터 고차원의 치유에너지가 머리끝 백회로 빨려 들어와 내 몸을 밝은 빛으로 채우며 빙의령들을 손끝, 발끝으로 내보낸다고 생각하며 집중한다. 이때 정말 빙의령들은 손끝, 발끝으로 모든 세포를 통해 밖으로 빠져나간다. 이 수련 중엔 가스가 입으로 나오고 가래가 올라올 수도 있다.

  10~15분 정도 와공을 하고 나서, 몸을 왼쪽으로 천천히 일으켜 가부좌로 앉는다.
  편안히 몸을 바로 하고, 두 손을 가슴 앞에 천천히 양손을 5~10센티미터 정도 벌렸다 오므렸다 해본다. 양 손바닥 안에 중력이 느껴지면서 고무줄같이 당기는 힘과 밀어내는 힘을 느낄 수 있다. 느껴지면, 양손을 좀 더 벌렸다 오므렸다 하면서 기감을 확장시킨다. 동작은 천천히 한다. 기감을 느낄 때는 잔잔한 명상음악을 들으면 좋다. 우리의 영혼이 존재하는 한, 음악은 영혼의 음식이라고도 할 수 있겠다.

에너지, 기(氣)를 느끼기 시작하는 순간부터 우리는 오감을 넘어 육감의 차원으로 진입하게 된다. 에너지는 온 우주와 나와 동일하며, 한 치의 오차도 없이 연결되어 있는 순수한 힘이며, 내 몸과 영혼을 연결시켜주는 통로 역할을 할 수 있다. 마음을 집중하면 단숨에 나를 우주의식으로 끌어올릴 수 있다. 기(氣)를 운용하는 순간부터 당신은 에너지체, 즉 마음과 기(氣)의 몸을 느낄 수 있다.

부처님께서도 깨닫는 순간 "일체유심조"라고 하셨으나, 어디 마음을 바로 먹기가 그리 쉬운 일인가. 그러나 기(氣), 에너지를 느끼는 순간부터 육체와 영혼이 연결되어 가슴에서 사랑의 샘이 솟아나기 시작한다. 증오하는 마음은 용서하는 마음으로 바뀌고, 부정은 긍정으로 마음은 사랑으로 바뀐다. '화탕지옥 불신지옥'은 모두 마음에서 일어나며 천국과 극락은 죽어서 다음 생에 가는 곳이 아니다. 마음이 바뀌는 순간 지옥이 극락 천국으로 바뀐다.

그러나 이론으로는 쉽지만 행동으로 옮기는 마음은 깨달음에 도달하지 않고는 쉽지 않다고 본다. 마음의 몸이라고 할 수 있는 기(氣)체, 에너지 몸을 만드는 것은 마음이라는 전원의 스위치를 눌러야만 작동한다. 마음은 에너지를 우주 전체로 확장시킬 수 있지만 전원을 끄는 순간 바로 사라진다. 사랑의 마음은 사랑의 행동을 하게 한다. 마음의 양식은 사랑과 화합이며, 공생하는 데서 혼이 성장한다. 깨달음은 혼이 성장하면서부터 시작된다.

춤 · 뇌 호흡 · 뇌 정화

 모든 수련의 기본은 본 수련 전에 하는 약 15~20분 정도의 스트레칭이며, 나는 반드시 당기고 늘리고 비틀고 돌리고 수축과 이완, 굽히고 젖히는 동작을 먼저 하고 시작한다. 물론 자신이 하고 있는 요가나 기공 동작으로 스트레칭을 해도 무관하다.

 육체의 몸은 먹고 마시고 보고 듣고 만지는 오감차원이다. 그러나 눈을 감는 순간에 육감, 즉 영감이 열린다. 일반인들이 하는 영적 체험으로는 꿈이라는 통로가 있다. 그래서 영적 수련은 끝날 때까지 눈을 뜨면 안 된다. 음악과 깨달은 분들의 말씀은 영혼의 양식이라고 할 수 있다. 기초 운동을 한 후, 실내의 밝기는 은은한 침실 조명등을 켜놓은 정도가 좋다. 음악은 처음에는 낮고 조용한 명상음악으로 5분 정도, 경쾌한 춤이 나올 수 있는 음악으로 10분 정도, 사물놀이와 같은 춤이 저절로 나오게 하는 다이내믹한 음악으로 20분 정도 미리 준비하여 틀거나 다른 사람이 맞춰주면 좋다.

 처음에는 온몸에 힘을 빼고 좌우로 흔들흔들 유연하게 몸이 움직이는 대로 물결 따라 흐르듯이 맡겨두며 느린 춤을 춘다. 그러다가 음악이 바뀌면 더욱 리듬을 타고 몰입한다. 마지막 사물놀이 때는 음악을 크게 틀어서 음악이 나이고, 내가 음악이 되어, 뛰고 구르고 소리 지르고 몸이 가는 대로 통제하지 말고 몰입한다.

 춤이 끝나면 명상음악을 틀고 천천히 자리에 누워 백회로 크고 밝은 우주에너지를 주욱 받아들여 온몸을 순수하고 밝은 치유에너지로 청소하며, 탁한 기운과 빙의령을 밖으로 내보낸다. 그러면 손끝과 발끝으로 탁기가 검은 연기처럼 쑥쑥 빠져나간다.

 의식을 집중해서 "나는 누구인가?"를 물어본다. "나는 왜 여기 있는지, 나의 어깨는 얼마나 많은 짐을 지고 무겁게 끌고 왔는지, 나를 힘들게 하는 사람이나 나를 병들게 하는 원인 또는 나를 분노케 하는 일들은 무엇인지?"를 한 가지씩 떠올리며, 그런 부정적인 정보들을 고차원의 우주에너지로 분쇄시켜 몸 밖으로 배출시킨다. 눈물이 나오면 눈물을 흘리고, 하염없이 내면으로 깊이 들어간다. 내 몸이 정화되기 시작하면, 황금빛 밝은 기운이 발끝에서 안개처럼 피어오르며 내 온몸을 감싸기 시작한다. 내 몸은 어머니 태(胎) 안에 들어 있는 것처럼 편안해지고 에너지 캡슐은 마치 계란껍데기가 알을 싸고 있듯이 내 몸을 편안하게 감싸준다.

 내 의식은 자유롭다. 나는 더 이상 이제까지 웅크리고 주눅 들고 아프던 내가 아니다. 나는 크고 강하고 자유로운 우주에너지다. 나는 자유롭다. 어디든 갈 수 있고, 볼 수 있고, 만날 수 있다. 의식을 이동하여 어깨에는 학의 날개를 달고, 용의 허리 위에 올라타고, 내가 원하는 곳 내가 만나고 싶은 영적 스승을 만나보자. 아름다운 꽃과 시냇물 계곡 속의 정자에 앉아 보호령을 만날 수도 있고, 성자들을 만나서 담소를 나눌 수도 있다. 영계에서 보고 듣고 느끼는 것들은 다른 차원에서 일어나는 현상이지만 사실로 인정해야 한다.

 여행을 마치고 이제 천천히 몸을 왼쪽으로 돌려서 가부좌로 앉아 두 손을 가슴 앞에 합장하고 서서히 양손을 벌렸다 오므렸다 하면서 에너지를 느끼며, 의식은 무한한 자유로움을 만끽한다. 에너지는 점점 확장되어 양손이 쫙 벌어지기도 하고 팔이 마치 물결을 가르듯이 자유롭게 움직이며 더욱 확장되면서 영혼의 춤사위가 나오기도 한다.

 다음은 두 손을 천천히 태양혈(양쪽 관자놀이 부분)로 이동한다. 숨을 들이쉴 때 양손이 벌어지면서 태양혈이 아가미처럼 벌어지면서 맑은 에너지가 뇌로 들어온다고 생각하고, 내쉴 때 수축되면서 나쁜 에너지가 배출된다고 생각한다. 계속 반복해서 손을 벌렸다 오므렸다 하면서 의식을 집중한다. 그러면 뇌의 어둡고 부정적인 에너지가 빠져나가는 것을 느낄 수 있다.

 다음은 뇌의 에너지를 느껴본다. 양손을 호흡과 같이 벌릴 때 뇌가 양손 바닥에 자석처럼 기운을 느끼면서 늘어나는 것을 느낄 수 있다. 의식을 확장시킬 때 뇌가 고무풍선처럼 팽창하는 것을 느낄 수 있다. 수축과 팽창을 반복할 때 뇌의 크기는 방안을 가득 채우고 우주 전체의 크기로 확장된다. 자유로운 영혼의 의식은 당신 자신이 우주 에너지 그 자체라는 것을 깨닫게 해준다. 우주에너지와 접속되는 순간부터 은밀한 충만감으로 가득 차고, 영혼은 깨어남을 감사하며 함께 성장하기를 간절히 원하게 된다.

 테크닉이나 형식에 맞추지 않은 내면에서 자연히 발생되는 움직임과 동작, 흔들고 터는 격렬하고 폭발적인 몸짓은 영혼이 깨어나기 위한 몸부림이라고 할 수 있다. 깨어난 후에 유연히 한 마리 학이 되어 우주를 비상하듯 우아일체가 되어 추는 춤까지 합한다면 '영혼의 춤'이라고 할 수 있겠다.

춤은 영혼의 몸짓이고, 깨어남이며 정화의 동작이고, 풍류도라고 볼 수 있다. 풍류란 술 마시고, 장구치고, 육체의 쾌락을 쫓는 것이 아니라 하늘·땅·사람이 조화로워지고 너와 나의 경계가 사라지고 신인(神人)의 마음으로 서로 나누고 보태며 흥에 겨운 충만함을 즐기는 것이라 할 수 있다.

영적 치유에 있어서 춤 치유는 반드시 필요하다. 우리 수련에서는 춤 치유가 핵심이다. 이 수련의 효과는 에너지장이 커지고, 영성이 깨어나며, 우주의 무한한 좋은 정보를 각자 영의 크기만큼 끌어다가 마음에 전달하여 몸이 행동에 옮기는, 즉 삼위일체의 완전한 건강상태로 진입하는 것이다. 완전한 건강이란 몸이 회복을 하고, 마음이 편안해지고, 마음을 내어 운기를 하여 영성이 깨어나 깨달음에 이르는 것이다. 이 모든 것들이 단기간에 이루어질 수 있지만, 마음을 내지 않으면 정보에 그치고 만다. 그 선택은 스스로 하는 것이다.

이 단계에서는 영은 우량정보, 즉 하늘 마음과 하느님과 같은 정보를 전달하고, 가슴에는 본성·참나·혼이 살아나고, 마음이 고요하고 평화로워지며, 외부의 작용에도 초연히 대처할 수 있는 힘이 생긴다. 즉 육체는 음식과 운동과 호흡 수련과 잠(수면)으로 건강해지고, 마음은 자발공과 명상 운기 수련으로 고요해지며, 영은 춤(풍류) 수련과 뇌 호흡 및 뇌 정화로써 밝아진다. 선계를 여행하고 전생을 보고 보호령을 만나며, 명상과 운기 수련으로 참 나를 만나며, 혼이 성장하고, '참나'라고 할 수 있는 하늘과 같은 품성의 '신인' 또는 '신선'의 삶을 살며, 깨달음을 얻을 수 있다.

깨달음을 얻으면, 실천을 통해 '행'을 해야 한다. 이로써 몸·마음·영혼은 통합적인 것이며, 가장 기본이 되는 것이 몸이라는 열쇠이고, 그 열쇠는 몸 안에서 찾아야 한다는 것을 알 수 있다. 육체의 열쇠인 하단전의 강한 힘과 마음의 열쇠인 중단전의 사랑에너지를 하나로 확장시키면, 상단전에서 지혜와 정신이 밝아진다.

위의 수련법들은 내가 정신세계원에서 7년간 지도해온 수련 중 일부이다. 방법은 같아도 에너지를 전달하는 영적 안내자에 따라서 그 파장은 다르다고 본다. 일반적으로 위의 경지에 이르면 도를 이루었다고 할 수 있겠다. 물론 영혼의 몸 위에 의식이 확장되어 있다면, 더 여러 겹의 몸이 있을 수도 있다.

춤 수련

특히, 우리 수련은 춤 수련이 기본이다. 춤은 율려의 한마당으로, 인위적으로 추는 것이 아니라, 우주 에너지의 리듬으로, 자발적인 움직임을 통해 무한한 대자유와 환희심과 우주 의식을 동시에 느낄 수 있으며, 육체적으로는 온 몸의 기혈이 순환되고, 에너지가 폭발적으로 증폭되어, 기 에너지를 이끌어낼 수 있는 고도의 수행법이다. 춤은 완벽한 영혼의 몸짓이다. 춤을 통해 무예, 무도, 무술의 근간이 될 수 있다.

우주의 춤

　필자는 기공수련 중 몸에서 고성능 모터가 작동하듯이 강력한 진동이 일어나서 질병으로 인해 굳어있던 경락 관절 마디마디가 풀어지고 근육 신경들이 살아나고 진동시간은 길었으며 진동이 멈추면서 머리끝 정수리 백회가 뚜껑이 열리듯이 열린 후 우주의 강력한 에너지가 마치 피라미드가 거꾸로 빠져 들어오듯이 쏟아져 들어오고 온 우주가 찬란한 황금빛으로 빛나고 나의 몸은 한 마리의 학이 된 것처럼 너무나도 자유롭게 춤을 추고 있었다.
　신선이 된 느낌으로 이때부터 신선의 삶이 시작되었다.
　우주의 아름다운 선경은 이 세상에서 찾아보기 힘들 정도로 황홀했고 꽃비가 내리고 용의 허리를 달고 우주의 율동에 맞추어 신명나게 춤을 추고 의식은 환희심으로 이전의 나가 아닌 새로운 나로 태어났다. 수련이 끝난 후, 150여 명의 수련생들이 모두 나처럼 같은 체험을 한 줄 알았는데, 모두들 나를 바라보고 있었다. 진동이 얼마나 강렬했는지, 내 주변에는 나의 머리카락이 한줌정도 빠져있었다.
　그 이후 필자는 우주의 춤이야말로 인간의 내면을 우주에너지로 접속하는 고도의 율동이라고 생각하고 수련지도와 강의를 할 때마다 춤치유를 병행했을 때 수련생들은 기에너지와 영적인 에너지를 빠르게 체험을 하는 것을 볼 수 있었다.

필자는 이 춤을 우주의 춤이라고 생각한다.

필자의 체험과 우주에너지의 연결

강력한 진동: 몸의 경락과 관절이 풀리며 우주의 에너지가 흐르는 길이 열리는 것은 에너지 통로가 정화되고 활성화되는 과정을 의미한다.

백회의 열림: 천지(天地)를 잇는 중요한 에너지 통로인 백회가 열림으로써 필자는 우주의 에너지와 직접적으로 연결되었다.

황금빛 세계: 이는 고차원적인 우주 에너지와 의식의 빛을 경험한 것으로, 필자가 신선의 삶을 시작하게 된 상징적 순간이다.

춤은 경락과 기 에너지 흐름을 극대화하고, 인간과 우주의 조화를 이루는 강력한 도구이며, 영혼의 몸짓이고, 만국 공통의 언어이다.

찬란한 깨달음의 순간

　병고에 시달리던 나는 인생 중반에 접어들어 아이들을 성장시킨 후, 단전호흡과 기공수련에 입문하게 되었다. 놀랍게도 수련을 시작하자마자 백회에서 회음까지 찬란한 일곱 차크라가 열리고, 양손의 장심과 두 발의 용천이 시방세계(대우주)의 무한하고 신령한 에너지를 자유롭게 소통하는 통로임을 깨닫게 되었다. 나는 내 몸 안에 보물과도 같은 소중한 통로를 지니고 있었던 것이다.

　중단전이 활성화되고 상단전이 열리면서 의식이 점프하듯 상승하고, 영적으로 진화해 가며 전혀 새로운 인성을 갖게 되었다. 이렇게 나는 오늘에 이르렀다. 아무리 AI가 발달하더라도 인간의 진화 속도는 그리 빠르지 않겠지만, 영적인 수련과 정화를 통해 누구나 빠르게 진화할 수 있다.

　우리는 두 손을 지니고 있다.
　이 두 손으로 세상을 살아가며, 기운을 느끼고 주고받으며 즐길 수 있다. 두 손을 모아 기도하고, 감사하며, 악수한다. 때로는 겸손하게 협조하고, 서로를 돕는다. 나는 이 두 손과 발만으로 우주의 치유에너지를 끌어다가 지금까지 수많은 사람들을 살리고 그들의 의식을 성장시켰다.

빙의 환자에서 신인(神人)으로

1952년생인 나는 19세부터 아프기 시작하여 1997년 6월 16일에 신경정신과 김경식 박사님의 단전호흡 처방으로 기수련을 시작하여, 1998년 12월 3일에 의통이 열려 타인을 치유하며 자가정화를 거쳐, 1999년 7월 30일에 조부님과 영통을 이루었다. 이후 2000년 8월 영적 조화과정을 거쳐 2000년 9월 9일 정신세계원에서 공개 워크샵을 개최하면서, 2001년 8월 29일부터 2007년까지 심령정화기공수련을 지도하였다. 2002년 11월 16일 정신과학회 주관 추계학술대회에서 '심령치유의 원리와 실제' 논문을 발표하였고, 2024년 현재까지 치유활동을 계속하여 이어오고 있으며, 2024년 2월 27일에 처음 수련처방을 내려주셨던 김경식 박사님으로부터 신인(神人)이라는 진단을 받았다.

모든 빙의 환자가 그렇듯이 저도 교통사고 후유증과 불면증 호흡곤란 등, 병원에서 진단과 약이 없이 고생하던 중, 동네병원 의사선생님께서 김박사님을 추천하셔서 구로역 대로변에 OO신경정신과 김박사님의 약으로 진정되고 잠을 잘 수 있어서 일상생활을 하던 중, 점점 약 때문인지 비만이 심해져서 무릎 관절도 아프다고 하니, 김박사님께서 단전호흡 4글자와 전화번호를 주셔서 다음날부터 등록하고 수련장에 입문하자마자, 백회 장심이 열리고 기통이 되고 의통 신통력이 생겼고, 김박사님께서 하늘문을 열어주셨다고 생각한다.

 그 후 송순현 원장님께서 정신세계원이라는 수련장을 특이한 능력이 있는 분들이 불특정 다수에게 오픈하셔서 웰빙라이프 소식지에 광고를 내고 매주 심령정화기수련을 지도하고 자폐증 간질 틱장애 조현병 빙의 발달장애 파킨슨 치매 등 난치병을 치유하고 송순현 원장님 추천으로 정신과학학회에서 춘계학술대회를 여의도 전경련회관에서 개최할 때 '심령치유의 원리와 임상사례' 주제로 논문을 발표하고 정신과학학회지 제7권 제1호 2003년 3월에 게재 되었다.
 차의과대학 대체의학 학장님이셨던 전세일 박사님께서도 식사를 모시는 자리에서 "우리는 분야는 다르지만, 같은 의료인"이라고 말씀하셨다.

 2012년 출가 후, 불광정사에서 두문불출하고 기도생활 중, 기적같은 일이 많이 일어나는 것을 경험하고 2024년 구정과 보름도 지나고 벌써 모두 칠순이 넘으셔서 김박사님께 문안인사를 전화로나마 올리니까 10여 년전과 변함없이 건강하신 음성으로 안부를 전하고 사람을 손발을 사용해서 고치는 것 말고 새로운 능력이 생기지 않았는지 물으셔서, "김박사님, 저는 너무 이상하고 기적같은 일들이 일어나서 신기합니다. 난치병이 들어서 고치지도 못하고 어려운 사람들이 오면, 병이 낫고 삶의 질이 높아지고 거짓말같이 재물이 늘어나고 부자가 됩니다."라고 말씀드리니까 김박사님께서 "자, 지금부터 제 말을 똑똑히 들으세요. 저는 이제 신인(神人)이라고 부르겠습니다. 신인님이 하시는 일은 기적도 아니고 이상한 일도 아니고 과학적으로 이미 다 밝혀진 것입니다. 저는 오래 전부터 다 알고 있었습니다. 그러니까 아무 걱정 마시고, 정당하게 불행한 사람들을 도우시면 됩니다.

가짜 사이비들이 아픈 사람들 괴롭히고, 신인님께도 피해가 올 수도 있겠지만, 학계에서는 이미 과학적으로 밝혀졌습니다."

김박사님께선 저보다 5세 더 많으신데도 지금은 의령에서 바쁘게 환자들을 돌보시고 수십년 전부터 식이요법 등산 요가 수련을 통해 건강을 유지하시고 많은 제자들에게 심신의학을 전파하시는, 또한 개인적인 일련의 일로 통해 이 시대의 성자님이십니다. 스스로 김박사님과 같은 생각으로 수행을 해왔지만, 김박사님께 확언을 들으니 너무나도 고맙고 감사하다. 더욱더 큰 자비와 사랑으로 좋은 인연들을 돕겠다.

"아무것도 모르고 인연 따라 출가 후, 여러모로 많은 도움을 주신 미디어붓다 이학종 대표님께도 합장합니다. 김경식 박사님, 송순현 대표님, 이학종 대표님, 인류를 위해 헌신하시고 사회를 밝혀주셔서 감사합니다. 이 책자를 만드는 데 도움을 주신 모든 분들에게 진심으로 감사드리고, 오래오래 건강하시고 화평하시길 기원합니다."

치유 체험 사례들을 정리하며

　나와 인연을 맺은 모든 분들과, 심령치유와 영적인 에너지에 관심을 가지고 이 글을 읽고 계시는 여러분들과 이렇게 새롭게 제작된 책자를 통하여 만날 수 있게 된 점을 매우 기쁘게 생각합니다.

　여기서 관심 있으신 독자분들의 이해를 돕기 위해 저에 대한 호칭이, 영적 진화 과정에 따라서 주위의 인연들이 '선생님, 여사님, 원장님, 대선사님, 스님…' 그때그때 다르지만, 저를 호칭하는 것이니, 참고하시면 감사하겠습니다.

　2010.1.1.부터 송순현 대표님의 권유로 6개월만에 '영혼의 힐링' 4권 분량의 일대기를 손글씨로 썼지만 1/4로 영혼의 힐링으로 편집했고, 2012년 출가 후, '나는 퇴마사였다'로 개정판을 출판해서 각 도서관에 있으며, 수련과정 기통 의통 신통의 과정을 거쳐, 힐러로서 각종 난치병을 정화한 자료들, 환자들이 자필로 쓴 체험담, 동영상, 사진, 정신세계원에서 심령정화기공수련을 7년간 지도한 동영상, 체험담, 사진 등을 연구 자료로 보유하고 있습니다.

　요즘은 종교를 초월해서 명상과 기(에너지)가 보편화 되었고, 권원장님과 함께 미국의사 2명도 에너지힐링에 관해 만나러 온 적이 있으며, 나는 이미 일생을 바쳐서 이 일을 수행해서 자료를 세상에 내놓지만, 모든 인류의 영성이 깨어나서 맑고 밝은 아름다운 세상이 되기를 기원합니다. 앞으로도 많은 관심과 사랑으로 지켜봐 주시기를 바랍니다.

2~15세의 어린이들

지금까지 나는 유아기에서 청소년 사이의 난치병, 불치병들을 많이 치유해왔다. 그럴 때마다 참으로 많은 것을 돌아보게 된다. 아이들에겐 유전되는 병도 있지만 태교나 임신 중의 스트레스, 유산 등 육안으로 보거나 느끼지 못하는 사이에 인간의 몸을 탐한 영혼들 때문인 경우도 많다. 이처럼 영적으로 인한 병은 병원에서 원인을 찾기 어렵다. 그러나 환자나 가족은 고통을 겪으며 말할 수 없을 정도로 피폐해진다.

자폐증(발달장애), 틱(tic) 장애, 간질, 주의력 결핍 / 과잉 행동 장애(ADD/ADHD) 등으로 분류되는 질환 이외에도 표현은 못하지만 가슴이 답답하고, 머리도 맑지 못하고, 특히 히스테리가 심하고, 잘 먹지 않거나 폭식을 하고, 변비가 심하고, 장이 굳어 있는 경우가 많다. 척추가 휘어 있는 경우도 많고, 천식이 아닌데도 천식 증세처럼 기침을 켁켁 하고 알러지 증세를 보이는 등등 상담 온 아이들 중에는 아이 같은 모습의 아이가 거의 없었다. 정신연령도 몸도 노령화되어 있는 경우가 많았다. 그 아이들이 힐링을 통해 영적인 굴레를 벗게 되고 원래 제 모습을 찾아 천사처럼 순수하고 아름다운 건강한 모습을 찾게 되는 것은 분명 신의 은총이었다.

악령과 동물의 영은 흔히 우리가 일반적으로 생각하듯이 죽으면 서서히 몸에서 분리되어 제 갈 길을 찾아가지 않는다. 악령은 빈틈만 있으면 번개같이 덮치고, 몸속을 장악하고, 교란을 일으킨다. 그 결과로 현대의학이 손

쓸 수 없는 난치성 질환이 초래된다. 한 예로, 조울증을 앓고 있던 여중생이 있었는데 그 애는 어머니를 폭행할 정도로 상태가 심각했다. 모 대학병원에 계속 진료를 받고 있던 중에 나를 만나러 왔는데, 치유를 받고 나서는 참으로 참 예쁜 소녀로 바뀌었다. 이에 진료하던 의사선생님은 자신이 처방한 약의 효과가 획기적이라며 무척 고무되었다고 한다. 학생과 어머니는 심령치유를 받았다는 말은 못하고, 속으로 '다른 사람들에게 앞으로 계속 저 약을 처방하면 어쩌지.' 하고 걱정했다.

  조부님께선 생후 100일만 되면 아이들을 데리고 오라 하셨는데, 어릴 때 영적 정화를 해두면 돌발적인 사태를 미리 예방할 수 있기 때문이다. 치유받은 아이들에게서 나타나는 현상으로는, 빠른 속도로 키가 커지고 영양 흡수도 잘 되면서 두뇌능력 및 정서적으로도 고루 발달이 되는 것을 볼 수 있었다. 이는 척추가 바르게 교정되는 원인도 있지만, 본래 아이보다 크기가 작은 영이 빙의되었을 경우, 그 영의 크기가 자리를 잡고 있기 때문에 고루 발달하지 못하는 것이다. 그러다 영이 빠지는 순간 막혀 있던 기혈이 돌면서 잘 자라게 되는 것이다. 간질과 경기를 치유한 민선이 엄마의 글을 참고로 하면 좋을 것이다. (심령정화 치유체험 사례 참조)

〈나는 퇴마사였다〉 비구니 도원 136~138page 발췌.

psihealing.net

심령정화
치유체험
사 례

1. 소아 자폐(김OO, 4세, 남)

"내 아이가…"

눈앞이 캄캄했다. 2002년 6월 18일, 의사는 내 큰아들에게 자폐 진단을 내렸다. 그 의사는 미국 예일대에서 자폐아동센터를 운영하던 전문가 중의 전문가였다. 이미 짐작은 하고 있었지만 충격은 컸다. 특히 아이 엄마에게는 너무나 큰 충격이었다.

큰아들을 임신하고 있었을 당시 나는 너무나 바빴다. 장모를 잃고 얼마 안 되어 결혼한 아내는 몹시 우울해했다. 아내는 큰 아들이 자폐에 걸린 것이 자신의 탓이라고 생각하는 듯했다.

의사의 말대로라면 자폐는 원인도 모르는 병이다. 따라서 치료방법도 확실한 것이 없었다. 게다가 만5세 이전에 어느 정도 교정하지 못하면, 이후에는 손을 쓰기 어렵다고 말했다.

큰아들은 다른 아이들보다 훨씬 빨리 걸었다. 내 기억으로는 "엄마, 아빠"라는 말도 다른 아이보다 빨리했던 것 같다. 심부름도 곧잘 했다. 총명한 아이였다.

그런데 둘째를 낳고 얼마 안 됐을 무렵, 아이가 달라지기 시작했다. 말을 안 했다. 불러도 쳐다보지 않았다. 이 정도로 그쳤으면 그저 '말이 늦는 아이' 정도로만 치부했을 것이다. 그러나 큰아들은 걸음걸이도 이상해지고 손놀림도 자연스럽지 못했다. 자신을 때렸다. 볼이 퉁퉁 부을 정도로 뺨을 때렸다. 눈이 돌아갔다. 새로운 것을 두려워하고, 장난감 자동차 바퀴 등의 둥근 것만 보면 손으로 돌리고 싶어 했다.

불행 중의 다행이었다. 이런 증세들로 인해 아들이 자폐임을 빨리 발견하게 된 것은…

나를 포함한 모든 이가 매우 혼란스러워했다. 누군가 먼저 정신을 차려야 했다. 큰아들이 자폐 진단을 받고 닷새 정도 후부터 나는 치료법을 찾기 시작했다.

먼저 아이를 교정할 교육기관을 알아보기 시작했다. 당시나 지금이나 변함없는 생각이지만, 우리나라의 많은 교정기관에서는 자폐아동을 큰 돈벌이 수단으로 여기는 듯하다. 그러나 보내지 않을 수는 없었다. 아이를 위해 뭐라도 해야만 했으니까.

교정기관을 정한 이후에 나는 치료기관을 찾기 시작했다.

'자폐는 원인을 알 수 없는 병이라던데 어떻게 치료해야 하나…'

종합병원, 한의원, 무당… 닥치는 대로 정보를 수집했다.

큰아들은 몸이 약했다. 감기가 끊일 날이 없었다. 교정과 치료를 병행하려면 먼저 육체적으로나 정신적으로 튼튼해야 한다는 생각이 들었다. 그래서 생각한 것이 '기 치유'였고, 나는 인터넷을 검색하다가 우연히 한 사이트에 들어가게 됐다.

2002년 6월 23일. 나는 분당에 갔다. 원장 선생님과 대화를 나누고 첫 치유 날짜를 잡았다. 하지만 집에 돌아와 다시 많이 망설였다.

'아내를 어떻게 이해시키나?'

아내는 텔레비전이나 영화에서 보던, 등에 손만 대면 사람이 낫는 기 치유인 줄만 알고 있었다. 아이 조부모에게는 아예 말도 꺼내지 않았다. 하지만 원인도 모르는 병이니, 병원에서 받는 정상적인 치료보다는 다른 방법으로 시작하고 싶었다.

7월 3일 첫 치유날, 눈두덩이 뜨거워졌다. 아내의 눈에서는 눈물이 그치지 않았다. 내가 평생을 살면서 그처럼 많이 아파봤을까? 정수리에서 발끝까지 아들은 어혈투성이였다.

　치유를 하는 선생님이나 치유를 받는 아들이나, 그 시간만큼은 정상적인 세상의 사람이 아닌 것처럼 느껴졌다. 아들은 너무나 힘들어했다. 내 선택에 대한 의심이 들기 시작했다. 아이 조부모는 당장 치유를 중단하라고 명령했다.

　7월 9일 두 번째 치유. 이때까지 큰아들에게서 별다른 변화는 없었다. 그동안 아들은 집에 주로 있었다. 어혈이 나온 얼굴로 밖을 나가게 할 수는 없었다. 첫 치유만큼은 아니었지만 아들은 여전히 힘들어하고 두려워했다.

　두 번째 치유가 끝나고 며칠이 지나자 얼굴에 든 어혈이 빠지기 시작했다. 얼굴빛이 제 색깔로 돌아왔다. 그런데 자세히 보니 원래 색이 아니었다. 아들은 치유 전엔 누런 얼굴빛을 하고 있었다. 어혈이 빠진 얼굴은 하얀색이었다. 눈에서 탁기도 줄었다. 이 무렵부터 자동차 바퀴를 돌리는 집착도 많이 줄었다. 아이 할머니는 무엇보다도 '달고 살다시피 했던' 감기가 사라진 것에 대해 기뻐했다.

　이후로 매주 한 번씩의 치유가 계속됐다. 나도 아내도 아이를 바꾸기 위해 노력했다. 물이라면 질색하는 아이를 억지로 안고 목욕탕에 들어갔다. 몇십 킬로나 차를 몰아 아이가 좋아하는 목욕탕을 찾아냈다. 몇 번을 가다 보니 스스로 물에 뛰어들 정도가 됐다.

　집에서 아내는 아이에게 말을 붙였다. 치유 전엔 아빠, 엄마를 쳐다보지도 않았던 아이가 반응을 보이기 시작했다. 한두 단어로 이뤄진 짧은 말이지만, 다른 사람은 알아듣지 못할 이상한 발음이기는 했지만 입에서 말이 나왔다. 아빠, 엄마를 다시 부르기 시작한 것이다.

　너댓 번의 치유 후에 아이는 더 이상 자신의 뺨을 때리지 않았다. 눈도 돌리지 않았다. 외양으로만 봐서는 자폐아로 보기 힘들 정도였다.

8월 중순의 여름휴가는 일부러 바다와 산이 있는 강원도로 갔다. 아들은 바다를 무서워했지만 풀장에서는 제법 잘 놀았다. 사진을 찍을 때는 제법 자세를 취할 줄도 알았다. 차를 타고 오가는 동안에는 테이프에서 나오는 동요를 따라 불렀다. 가사의 의미를 제대로 아는 것 같지는 않았지만, 그래도 제법 많은 동요를 따라 불렀다.
　2002년 가을부터 치유의 효과는 조금씩 줄었다. 아이의 상태가 그만큼 좋아졌기 때문일 것이라고 생각한다.
　찬바람이 불기 시작하면서, 아이가 사용하는 말이 조금씩 길어지기 시작했다. 기분에 따라 다르긴 하지만, 좋을 때는 일곱 여덟 단어를 연속으로 사용해 문장을 말하기도 했다. 발음도 좋아져서 부모 이외의 사람들도 아이의 말을 이해하기 시작했다. 따라 부르는 동요의 수도 급속하게 늘었다. 정확한 음에 정확한 발음을 구사했다.
　해가 바뀌어, 치유받는 주기는 2주로 길어졌다. 매주 치유를 받다가 2주 만에 치유를 받기 시작한 지 얼마 안돼서는 아이의 상태가 조금 이상했다. 치유받고 일주일에서 열흘 정도가 지나면, 그러니까 예전 같으면 치유를 받아야 할 무렵이 되면 간혹 아이가 과거에 보이던 증세들, 이를테면 눈 돌리기 같은 증세를 다시 보였다. 그러나 두세 번 치유를 받는 동안 아이의 몸도 그 치유 주기에 익숙해졌다.
　이젠 특수 아동만을 가르치는 교육기관을 나와서 정상 아이들과 같이 생활해도 무리가 없겠다는 생각이 들었다. 그래서 구청에서 운영하는 어린이집에 등록했는데, 아직 아들이 다른 아이들보다는 미숙하기 때문에 저보다 한 살 어린 아이들이 다니는 반으로 집어넣었다.
　아들은 아직 다른 아이들에게 큰 관심을 보이지는 않았다. 아내는 아들이 한 살 어린 아이들과 같은 수준에서 교육을 받는 데 대해 몹시 마음 아파했다. 그러나 난 아들이 반드시 같은 나이의 아이들과 함께 수업을 받는 날이 올 것이라고 믿는다.

올봄, 아이는 다른 아이에게 조금씩 반응을 보이기 시작했다. 다른 아이들의 놀이에 관심을 보이고 먼저 말을 건네는 때도 있었다. 처음 보는 어른한테도 먼저 웃음을 지어 보이고 인사를 하기도 했다. 동생에게도 조금씩 애정을 보이기 시작했고, 동생을 때리는 횟수도 현저히 줄었다.

5월쯤에는 새 의사로부터 검사를 다시 받았는데, "과거엔 자폐였던 것으로 보이나 현재로서는 자폐아동으로 보기 어렵다."는 말을 들었다. "그러나 완전한 정상은 아닌, 즉 병과 정상의 중간쯤에 있는 것으로 보인다."고 그 의사는 말했다.

이 무렵 아이의 치유 주기는 3주로 더욱 벌어졌다.

내 아들과 같은 아이를 치유할 때는 믿음이 절대적으로 필요하다. 아이에 대해서도, 아이를 치유하는 사람에 대해서도.

아들의 병적 증세가 사라지면서 아이의 조부모는 '분당으로 그만 갈 것'을 요구했다. 아들이 아직도 치유를 힘들어하고 무서워하기 때문이다. 그러나 나는 내 판단에 전적으로 맡겨줄 것을 부모님께 부탁했다.

지금 아들은 3주 간격으로 치유를 받고 있지만 점차 4주, 5주, 두 달, 석 달… 1년으로 간격이 벌어지고 언젠가는 치유가 필요없는 날이 올 것으로 믿는다.

그때 아들은 '제 엄마의 바람대로' 나이가 같은 아이들과 전혀 거리낌 없이 어울리고 공부할 수 있을 것이다.

아들이 '정상적인 발음으로 춤추고 노래하는 날'이 기적처럼 왔던 것처럼…

● 2010년 1월 1일에 부모와의 전화 통화를 통해 확인한 결과 김OO 어린이는 현재 초등학교 5학년이며, 아무 문제 없는 개구쟁이로 잘 성장하고 있다고 한다. 특히 수학 성적이 뛰어나다는 내용의 밝은 목소리를 들을 수 있어 무척 기뻤다. 김OO 어린이의 경우엔 아버지의 순발력 있는 판단과 현실 적응력, 그리고 믿음과 사랑이 아이를 살려낸 것이라고 본다. 나는 내 손을 거쳐간 김OO 어린이는 물론이고 다른 아이들도 동일하게 내 가슴으로 낳은 아이라고 생각하며 언제나 기도하고 있다. 건강과 축복이 함께하길.

〈소아 자폐 [치유 경과 보고] (김OO, 3세, 남)〉

■ 치유 전 상태
 1. 전형적인 자폐증상.
 2. 말을 안하고 소리를 지르며 편식을 함.
 3. 창 밖을 보거나 의미 없는 말을 반복함.
 4. 차 바퀴에 관심을 가지고, 장난감 차를 엎어놓고 바퀴를 돌림.
 5. 자기 머리 때리기.
 6. 산만하고 집중력이 떨어지며, 옆으로 누워있기를 좋아함.
 7. 간헐적으로, 원하는 것을 못하게 하면 발작을 하듯 누워서 자지러짐.
  (백화점 바닥에서 뒹구는 행동)
 8. 눈동자를 옆으로 돌리는 증상.
 9. 발바닥이 안으로 오그라들며 질질 끌면서 걷는 증상.
 10. 자주 업어달라고 보챔.
 11. 동생에게 적대적이어서 동생을 피해 다녔음.

■ 치유 후 변화

1. 부르면 돌아보며 '네' 하고 대답함.
2. 와서 뽀뽀 해달라고 하면 품에 안겨서 뽀뽀를 함.
3. 눈을 옆으로 돌리는 증세가 거의 없어짐.
4. 질질 끌면서 발바닥이 오그라들게 걷는 증세가 없어짐.
5. 돌아다니지 않고 얌전하게 가만히 앉아있음.
6. 얼굴을 찡그리지 않음.
7. 화가 날 때 자신의 머리를 때리는 증세 사라짐.
8. 장난감을 주면 멀리서도 받으러 옴.
9. 노래를 따라 부르고(특히 뽀뽀뽀 노래), 춤도 추고, 1~10까지 숫자도 셈.
10. 구사하는 단어는 주스/물/우유/아스끄름(아이스크림)/까까(과자)/사탕/빵/잼/아빠/할미(할머니)/엄마/에빼따(엘리베이터)/요플레/가방/버스/차/신발/바지/우유 기타 등등.
11. 사회성, 언어구사, 인지상태, 신체발달, 행동발달 등등 정상으로 돌아옴.
12. "할머니, 빨리 오세요." "집에 가자"라고 정확히 발음하는 등, 어휘 구사력이 많이 늘었음.
13. 얼굴 표정이 밝아지고, 혈색이 좋아짐.
14. 업어달라고 보채지 않고, 한 곳에 오래 앉아있게 되고, 집중력이 강해짐.
15. 치유 후, 동생을 때리며 교류하기 시작하다가 이제는 동생을 때리지 않고, "동생은 왜 안왔니?" 하고 물으면, "OO이는 아빠랑 집에 있어요." 하고 대답함.(실제로 아빠가 회사를 하루 쉬고 집에서 동생을 봤음)

16. 땅바닥에 뒹굴지 않고, 넘어져도 금방 일어남.
17. 변기 물 내려가는 소리를 무서워했는데, 지금은 변기 물을 스스로 내림.
18. 예전에는 전화 받는 것을 무척 싫어했는데 요즘은 잠깐씩 가만히 수화기를 귀에 대고 있고, 직접 수화기를 들기도 함.
19. 밖에 나가는 것을 좋아하고, 목소리가 커짐.

◆ 2002년 7월 3일 수요일 오후 2시 1차 치유 시작 후, 총 20회 치유, 2002년 12월 18일 수요일 현재 2주마다 치유 중.

◆ 2003년 1월 현재, 병원에서 "알아듣는 수준은 정상이며, 표현 능력이 다소 부족하지만 문제는 없다"고 진단받음. 현재, 매2주 마다 1회씩 치료 중임.

◆ 2003년 3월 현재, (한국나이 4세)
 * 일반 유치원에 입학했음. 다소 내성적이어서 유치원 친구들에게 먼저 다가서서 말을 걸거나 하지는 않지만, 친구들이 물어보면 대답을 함. 선생님 말씀에도 잘 따르고 유치원 생활에 적응하는 데에 큰 어려움은 없음.
 * 전화통화가 가능해져서 3월초부터는 전화상으로 묻는 질문에 대해 상황에 맞게 잘 대답함.(현재 2주에 1회씩 치유를 받고 있음)

◆ 2003년 6월 현재, 2주에 1회씩 치유를 받고 있으며 정상 아동이며, 문제가 전혀 없고, 유치원에 잘 다니고 있음.

◆ 2004년 6월 현재, 6주에 1회씩 정화를 받고 있으며 논리적으로 상대방을 설득할 정도로 언어를 포함한 모든 행동과 신체발달 및 사회성이 지극히 정상적임.

◆ 2004년 9월 현재, 8주에 1회씩 정화를 받고 있으며 매우 영특하고 자신감 있으며 예의가 바르고 신체도 튼튼하며 마음씨도 착합니다. 사교성이 좋아 친구가 많으며 수영도 아주 잘하고 의젓하고 주관도 뚜렷하며 언어능력이 매우 뛰어납니다.

◆ 2004년 10월 16일 현재, 제43차 심령정화를 받고 있는 중이며 키도 더 자라고 근육도 튼튼해졌습니다. 언어 구사력이 매우 뛰어나며, 친구들과도 잘 지내고, 사회성이 더욱 발달하여 또래에 비해 어른스러울 정도입니다.

◆ 2004년 11월 20일 현재, 제44차 심령정화를 받았습니다. 이미 의료기관 및 아동전문가의 견해를 통해 모든 면에서 정상아동으로 판명이 되었으며, 더 이상 심령정화가 절실히 요구되는 상태가 아니므로, 부모와의 협의에 따라 잠정적으로 중단하기로 의견을 모았습니다.

OO군의 부모님과 조부모님들은 앞으로도 종종 〈한빛도원〉에 들러서 원장님을 비롯한 한빛가족 여러분들에게 OO군이 성장해가는 모습을 보여드리겠다는 열린 마음과 함께 진심으로 감사하는 마음을 전했습니다.

이제 곧 여섯 살이 되는 김OO 어린이의 앞날이 눈부시게 펼쳐지도록 항상 건강과 행복이 가득하고 사랑과 행운이 함께하길 바랍니다.

"2010년 3월 현재 초등학교 5학년 정상어린이로서 건강하게 잘 자라고 있습니다."

● 김OO군은 정상적인 일반 교육기관에서 특히 수학에 뛰어난 재능을 보이며 학업을 잘 이어나가고 있고, 건강하게 잘 지내고 있다고 이후 몇 년 후에도 사진을 보내줘서 확인할 수 있었다. 너무 보고싶고 사랑하고, OO군 뿐만 아니라, 모든 아이들이 보고싶어서 눈물을 흘린 적이 한두 번이 아니다. OO군 부모는 부모로서 자식에게 최선을 다하는 모습을 보였고, 힐링을 중단할 때, 굵은 금목걸이를 OO어린이가 필자에게 걸어주면서 "원장님, 감사합니다."라고 하며 뽀뽀하고 안기었던 모습이 지금도 눈에 선하다.

2. 자폐증(겐짱, 4세, 남)

● 처음 의통과 영통이 열렸을 때, 함께 수련했던 도반이, 여동생의 아들이 자폐증인데 일본에 가서 치유해 줄 수 있는지 물었고, 사실은 단 한번도 자폐아를 본 적이 없었기에 내심 온순하고 내성적인 아이 정도로 생각하고, 예정된 날 나리따 공항에 겐짱이 부모와 함께 마중을 왔는데, 난생 처음보는 아이의 생김새와 행동에 놀라움을 금치못했다.

뒷꿈치가 땅에 닿지 않는 심한 까치발에 고개를 좌우로 흔들고, 눈의 초점이 맞지 않고 소리지르고 떼쓰고 차 안에서 창문으로 머리를 내밀고 껌, 사탕을 먹다가 아무 곳에나 바르고, 초밥집에서는 회전초밥을 손으로 주무르고 다른 사람 식탁에서 우동냄비에 손을 집어넣는 등, 집에 가니까 주방입구에 칸막이 문을 달아서 잠궈두었다. 겐짱이 모든 서랍을 열고 물건을 끄집어내고 서랍을 밟고 식탁 위로 선반 위로만 건너다녀서 위험해서 문을 닫았다고 했음. 대소변을 못가리고 생긴 모습은 사람에 가까우나 동물보다 진화된 모습은 찾아볼 수 없었음. 부모도 몰라보고 교육도 이루어지지 않았음.

그때는 비자가 15일 보름 비자여서, 한 달 후에 다시 가서 15일 보름 동안 또 치유했음. 유스케 엄마에게서 도움을 많이 받았고, 유스케와 유스케의 동생인 데쯔야는 정상적인 일반 아동인데, 두 아이 모두 정화를 받았다.

자폐아(겐짱, 4세, 남) - 치유체험기

작성자 : 겐짱 엄마

■ 1999년 12월 26일

　11시 조금 넘은 시각에 제를 지내고 리빙룸으로 와서 치유를 시작했다. 한 시간가량의 치유가 끝났다. 모두가 힘든 시간이었다. 겐짱 본인도, 치유하시는 선생님도, 옆에서 보는 엄마와 아빠도… 미간을 만져주는 사이에 겐짱은 코를 골고 어느새 잠이 들었다. 저렇듯 평화로운 얼굴로 시끄러운 와중에도 활개를 쫙 펴고 자는 것은 태어난 이래로 처음 있는 일이다.

　평소에는 텔레비전 소리가 조금만 높아도 예민하게 굴던 아이가 낮에 저렇듯 평화롭게 잔다는 것은 있을 수가 없는 일이었다. 두세 시간쯤 지났을까? 겐짱이 눈을 떴다. 아팠냐고 물었더니 고개를 끄덕였다. 태어나서 처음으로 하는 대답이었다.

　그 놀라움… 모두들 놀라움과 기쁨에 어쩔 줄을 몰라 했다. 아침에 눈뜨면서부터 잘 때까지 단 1분도 가만히 앉아있지 않던 아이가 너무 얌전하고 선한 얼굴로 계속 앉아 있었다.

　눈빛이 달라진 탓인지 얼굴 자체가 변한 느낌이다. 먹을 것만 보면 눈을 동그랗게 뜨던 아이가 전혀 먹을 것을 밝히질 않는다. 저녁에는 식사하러 식당에 갔다. 그곳에 주인과 손님으로 오신 분도 겐짱의 변화에 놀라워했다. 가끔 가는 곳이었는데, 예전에는 주방으로 카운터로 계속 돌아다니며 만지고, 계산기를 두들기고, 밖으로 나가고 싶어서 울고… 심지어 다른 자리의 손님이 먹던 우동이나 라면에 손을 집어넣고 제가 먹어버리곤 했다. 그런데 정말 상상도 못할 정도로 얌전하게 앉아서 밥을 먹었다. 단 한번도 주방이나 카운터 쪽으로 가지 않았다.

차 속에서도 얌전히 앉은 채로 창밖만 보고 있었다. 9시가 넘자 졸리운지 눈을 비비며 투정을 부렸다. 예전에 부리던 트집과는 전혀 다른, 보통 아이들이 부리는 투정이었다. 너무너무 스트레스가 쌓일 정도로 30분 정도씩 부리던 트집이 없어졌다. 침대로 데려가자 금세 평화로운 얼굴로 잠이 들었다.

■ 1999년 12월 27일

  새벽에 깰까 무서워 언제나 긴장 속에서 살던 것이 이제는 남의 일인 듯하다. 아침 7시 40분 정도에 일어났다. 평소에 그 불규칙하던 아침 기분은 온데간데없고 그냥 보통 아이의 얼굴로 아침을 맞는다. 울고불고 야단을 치던가 한없이 웃기만 하던 그 아이는 어디 가고 없다. 아빠와 슈퍼마켓에 같이 갔다왔다. 온갖 것을 만지고 입으로 물어뜯던 버릇은 간데없이 딱 한 가지만 골라서 계산대로 데려간 후 건네주라고 시키니까 그대로 해주었단다. 그리고 절대 가게 안에서 돌아다니지 않고 계속 아빠 옆에 얌전히 있었다고 한다. 정말 믿기지 않는 사실이다.
  오후엔 사우나에 데리고 갔다. 신발을 신발장에 넣을 틈도 없이 다른 곳으로 도망가 버리던 아이가 얌전히 기다려주고 있다. 옷을 벗는 동안에도 얌전히 기다려주고 있다. 탕 안에서도 절대로 돌아다니지 않는다. "이것은 만지면 안 돼."라고 하면 그것을 내게 건네준다. 내가 머리 감고 샤워하는 동안에도 그대로 앉아서 기다려주었다. 여태껏 한 번도 보지 못했던 또 다른 아이가 내 앞에 앉아 있다. 너무 선한 얼굴을 하고 얌전하게 앉아 있는 진짜 우리 아이… 저녁 때가 되니 졸리운지 그대로 삼촌 옆에 앉아서 잠이 들었다. 이 또한 여태껏 한 번도 볼 수가 없었던 일이다.
  눕히기 위해서 들어올려서 옆으로 이동을 시켜도 모른 채 자고 있다. 잠잘 때는 너무 민감한 아이라서 조그만 소리도 낼 수가 없었는데, 몸을 움직여서 눕혔는데도 평화롭게 잘 자고 있다. 정말 태어나서 한 번도 이런 일이 없었다. 자다가 깨면 온 식구를 못 살게 굴고 몇 시간 동안은 절대 자려고 하질 않았다. 그런데 너무너무 순한 아이가 되어버렸다. 물을 마시다가도 "장난하지 마라."고 말하면 컵을 내게 건네준다. 얌전히 앉아서 밥 먹으라고 하면 그대로 하곤 한다.

■ 1999년 12월 28일

하루 종일 문 열어놓는 것과 서랍 여는 것을 반복하던 아이가 과거를 잊어버린 듯 오늘도 얌전히 앉아 있다. 조금 더 어린 아기로 돌아간 듯한 느낌은 있지만 나를 피곤하게 만드는 일은 한 가지도 없다. 귤 껍질 까는 방법을 가르쳐주었더니 열심히 하려고 노력한다. "엄마 좀 주세요." 하니까 곧 내 입속에 귤을 넣어주었다. 삼촌에게도 선생님에게도. "껍질은 휴지통에 버리세요." 하면서 휴지통을 가르쳐주었더니 그대로 행했다. 정말 예전에는 있을 수 없는 일이었다. 부엌에 두 번 정도 들어왔지만 서랍도 열지 않았고 아무것도 만지지 않았다. 소변을 참을 줄 안다는 사실도 새로이 발견했다. 단 한 번도 바지에 오줌을 싸지 않았다. 정말 하루하루가 달라지고 있다. 오늘도 나를 오랫동안 쳐다보곤 하였다.

가게에 데리고 갔지만 다른 것은 만지지 않았다고 한다. 먹고 싶은 것 한 개만 골라서 계산할 때까지 기다려주었다고 한다. 아빠랑 삼촌과 커피숍에도 같이 들어갔지만 역시 의자에 다소곳이 앉아있었다고 한다. 아이를 아는 모든 사람이 놀라움을 금치 못했다고 한다.

저녁 10시쯤 되어 침대로 들어갔다. 역시 보통 아이들처럼 평화롭게 잠이 들었다.

■ 1999년 12월 29일

　아침에 늦잠자는 것 같아서 선생님이 깨워서 데리고 왔다. 예전에는 제가 알아서 일어나기 전에 깨우면 트집 부리고 울고불고 난리였는데, 졸린 얼굴을 하고서도 얌전히 앉아 있다. 오늘은 아침밥을 꽤 잘 먹는다. 열심히 숟가락을 사용하려 애쓴다. 어른이 같이 안 있어도 절대 돌아다니거나 서랍을 열거나 물건을 꺼내서 엉망을 만들거나 하질 않는다. 정말 여태까지의 아이는 간 곳이 없다. 물론 예전의 버릇들은 아직 남아있다. 빈 상자를 손으로 두들긴다거나 물병의 뚜껑을 좋아한다거나, 그러나 이런 것쯤은 금방 없어질 수 있는 일이다.

　오후에 모두들 도쿄로 향했다. 차 안에서도 평화로운 얼굴로 너무 잘 잔다. 먹을 것을 찾지도 않고 졸린다고 생트집을 부리지도 않는다. 30분 정도 자고 일어났을까? 부스스한 얼굴로 앉아 있다. 아! 이 아이가 정말로 겐짱인가 할 정도로 준수하다. 식당에서도 커피숍에서도 빵과 스파게티를 얌전히 먹고 한 발짝도 움직이지 않았다.

　돌아오는 차 안에서 선생님께서 손의 근육을 풀어주는 동안 기분이 좋은지 노래를 한다. 정확히 무슨 노래인지는 모르지만 기분이 좋은 듯하다. "엄마라고 불러봐." 하면서 볼에다 입을 대고 "엄마, 엄마" 가르쳐주었다. 엄마라는 발음을 흉내 내려 노력한다. 그리고 한 번 엄마라고 불렀다. 너무 놀랍고 기쁘기까지 하다.

　절대 흉내 내기는 할 수 없는 장애를 가졌던 아이였는데…

　도중에 오도노마 공원에 잠시 내렸다. 화장실에서 오줌을 누이고 나오자 공원 여기저기를 즐거운 표정으로 뛰어다닌다. "그쪽으로 가면 위험하니까 이쪽으로 와." 하고 말했더니 내 쪽으로 돌아왔다. 어느 쪽으로 뛰어가도 곧 돌아오곤 한다.

언제나 손을 놓은 적이 없었던 내 아이가 이제는 손을 놓아도 안심하고 산책을 시킬 수 있게 되었다. 한 번 뛰어가면 돌아올 줄 모르던 내 아이가 나를 향해 웃으면서 돌아오곤 한다. 뛰는 모습을 뒤에서 유심히 관찰했다. 자폐증 특유의 걸음걸이, 즉 금방이라도 앞으로 넘어질 듯한 불안정한 모습이 이제는 보통 아이들의 뛰는 모습에 가까워졌다. 너무 예뻤다. 겐짱의 뛰는 모습이…

상대방의 눈을 쳐다보는 시간이 길어졌고 아빠가 뒤에서 부르면 뒤돌아보고 그쪽으로 가곤 한다. 굉장한 변화이다. 몇 번씩 불러도 관심이 없던 아이가 이제는 부르는 사람마다 눈을 쳐다보곤 한다.

■ 1999년 12월 30일

어젯밤에는 치유받은 곳이 아픈지 뒤척였다. 하지만 아침에 일어나서 절대 울지 않고 떼쓰지도 않는다. 미소시루(된장국)랑 밥도 잘 먹고 기분이 좋은지 얼굴에 웃음기가 보인다. 엎드려서 자동차를 가지고 놀고 있다. 예전에는 바퀴를 빼서 입에 넣는다거나 손가락으로 바퀴를 빙글빙글 돌리는 것 외엔 못했는데 바닥에 굴리면서 잘 놀고 있다. 텔레비전도 꽤 오래 쳐다보고 있다. 사진찍기 위해 불렀더니 사진기를 쳐다보고 좋아한다. 유우스께 가족의 초대로 식당을 데려갔다. 계속 자리에 앉아서 얌전히 있었다. 도중에 잠이 오는지 업어달라고는 했지만… 집으로 돌아와서 졸리운지 깜박깜박 졸고 있다. 2층으로 데리고 가서 침대에 눕히니까 10분 정도 지난 후 금세 잠들었다.

■ 1999년 12월 31일

2000년을 하루 앞둔 날, 예전처럼 그다지 먹을 것을 밝히지는 않는다.

과자도 웬만큼 먹으면 먹질 않는다. 식욕도 예전처럼 좋질 않다. 이것저것 만지는 버릇은 여전하지만 만지지 말라고 하면 한 번에 멈추곤 한다.

저녁 때 모두 외식을 하러 나갔다. 오늘도 역시 얌전히 앉아 있다. 얼음을 발견하자 그쪽으로 가서 한 개 가지고 오긴 했지만 그 외에는 즐거운 마음으로 앉아 있었다.

■ 2000년 1월 1일

2000년 제야의 종소리를 들은 후 해돋이를 하러 '오와라이'라는 곳으로 떠났다. 10시 정도에 잠자기 시작했는데 12시에 안아서 차에 태워도 전혀 울지 않고 얌전히 자고 있다. 예전에는 자는 것을 깨우면 울고 트집 부리고 난리였는데 차 안에서 얌전히 자고 있다. 도착할 때까지 한 번도 깨지 않고 잘 잤다.

6시 50분경 해가 떠오르기 시작했다. 모두 같이 좋은 마음으로 해돋이를 했다. 돌아오는 길에도 얌전히 자고 있다. 오전 11시경까지 푹 자고 좋은 기분으로 깨어나서 새해 떡국을 먹었다.

■ 2000년 1월 2일

오늘은 치유를 받지 않고 쉬어보기로 했다. 서랍을 열기는 하지만 예전처럼 모두 열지는 않는다. 그리고 "닫아주세요."라고 하면 닫곤 한다. 공원에 갔을 땐 높은 곳에서 점프를 했다고 한다. 그리고 분수대에서 예전처럼 무조건 들어가려 하는 것이 많이 없어졌다. 물 중간중간에 놓여 있는 징검다리 비슷한 다리도 열심히 건너려고 노력한다. 2시경에 집에 갔지만 얌전히 앉아 있었다. 이것저것 만지는 것은 있었지만…

■ 2000년 1월 3일

　오늘은 유스께, 떼쯔야랑 같이 산책을 갔다 왔다. 피곤했는지 궁둥이를 하늘로 쳐든 상태에서 깜빡깜빡 졸고 있다. 옆에서는 아이들 둘이서 한없이 재잘거리고 있다. 텔레비전 소리, 아이들의 떠드는 소리, 엄마의 소리, 이 모든 것들이 들리는 상태에서 겐짱이 자고 있다. 상상도 할 수 없었던 일… 그토록 시끄러운 속에서 신경질 안내고 울지 않고 떼 안 부리고 잠을 잔다는 것은 지금까지의 겐짱에겐 있을 수가 없는 일이었다.

　한 시간쯤 자고 있을 때 치유를 받기 위해서 깨웠다. 모두들 중국요리집으로 식사를 하러 나갔다. 의자에 앉아서 한 번도 밑으로 내려오지 않았다. 화장실에 다녀온 것 외에는… 여러 가지 맛있는 음식을 즐겁게 잘 먹었다.

■ 2000년 1월 4일

　아이가 새벽에 일어나서 울곤 한다. 토닥토닥 두들겨도 잘 생각을 안 한다. 선생님께서 방으로 들어오셨다. 우는 소리가 들렸던 모양이다. 배를 쓸어주니까 그대로 잠이 들었다. 어제 먹은 요리가 기름기가 많은 중국요리라서 배가 탈이 난 모양이었다. 가스도 많이 나온다.

　오늘은 장난감을 바구니에 넣어달라고 얘기했다. 오늘은 다른 날보다 꽤 많이 넣는다. 밥도 잘 먹고 기분이 좋은 것 같다. 머리를 바닥에 박는 행동은 거의 없어졌다. 이름을 부르면 뒤로 돌아보아 준다. "안 돼."라고 하면 삐죽삐죽 울거나 서러워한다. 어제는 화장실에 가서 쉬하자고 하니까 아빠 손을 끌어당겼다. 많은 발전을 보이고 있다.

　● 겐짱은 그 당시는 일본에 비자가 있어야 갔었고, 보름동안 하루 빼고 거의 매일 힐링을 했으며, 부모가 상상할 수 없을 정도로 아이가 호전되니

까, 처음에는 선생님은 아무말도 하지 말고 가만히 계시면 겐짱을 치유한 사례를 신문사에다가 인터뷰 할 수 있도록 해서 일본에서 유명해질 수 있도록 하겠다고 하더니, 아이가 너무 좋아진 것을 장애센터에서 알게 되면 정부지원금을 못받게 된다며 그 말을 취소하기도 했음.

3. 자폐 스펙트럼(김OO, 7세, 남)

치유 사례 〈자폐 스펙트럼〉

- 2020.5.8.
  (1차 치유)
  - 한시도 가만히 있지 않았던 아이가 차분해짐.
  - 걸어다니고 앉아서 놀 때가 많아짐.
  - 밥 먹을 때 묶어놓지 않아도 스스로 앉아서 밥 먹음.
  - 찻길에 막 뛰어들지 않음.
  - 밤 10시 정도에 잠들어 다음날 8시에 일어남.(뒤척임 없이 잠)
    (그전엔 10시까지 자면 2~3시에 깨서 아침 6~7시쯤 다시 잠들었었음)

- 2020.5.15.
  (2차 치유)
  - 뛰지 않고 누워있지도 않음.
  - 활동적이고 편식없이 잘 먹음.(고기, 계란 먹지 않았는데 잘 먹음)
  - 지시 따르기, 수행을 알아듣고 최대한 하려고 함.
  - 말을 못알아들어도 뭔가 하고자 하는 욕구가 많음.
  - 예전에는 그네를 높이 태워도 즐거운 표정이 없었는데, 지금은 바로 크게 웃고 좋아함.
  - 주변에서 (치료실에서) 선생님들께서 차분해져서 집중력이 높아지고 귀기울여 듣고 지시수행이 잘 된다고 하심.

- 상동행동 감각추구(손보기) 눈흘기기 없어짐. 하지 않음.
- 스님에게 갈 때 울었으나 스님 보자마자 안겨서 코를 골며 잠들었음.

■ 2020.5.22.
(3차 치유)
- 자발어 늘음.(맘마, 물, 눈, 코, 입, 귀, 머리, 쉬, 꼬꼬, 줘줘)
- 침착하고 발음 정확하게 하려고 함.
- 젓가락질 잘함.
- 놀이를 제대로 가지고 놀려고 함.
- 통잠을 잘잠. 낮잠 1시간반 자도 11시에 잠들어 8시에 일어남.(깨지 않음)
- 잘 때 엄마 옆에서 잠듬.(혼자 커텐 안에서 잠들었었음)
- 1년에 11개월은 감기를 달고 사는데, 하루만에 감기가 뚝 떨어지고 회복함.

■ 2020.5.30.
(4차 치유)
- 순해지고 자발어나 놀이 기능 향상.(성쌓기)
- 활동적이고 눈맞춤 좋아짐.
- 짚라인 같은 무서운 기구도 웃으며 잘 탐.
- 먹는 것이 늘어남.(사과, 상추, 수박)
- 과일은 입에 대지도 않았었음.

■ 2020.6.10.

(5차 치유)

- 따라하는 동요가 많이 늘음.
- 자발어 늘음.(핸드폰 주세요. 물고기 주세요. 눌러. 해줘)
- 더 차분해짐.
- 엄마가 부르면 달려옴.(예전에는 다른 곳으로 갔었음)
- 일부러 엄마가 숨어보니, 엄마를 찾으며 칭얼거림.
- 숟가락, 포크 등을 사용하여 음식을 맛있게 잘 먹음.
- 손으로도 아이스크림을 들고 먹고, 막대사탕도 비벼가며 먹음.(손바닥 양쪽으로)

■ 2020.6.15.

(6차 치유)

- 자발어 핸드폰 줘, 사줘, 해줘, 빵 주세요, 가자, 싫어.
- 먹지 않던 음식과 과일을 먹어보거나 맛을 봄.
- 토마토, 수박, 사과, 키위, 아이스크림, 사탕, 우유, 생크림, 빵, 과자 등 먹지 않던 것들을 맛보고 먹음.
- 식판에 음식을 담아주면 수저질을 하여 본인이 직접 먹음.(안먹었었음)
- 동요도 엄마가 불러줄 때만 따라했었는데, 차에서 들려주거나 다른 기계소리에도 따라 부르고 율동함.
- 삼일 변비 때문에 음식을 잘 먹지 않았었는데, 스님께 다녀간 뒤로 많은 음식 섭취 후 큰 방귀 소리와 함께 많은 대변을 봄.
- 심한 축농증으로 코가 막혔었는데 스님께 다녀간 뒤로 누런 가래가 다 나와 그날 푹 잘 수 있었음.

- 2020.6.24.
    (7차 치유)
    - "반짝반짝 작은별"을 스스로 노래함.
    - 엄마를 보며 엄마의 "엄"을 말함.
    - 외계어를 하지 않고 노래를 부름.
    - 애교가 많고 재워달라고 안아달라고 징징댐.
    - 먹는 것이 많이 늘음.(편식이 줄고 먹는 종류가 많아짐)
    - 감정을 제어하는 것이 늘고 상호작용이 늘음.
    - 혼자 놀지 않고 엄마와 함께 놀기를 원함.
    - 예전엔 1박 이상 놀고 오면 꼭 아팠었는데 2박3일을 놀고와도 건강히 잘 지냄.
    - 새로운 공간에 대해 낯설음을 타고 엄마와 붙어있음.
    - 편의점에 갔을 때, 원하는 아이스크림을 골라서 계산대에 올려놓고, 계산원에게 엄마 카드를 직접 주기도 함.
    - 핸드폰을 "핸드꼬" 달라고 함.
    - 치유 후에 핸드폰을 스스로 켜고 검색해서 원하는 것을 찾아봄. 드래그 해서 찾아봄.

- 2020.7.4.
    (8차 치유)
    - 다니던 자폐치료실 거부하면서 들어가기 싫어함.
    - 주말에 외할머니댁 놀러감. 외할머니 외할아버지께서 눈맞춤 호명반응이 좋아지고 노래 율동도 많이 늘었다 하심. 인사도 잘함. 물놀이 할 때 깊은 물에 못들어갔었는데, 가슴까지 물이 차도 즐거워하며 잘 놀음.

- 머리 깎을 때 굉장히 거부가 심했는데, 잘 참고 있어서 쉽게 깎을 수 있었음.(전에는 너무 울고 바닥에 누워 깎았음)
- 손보기나 밤에 각성이 좀 오름.

■ 2020.7.10.
 (9차 치유)
- 스님께 치료 후 아빠에게 가서 안김.(아빠하고 친하지 않아서 안기지 않았음)
- 일반아이들만 있는 어린이집에 다닌지 3일째인데 아이들과 계속 상호작용 하려고 노력함.(곁에 다가가고 쫓아다님)
- 일반 아이들 과자 뺏어먹으러 다님.(관심이 없었음)
- 아침에 규칙적으로 대변 봄.(불규칙적으로 낮밤으로 대변 보았음)
- 말소리가 더 늘고 노래도 더 많이 부름.
- 발음이 더 정확해짐.
  (악수 하자고 손내밀면 악수함)
  (반짝반짝 작은별~ 노래를 외어서 정확히 부름)
- (스스로 소변을 봄) 옷은 입혀줘야 함.

■ 2020.7.17.
 (10차 치유)
- 노래를 더 잘함. 옹알이가 늘음.
- 킥보드, 자전거를 잘타려고 함.(전에는 싫어서 타는 것조차 하기 싫어했음)
- 반짝반짝 작은별, 나비야 나비야, 푸른하늘 은하수, 곰 세 마리, 떴다

떴다 비행기, 등등을 이어서 발음도 잘하고, 노래부르는 것을 좋아함.
- 숫자세기(1, 2, 3, 4…) (하나, 둘, 셋, 넷…)를 좋아함.(손가락 세면서 발음 따라함)
- 거울(벽거울, 손거울) 보는 것을 좋아하고, 계속 말을 옹알옹알 하면서 연습함.
- 어린이집에서 친구들에게 먼저 다가가고, "언니."라는 단어를 배워서 아무나 보면서 "언니, 언니." 하고 부름.
- 엄마 알고, 아빠 알고, 물, 자신의 이름, 토마토, 등등을 발음함.(오토바이는 오이라고 함)

■ 2020.7.22.
(11차 치유)
- 어린이집 다닌지 2주 정도 됐는데, 처음보다 잘 적응하여 친구들 목을 조르지 않고 쫓아다니며 잘 뛰어놀음.
- 친구들 하는 행동을 보며 관심있어하고 본인도 따라함.
- 노래를 더 많이 부르고 율동도 거의 똑같이 함.
- 하루종일 쉴새없이 말을 함.
- 핸드폰 조작을 잘함.
- 집안에 있는 물건들을 다 꺼내놓음.(저지래가 많아짐)
- 정리도 잘함.

■ 2020.8.4.
(12차 치유)
- 그림책을 보며 그 그림에 맞는 노래를 부른다.

- 혼자 부를 수 있는 노래가 늘었음.
- 놀고 나서 전보다 더 정리를 잘한다.
- 차의 안전벨트를 채우고 (약간의 도움은 필요) 차 문을 혼자 열고 닫음.
- 고추를 거의 종일 만지고 손을 구부려 자주 봄.
- 노래 율동 실력이 늘었음.
- 또래들을 전보다 더 쫓아다니고 목을 조르는 것으로 놀자고 표현함.
- 자전거를 혼자 탈 수 있음.
- 푸~른 하~늘 은~~하~수 노래와 손동작을 거의 정확히 함.(엄마와 연습한 결과)
- 신나게 뛰어 다니며 노래를 흥얼거리고 웃으며 스님에게 달려가 안기기도 하고, 뽀뽀도 함.
- 거울에 비친 자신의 모습에 집착한 행동 사라짐.

■ 2020.8.13.

(13차 치유)

- 소변대변 화장실 들어가 혼자 보고 나옴.(전에는 아기 때부터 쓰던 변기통 사용했었음)
- 기억하고 있는 단어수가 늘음.
- 두어절을 붙여 정확히 말함.(핸드폰 주세요. 물 주세요. 얼음 주세요)
- 주변에서 다른애 같다고 놀랄 정도로 차분해짐.
- 질문을 하면 무슨 말인지는 모르지만 뭐라 대답을 함.
- 엄마에게 안겨 잠들고 엄마가 웃으면 함께 웃고 엄마가 기분 안 좋음 OO이도 울라함.
- 새싹 채소 생으로 먹고 파프리카 당근 브로콜리도 샐러드로 잘 먹음.

(편식이 심했었음. 다 골라내고 먹었었음)
- 자동차 장난감 조작을 하려고 애를 씀.

■ 2020.8.20.
(14차 치유)
- 졸릴 때 재워달라고 엄마 손을 끌고 자는 자리로 데려가 같이 눕자고 함.
- 깊은 물을 무서워했는데 발이 닿지 않아도 괜찮아하고 수영하려 하고 매우 즐거워함. 가르쳐 주지도 않은 배영까지 함.
- 돼지국밥 같은 것을 입에도 안 댔었는데 두 그릇 먹음.
- 잠이 많아짐. 수면시간 8시간 → 10시간으로 늘음.
- 울고 징징대고 떼쓰고 집착하고 하는 일이 잦아짐.
- 손가락을 굽혀서 자주 보고 까치발 잦아지고 길거리에서 고추를 밖으로 꺼내 만짐.

■ 2020.9.1.
(15차 치유)
- 낚시를 좋아하고 필요할 때 엄마라고 부름.
- 새로운 노래 함.(5곡 이상, 계속 업그레이드 됨. 기억함)
- 3개월 전보다 4센치 정도 키도 크고 몸무게도 늘음.
- 얼굴에서 윤이 나고 체력이 좋아짐을 느낌.
- 감기에 잘 걸리지 않고 비염이 심해지지 않음.
- 바닥에 돌이 많은 개울을 싫어했는데 어딜 가든 다 좋아함.
- 생야채 채소 나물 고기 등, 먹을 수 있는 종류가 많아짐.

- 손가락을 굽혀서 자주 보고 버스에서 고추를 밖으로 꺼내 만져서 사람들 경악함.

(OOO, 7세, 남) 치유 전 상태.

- 2020.5.17. 작성
  - 18개월부터 이상함을 느꼈고,
  - 24개월 춘천 강대병원에서 자폐 소견 있다하심.
  - 눈맞춤, 호명, 인지, 사람 알아봄 등, 다 안되고 계속 누워 생활.
  - 엄마 아빠도 모름.
  - 36개월 서울 세브란스에서 자폐2급 진단. 산만함, 까치발, 누워 생활.
  - 각성 오름(한 번 웃으면 멈추기 힘듦).
  - 비염으로 감기 자주 걸리고 심해짐.
  - 방방 뛰어다니고 제자리 뛰기. 계속 같은 공간 왔다갔다함.
  - 엄마랑 안자고 어두운 곳에서 웅크리고 잠.
  - 편식.(먹음 - 나물류 찌개류 채소볶음류) (안 먹음 - 과일 고기 생야채 유제품류 햄 등)
  - 소개한 자폐치유센터에서 함께온 학부형이 OO이가 점심시간이면 머리에 두건을 씌우는데 이유는 밥을 안먹고 머리에 바른다고 했음.

1차 치유 후.
밥 먹을 때 묶어 놓지 않아도 스스로 잘 먹음. 찻길에 막 뛰어들지 않음.
 (1) 대부분의 행동 장애가 사라지고 다음 주에 왔을 때 엄마를 돌아봤는데 엄마 품에 꼭 안겨서 절대로 뛰거나 소리지르고 돌아다니지 않았음.

(2) 요즘 자발어(엄마, 줘줘, 맘마)도 나오고 있습니다.

(3) 항상 원하던 OO이의 차분함과 혼자 밥 먹는 것을 스님께서 이루어 주셔서 얼마나 감사한지 모릅니다.

(4) 2020.8.17. 드뎌 보는데서 응가해요. 애 낳는 거 같아요. ㅋ.

(5) OO이도 살이 찔 수 있네요.

(6) 2020.8.20. 졸릴 때 재워 달라고 엄마 손을 끌고 잠자리로 데려가 재워달라고 함. 깊은 물을 무서워했는데 발이 닿지 않아도 괜찮아 하고, 수영하려고 매우 즐거워함. 가르쳐주지 않아도 배영까지 함. 돼지국밥 같은 것을 입에도 안 댔었는데, 두 그릇 먹음. 잠이 많아짐. 수면 시간 8시간 → 10시간으로 늘음.

울고 징징대고 떼쓰고 집착하는 일이 잦아짐. 손가락을 굽혀서 자주 보고, 까치발 잦아지고, 길거리에서 고추를 밖으로 꺼내 만짐.

(7) 2020.9.1. 낚시를 좋아하고 필요할 때 엄마라고 부름. 새로운 노래를 함. 힐링 받기 전 3개월 전보다 4센치 정도 크고 몸무게도 늘음. 얼굴에서 윤이나고 체력이 좋아지는 느낌. 감기에 잘 걸리지 않고 비염이 심해지지 않음. 바닥에 돌이 많은 개울을 싫어했는데 어딜 가든 다 좋아함. 생야채 채소 고기 등 먹을 수 있는 종류가 많아짐. 손가락을 굽혀서 자주 보고 버스에서 고추를 밖으로 꺼내 만져서 사람들이 경악함.

스님께서 주신 미역국에 소고기 야채 밥 해서 두 그릇 가슴까지 차도록 OO이 먹였네요. 감사합니다. 매번 맛있는 음식 항상 해주시고 OO이 낫게 해주시고 평생 감사하며 베풀며 살겠습니다.

이불을 하나 사주면서 OO이께 잘 덮어라 했더니 저리 덮고 자네요. 태어나 처음 보내요. 이불 덮는 거요.

OO이가 조금씩 더 좋아지고 있어요. 손 발톱을 깎으려해요. 그릇 정리도 도와주고요.

● OO이는 대부분의 복합 자폐증이 사라지고 노래와 율동을 모두 함께 하면서 일반 아이들이 다니는 교육시설로 옮겨서 잘 적응하는 사진과 동영상을 보내주셔서 일부는 저장해서 보관 중인데 카톡에서는 다 지워진 상태임. 위 내용은 모두 OO이 어머니께서 문자와 카톡으로 보내주신 것을 옮겼음. OO이는 비교적 최근에 힐링을 받은 자폐아동으로서, 힐링 속도가 업그레이드 되고 내공이 강해져서 빠르게 치유되어 좋아지고 있는 것을 볼 수 있었다. OO이의 아버지도 불안증 두통 뒷목당김 허리통증 등으로 정화받았음.

OO이 아빠 (40대, 남) 치유 경과 보고

■ 2020년 8월 15일.
〈치유 전 증상〉
1. 두통이 없어졌으면 함.
2. 소화가 잘 되었으면 함.
3. 잠을 잘 잤으면 함.
4. 가끔 뒷목이 땡길 때가 있음.
5. 불안증이 없어졌으면 함.
6. 수면 무호흡이 있음.
7. 사시가 있고, 눈 깜빡이는 틱 장애, 눈이 피로함.
8. 축농증 수술했음.
9. 비염 있음.

10. 간기능 수치가 높게 나옴.

■ 2020년 8월 24일.
〈치유 후 변화〉
 1. 두통이 없어졌다.
 2. 목이 땡기는게 없어졌다.
 3. 화장실 자주 가던 것이 없어졌다.
 4. 불안한 것이 좀 완화된 듯하다.
 5. 기운이 없었다.
 6. 어깨증상은 없어졌다.
 7. 아직 소화는 잘 안된다.

● 자폐 스펙트럼 7세 남아 OO이의 아빠이며, 상담시, 자신은 만약에 죽으면 머리가 아파서 죽을 것이라며 두통을 호소했었는데, 힐링 후, 대부분의 증세가 좋아지고 만족하며 잘 지낸다고 했음.

4. 자폐 스텍트럼 장애 / (뱀의 영) 빙의(신OO, 20대, 남)

약 2년전 쯤 중년의 부부가 상담을 요청해서 오셨는데 당시 둘째 아들이 24세 자폐 스펙트럼 장애라고 상담 후 연락 드리겠다고 한 후 2년이 지난 2023.12.1.일에 아들과 함께 왔는데 26세 키169cm 체중 38kg 고2부터 아프기시작 언어장애 (말문을 닫았음) 사회성부족 친구사귀기 힘듦. 소화불량 음식 섭취 힘듦 변비 심함 웃을 상황이 아닌데도 가끔씩 혼자서 히죽이죽 웃기도 함. 30여 년 가까이 한국과 일본 대만의 자폐아들을 수없이 많이 치유했지만 대부분 불러도 돌아보지 않고 달려가고 빙글빙글 돌고 까치발 높은 곳으로 뛰어다니기 눈안맞추기 소리지르고 음식주무르고 편식하고 대근육 소근육 발달장애 등등인데 OO이는 들어오는데 너무 놀랐습니다. 팔다리는 문제없는 것 같고 목이 굽어서 얼굴이 역삼각형으로 목에 붙어있고 머리카락이 길어서 얼굴을 다 덮어서 잘보이지 않는 틈새로 눈이 좌우로 움직이고 말을 알아듣고 지시어에 따르는게 뱀영이 회음으로 들어가서 배와 가슴으로 뒷목을 타고 머리가 OO이 머리를 장악하고 뱀입이 OO이 입과 합쳐져서 천돌(목젖)을 누르고 있으니 성대가 안움직이니까 목소리가 안나오고 입이 벌어지지 않으니까 먹을 수 없고 치아는 새까맣게 다썩어있었음. 도로교통 U턴 표시에 뒷부분과 둥근 곳이 머리고 앞은 얼굴인데 화살표가 뾰족한 입이 더 구부러져서 목울대를 누르고 있었습니다. 2년 동안 한약을 먹였다고 했음. 정화를 하면 만족할 때까지 주1회씩 오시면 된다고 했고 아마 7~10회 정도 해야 될 것이라고 했음.

바로 1차 정화중, OO이가 "그만해." 하고 말했다고 어머니가 말문터졌다고 큰소리로 말하며 부부가 좋아서 신나했음. 정화 후에 더욱더 놀라운 것은 고개가 반듯해졌고 얼굴이 정면으로 보이며 피부도 하얘졌음. 부부는 정말 정신없이 좋아하고 어머니는 스님 힘들었는데 등을 마사지 해주고 가셨습니다.

● 3번째 정화 후에 아버지께서 됐다 됐다 이제 치과 가서 이만하면된다 라고 하시는걸 들었는데, "다음 주에 예약한 시간 전에 OO이가 안 갈려고 해서 그만 가겠습니다. 그동안 수고하셨습니다. 감사합니다."라고 메시지를 보냈습니다. 아직 엉덩이에 똬리를 틀고있는 뱀꼬리도 등도 대추혈도 정화해야 되는데, 그 가족에게는 뱀영이 빙의 됐다고 말하지 않았고 나름 사정이 있겠지만 OO이가 말하고 고개들어 준 것이 고맙지만, 나머지 부분을 정화하지 못한 것이 너무 안타깝고 아쉬운 마음이다. 그나마 OO이가 고개를 들 수 있고, 말할 수 있고, 먹고 마실 수 있는 것이 너무 기쁘고 행복합니다.

5. 자폐증 (OOO, 10세, 남)

힐링 체험기

⟨1 page⟩

■ 6월 17일 이전
- 척추뼈 살짝 휘었으며 대근육보다 소근육이 약함.
- 종아리 단단히 뭉쳐 있고 어깨와 허벅지 주변은 만지지도 못하게 함.
- 까치발 자주 함.
- 수면장애, 감각장애, 언어&인지 장애, 언어는 발화가 5세에 되었으나 자발적 발화가 아닌 강제발화를 시켜 따라하는 말은 모두 하였음. 단어 인지가 안되어 사물을 명명하지 못하고, 사탕주세요, 과자주세요, 업어주세요 등 몇 가지(3~4) 상황에 맞는 문장만 외워서 말을 함. 노래는 곧잘하여 한두 번 들었던 노래음을 기억하고 따라 부름. 5년이상 똑같은 상태 지속됨.
- 예측 불가능한 위험한 상황이 상시 일어났으며 한시도 눈을 뗄 수 없이 산만하고 돌발행동 많음.
- 빠른 행동으로 순식간에 없어짐. 편의점, 버스정류장 등. 다른 사람 손 잡고 가기.
- 면도기 등 위험한 사물인지 못해 위험한 상황속출.
- 높은 곳, 아슬아슬한 곳, 가장자리 좋아함.
- 감각추구가 심해 장난감, 물건 등 입에 넣기(같은 소리 반복, 날카로운 비명소리 등)

- 입자극으로 공공장소 이용 힘듦(엘리베이터, 버스, 실내놀이터)
- 남의 것 빼앗아 먹기.
- 자해(손등 깨물기, 머리 때리기, 손톱으로 할퀴기 등)
- 손&발톱, 머리카락 자르기 등 거부, 상호작용 안됨.
- 상동행동 심함.

⟨2 page⟩

■ 6월 17일
- 치유 시작전 겁에 질려 완강히 버팀.
  "엄마"를 분명하게 부르며 구원을 요청함.
  3인이 팔, 다리, 어깨를 잡고 힘겹게 치유를 시작함. 경직된 하체부터 머리끝까지 정성을 다해 치유하심.
  스님과 아들, 아들의 몸을 잡았던 3인이 모두 땀으로 범벅됨.
  기운이 많이 빠진 것 때문인지 정신이 맑아진 것 때문이지 모르겠으나 처음 치유실에 들어왔을 때와는 사뭇 다르게 얌전하고 온화해짐.
  치유 이후 바로 얼굴색이 전과는 조금 다르게 맑아짐.
  어혈이 얼굴과 목, 가슴 주변으로 올라옴.

■ 6월 18일
- 다음날 낮12시까지 숙면을 취하고 일어남.
  "허리 펴"라는 말에 반응을 하여 자세를 수정.
  먹는 것에 "과자" 이외의 단어를 생각나는대로 얘기함.(초콜릿, 쥬스, 사이다 등)

- 6월 19일
    - 밤에 숙면을 취하고 오후에 검은 빛깔 숙변을 봄.

- 6월 20일
    - 숙면, 학교에서는 고집이 더 세지고 서럽게 울었다고 함.
    - 숙면, 자신감이 업되어 목소리가 커짐.

- 6월 22일
    - 한밤중 자고 있는 엄마를 깨우더니 "요플레 먹을래요."라고 자발어를 함.

⟨3 page⟩
- 6월 23일
    - 도라지 배즙을 냉장고에서 꺼내와서 "도라지 주세요."라고 자발어를 함.

- 6월 24일
    - ⟨2차 치료⟩ 1차 때와 마찬가지로 밖에서부터 안들어가려고 함. 업고 올라와 치유받음. 평상시 보다 더 늦게 잠.

- 6월 25일
    - 별 피곤한 기색도 없이 잘 놀았음.
    - 목에 어혈이 강하게 올라옴.
    - 축구경기 관람시 응원단을 주시하고 즐거운 표정을 지음.

- 6월 28일
  - 2~3일 만에 목의 어혈이 감쪽같이 사라지고 초저녁부터 잠들어서 아침까지 숙면을 취함.

- 6월 29일
  - 학교 실무사 선생님과 활동보조 선생님을 손으로 때리고 깨물었음. 손, 팔에 힘이 세져서 아프다고 함.

- 6월 30일
  - 학교에서 하이톤의 목소리. 반항 심하여 학교활동 지장. 불안정.

- 7월 1일
  - 〈3차 치료〉 치유실에 잘 올라옴. "엄마"를 간절히 부르며 도움을 요청함.
  - 치유 시, 목과 눈 옆 강하게 자극할 때, "그만해요."라는 자발어 나옴.

〈3차 치료까지의 성과〉
- 입자극 줄어듦.
- 까치발 안함.
- "엄마"를 큰소리로 목적성 있게 부름.
- 자세가 곧아지고 눈동자 흰자 푸른반점 약해짐.
- 치유할 때마다 자발어 하나씩 나옴.
- 뭉쳐있던 종아리 허벅지가 부드러워지고 어깨와 가슴이 쫙 펴짐.

⟨4 page⟩

■ 7월 15일
 - 치유 받는 곳에 스스로 올라감.
 - 치유 초반에는 긴장을 많이하나 점차 몸에 힘을 빼고 처음보다 훨씬 수월해짐.

■ 7월 17일
 - 기분이 좋아 해먹을 신나게 타고 놈. 1시간 이상.
 - 공원 지압 산책길을 오가다가 "같이 놀아요."라는 자발어 나옴.

● 1999년부터 일본에서 자폐아 겐짱을 치유한 이래 정신세계원에서 7년간 강의와 힐링을 하면서 현재까지 수많은 자폐 스펙트럼을 치유하며 현재는 내공이 깊어져서 불과 주 1회 몇 개월 만에 정상으로 치유되는 상태임.
 대부분의 가정에도 영적장애로 병고액난을 겪고 있는 분들이 많을 겁니다. 영적 환경이 정화되고 맑고 밝은 세상이 되기를 기원합니다.

6. 우울증(36세, 여, 母) & 발달장애(6세, 남, 子)

母子정화사례 힐링 체험기

　나는 한 번도 인생이 행복하지 않다고 느끼며 살아왔다. 항상 부정적인 생각이 내 뇌리에서 떠나지 않았었다. 어릴 때부터도 늘 잡념에 시달리며 살았고 그것은 늘 현실이 되어서 나타났던 것 같다. 의지가 강한 편이어서 무엇이든 마음 먹으면 최선을 다하는 편이지만 그 과정에서 나는 늘 힘들었다. 남들보다 더 많은 노력을 해야 결과를 얻을 수 있었다. 어릴 때부터 이유없이 엄마한테 구박을 당했고 내가 왜 받아야 하는지 모르고 그렇게 살아왔다. 그러면서 마음 한구석에는 항상 나에게 아주 슬픈 일이 생길 것 같다는 불안감에 사로 잡혀 살았다.
　그랬는데 그 일이 22세가 되던 해에 터지고 말았다. 나의 엄마라고 믿었던 분은 계모였고 우리 아버지는 두 번째로 이혼을 하셔야 했다. 아버지도 성격이 다정다감한 편이 아니어서 나는 늘 사랑에 목말라 있었다. 아버지는 자식에 대한 책임감과 사랑은 많은 편이나 그걸 절대로 밖으로 드러내는 분이 아니셨다. 또한 엄격하고 당신이 생각하는 범위에서 조금이라도 벗어나면 용납하지 않는 성격이셨으며 어릴 때 나는 오히려 새어머니를 아버지보다 더 많이 따랐다. 그래서 아마도 새어머니도 견디기 힘들었을 것이고 그것이 곧 새어머니의 외도로 이어졌고 그럼으로 해서 나는 내가 지금까지 왜 그렇게 힘들게 살았는지를 이해하는 계기가 되었다.
　거기서 불행은 또 다시 시작되었다. 어떤 연유로 인하여 아버지와 이별을 해야만 했으며 나는 혼자서 대학생활을 마무리를 해야 했다. 경제적 어려움은 물론이거니와 20년을 넘게 키워준 분이 내 어머니가 아니라는 사실 또 이혼 후 돌변하신 어머니 그 모든 것이 내게는 혼란을 주었다. 그 외로움과 고통은 이루 말할 수 없었다.

　나머지 대학생활은 거의 내 인생 최고의 악몽의 시간이었다고 회상한다. 다시 그 시절로 돌아가고 싶지도 않고 생각조차 하기 싫은 일들이 한두 가지가 아니었다.

　그리고 그때부터 이상하게 무속과 관련된 사람들을 자주 만나게 되었다. 지금 생각해보니 그게 다 내 업인 것 같고 그 사람들을 만나면서 내가 언젠가는 무당이 될 것만 같다는 불안감에 휩싸여갔다.

　간신히 대학졸업을 하고 직장생활을 하다 결혼을 하게 되었다. 나중에 아버지와 다시 연락을 하며 지내게 되었다. 결혼도 내 자의적 결정이라는 보다는 왠지 모를 두려움과 혼자 지내는 외로움 때문에 그냥 도피하는 심정으로 한 것 같다. 결혼하면 다 해결될 것 같았다. 두려움도 외로움도 슬픔도 불안함도… 하지만 그렇지 않았다. 도피는 도피일 뿐… 나 때문에 남편도 많이 힘들어했다. 이 결혼 생활이 얼마나 유지될까 의문만 남긴 채 아이도 갖지 않았다. 3년을 그렇게 서로 힘들게 지내다 아이를 가지면 나아지지 않을까 싶어 아이를 갖게 되었다. 그런데 아이를 가져서도 정말 힘들었다. 입덧도 심하고 잠도 잘 못자고… 또 그때는 이것 저것 공부 욕심이 많아서 임신한 몸임에도 불구하고 무리를 하는 날이 많았다. 그러다 큰아이를 출산하게 되었다. 난산이었다. 결국 수술을 하여 아기를 낳았다. 아이가 태어나서도 백일까지는 거의 매일 울기만 했고 백일 후에는 순해졌다. 두 돌까지는 그럭저럭 다른 아기들처럼 잘 자랐다. 그 와중에도 우리 부부는 계속 다툼이 심하였고 서로를 이해하지 못한 채 아이에게도 늘 불안감을 주는 나날이 계속되었다.

4살이 되어 어린이집에 맡겼다가 아이가 너무 순하고 누워있기만 한다며 어린이집 원장이 신경정신과에 가보라는 말을 들었다. 그때 둘째를 임신하고 있었는데 하늘이 노랗고 내가 늘 불안해 하던 일이 다시 일어나는 것 같았다. 좀 늦나보다 했지 무슨 병이 있다고는 생각을 해보지 못했다. 설마 내게… 하지만 서울대병원까지 다녀왔지만 발달이 좀 지연되었다며 언어치료와 놀이치료를 시키라는 말 이외는 들은 것이 없었다. 하지만 아이는 별로 좋아지지 않았다. 그 뒤로 나는 2년을 넘게 늘 아이로 인해 불안해 하며 절망에 빠져 지내야 했다.

  그러던 중 남동생이 자기가 다니는 회사의 사장님께서 명상센터를 운영한다고 한 번 아이를 데리고 와보라고 했다. 그러면서 명상에 참여하게 되었고 그 사장님이 잘 아시는 신경정신과 원장님께 아이를 보여주게 되었다. 약간의 자폐증이 있다는 결론이었다. 아 이제 어떻게 해야하나 어떡하나… 고칠 방법은? 없었다. 하지만 하늘이 무너져도 솟아날 구멍이 있다고 했던가? 그 사장님께서 치유할 방법이 없겠느냐고 하니 처음에는 어디 시립아동센터를 소개해주었는데 완치는 힘들다고 했다. 그래서 그 사장님이 힐링을 하면 어떻겠냐고 하니까 바로 한빛영치료센타를 소개해주었다. 그래서 그 다음날 아이를 데리고 영치료센터 원장님을 뵙고 나도 아이가 여러 방면에 자폐증이 조금씩 걸쳐 있음을 그때서야 알았다. 몇 번 왔다갔다 하면서 이제는 그런 것을 보는 안목이 생겼다. 서울대에서도 못 찾아낸 것이었는데…

  아이 힐링 날짜를 1주일정도 후로 잡아두고 집에 왔는데 남편을 설득시키는 일 모두가 힘들었다. 또 힐링 후 아이를 돌봐줄 분이 필요했기 때문에 시부모님까지 설득을 했어야 했다. 또 나의 불안감은 커져만 갔다. 신경정신과 원장님 소개를 받고 간 것인데도 얼마나 불안하고 떨렸는지 모른다.

아이가 괜찮을지 어쩔지… 아이가 치료받기 전에 나는 절에 가서 기도도 참 많이 했다. 삼천배도 했었고 기부도 많이 했었다. 그러면 아이가 나아지려나 하는 마음에… 그러면서 이렇게 끝없이 나를 괴롭히는 모진 운명을 탓하기도 했다. 정말 지옥같은 나날이었다. 이세상에 태어난 것 자체가 지옥이지 지옥이 따로 없는 듯 했다.

드디어 아이는 무사히 힐링을 받았다. 너무나 순순히… 아이가 치료 받을 때 내 마음의 고통은 이루 말할 수 없었다. 그러던 중 나는 아이가 치료 받고 있는 중에도 계속 아이가 안 좋아지면 어쩔까 계속 불안해했다. 하루는 원장님이 그런 나를 안아주셨다. 정말이지 거짓말처럼 편안해졌다. 그 뒤 원장님께서 내게 힐링을 권하셨다. 아이는 너무나 잘 받고 있고 너무 빠르게 좋아지고 있는데 엄마가 너무 불안해하고 힘들게 해서 안 되겠다고 받아보라고… 나도 너무 마음이 불안하고 힘들어서 아들이 힐링 받는 것을 보고 받고 싶다는 생각이 들었다. 남편은 반대했다. 두 번이나 그런 모습을 보기 싫다고… 마침 친정아버지가 같이 한빛도원에 같이 가셔서 원장님과 대화를 나누고 남편을 설득하여 아들이 받고 1달 뒤 힐링을 받게 되었다. 너무나 두렵고 무서웠고 한편으로는 기대도 많았다. 이것을 받으면 내 마음이 편해질거라고… 나의 불안한 기운이 아들을 더 힘들게 한다는 원장님의 말씀에 나는 결론을 내렸다. 나는 어릴 때 의붓 외삼촌한테 매일 맞다시피한 기억이 있어서인지 너무 힘들었다. 고통을 참기가 너무 힘들었다. 그럴 때마다 땀이 범벅이 된 원장님께서 어린 아이 달래듯이 너무나 최선을 다해서 여러 부위를 두드려 주셨다. 늘 심장이 새가슴처럼 뛰었다. 아니나 다를까? 그 부위에 어혈이 가장 많이 생겼고 평소 늘 아팠던 목부위에도 어혈이 많이 생겼다. 특히 머리부위와 얼굴부위를 할 때의 고통은 지금도 몸서리 칠 정도로 괴로웠다. 권선생님도 나처럼 힘들게 한 사람도 없다고 할 정도로… 나는 아들만도 못한 엄마였다.

거의 1시간가량의 힐링치료가 끝나고 원장님께서 지나온 아픈 기억을 다 말하고 하셨다. 어릴 때의 아픈 기억, 불행한 결혼 생활, 아들 때문에 힘든 일 모두를 말하였다. 그런데 참 신기한건 내 의지가 아닌데 눈물이 펑펑 나왔다. 나도 주체하기 힘들 정도로 눈물은 마구 마구 흘렀다. 정말 엄마 품이 저리도 따스할까? 나는 처음으로 따스한 품에 안겼다. 내가 네 영혼의 어머니라고 하신 원장님의 말씀이 지금도 잊혀지지 않는다. 나는 정말 엄마의 정을 처음으로 느꼈다.

치료 후 3일이 지나자 조금씩 치료의 효과가 나타났다. 나는 한번도 음식을 맛있다고 생각하고 먹어본 적이 없었다. 어느 날 밥을 먹고 있다는 입에서 단맛이 났다.

그 뒤로 먹는 음식은 어떤 음식이든 달았다. 너무너무 맛있게 잘 먹었다. 기몸살 때문에 입술이 터지기도 하고 가위에 눌리기도 여러 차례를 했다. 그리고 10일 뒤 2차 치료를 했는데 그때부터 나는 달라지기 시작했다. 늘 떨리던 심장이 차분히 가라앉았으며 잠도 푹 잘 수 있었다. 평소에 너무 예민해서 자다가 여러 번 깨는 적이 한두 번이 아니었다. 늘 불안하게 했던 그 무언가도 많이 없어졌다. 나는 아이 때문에 내가 불안한 줄 알았는데 물론 그런 이유도 있었겠지만 나는 어떤 영에 계속 괴롭힘을 당했다는 것을 치료 후 알게 되었다. 그것이 나라고 착각하며 살았던 것 같다. 그전에는 계속 아이에 대해 불안했었는데 이제는 불안하지 않게 되었다. 좋아질거라는 희망적인 생각이 계속 들게 되었다. 예전에 어떤 안 좋은 일이 생기면 화가 머리까지 치밀고 심장이 마구 마구 뛰었었는데 지금은 그냥 그 자체를 차분하게 관조할 수 있게 되었다. 늘 막혀있었던 가슴 부위가 확 뚫린 느낌이다. 턱관절 부위에도 딱딱한 것을 제대로 잘 못 먹을 정도로 소리가 나고 어쩔 때는 아플 때도 있었는데 치료 후 싹 없어졌다. 잇몸부위가 거의 죽은 살처럼 까만색이었는데 그것도 혈색을 띄며 다시 원래의 색으로 돌아갔다. 피부도 많이 좋아졌고 늘 누르스름했던 피부색이 맑아졌다. 또 예전에 일을 조금만 해도 금새 피곤하고 힘들었는데 지금은 피로를 별로 못 느끼고 모든 일에 의욕이 생겼다.

모든 것이 아이 때문이라고 생각했는데… 그게 아니라는 것을 치료 후 알게 되었다.

그냥 한마디로 표현하자면 여기저기 막혔던 몸의 회로가 확 뚫려서 원활하게 돌아가는 것이라고 말하면 맞을 것 같다. 다시는 그전 상태로 돌아가고 싶지 않다.

2차 치료 후 처음으로 이 세상이 천국처럼 느껴졌다. 늘 나를 불안하게 하고 힘들게 한 그 무엇이 사라져서 너무 행복하다. 늘 원장님은 내가 말하지 않아도 다 알고 계신다. 왜 업을 끊었다고 하는지도 다 알게 되었다. 내가 왜 아팠고 힘들었지는 이해해주신 분은 처음이었고 나는 원장님을 만나게 되어 얼마나 행운이 많은 사람이고 행복한 사람인지 알 것 같다.

늘 웃으며 친절하게 가족처럼 대해주시는 권선생님과 효진(서연)씨에게도 감사하다.

또한 원장님께는 더할 나위 없이 감사드립니다.

어떤 언어로도 제 감사한 마음을 표현하기 힘들겠지만…

(현재까지 3회 치료를 받았음)

● ○○씨 모자는 특별한 인연으로, 필자에게 단전호흡 수련을 처방하셨던 김경식 박사님의 환자이고, 김박사님의 처방으로 필자에게 힐링을 받으러 온 사례이기에, 인연이 참 묘하다고 생각하며, ○○씨는 물론, 아이도

만족하게 치유되었고 항상 기억이 나는 아름다운 심성을 가진 분이었다고 기억한다.

7. 자폐증(OO범, 3세, 남)

힐링 체험기

- 상담 시, OO범 어린이의 아버지가 제출한 주호소 내용
  - 입에 넣은 음식을 다시 내어 확인한다.
  - 버스(특히 유치원버스)에 관심을 보인다.
  - 비디오를 보다가 어떤 땐 벽을 보면서 배를 양손으로 두드리며 뛴다.
  - 불러도 잘 뒤돌아보지 않는다.
  - 말을 하지 못한다.
  - 이불을 덮고 엄마 또는 아빠와 안고 있기를 좋아한다.
  - 항문을 자주 만진다.
  - 엄마, 할머니 얼굴을 양손으로 잡고 유심히 관찰한다.
  - 손톱을 물어 뜯는다.

- 치료전 증상
  - 치료 당시 38개월
  - 불러도 대답을 하지 않고, 평소 때도 말을 거의 하지 않음.
  - 자기 혼자 힘으로 하는 것을 귀찮아 함.(다른 사람의 손을 끌고 가서 요구를 함)
  - 차를 타고 30분 이상 가는 거리는 거의 토하며 한숨을 자주 쉼.
  - 낮잠을 2시간 정도 거의 매일 잠.(피곤한 것처럼 보임)

- 기분이 좋을 때 손으로 배를 두드리며 소리를 내며 팔짝 팔짝 뛴다.
  (엘레베이터를 탄다거나, 자기가 좋아하는 비디오를 볼 때)
- 나이 또래에 비해 겁도 많고, 씩씩하지가 않으며 책을 오래 볼려고 하지 않음.

■ 1차 치료(5월 10일)
- 가슴과 등 머리 얼굴 부분에 치료 흔적이 아주 많이 있고, 치료 후 바로 잠이 들어 2시간 정도 잠.
- 힘든 치료였음에도 밤에 잠은 잘 잤음.
- 5일 정도는 밖에 나가지 않고 집안에서만 놀려고 함.(얼굴에 남은 치료 흔적 때문인 것 같다)
- 그 후로는 치료 흔적이 없어져서 밖으로 나갈려고 함.
- 자주 쉬던 한숨을 별로 쉬지 않았고, 퇴근하고 집으로 들어와서 아이 이름을 부르니 달려와서 안겼다.
- 친정 집에 놀러 갔는데 친정엄마 말씀이 "애가 산만하지 않고 점잖아졌다."고 함.

■ 2차 치료(5월 19일)
- 치료 받기 전 원장님과 권선생님 얼굴을 보고 울었음. 1차 치료 때 아팠던 기억으로 인한 것임.
- 가슴, 등, 엉덩이, 얼굴, 머리쪽으로 치료를 했는데 치료 받는 중에도 아프지만 시원하기도 한지 주위 사람들이 손을 많이 잡고 있지 않아도 별 저항을 하지 않았음. 가래가 나오지 않았고, 머리에 약간의 치료 흔적이 남았음.

- 치료 후 2시간 정도 땀을 흘리며 푹 잤으며 집으로 돌아가는 5시간 남짓 한 시간 동안 차 안에서 밝은 표정으로 잘 놀았음.
- 핏기가 없던 얼굴에 화색이 돌고, 얼굴 피부가 몰라보게 좋아졌음.
- 할아버지가 아이 손에 쥐고 있는 과자를 달라고 하니까 입에 순순히 넣어 주었음.
- 밥도 혼자서 떠 먹을려고 하고, 요구르트도 젓가락으로 구멍을 내어서 먹는 방법을 가르쳐 주었더니 잘 따라서 계속 혼자서 구멍을 내어서 먹음.
- 기분 좋을 때 몸을 약간 떠는 것과 가끔 빙글빙글 도는 것은 남아 있음.
- 어떤 사물의 명칭에 관심을 가지고 가르쳐 달라고 몸짓으로 표현함.
- 예전에는 거의 매일 낮잠을 2시간 정도 자고, 밤에 잠을 잘 때는 잠이 오지 않는데 억지로 재울려니 고생이 많았는데, 치료 후에는 몸이 편한지 낮잠을 거의 자지 않고 밤에도 잘 잔다.
- 밤에 잠자리에 누우면 어찌나 나를 꼭 껴안을려고 하는지 언제나 옆으로 누워서 아이를 꼭 껴안아 주면서 재워야만 했는데 이제는 아이가 그런 행동을 별로 하지 않아서 너무 신기함.
- 2차 치료 후에는 많이 나아지고 있음을 온 가족이 확연하게 느끼고 있음.

- **3차 치료(5월 26일)**
  - 차를 타니까 치료 받으러 가는 줄 알고 약간 불안해 함.
  - 비교적 많은 거부감 없이 치료를 잘 받은 편이었지만 계속 가래가 나오지 않아서 걱정임.
  - 치료 후 바로 집으로 가자고 칭얼댐.

- 차 안에서 1시간 반정도 잠을 잤고, 자고 난 후에는 크게 다른 반응은 없었음.
- 거의 하루 종일 책보고, 낱말카드 읽어 달라고 하고, 동요나 동화 테이프를 틀어달라고 함.
- 식구들이 말을 하면 입 모양을 아주 유심히 보며 자신도 따라 할려는 듯 입 모양을 흉내낸다.
- 낱말카드에 적힌 "크레파스"라는 글자를 읽어 주면서 따라 해보라고 했더니 "크레파스"라고 큰 소리로 따라 하고 식구들이 좋다고 뽀뽀를 해대니 더 큰소리로 크레파스라고 함.
- 제대로 발음하는 목소리는 태어난 후로 처음 들었음.
- 그 후로 오리, 사과, 차 등 간단한 단어로 된 것은 낱말카드를 보며 말을 하기 시작함.

■ 4차 치료(6월 3일)
- 집에서 출발하기 위해 차를 타려고 하니 아이가 울면서 타지 않으려고 함.
- 막상 도착해서는 생각보다는 많이 반항하지 않는 편이라 치료를 잘 받았고, 치료 시 여전히 가래가 나오지 않았음.
- 남편이 원장님과 말씀 나누는 동안 아이를 데리고 밖에 나왔는데 "가지, 가지" 하며 차 문을 열려고 함.
- 차 속에 틀어 두었던 동요테이프에서 나오는 "엄마 앞에서 짝짜쿵"이라는 노래가 나오자 아이가 "엄마 악 짝짜쿵, 엄마 악 짝짜짜"이라고 노래를 따라해서 순간 너무나 놀랬다.
- 노래를 따라 한 적은 없었는데 집으로 가는 6시간 정도의 시간동안 테

이프에서 나오는 다른 동요도 한 소절씩 따라하고 "감기 든 여우"라는 동요는 1절을 거의 다 따라 불렀다.
- 물론 정확한 발음은 아니었고 노래를 따라 부르고 있다는 것을 알 수 있을 정도였다.
- 4번째 치료 후 5일 정도 되던 날에는 현관문을 들어오는 고모를 보더니 "고모"라고 했다.
- 이름을 부르면 쳐다보는 횟수가 늘고 있지만 아직 "예"라고 대답을 하지는 않는다.

■ 4차 치료 후 현재 느낌

 남동생이 기(氣)와 관련되는 수련을 5년 정도하고 있어서 기(氣)의 세계를 생소 하게 받아들이지는 않았지만 인터넷을 통해서 내용을 보고 간단한 전화 통화만 하고는 그 먼길을 무작정 찾아갔는데 처음 아이의 치료를 시작한 날은 이렇게 힘들어 하는 치료를 계속 해야 하나 하며 마음이 많이 흔들렸다.
 하지만 원장님 말씀대로 첫 날 치료만 넘기고 나니 가래를 뱉아 내는 과정을 제외하고는 아이가 많이 힘들어 하지는 않았고, 또 치료를 받고 나면 조금씩 나아지고 있는 모습이 눈에 확연하게 드러나니깐 먼길이지만 이제는 치료 받는 날을 기다리기까지 한다.
 그리고 더 놀라운 것은 말을 하지 않던 아이가 말을 한다는 사실이 우리 부부에게는 얼마나 큰 기쁨인지 모른다. 말을 하지 않아서 그냥 늦되는 아이라고 생각했는데 우연히 인터넷의 자폐치료관련사이트의 질의 응답란에 몇 가지를 적어서 보냈는데 "자폐적 성향이 조금 보이는데 아이를 직접 보지 않아서 모르겠으니 한번 데리고 와 보라."는 답변을 듣고 얼마나 놀랬는지 그렇다고 무작정 그 곳에 아이를 데리고 가기에는 웬지 마음이 내키지 않았다.

며칠 동안 관련사이트에서 나름대로 공부(?)하다가 우연히 한빛심령치유 센터 홈페이지에 들어가 보고는 어쩌면 이곳에 가면 그 해답이 풀릴 것이라는 생각이 들었다.

처음 우리가 방문했을 때 원장님과 권선생님이 "다른 곳에는 어디를 가 보셨습니까?"라고 물으셨을 때 "다른 곳에는 아무데도 가지 않았고 여기가 처음입니다."라고 했더니 "정말 복이 많으신 분이라고 거의 모든 분들이 여기 저기 가다가 안되어서 이 곳에 오시는데" 그때는 그 말이 그냥 그러려니 하는 말로 흘려들었는데 이제는 정말 우리가 복이 많은 사람들이구나 하는 생각을 한다.

우리 아이는 외관상으로 나이에 비해 어른스러운 얼굴이었는데 그 나이에 맞는 아이다운 얼굴로 바뀌어져 가고 있고, 흔히 어른들이 하는 말로 말이 트이기 시작했으며 전에는 집중해서 보지 않던 책을 한 장 한 장 집중해서 자주 보고, 그림과 글자가 같이 적혀진 낱말카드를 계속 보며 읽기도 한다.

좋아하는 동요를 따라 부르기도 하고 매사 적극적으로 변하고 있다.

치료를 꾸준히 받다 보면 더 좋은 결과를 경험할 수 있을 거라는 생각에 원장님이 오지 않아도 된다고 할 때까지는 계속 치료를 받을 생각이다.

건강보다 더 큰 재산을 물려 줄 순 없으니…

[첨부 체험담] E-mail 내용

(OO범, 3세, 남, 소아자폐, 경남 마산시)

제목 : 안녕하세요.

저는 금요일(5월 10일) 첫 치료를 받은 O범이의 엄마입니다.

생각보다 외부적으로 너무 표가 많이 나서 온 가족이 너무 속이 상합니다.

물론 어느 정도 예상은 했지만 계속 얼굴을 보고 있으니 마음이 너무 착잡합니다.

치료 받은 민재의 경우를 보니까, 치료 받는 과정이 계속적으로 힘든 것 같다는 느낌을 받았는데 첫날 처럼은 치료하지 않는다고 첫날은 일종의 수술을 받는 과정과 같은 거라서 그렇게 힘든 과정을 거치지만 그 이후 과정은 그렇게 힘들지 않을거라고 하셨는데 2차 치료의 강도는 어느 정도인지 알고 싶습니다.

그리고 지금 O범이는 별다른 변화를 보이고 있지 않습니다.

밖에 나가는 것을 좋아하는 아이인데, 자신의 얼굴이 어떻다는 것을 아는지 일체 밖에 나가자는 행동을 하지 않습니다.

2차 치료과정을 알고 싶습니다. 꼭 메일 보내 주시면 고맙겠습니다.

(2002년 05월 12일 일요일, 낮 12시 34분 25초 KST)

제목 : O범이와 집으로 돌아오면서

안녕하세요. OO범이 엄마입니다.

어제는 치료를 받고 집으로 돌아오는 5시간 내내 O범이는 밝고 환하게 웃었답니다.

지치지도 않고 계속 차 안에서 엄마 얼굴 보고 웃고, 아빠 얼굴 보고 웃고, 음악 듣다가 웃고 차 안에서도 까불까불 생기가 넘치는 모습입니다.

O범이가 차 안에서 방구를 계속 많이 끼는 통에 우리 두 사람 얼굴이 누렇게 떴지만, 우리 부부는 O범이가 나을 수 있다는 희망에 부풀어 행복했습니다.

O범이의 얼굴 피부도 너무 보들 보들해졌고, 얼굴색이 건강해 보입니다.

오늘은 O범이에게 세발 자전거를 사주었습니다. 원장님도 치료를 잘 해 주시지만 저희들도 O범이에게 뭔가 도움이 될까 해서 구입했습니다. 너무 좋아하네요.

점심시간에 잠깐 들러서 O범이를 불렀는데 몇번 부르니까 곁눈길로 돌아보다 나한테 오네요.

조바심은 많이 나지만 참고 원장님 말씀처럼 천천히 지켜보면서 기다릴께요.

고맙습니다.

원장님! 그런데 무슨 음식을 좋아하는지 여쭤보지를 못했네요.

따님 편으로 드시고 싶은 음식 몇 가지만 적어서 제 메일로 메모 넣어주세요.

이번 주 일요일 올라갈 때 만들어서 갈께요.

안녕히 계세요!

(2002년 05월 20일 월요일, 낮 3시 39분 25초 KST)

제목 : O범이가 드디어…

O범이가 드디어 입을 열었습니다.

태어나서 지금껏 어떤 말을 반복해서 한다거나 큰소리로 말을 한 적은 없었습니다.

　요즘은 계속해서 낱말카드를 들이 밀면서 읽어 달라는 행동을 해서 계속 읽어 주었더니 하루에도 수십번 카드 공부를 하자고 합니다.

　어제는 크레파스라는 글자를 보면서 또 읽어 달라고 하길래 한 번 읽어 주고 "O범이가 한번 읽어봐라" 했더니 손가락을 집어가며 "크레파스" 하더니 다시 또 읽으며 "크레파스"라고 크게 소리칩니다.

　온 가족이 박수를 치고 뽀뽀를 하고 난리를 피웠더니 냉장고 문을 열면서도 "크레파스" "크레파스" 하며 소리쳐 말합니다.

　그 다음날은 포도 글자를 보며 "포도" 공을 보며 "공" 글자가 아닌 장난감 차를 보며 "차"라고 했습니다. (1년 전 쯤에는 가 나 다 라 마 바 … 한 글자는 이야기 했었습니다.)

　O범이가 말을 하면 어떤 목소릴까 참 많이 궁금했는데 이쁘고 귀여운 아이 목소리를 삼년 만에야 제대로 듣게 되어 가족 모두 참 행복해 했습니다.

　물론 엄마하고 부른다거나 대화가 되는 것은 아니지만 말을 하기 시작했다는 사실이 너무나 기쁘고 행복해서 빨리 소식을 전해드리고자 메일을 보냅니다.

　다음 치료는 6월 3일(월요일)에 받으러 가겠습니다. 출발하기 전에 전화 드리겠습니다.

　어렵사리 남편이 연가신청을 했습니다.

　(저 혼자서 안스러움을 감당하게 할 수는 없다나요!)

　고맙습니다. 그 날 뵙겠습니다.

(2002년 05월 31일 금요일, 오전 11시 55분 42초 KST)

● OO이의 부모님은 두 분 다 공무원으로 바쁘게 생활했지만, OO이의 힐링을 위해서 최선을 다했고, OO이 아빠는 당시에 KBS에서 난치병 치유를 녹화하기 위해서 인터뷰를 한다고 촬영팀이 방문했을 때, 휴가를 내서까지 마산에서 올라와서 인터뷰에 응해주기도 할 정도로 적극적이었음. 이후 촬영분이 편집되어 방송에 나가지는 않았지만, OO이 부모님은 아이의 힐링 후, 그 어느 부모보다도 기뻐했고, OO이의 부모님은 만족한 상태에서 힐링을 중단했음.

8. 소뇌증 / 복합자폐 / 경끼(OO원, 10세, 여)

힐링 체험기

■ 2002년 9월 2일 월요일(O원이 친할머니)

 토요일날 전선생님으로부터 전화가 왔었다. 월요일날 11시 10분까지 분당에 가야한다고. 나는 일요일 하루가 얼마나 지루했는지 모른다. 나는 한시라도 빨리 가 뵙고 싶었다. 나는 저녁에 자리에 누워 O원아 내일 분당에 가야하니까 일찍 일어나라고 했다.

 드디어 분당가는 날이다. 잠에서 깨어 새벽 4시 30분. 부지런히 아침밥을 하고 갈 준비를 했다. 아니 그런데 O원이가 뜻밖에도 5시 30분에 잠에서 깨었다. 매일 같이 10시 아니면 11시에 일어나던 아이가 5시 30분에 일어나다니. 정말 힘 안들이고 준비해 집을 나섰다. 한 번도 그런 적이 없는 O원이가 차를 타고 가는 도중에 갑자기 눈물을 뚝뚝 흘리면서 아주 슬프게 울었다.

 오늘 원장 선생님께 시술을 받은 후 그 자리에서 2시간 동안 잤고 잠에서 깨어나면 항상 경끼를 했는데 밤에 잠들기 전까지 한 번도 안했다. 집에 와서 기운이 없는지 자리에 누워만 있더니 6시 5분에 잠이 들어 8시 15분 잠에서 깨었다. 밥을 먹였으나 안 먹어서 사과를 갈아서 먹였더니 조금 있다가 다 토해버렸다. 토한 후 곧바로 잠이 들었다. 열이 있어 재어보니 37도9부. 그러나 별로 탈없이 곧 편히 잠이 들었다.

■ 2002년 9월 3일 화요일(O원이 친할머니)

　오늘은 아침 6시에 잠에서 깨었다. 어제 시술로 인해 몹시 몸이 피곤해 보이고 아주 기운이 없어 보였다. 어제 저녁에 밥도 안먹고 그래서인지 꼼짝도 안하고 자리에 누운 채 그대로 눈만 뜨고 움직이지 않았다. 녹두죽을 쑤워서 주니 조금 먹었다. 놀지도 않고 하루 종일 누워만 있었다.

■ 2002년 9월 4일 수요일(O원이 친할머니)

　오늘은 5시에 잠에서 깨었다. 일어나자마자 경끼를 했다. 오늘은 장난감도 가지고 놀고 밥도 조금 먹고 변도 보았다. 경끼는 가끔씩 했다. 어제보다는 한결 기분이 좋아졌다. 몸에 어혈도 조금 풀렸다. 오늘은 목욕했다.

■ 2002년 9월 5일 목요일(O원이 친할머니)

　오늘은 어제보다 좀 더 아이가 생기가 돌았다. 밥도 잘 먹고 거실에서 걸음도 조금 걸었다. 그리고 경끼는 가볍게 가끔씩 왔다. 그리고 참 오전에는 가끔씩 슬피 울기도 했다. 몸에 어혈은 한결 풀렸다. 오늘도 목욕했다.

■ 2002년 9월 6일 금요일(O원이 친할머니)

　오늘은 2시간 낮잠을 잤다. 어제보다는 기분이 더 좋아진 것 같다. 밥도 잘 먹고 거실에서 걸음도 걷고 기분좋게 잘 놀았다. 몸에 어혈도 많이 사라졌다. 오늘도 목욕했다.

■ 2002년 9월 7일 토요일(O원이 친할머니)

　오늘은 아주 많이 회복되었다. 몸에 어혈도 아주 많이 사라졌다. 밥도 잘 먹고 놀다가 가끔씩 슬피 울기도 했다. 경끼도 가끔씩 가볍게 하고 별탈 없이 오늘 하루도 무사히 지냈다. 오늘도 역시 목욕시켰다.

■ 2002년 9월 8일 일요일(O원이 친할머니)
　오늘도 경끼는 조금씩 했고 아주 기분좋게 잘 놀았다. 몸의 어혈도 눈에 띄게 사라졌다.

■ 2002년 9월 9일 월요일(O원이 친할머니)
　오늘은 두 번째 시술을 받았다. 첫 번째보다 아이가 덜 아파했다. 열이 있는 것 같아 재어보니 37도 5부. 그래도 오늘은 밥을 조금 먹고 앉아 놀다가 잠이 들었다.

[소개인 전O헌 님의 기록]

　O원이를 한빛힐링의 최순대 원장님께 소개할 때까지, O원이를 낫게 하고자 노력한 과정을 글로 옮겨 보고자 한다.
　처음 O원이를 보았을 때 낫게 해주고 싶은 마음이 내 마음 깊은 곳에서 용솟음 쳐왔다. 이쁜 얼굴에 무슨 업보로 영과 육이 왜 이리 고통받아야 될까, 내가 덜어줄 수 있다면 얼마나 좋을까, 내 인연이니 노력해보자.
　이렇게 시작된 O원이와의 인연은 1년 반이 되었다.
　날씨가 화창한 날, 눈부신 햇살아래 O원이를 처음 보았을 때 천사처럼 티없이 마냥 웃는 O원이의 이쁜 모습이 떠오른다. 만나자마자 불편해 보이는 동작을 보고 곧 이상이 있는 걸 알게 되었다.
　영적으로 고통받아 성장과정에서 계속 영향을 받게 돼 몸이 불편하게 된 것 같이 보였다.

 언어불능에다, 전혀 몸을 통제 못함, 간질, 호흡곤란증세, 등등.

 영적으로 고통받는 부분을 덜어주고자 일주일에 한 번씩 지속적으로 6개월간 나의 기 치유는 시작되었고 그 외 기 치유를 위해 만났거나 치유를 했던 분들을 열거하고자 한다. 자율진동의 윤청 원장님, 진여원의 윤정주 원장님, 우진원의 송보정 원장님, 송영회 원장님. 이분들과의 만남에도 확실한 차도는 보이지 않았다. 아! 정말 이 아이는 가능성이 없는걸까. O원이를 보살피느라 9년동안 사방팔방 노력하신 지원이 친할머님의 정성과 노력은 하늘도 감동할 때가 되었는데… (할머님의 마음은)

 최순대 원장님의 첫 번째 힐링에 보조로 도와드리면서 O원이의 힐링과정을 보았다. 어혈이 몸 앞 뒤 전면에 많이 나왔다. 힐링을 하면서 척추 뼈마디가 우드득하면서 맞아들어갔다. 엉덩이를 보니 놀랍게도 꼬리의 흔적이 뚜렷하게 모습을 갖추고 있었다. 여기서 동물영의 영향을 받은 것을 알 수가 있었다. 힐링이 끝나고 이내 깊은 잠을 자는 것이었다.

 일주일 뒤 O원이의 얼굴을 보니 약간 차분한 모습을 보이는 것 같아 기뻤다. 두 번째 힐링이 끝나고도 첫 번째 힐링처럼 또 다시 검은색에 가까운 어혈이 많이 나왔다. 두 번째도 첫 번째처럼 많이 나오는 케이스는 처음이라고 최순대 원장님이 말씀하셨다. 척추 뼈마디도 세 군데쯤 맞추어져 들어가는 소리가 우드득 또 들렸다.

 힐링이 끝나고 아이는 또 편히 잠을 자기 시작했다.

 O원이의 고모는 유니버셜 발레단에서 인정받는 이화여대 출신의 발레리나이다. O원이가 몸이 좋아져 음악을 즐기면서 춤을 자유자재로 출 수 있으면 얼마나 좋을까, 아이의 고통을 덜어주고 편히 살 수 있도록 지금 시작된 이 힐링이 하늘의 축복을 받아 좋은 변화를 가져다주리라 믿으며, 이

글을 보시는 분도 아이가 좋아질 수 있도록 도움을 부탁드립니다.

남들보다 몇배 힘이들 O원이를 살리고자 힘든 힐링을 흔쾌히 허락하신 최순대 원장님께 진심으로 감사드리며 한빛힐링의 무궁한 발전을 빕니다.

2002. 9. 15. 전OO 올림

■ O원이의 세 번째 힐링(2002년 9월 16일)

O원이의 얼굴을 일주일마다 보기 때문에 오늘 본 O원이의 얼굴 모습은 어쩐지 편안해 보였다. 머리를 흔들 정도로 심한 경끼가 올 때는 얼굴 모습도 일그러지는 등 얼굴 전체가 저능아의 모습처럼 입의 모습이 불균형한 표정을 지었는데 확실히 계속 진행되어지면서 나아지기를 기대한다. 특히 아랫입술은 최순대 원장님 말씀처럼 기와 피순환이 정상인처럼 잘되지 않아 항상 여러 갈래로 갈라졌었다. 원래는 참 이쁜 입술인데 O원이 마음대로 입술 표정을 짓지 못하고 있으니 얼마나 답답할까. 하루 빨리 좋아졌으면 얼마나 좋을까.

O원이가 첫 번째와 두 번째 힐링할 때 처럼 울지 않고 알아서 받아들이는 모습이었다. 시원하다고 느끼는지 몸을 편안히 이완할 때처럼 뚝 떨어뜨리는 듯한 자세를 계속 취하였다. 힐링 도중 손바닥을 만져 보았는데 냉기가 심하였다. 탁기가 손바닥과 발바닥으로 계속 빠져나간다는 최순대 원장님 말씀처럼 탁기의 냉한 성질로 인해서인지 힐링 도중 손바닥과 발다박은 계속 얼음처럼 차게 온도가 떨어져 있었다.

힐링이 끝나고 편안히 잠을 자기 시작했다.

■ O원이의 네 번째 힐링(2002년 9월 23일)

O원이가 집에서 비디오를 볼 때(어느 정도 비디오를 인지하는지 여부

는 모름) 할아버님이 방에 들어와도 돌아보지도 않는 등 할아버님에 대한 인식 표현을 하지 않았었는데 할아버님이 방에 들어오자 고개를 돌리는 등 인식을 하기 시작했다는 할머님 말씀이 있었다. 최순대 원장님이 O원이 얼굴을 보자마자 주둥이가 돼지처럼 조금 둥그런 주름이 있었던게 나아졌다고 얼굴상의 바뀜을 지적하셨다. 힐링 도중 내내 편안하게 받아들이고 울지도 않고 소리도 지르지 않았다. 등의 뒷 부분에 어혈이 조금씩 나타났다.

두드리는 도중 내내 시원한지 몸을 편안히 쑥 빼고 최순대 원장님께 모든 걸 맡기는 듯한 편안한 자세를 보였다. 목에서 가래가 처음으로 나왔다. 원래는 첫 번째 힐링에서부터 나올 수도 있었지만 개인 차가 심하고 O원이 케이스는 워낙 영적인 막힘이 심해서 지금에야 가래가 조금씩 힐링작업 끝에 나올 수가 있었던 것 같다.

O원이가 뱉아낼 줄 모르기 때문에 휴지로 입안에서 닦아내었다. 힐링이 끝나고 이내 편안히 잠을 자기 시작했다.

오늘 힐링과정은 O원이 할머님도 옆에서 관찰을 하셨다. (항상 그리하셨지만 기도하는 마음으로 지켜보셨으리라 생각된다. 옆에서 1년 반 동안 지켜본 할머님의 헌신적인 사랑의 마음은 부처의 마음과 같다고 느껴진다.)

소뇌증/복합자폐/경끼 [치유경과보고] (임O원, 10세, 여)

▷ 치유 대상 : 임O원(10세, 여, 경기도 부천)
▷ 병명 : 소뇌증 / 간질 / 경끼 / 복합 자폐
▷ 치유 일시 : 2002년 9월 2일 오전11시(10월 13일 기준 총6회 치유)

■ 치유 전 상태

1. 아침에 일어나면 경끼.(매일 일어나자마자 옆으로 쓰러져서 헬맷 씀)
2. 10세 때부터 걷기 시작.(로봇처럼 무릎이 펴진 상태에서 한발한발씩)
3. 말을 한마디도 못함.(울음소리를 내거나 웃는 표정만 지음)
4. 대소변을 못가림.(기저귀 착용)
5. 손을 털 듯이 심하게 흔들고, 목을 좌우로 분주하게 돌림.
6. 앉아 있을 때, 점을 보는 시늉을 하듯 손가락을 바닥에 튕김.
7. 수시로 입술이 파랗게 변하면서 경끼를 함.
8. 엉덩이 꼬리뼈 부분에 동물과 흡사한 꼬리자리가 있음.
9. 등이 심하게 굽은 상태.(척추 만곡증)
10. 목을 뒤로 젖히는 동작을 자주 함.(뒤로 넘어갈 듯 하면서 안넘어감)
11. 눈 맞춤이 안됨.
12. 불러도 돌아보지 않음.
13. 호흡 곤란.(콧바람이 날 정도로 숨을 심하게 몰아쉼)
14. 입 주위에 둥그렇게 주름이 잡혀있음.
15. 입술 색깔이 푸름.
16. 숨을 세게 몰아쉬는 경미한 경끼를 30초 정도 1~2분 간격으로 반복.

[94년 당시의 상태] ※참고 : OO원 어린이는 93년생임, 당시 12개월
* 주 진단명 : 발달상의 지연, 발달지체, 발달장애(delayed development) 영아저긴장증후군 [兒低緊張症候群, floppy infant syndrome]
* 기타 진단 : minusphallus - 기록 필체가 확실하지 않음, URI
* 언어능력평가: 친숙한 소리에 반응, cooing(킥킥거리며 좋아함), 4개월 수준

* 기타 사항 : 전신 무력, 피로감, 체중 7.4kg, 신장 68.7cm, 옹알이 "아", 앉히면 뒤로 젖혀짐, 누워서 등으로 움직임, 이가 하나도 없음(참고로, 12개월이면 윗니 아랫니 두 개씩 있음), 방사선 치아검사 결과 tooth bud(이빨의 씨앗)가 나타났음.

운동 및 감각 이상 - hypotonic(저긴장성), 자발적 의지가 매우 빈약하고 목적있는 행동이 거의 보이지 않음, 분만시 부모연령 양쪽 모두 28세, 분만 순위 첫째 아이, 5~6초 정도 혼자 앉아 있을 수 있고, 세우면 금방 주저 앉아버림, 시청각 자극에는 돌아보는 반응을 보이지만, 먼 거리는 반응없음, 떨어지는 물체를 따라보지 못함, 반응 속도가 느리고, 반응의 양도 빈약함, 물체를 바라보기만 할뿐, 집으려 하지 않음, 걷기 능력 4개월 수준(12개월이면 가구를 잡고 측면이동을 하다가 손을 떼고 걸을 수 있음)

■ 치유 전 상태

복합자폐, 소뇌증, 간질, 심한 경끼 증세, 말을 못하고 못 알아들음, 심각한 척추측만증, 로보트처럼 걸음, 팔을 심하게 휘저으며 고개를 앞뒤로 젖히는 행동, 입술이 세로로 갈라짐, 엉덩이 위에 동그란 꼬리자국.

■ 치유 후 변화

1. 1~2차 치유 시, 척추와 흉추 뼈마디가 두두둑하고 교정됨.
    → 굽은 등이 바르게 펴짐.
2. 경끼 회수가 현저히 줄어듬.
3. 할아버지를 알아봄.(치유 전에는 무관심했고, 할머니만 알아 봤음)
4. 손 흔들고 목을 뒤로 젖히는 동작이 거의 없어짐.

5. 굽은 등이 거의 바르게 펴짐.
6. 코 부분이 노란색이었는데 살색으로 됨.
7. 숙변이 빠짐.(고약한 냄새가 나는 진한 색깔의 변을 봄)
8. 한숨 쉬는 것이 줄어들고, 가슴둘레 0.2inch 감소.(가슴부분 탁기제거)
9. 말을 못하지만, 인지상태 좋아짐.(치료받는 장소와 분위기를 기억함)
10. 입 주위 동그란 주름 형상이 없어졌음.
11. 혈색이 좋아지고, 피부가 뽀얗게 맑아짐.
12. 전체적으로 성장

　　→ 키 3cm 성장(124cm → 127cm)

　　→ 몸무게 2kg 증가(18kg → 20kg)

　　→ 허벅지 0.4inch 증가(12inch → 12.4inch)

　　→ 살이 올라서 다리, 팔이 통통해짐.

13. 대변 볼 때 몸으로 시늉을 함.
14. 손을 입으로 빠는 행위가 힐링 후 새로 생김.(유아기에 해당함)
15. 할머니가 설거지 할 때 싱크대 옆에 서 있음.

2002년 12월 16일 월요일 오후 2시 현재(제15차 치유)

1. 변비가 완전히 없어짐.
2. 경끼를 하면 좌우로 넘어졌었는데, 이젠 양팔을 쭉 뻗으면서 가볍게 지나가는 정도로 상태가 매우 호전됨.
3. 몸을 좌우 상하로 흔들며 부자연스럽게 걷는 증세가 많이 완화되었음.
　 (14차, 15차 치유시 친할아버지 동행)

2002년 12월 23일 월요일 오후2시 현재(제16차 치유)
1. 침흘리는 증세가 완전히 사라짐.
2. 입을 오물거리며 옹알이를 시작함.

2003년 1월 27일 월요일 오후2시 현재(제21차 치유)
1. 걸음걸이가 많이 호전되어 유연해짐.
2. 숨을 몰아쉬는 횟수가 현저히 줄어듬.
3. 혼자서 장난감을 가지고 놀기도 하고, 음악감상도 함.(동요보다는 트로트)
4. 환경이 바뀌는 것(예를 들면 음식점이나 친척집)에 예민해져서 소리지르며 우는 증세가 생김.(인지상태가 좋아지고 있는 것으로 보임)
5. 할아버지와 할머니(주 양육자)를 특히 좋아하고 따르며, 다른 사람들이나 아이들(친척 동생들)을 싫어하는 등, 좋고 싫음을 미소와 울음으로 확실히 표현함.(치료를 받으면서 새로 생긴 점)
6. 하루에 12시간 정도 수면을 취함.(잠을 푹 잘잠)
7. 의사소통은 전혀 안되지만, 접촉에 반응하고, 소리에 반응하고, 눈을 2초정도 마주치며, 울음으로 배고픔이나 목마름 등을 표현함.(좋고 싫음의 표현도 함)
8. 부르면 쳐다보고, 주위 사람들이 대화를 나누는 것을 알아듣는지는 모르지만 조용히 듣고 있는 새로운 행동이 관찰됨.
9. 치료를 시작한 후로는 침을 전혀 안 흘리게 되었고, 다만 날씨가 흐린 날에는 숨을 몰아쉬거나 침을 아주 가끔 약간 흘림.
10. 먹여주지 않으면 스스로 절대 먹지 않고, 씹지 못하기 때문에 죽이나 진밥 등에 치즈나 계란을 믹스해서 먹이며, 하루 2끼정도 식사와

중간에 과일을 갈아서 먹이고 있음.(친할머니)
11. 감기가 안걸리고 몸이 많이 이완되었음.

2003년 2월 24일 월요일 오후 2시 현재
1. 다리에 통통하게 살이 붙고, 피부가 투명한 하얀색.
2. 1주일 전부터 양쪽에서 잡아주면 부드럽고 비교적 빠르게 걸어다님.

2003년 4월 7일 ~ 7월 28일 현재
1. 걷는 속도가 빨라지고 날이갈수록 걸음이 유연해짐.(손을 잡고 계단을 잘 내려감)
2. 치유받으러 올 때 들어오지 않으려고 몸에 힘을 주며 싫다는 감정 표현.
3. 가족을 알아보고 먼저 다가가서 안기기도 함.
4. 전에는 주는대로 먹었고 의사표현이 전혀 없었는데 짜증을 내는 등의 의사표현을 함.
5. 좋아하는 비디오 대신 다른 TV 채널을 틀 때마다 울음으로 의사표시를 하고, 다시 좋아하는 비디오를 틀었더니 울음을 그쳤음.
6. 치유 시, 말귀를 알아듣고 "엎드려." 하면 돌아누움.
   (이후, 잠정적으로 심령정화 중단)

■ 치유 후 변화

　1차 치유(제령) 후, 팔을 휘젓는 행동이 없어졌고, 심하게 굽었던 등과 허리가 많이 펴졌습니다. 또한 몇초 내지 몇분 간격으로 오던 정신을 잃은 듯한 호흡곤란이 사라지고, 요즘은 잠깐동안 숨을 멈췄다가 후 하고 한숨을 쉬는 정도로 증세가 아주 많이 가벼워졌습니다. 그리고 울다가도 할아버지 품에 안기면 울음을 뚝 그치며, 할아버지나 할머니를 알아봅니다. 인지능력이 생기면서 감정을 울음으로 표현하기도 하고, 표정으로는 걱정스러움이나 짜증 또는 편안함 등을 표현하기도 합니다. 그동안 늘 할머니 등에 업혀서 심령치유를 받으러 왔었는데 2003년 2월부터 양쪽에서 잡아주긴 하지만, 스스로 걸어서 다니게 되었습니다. 또한 걸음도 많이 부드러워졌고, 걷는 속도도 훨씬 빨라졌습니다. 그리고, 살이 올라 통통해졌고, 키도 많이 자랐으며, 엉덩이의 꼬리자국도 거의 없어졌습니다.

[2003년 5월 25일 현재]
O원이가 좋아하는 비디오를 보고 있었는데, 친할머니가 비디오를 끄고 즐겨보시는 TV연속극을 켜자 갑자기 O원이가 앙~! 하고 울었습니다. 그래서 다시 비디오를 틀어주니까 O원이는 울음을 그쳤습니다. 혹시나 하는 마음에 할머니는 또 한번 더 TV로 바꾸어 드라마를 틀어봤는데, 이번에도 역시 O원이가 앙~! 하고 싫다는 표현을 하며 우는 소리를 했습니다. O원이는 이제 울음으로 의사소통을 하고 있으며 인지능력도 문제가 없어졌습니다. O원이는 차 안에 앉아서 라디오 방송도 유심히 듣습니다. 오디오에서 음악이 나오면 소리를 들으려고 스피커로 다가가서 조용히 음악을 듣고 요즘도 변함없이 트롯트를 좋아합니다.

● OO이의 조부모님은 OO이의 병원, 진단 및 의료기록카드를 복사해서 다 들고 와서 제시했고, 현대의학 및 대체의학, 대한민국에서 내로라하는 힐러들을 비롯해 모든 의료쇼핑을 두루 거쳤지만, 전혀 차도가 없이 10살이라는 세월이 흐르는 동안, 아이의 병명은 늘어났다. 소뇌증, 간질, 경

끼, 복합자폐 등 동물의 영이 빙의되어 드러나는 현상은 여러 가지로 장애를 일으키고 엉덩이에 동물의 꼬리자국이 동그랗게 자리잡고 있었다. 입은 돼지의 주둥이처럼 생겼었고, 틱장애는 잠시도 아이를 가만히 두지 않았다. 힐링 후, 간질 발작, 심한 틱장애 등 증상들이 사라졌고, OO이의 할머니가 체험담에 기술하셨듯이 기적처럼 동물의 영이 빠지면서 사람답게 변화되어 갔다.

9. 유사자폐(O용O, 6세, 남)

힐링 체험기

처음 힐링을 받던 날 기억이 생생합니다. 온 몸에서 땀을 뚝뚝 흘리시며 애쓰시는 모습을 제가 확인할 수 있었거든요. 듣도 보도 못한 심령치료라는 건 제가 봐야 할 것 같아서 첫 치료 자리에 욕심을 부려 함께 했었습니다.

어떤 방식으로 진행되는지 알 길이 없었던 저로선 많이 놀라고 겁먹은 자리였던 걸 고백합니다. 그리고 제 자신을 다독이는 데 시간이 좀 걸렸습니다. 땀을 흘리며 치료하고 계시던 원장님의 모습을 보지 않았더라면 아마 저는 평생 남편과 허물지 못할 벽을 쌓았을 것입니다.

그런 힘이 도대체 어디에서 연유한 걸까? 놀랍게도 그건 그 연배의 아주머니에게선 도저히 나올 수 없는 사람의 힘이 아닌 것 같았습니다. 조목조목 온 몸을 치료하는 힘은 도저히 상상할 수 없는 힘이었습니다. 그 손이 거쳐간 곳엔 여지없이 시커먼 어혈이 올라오더군요. 제 아이 몸에 퍼져가는 어혈을 지켜봐야 하는 심정은 어찌 설명할 수 없는 아픔이었습니다. 하지만 원장님의 힘과 이해할 길 없는 진지함에 저는 할 말을 잃었습니다. 내 남편이 택한 길이고 이미 선택했으니 한 번 믿어보자는 생각이 그제서야 들었습니다.

그렇게 힘든 치료가 벌써 한 달이 지났습니다. 저희 아이는 어떻게 변했는지 얼마나 말을 잘하게 되었는지는 시간이 좀 더 지나야 이야기할 수 있겠으나 그동안 있었던 확연한 변화에 대해 정리를 해 보았습니다.

(1) 사회성이 좋아지더군요. 엄마와 아빠 밖에 모르던 녀석이 주변 사람들에게 장난을 걸기 시작했습니다. 누나나 이모, 할머니, 할아버지와도 꼼꼼하게 뽀뽀도 해주고 인사도 합니다. 늘 엄마밖에 모르던 녀석이 다른 사람과 악수도 하고 뽀뽀를 하다니 믿어지지 않습니다.

(2) 걸으려 하지 않던 아이가 곧잘 걸어 다닙니다. 늘 차에서 내릴 때도 등에 업어서 내려야 했는데 이제는 제 손을 잡고 잘 걷습니다. 찰리 채플린 걸음이라고 별명지었던 걸음걸이도 많이 안정이 되었습니다.

(3) 이를 갈지 않게 되었습니다. 심심할 때면 이를 참 열심히 갈았었는데 지금은 전혀 그러지 않습니다.

(4) 간단한 지시에 따릅니다. 매직펜 뚜껑을 닫으라고 하면 멀리서 있다가도 달려가 닫고 갑니다. "이리 와" "그만" "뽀뽀" "안녕" 이런 말들을 잘 따릅니다. 말로는 표현하지 못하지만 지시 따르기가 가능해지는 것 같습니다.

(5) 밤에 잠을 잘 잡니다. 잠드는 게 영 힘들었는데 쉽게 잠들고, 깨거나 하지 않습니다.

(6) 편식이 심한 아이지만 야채는 입에 넣고 씹어보려 합니다. 고사리나 콩나물처럼 평소에 전혀 손도 대지 않던 음식에 관심을 보이고 입에 넣어봅니다. 아직 씹고 삼키지는 못하지만 저희에게는 엄청난 변화입니다.

(7) 고음으로 "악, 깍" 하며 내던 소리가 많이 줄었습니다. 모두 사라졌다고는 할 수 없지만 좋은 변화가 일어나고 있는 것 같습니다.

아직도 길이 멀지만, 이렇게 조금씩 변화한다면 저희 아이에게 희망이 있습니다. 원장님, 의심하고 불신했던 절 이해해 주십시오. 워낙 많은 곳에서 저희 아이를 마르지 않는 샘이나, 현금 카드처럼 생각했었기 때문에 그랬습니다. 경제적인 고통과 변함없이 말이 없는 아이가 저를 그렇게 만들었던 건 아닐까 변명해 봅니다.

　원장님, 부탁드려요. 저희 아이, 사람으로 태어났으니 사람으로 살 수 있게 도와주세요. 다른 아이들과 다르다고 해서 제 아이가 아닌 건 아니지만, 사람이 사람으로 살아야 하지 않겠습니까? 저와 아이 아빠가 세상을 떠나도 누구의 짐이 아닌 제 힘으로 살아가고 가정을 이루고 경제활동해서 가족을 부양할 수 있다면 더 바람은 없습니다. 세상의 짐이 아닌 세상의 힘이 되는 사람이 될 수 있게 도와주세요. 부탁드립니다.

(2003년 2월 14일)

● 첫날 힐링을 할 때, ○○이 엄마는 울면서 힘들어 했는데, 필자가 "내가 아이를 살리기 위해서 나도 이렇게 힘들게 힐링을 하는데, 울지 말어."라고 했었던 기억이 난다. 그 후, ○○이 엄마는 아이를 들이밀면서 한 곳이라도 더 손이 가지 않고 지나치면 "원장님, 여기는 안했어요." 하면서 더 적극적으로 힐링을 받기를 원했었고, 부모가 만족한 상태에서 힐링을 중단했음.

10. 유사자폐(6세, 남) 치유 경과보고

▷ 병명 : 유사자폐
▷ 나이 : 6세
▷ 성별 : 남
▷ 기간 : 2003년 1월 10일 ~ 3월 8일(총 8회)

■ 치유 전 상태
1. '엄마' '아빠'라는 말도 하지 못하는 언어지체.
2. 이유없이 울고 웃는 증세.
3. 이빨을 가는 증세.
4. 소리에 매우 민감한 반응을 보임.
5. 높은 곳을 좋아하고, 주위가 산만함.
6. 편식이 심하고 엎드린 상태로 자위를 함.
7. 빙글빙글 도는 행동.
8. 등이 굽었고 걸음걸이가 채플린처럼 이상함.
9. 집착을 하고 등에 업히는 것을 좋아함.

■ 치유 후 변화
1. '엄마' 하면, '마' 자에서 소리를 맞추어 말한다.
2. 이를 가는 것이 없어짐.
3. 생일 노래를 좋아함.("축하합니다"에서 "합니다"를 따라함)
4. 싫어하는 것을 확실히 알 수 있을 정도로 의사소통이 이루어짐.

5. 아빠가 오라고 하니까 와서 안김.

6. "뽀뽀" 하니까 와서 뽀뽀함.

7. 산만한 것이 줄어듦.

8. 눕고 업는 것이 줄어듦.(치유 전에는 항상 차에서 내리면 등에 업혔음)

9. 걸음걸이가 많이 좋아짐.

10. 섭섭하게 하면 울음으로 표현함.(감정 표현)

11. 엄마가 아침에 "OO야, 맘마 먹자." 하면 "안맘마" 하고, 의사표현을 하고, 다시한번 "OO야, 맘마 먹자." 하면, 짜증을 내며 "안맘마, 안맘마." 하고 감정표현을 함.

12. 분당 한빛센터에서 치유를 받고 나서 옷을 입다가 "OO야, 양말 신자." 하니까, "양말, 양말." 하고 말해서 모두 감격하여 박수를 치며 환호를 했음.

● 9번 OO이 사례의 글을 참조하기 바람.

11. 소아자폐(○주○, 6세, 남)

한 빛 치 료 기

▷ 성명: ○주○
▷ 나이: 1999년 11월생(6살)
▷ 진단기록: (생략)

■ 치료 전 증상:

　타인과 상호작용이 안되고 언어의 구사가 안되었고, 주로 긴 줄을 가지고 놀거나 높은 곳으로 올라가려는 증상을 보였다. 공원이나 대중교통 이용 등 사람이 많은 곳에서도 주위를 의식하지 않고 돌아다니는 등 행동에 통제가 되지 않았고 특정한 물건(아빠 시계, 핸드폰 충전기 줄, 고무줄 등)에 집착하는 모습을 보였다.
　그러던 것이 2003년 8월 들어와 다리가 안짱다리처럼 구부러지고 손가락을 뒤틀며 즐기는 등 자연스럽지 못한 자세가 나타나고, 특정한 발음만을 지속적으로 나타내는 등의 변화를 보였다. 타 특수 교육 기관에서 여러 가지 교육을 받고 있었으나 더 이상의 발전은 발견하지 못했고 아침부터 저녁까지 교육을 받으러 다니는 과정에서 여러 가지 자폐증상에 대한 내용을 알게 되었는데 아이가 모든 부분에서 일치하지는 않고 특정한 일부분에만 증상이 나타나는 것을 알게 되었다.
　음악에서 느끼는 반응은 빨라 노래를 쉽게 따라하고 발음도 어느 정도는 정확하게 나오지만 의미를 가지고 나오는 소리는 아니었다. 까치발을 사용하여 앞발 쪽으로 굳은살이 생기기도 하고 상처가 생기거나 충격을 받아도 아픔을 느끼는 정도가 미약하였으며 거의 울지도 않는 등 감정표현이 거의 없었었다. 혼자 스스로 하려는 의지가 없고 다른 사람에게 많이 의지하고, 하고자 하는 욕구를 손으로 잡아 끌거나 하는 등 주로 행동으로 표현하였고 편식이 심해 생선과 멸치 사과 두부 땅콩 고기종류 등 특정한 음식만 먹으려 하였다.

■ 1차 치료
일시: 2004년 2월 15일 일요일
치료 후 상태:

왼쪽 머리에 주먹만한 크기로 불어난 것이(처음엔 짱구인줄 알았음) 치료 후 놀랄 정도로 없어졌고 목 임파선에 밤톨만한 크기의 불어난 것도 없어졌다. 치료 도중 잠을 잤는데 신기한 것은 머리에 치료가 시작되었는데도 잠에 취해 있어 편안한 모습을 보이고, 치료 후 치료받은 곳에서 땀이 비 오듯 흘렀다. 어혈이 올라온 곳이 다른 부분에 비하여 차가웠으며 손과 발 부분도 차가웠다.

치료받고 오는 도중 원장님이 구토를 할 것이라고 했는데 치료 도중 뱉어 내지 못한 가래 때문에 계속 구토를 했고 잠에 취한 듯 계속 잠을 잤는데 중간에 깬 모습을 보니 인상이 많이 부드러워지는 등 변한 것을 알게 되었고 첫 오줌이 짙은 갈색으로 나타났다.

그 후 몇일이 지나면서 위로 올라가는 행동은 줄었으나 냉장고 문에 집착하는 것과 집게 손가락 구부리는 것은 여전하였으며 발 모양이 뒤틀린 것도 여전하였다.

그러나 통제가 안될 정도로 뛰어다니지는 않게 되었으며, 목욕을 하자고 하니까 손을 끌고 화장실로 가서 목욕을 위해 옷을 스스로 벗는 행동을 나타내었다. 차츰 소변을 보는 횟수는 많이 줄어들었으며 대변은 별다른 특징이 보이지 않았고 밤에 졸리워 하면 책을 읽어 주었더니 잠을 쉽게 자게 되었다.

공원에서 반 강제로 세발 자전거를 타게 하였더니 처음에는 거부하다가 어느 순간에 뒤에서 밀어 주지 않는데도 혼자 페달을 밟으며 전진하는 행동을 보이고, 그 후 타 교육기관 수업에서도 잘 적응하고 착석도 잘 되는 등의 변화를 보였다.

■ 2차 치료
일시: 2004년 2월 21일 토요일
치료 후 발달 상황 :
직접 확인되는 상황으로는 눈을 심하게 깜박이는 모습을 계속해서 보이는 것이고(탁기가 빠져나가는 중이라고 함) 피부가 깨끗해지는 현상이 나타나며 걸음을 바깥쪽으로 걸으려 하는 등의 변화가 보이기 시작하였다.

그 전에는 하지 못하던 놀이터에서 미끄럼틀의 줄을 잡고 가볍게 올라가거나 그네에 혼자 올라 탈 수 있을 정도로 되었으며, 기분은 전에 비하여 많이 흥분되어 있는 경향을 보이고 밖에 나갔을 때 어느 정도 통제가 되는 등의 발달을 보였다. 교육기관에서는 그 전에 비해서 상호교류가 어느 정도 잘 되고 있다는 교사들의 평가를 받았으나, 금요일쯤에는 자기 나름대로 고집이 생겼는지 수업에 참여하는 정도가 산만해지기도 하였다. 전체적으로는 수업시간에 선생님들의 지시를 많이 이해하는 변화를 보였다고 교사들이 상담시에 전해주었다.

■ 3차 치료

일시: 2004년 2월 28일 토요일

치료 후 발달 사항 :

그 전에 비하여 급격히 변화하는 별다른 특징은 보이지 않고 있으나 대체로 눈 마주침이 길어졌고, 기분이 들떠있는 경우가 많았다. 화장실에 데려다 주면 소변을 혼자 해결하는 훈련을 하였는데 차츰 스스로 옷을 내리기도 하였으며 때로는 혼자 가기도 하였다.

■ 4차 치료

일시: 2004년 3월 6일 토요일

치료 후 발달 사항 :

눈을 깜박이는 현상과 집게 손가락을 구부리는 모습이 현저히 줄어 들었으며, 집에 있는 공이나 장난감을 정확히 차고 던지는 등 장난기가 많이 보였고, 야외 놀이터에 데려가면 놀이 기구를 어느 정도 의미 있게 즐기는 듯한 모습을 보이고 모래 장난도 하였다.

아직도 가래를 스스로 뱉지는 못하고 음식도 많이 가리는 편이며, 업히거나 무등을 태워 달라는 의사 표현을 계속 행동으로 나타내었다.

금요일 공원인라인 스케이트장에서 인라인 스케이트를 균형을 잡아가며 20분 동안을 탔다. OO는 아무리 아파도 아픈 표현을 하지않았는데 발끝과 손을 꽉 눌렀을 때 아파서 울음을 터뜨렸다. 그러나 굉장히 활동적이고 기분이 들떠있어 학습면에서는 착석도 안되고 힘든 상항이다.

(계속...) "지금까지 총 6회 심령정화를 받았음. 현재 계속 정화 中임."

■ 5차 치료

일시: 2004년 3월 13일 토요일

치료 후 발달사항:

머리를 깎을 때 두세 명의 장정이 잡고도 힘들게 버둥거려 미장원에 갈 때마다 고민스러웠는데 너무나 얌전히 잘 깎았다.

다른 사람에 대한 경계심이 많이 사라진 것 같다. 앞으로 안기려 하지 않고 업으려고만 했는데 앞으로 안아도 잘 안겼다.

조금 차분해진 것 같다. 이제 인라인 스케이트는 그냥 바닥에서도 잘 탔다. 그동안 잠재해 있던 언어가 언어치료실에서 모방언어가 많아졌다고 한다. 아빠가 장난으로 엉덩이를 때렸는데 즉각적으로 아빠를 마구 때리면서 울었다. 그동안 관심이 없었던 선생님에게 스스로 가서 안기고 뽀뽀를 해 주었다고 했다. 냉장고에 대해 집착이 심해서 그냥 의미없이 열어달라고만 했는데 냉장고 문을 안 연다.

■ 6차 치료

일시: 2004년 3월 19일 금요일

치료 후 발달사항:

감기로 인해 별 진전이 없음.

■ 7차 치료

일시: 2004년 3월 26일 금요일

치료 후 발달사항:

감기로 인해 중이염이 왔는데 원장님이 귀쪽을 집중적으로 치료해 주심. 생각보다 빨리 중이염이 나음. 먹지 않는 것에 비해 대변을 많이 봄.

첫 치료 후 쫙 펴졌던 왼쪽다리가 가끔은 불편해 보임. 안하던 까치발도 조금나옴.

금요일 아침에 스스로 화장실에 가서 소변을 봄. 생각보다 교육을 잘 받음.

■ 8차 치료

일시: 2004년 4월 3일 토요일

치료 후 발달사항:

별 진전이 없는 것 같음.

말귀를 많이 알아들음.

■ 9차 치료

일시: 2004년 4월 9일 금요일

전보다 교육을 받을 때 교류가 잘 이루어지고 있다고 함. 무언가 소리가 많아짐.

그네를 엄마 무릎에 앉아 엄마가 지칠 때까지 탐.(전에는 그네를 무서워함)

음악치료실에서 자기가 하고 싶은 악기를 선택해서 가지고 옴.

■ 10차 치료

일시: 2004년 4월 15일 목요일

다리를 집중적으로 치료받음 지하철을 타고 사당까지감.(몇번 업어달라고 했으나 기다리니까 다시 걸어감) 한 번 고집을 꺾으니까 혼자서 많이 걸음. 전에 다니던 병원에 갔는데 필요한 장난감을 엄마 손을 잡고 갈려고 하는걸 가지고 놀아도 된다고 하니까 가지고 와서 놈. 감기가 심하게 걸림.

"4월 22일 현재, 총 11회 심령정화를 받았음. 현재 계속 정화 中임."

● OOO의 어머니는 시골에서 성장했는데, 아이를 대형병원에서 자폐검사를 했을 때 농약중독이 검출되었다고 했었음. 어머니의 몸에 있는 농약성분이 태아에게도 영향을 미칠 수 있을 것이라고도 생각해 볼 수 있겠다. 아이는 점차 좋아졌고, OOO의 부모는 센터직원들을 자택에 초대해서 우리에게 즐거운 식사와 선물을 대접했다. 그날은 OOO를 집에서 힐링해 주기도 했다. 부모가 만족한 상태에서 중단했음.

12. 자폐증(김O우, 5세, 남)

힐링 체험기

■ 9월 15일
  치료

■ 9월 16일
  집에서 계속 뛰어다니면서 어수선하게 돌아다녔는데 이러한 증상이 조금씩 없어지면서 걸어다닌다. 자기가 원하는 것을 해주지 않으면 울고불고 때리고 차고 하던 버릇이, 약간의 짜증을 내고 얼마 있으면 자기 스스로 가서 원하는 행동을 한다. 유치원에서 정서적으로 불안한 증세를 보이고 집중을 잘하지 못함. 옆으로 돌면서 고개를 옆으로 하고 눈을 옆으로 돌리면서 도는 행동이 없어짐.

■ 9월 17일
  2차 시술.(1차 시술 때 하지 못했던 머리 위주로 함)
  머리가 약간의 미열이 있던 것이 싸늘하게 식음.
  다음날 아침 감기 기운으로 머리가 다시 열이 남.
  처음 시술 후 선생님을 다시 봤을 때 반갑게 웃는 얼굴로 달려왔는데 2차 시술 후에는 마구 울면서 얼굴도 쳐다보려고 하지 않음.
  2차 시술 후, 엄마를 아주 좋아했는데 옆에 오지도 못하게 하고 자기 몸에 손도 대지 못하게 한다.

엄마 생각으로는 시술을 할 때 엄마 혼자 잡고 있었기 때문에 아픈 생각을 잊어버리지 않고 엄마를 원망하는 몸짓으로 자기 옆에 엄마를 못오게 하는 것 같다. 2차 시술 후 5일쯤 지나서 도는 행동을 다시 몇 번 반복.

■ 9월 24일

3차 치료. 치료 후 별로 몸을 못만지게 하는 거부 반응 보이지 않음.

1, 2차 시술 때 울면서 아주 고통스러워 하던 아이가 3차 시술할 때는 손으로 얼굴 부분을 마사지 하듯 만져주면 울면서도 노래를 불렀다. 치료 후에, 엄마와 다른 사람(일 도와주는 분)이 같이 잡아줬는데 엄마에게 안겼다. 치료 전에는 일하는 분에게만 안겨서 엄마에게 오지 않았다. 3차 치료 후에는 도는 게 없어졌다.

● ○○이의 어머니는 일류대 여대의 무용학과 교수이며, 아버지는 건설 분야의 유능한 인재였으나, ○○이가 자폐증 진단을 받은 후, 무리한 치료와 의료쇼핑 및 교육기관 등으로도 치유가 안되니까 무속인, 종교인 등을 찾아다니는 동안, 많던 재산을 탕진하고 필자를 만나는 중에도 어느 스님이 백일기도를 하면 낫는다고 하여 거액을 갖다바쳤지만 아이는 전혀 차도가 없으니까 천일기도를 또 해야 된다고 해서 기가 막혀 하던 중에 필자와 만나게 되었으며, 그때도 ○○이의 1주일 스케줄은 상주하는 도우미 선생님과 고모가 전담하고 있었다. 그당시 필자는 일정한 치유센터가 없어서 그 댁에 가서 힐링을 하였고, 아이가 점차 좋아졌다.

13. 자폐증(김OO, 4세, 남)

Healing 體驗 日誌

■ 치료대상자
　▷ 성명 : 김OO(男)
　▷ 나이 : 치료 당시 29개월
　▷ 진단기록 : 22개월 무렵 청주성모병원에서 자폐증 진단.
　　23개월 충북재활원에서 언어지체를 동반한 발달지체 진단.
　　* 치료 전 증상 : 신체발달 상으로는 전혀 문제가 없고 대체적으로 건강한 편이나 차바퀴 굴리기, 물건 들고 계속 흔들기 등에 집착을 하고, 자동문 열고 닫히는 현상, TV선전, 변기 물 내려가는 현상, 골프공이 구멍에 들어가는 순간, 볼링공이 핀을 맞추는 순간 등에 손을 부르르 떨며 희열을 느끼는 동작을 반복함.
　　밤에 자주 깨서 울고 습관적으로 우유를 찾음.
　　29개월 아이치고는 키도 크고 몸집도 상당히 좋은 상태임.
　　까치발로 걷는다거나 같은 자리에서 빙글빙글 도는 동작, 팔짝팔짝 뛰는 동작 등을 자주 함.
　　청각에 전혀 이상이 없는데도 불구하고 부르면 전혀 돌아보지 않고, 사람이나 언어에 전혀 관심이 없고 주로 혼자 놀거나 집안을 여기저기 돌아다니는 등 심한 언어지체를 동반한 전반적 인지상태 지체로 의사소통이나 상호작용에 어려움이 많았음.
　　긍정적인 측면으로는 좋아하는 노래를 불러주면 일부가사를 따라하기도 하고(예를 들면 "꽃밭에서"의 아빠하고~ 정도) 눈 맞추고 웃기, 자기이름 가끔 흉내내기(김○○를 디아디 정도로 발음), 노래 불러주면 가만히 쳐다보며 입모양 흉내내기, 까꿍놀이 할 때 숨거나 내다보기, 엄마나 아빠가 팔을 벌리고 있으면 가끔 와서 안기기 등이 있음.

■ 1차 치료

▷ 일시 : 2001년 5월 15일(화)

▷ 치료 후 상태 : 등과 앞가슴 쪽으로 치료흔적이 약간 나타났고 머리와 이마쪽으로 흔적이 많이 나타났음. 잠이 오는지 엄마 등에서 잠깐 자다가 청주로 오는 2시간 동안 내내 깨지 않고 잘 잠. 치료받은 날은 피곤한지 자꾸 누우려 하는 경향이 보였음.

치료가 강하여 상당히 많이 놀랐을거로 예상하였으나 잠도 잘 자고 상당히 편안한 상태였음.

▷ 치료 후 발달 사항 : 상기 서술한 눈 마주치면서 웃기, 노래말에 관심보이기 등 긍정적인 측면의 동작들에서 눈에 띄게 많이 보완, 호전되었고 부르면 돌아보는 동작이 많아졌고, 까치발 현상은 없어졌음. 좋아하는 노래 가사 중 일부를 먼저 따라 부르기도 함. "안돼"라는 말의 뜻을 알아듣는 등 언어를 수용하는 정도가 치료 전보다 수월해졌음.

소변가리기 훈련도 잘 진행되었음.

비염증상이 늘 있었는데 그 증상이 없어졌고, 3-5일에 한 번씩 보던 대변도 1-2일에 한 번 보는 정도로 좋아졌고 대변 색깔도 노랗게 변했음.

■ 2차 치료

▷ 일시 : 2001년 5월 22일(화)

▷ 치료 후 상태 : 치료 도중 가래를 많이 뱉어냈음. 치료흔적은 얼굴 양 뺨, 이마, 머리에 주로 나타났음. 치료 후 금방 잠이 들어서 1시간 30분 정도 숙면함.

▷ 치료 후 발달 사항 : 노래하며 율동하기 동작에 관심을 많이 보이고 율동 중 일부를 흉내내기도 함.- 하늘 보고 쿵쿵쿵 땅을 보고 쾅쾅쾅(방바닥을 두 손으로 두드리는 동작을 따라함)

"섬집아기"노래를 불러주는 도중 노래를 중단하자 다음 노래가사의 첫 자를 말함.

엄마가 섬그늘에 굴따러 가면 (아)기는 혼자남아 (집을)보다가 (파)도가 들려주는 (자)장노래에 (팔)베고 누워서 (잠)이 듭니다.- ()안의 글자가 따라한 가사- 농구 볼대에 공을 집어넣는 동작을 많이 즐거워하며 오래도록 놀기도 하고 집어넣는 정확도가 많이 향상됨. 스스로 거리를 떨어뜨려 넣어보기도 함.

공이 들어갈 때마다 박수를 쳐주자 좋아하였고 이후 공을 넣은 후에는 엄마가 박수 쳐주길 기다리기도 함.

그러나 아직까지는 부르면 돌아보기가 30-40%정도 밖에 이루어지지 않고 있고 무엇을 요구하는 상황에서 말로 표현되지 않고 동작으로만 표현되고 있음.

문 열고 닫히는 현상에 대한 지나친 집착도 여전한 상태임.

엄마하고의 의사소통에서는 조금씩 상호작용이 나아지고 있으나 다른 사람들과의 상호작용은 극히 제한되어 있는 상태임.

살이 조금씩 빠지고 얼굴살은 눈에 띄게 많이 빠졌음.

5월 23일 혜원장애인복지관에서 진행되는 치료과정을 신청하고자 복지관에 들렀을 때 그 곳 원장 수녀님께서 OO를 보시더니 지금 상태로는 "자폐"라고 보여지지 않고 그냥 "단순발달지체"로 보여진다고 하시고, 일반 아이들이 많은 놀이방에 넣어 언어자극 및 사회성을 길러 주라 권하심.

■ 3차 치료

　▷ 치료일시 : 2001년 5월 26일(토)

　▷ 치료 후 상태 : 치료를 위해 한국통신 건물을 들어서면서부터 울기 시작함. 치료 후 바로 잠이 들어 1시간 30분 정도 숙면함. 치료 흔적은 얼굴 양 볼과 머리에 조금 나타난 정도.

　▷ 치료 후 발달 사항 : 엘리베이터 개폐현상에 집착하거나 게임기 앞에서 손을 부르르 떠는 동작, 자다가 자주 깨는 습관은 여전히 있는 상태임.

　치료 다음 날 외갓집에 데리고 갔는데 외할아버지께서 2시간 정도 놀이터에서 데리고 노신 후 ① 손잡고 가자는 대로 잘 따라가는 것과 ② "OO야" 하고 부르면 가다가 뒤돌아 돌아오는 것, ③ 눈동자가 많이 제자리를 잡아 초점이 뚜렷해졌다는 것을 지적하셨음.

　한번 제지를 당한 동작에 대해서는 다시 하면서 어른들 눈치를 보면서 진행하는 행동도 보임.

■ 4차 치료

　▷ 치료일시 : 2001년 6월 2일(토)

　▷ 치료 후 상태 : 경락을 풀어주는 형태로 치료가 진행되어 특별히 겉으로 나타나는 치료흔적은 보이지 않음. 최여사님께서 치료하시면서 종아리와 얼굴의 굳었던 경락이 많이 풀어졌다고 하심. 치료 후엔 늘 2시간 정도

숙면함. 치료 시 공포감으로 많이 울던 아이가 어느 정도 적응이 되는 듯 심하게 울지도 않고 무난히 치료를 받음.

▷ 치료 후 발달 사항 : 치료 전 얼굴 양볼에 늘어졌던 살이 없어졌음. 특별히 눈에 띄게 달라지는 점은 보이지 않으나 치료 전보다 OO와 가족간의 상호교류가 많이 이루어지고 있음이 느껴짐. 자신의 불만을 소리지르거나 왔다갔다 하면서 혼자서 해결하던 것이 할머니나 엄마에게 매달리며 동조를 구하는 눈빛을 하는 등….

인지과학연구소 부설 수곡동 자폐치료센터에서도 선생님과의 적응기간이 끝나고 학습단계에 들어갔다고 함.

집으로 오시는 놀이치료 선생님과는 아직 적응은 안되고 있으나 OO의 상태가 모방행동, 인지 정도 등을 보아 학습효과가 클 것이라고 말씀하심.

■ 5차 치료

▷ 치료일시 : 2001년 6월 9일(토)

▷ 치료 후 상태 : 치료 도중 아직 아이라서 울기는 하지만 치료에 많이 적응이 된 듯 반항 정도가 많이 완화됨. 치료 후 특별한 흔적은 없으며 2시간 정도 숙면함.

▷ 치료 후 발달 사항 : 엄마가 퇴근 후 저녁 무렵에 날마다 OO를 데리고 산책을 나가는데, 게임기 앞이나 엘리베이터 앞으로 가려하는 집착이 많이 완화되었고 하지 말라는 제지를 하면 그냥 지나치기도 함. 세발자전거도 4번 정도 구르며 앞으로 나아감.

아직 요구사항을 말로 표현하지 못하고 손으로 잡아끄는 형식을 취하여 해결함.

들리는 말소리보다는 입모양이나 동작 등에 더 관심을 갖고 있는 상태.

요구사항을 말로 표현하는 경우는 우유를 먹고 싶을 때 "우~~", 업히고 싶을 때 "어브~~" 하는 정도임.

가끔 엄마에게 혼났을 때는 울면서 "엄마"하는 발음이 나오기도 함.

혼자 중얼거리면서 놀 때가 있는데 대부분 노래가사를 흥얼거리는 것 같고 알아 들을 수 있는 형태는 아님.

소변가리기는 점차 진전을 보이고 있음. 옷을 입고 있으면 마려워도 참았다가 쉬하는 동작을 취해주면 그때서야 배뇨함.

자다가 우유를 먹고싶어 자주 깨는 습관이 있어 이번 주(6월 11일)부터 습관 교정 중에 있음. 낮은 산을 엄마, 아빠와 같이 등산을 하기도 하는데 길을 따라 잘 오르고 내림.

치료 전부터 평형감각이나 균형감각은 지극히 발달해 있음. 위험한 상황을 모르고 함부로 뛰어내린다거나 만진다거나 하는 행동도 거의 없음.

가족들의 동작을 동반한 말에 대한 수용정도에 많은 호전을 보임. 놀이터에서 미끄럼틀만 반복적으로 오르고 내리고 하며 놀던 아이가 평행봉, 시소, 그네 등 다양하게 돌아다니며 놀기도 함. 빙글 빙글 도는 현상도 거의 보이지 않음.

■ 6차 치료

▷ 치료일시 : 2001년 6월 16일(토)

▷ 치료과정 및 치료 후 상태 : 치료받기 위해 수련장을 들어서서 치료시작까지 아이가 많이 울고 두려워하여 평소보다 다소 어려웠음. 치료에 들어가자 예전처럼 치료에 순응하는 자세를 보였음. 치료 후 1시간 30분 정도 숙면함. 양쪽 볼과 등에 옅게 치료 흔적이 나타남.

▷ 치료 후 발달 사항 : 특별한 사항 없이 전주의 상태를 유지했음.

■ 7차 치료

▷ 치료일시 : 2001년 6월 23일(토), 청주 집에서 치료함.

▷ 치료과정 및 치료 후 상태 : 치료 전 최선생님을 보자 울기는 하였으나 치료에 들어가자 어른이 거의 잡아주지 않아도 될 정도로 치료에 협조를 해주는 행동을 보임. 치료에 들어간 후 20분정도 지나자 다리 경락을 풀어주는 과정에서 잠이들어 30분 이상 잠을 잠.

머리와 등을 두드리며 치료할 때도 전과 같이 심하게 울지 않고 순응하며 치료받음.

치료시간이 평소보다 1.5배정도 길게 치료함. 치료 후 처음으로 잠을 자지 않았음.

▷ 치료 후 발달 사항 : 5월 15일 치료에 들어가면서부터 먹는 양이 조금씩 줄어들긴 하였으나 7차 치료 후엔 식욕이 현저하게 떨어진 듯 보임. 치료 이틀 후에는 특별한 증상없이 열이나고 2, 3회 정도 토하기도 함. 열은 그 다음날 식었으나 식욕은 여전히 떨어지는지 잘 먹지 않음. 밤에 2, 3번 일어나서 우유를 찾았으나 잠자는 시간이 길어지면서 새벽무렵 음료수만 조금 먹고 다시 잠이 드는 습관이 정착되었음.

평소에도 심하게 과격한 행동은 보이지 않았으나 소리를 지르거나 안 되는 것에 대해 고집을 심하게 부린다거나 하는 행동이 다른 아이가 된 것처럼 느낄 정도로 눈에 띄게 완화되었음. 27일에는 혜원장애인복지관에서 아이상태에 대한 종합 테스트를 받았음.(심리테스트, 사회성 테스트, 언어 테스트, 신체물리적 테스트)

■ 8차 치료

▷ 치료일시 : 2001년 6월 30일(토).

▷ 치료과정 및 치료 후 상태 : 치료 전 최선생님을 보고도 처음으로 울지 않았음.

치료시작부터 별다른 어려움 없이 아이가 잘 순응하며 잘 받았음. 치료 후 별다른 흔적은 나타나지 않았고 바로 잠들지는 않았으나 40분 정도 후 잠이 들어 1시간 정도 숙면함. 청주로 돌아가는 서울역 대합실에서 대기시간 동안 외할아버지와 손잡고 뛰는 행동없이 잘 돌아다님.

6차 치료까지 서울역 대합실 에스컬레이터 오르고 내리는 것에 많은 집착을 보였었으나 8차 치료 후에는 별다른 집착 없고 여기저기 다양하게 호기심을 보이며 돌아다님.

돌아오는 기차 안에서도 차분히 밖의 경치를 내다보는 등 전처럼 산만한 행동을 보이지 않았음.

▷ 치료 후 발달 사항 : 마음에 안드는 것이 있으면 소리를 지른다거나 자기기분이 좋으면 팔짝팔짝 뛰면서 손을 파닥거린다거나 반복적 현상을 보고 손을 부르르 떤다거나 하는 전형적 자폐증상이 현저히 완화되었음.

심리상태가 매우 안정된 듯 한 주 내내 기분이 아주 좋아 보였으며 인지치료센터에서도 평소보다 잘 적응하였다고 함. 멀리서 엄마가 부르는 소리에 반갑게 돌아보고 엄마를 향해 뛰어오는 행동도 보임. 아직 언어구사는 거의 일어나지 않고 있으나 언어를 수용하는 정도가 많이 좋아진 듯 가족들이 하는 간단한 지시를 알아들음.

무엇을 요구하는 상황에서 엄마가 있으면 "엄마"라는 단어를 사용하는 횟수가 많아짐.

세발자전거 타기 시간이 길어지고 속도도 빨라짐.

할아버지가 나가실 때 손을 흔들어주는 훈련을 반복적으로 시켰으나 그 동안 반응을 보이지 않았었는데 수요일부터 손을 흔들어주는 동작을 보여줌. 잠을 자기 전 엄마와 30분정도 불을 끄고 같이 있는 시간을 갖는데 그 전엔 혼자 뒹굴거리는 시간이 많았으나 엄마에게 기댄다거나 하며 엄마랑 상호작용하는 행동을 많이 보임.

※ 혜원장애인복지관 종합테스트 결과

 인지 및 사회성 테스트 결과 평균 6개월 정도 뒤떨어져 있고 신체물리적 테스트 결과에선 아무 이상이 없으며 언어테스트 결과 보통 아이들보다 1년 이상 뒤떨어져 있으나 종합소견으로는 자폐아는 아니라는 소견이 나옴(테스트 수치가 25이하일 경우 자폐라고 하는데 OO의 경우 27.5의 수치가 나왔다고 함). 지금 발달 단계에 있으므로 심리 및 사회성 테스트는 6개월 이후에 한번 더 받아보고 언어상태는 발달상태를 지켜보고 1년 후에 다시 재진단하라는 소견이 나옴.

■ 9차 치료

▷ 치료일시 : 2001년 7월 7일(토)

▷ 치료과정 및 치료 후 상태 : 7차, 8차 때와 같이 치료과정을 아이가 잘 받아들이며 치료받았음. 최선생님께서 성대부분의 경락을 풀어주시는 치료를 하셨음. 등이나 가슴 부분을 두드리며 치료할 때는 울었으나 머리부분을 치료할 때는 아이가 수용을 많이 해주어 평소보다 훨씬 수월하였음. 치료 후에는 바로 잠들지 않고 작은공을 가지고 놀며 차분히 놀다가 돌아오는 기차 안에서 잠들었음.

▷ 치료 후 발달 사항 : 치료 후 다음 날 낮은 산을 산책하면서 발음은 부정확하지만 "산토끼" 1절을 혼자 불렀음. 노래 한 곡을 혼자 다 한 것은 처음임. 이후 산토끼를 자주 흥얼거림.

뚜렷하게 나타나는 변화는 없으나 점차 몰입행동이 없어지고 가족들과의 눈빛 나누기 등 상호작용이 많아짐.

■ 10차 치료

▷ 치료일시 : 2001년 7월 21일

▷ 치료과정 및 치료 후 상태 : 9차 치료 때와 같이 편안하게 치료를 받아들여 치료과정이 수월하였음. 9차 치료 때와 마찬가지로 성대부분을 많이 풀어주셨음. 아직 다리에 경락이 굳어있고 머리에 탁기가 많이 들어 있다고 하심. 치료 후 2시간 정도 잘 놀다가 돌아오는 기차안에서 1시간 반정도 수면을 취함.

▷ 치료 후 발달 사항 : 기분이 좋을 때마다 "산토끼" 노래를 자주 부르고 2절도 가끔 흥얼거림. 저녁 식사 후 매일 1시간 정도 놀이터나 대형슈퍼, 낮은 산 언덕 등을 경유하는 산책을 계속적으로 실시하고 있는데 대형 어항 속의 물고기를 유심히 살펴보기도 하고 놀이터에서 시소, 그네, 미끄럼틀 등 다양하게 관심을 보임. 누나들이나 엄마가 유도하는 대로 놀이기구 순서를 따라다니며 즐거워하는 모습을 보여줌.

집 근처 롯데리아를 자주 이용하는데 예전엔 음식이 나오기까지를 기다리지 못하고 다른 사람 먹는 것을 뺏는다든가 울거나 했는데 의자에 앉아서 음식이 나올 때까지 기다리는 모습을 보여줌.

놀이방에서도 상호작용면에서 두드러지게 향상된 모습이 보여지고 그림 카드를 보여주면 그림에 맞는 대상이름을 말하려고 노력하는 모습이 보였다고 함.

7월 29일부터 휴가를 낸 엄마와 일주일 동안 생활하며 대변 변기에다 보기, 소변가리기, 휴지 갖다버리기, 신발 스스로 벗기 등 신변처리에도 많은 향상을 보임.

"안녕히 계세요"나 "안녕히 가세요"라는 말에 고개를 숙여 꾸벅 인사하는 모습을 처음으로 보여주기 시작함. "뽀뽀"라고 말하면 입맞춤을 해 주기도 함.

엄마와 그림카드 알아맞추기 학습을 시작한지 5일 후에 관심을 보이는 몇 가지 그림에 대한 이름을 말하기 시작함.

* 모자 → 오자, 토마토 → 우마푸, 나비 → 마비, 코 → 또, 귀 → 디

그러나 카드 그림과 실제 물건과는 연결을 시키지 못하는 상태임.

7월 30일에는 대형 실내 수영장을 데리고 갔는데 충분히 어린아이로서 관심을 끌만한 환경이 많이 있는데도 별 느낌이나 감정을 나타내 보이지 않음.

어떤 공간이 보이면 왔다갔다 하면서 반복적으로 뛰어 다니는 현상, 손을 부르르 떠는 현상 등은 여전히 가지고 있음.

■ 11차 치료

▷ 치료일시 : 2001년 8월 4일(토)

▷ 치료과정 및 치료 후 발달사항 : 10차 치료 때보다는 치료에 거부반응을 좀 나타내는 경향이 있었으나 별 어려움 없이 치료받음. 치료 흔적은 머리에 반점 등이 좀 나타나는 정도.

치료 후 2시간 정도 놀다가 1시간 정도 숙면을 취함.

▷ 치료 후 발달 사항 : 어린이 영어 노래가 실린 테이프를 듣고 비슷하게 따라 부르기도 하고 하루종일 뭔가 소리를 내며 활동함. 표정이 늘 밝은 편이었으나 요즘들어 유난히 더 기분좋은 모습을 보이고 가족들이나 놀이방 선생님과 눈을 맞추며 웃는 횟수가 많아짐.

꾸중을 할 때는 기분 나쁜 표정을 짓는다든가 엄마가 좋을 때는 와서 꼭 안고 있는다든가 하면서 의사표현 방법이 점점 다양해지고 있음.

산책할 때 "달려" 하는 말과 함께 달리다가 "멈춰"라고 하면 멈추는 훈련을 하는데 하루만에 적응을 하고 3일째는 달리면서 뒤를 돌아보며 장난스럽게 즐거워하는 모습을 보이기도 함. 그림카드 학습을 계속하는데 알아맞추는 정도가 점점 늘고 발음도 정확하게 변해 감.

* 눈, 코, 입, 귀는 손으로 자신의 신체를 가리키며 말하고, 나비, 비누, 빵, 물 → 무, 머리 → 머 등…

의사표현 욕구가 많아짐에 따른 역현상인지는 잘 모르겠으나 의사전달이 안될 때나 짜증이 날 때는 소리를 지르는 경향이 많아짐. 기분이 나빠지거나 욕구불만이 있을 때는 더 손을 부를 떨거나 손을 빠는 집착현상을 보이기도 함.

■ 12차 치료
▷ 치료일시 : 2001년 8월 18일
▷ 치료과정 및 치료 후 상태 : 이주 정도의 치료 간격이 있어서인지 치료받을 때 많이 울고

▷ 2001년 11월 12일 현재 18차 치료까지 받은 상태
- 9월 이후부터는 많이 호전을 보이던 증상의 개선상태가 제자리 걸음을 하는 상태.
가위질을 한다거나 몇마디 지시언어를 더 알아듣는다거나 하는 정도의 진보가 있었음.
가위질 자체에는 몇 달전부터 관심을 가지고 하였으나 손가락을 사용하

지 않고 손 전체를 사용하여 주먹을 쥐었다 폈다 하는 형식을 취하여 하였으나 계속적으로 자세를 보정해 준 결과 지금은 제대로 된 자세로 A4 용지를 가로로 완전히 자르는 정도까지 함.

　날씨가 추워지면서 아이가 감기를 앓아 저녁에 늘 하던 산책일정을 두 달 정도 하지 못해서 그런지 걷지 않으려고 하는 습관이 다시 생겼음.

　요즘엔 촛불 끄기를 연습하는데 촛불 자체에 더 관심을 가지고 있어 어려움이 많지만 대체적으로 잘 불어서 연속 5번정도 까지 끄기연습을 하고 있음.

　며칠 전에는 엄마가 뽀뽀하려고 입을 내밀자 아이가 먼저 "뽀뽀"하는 말을 하면서 입을 맞춰주기도 함.

　노래부르기는 한 가지 노래를 한동안 계속하다가 다른 노래로 바뀌곤 하는데 요즘은 "보름달"을 부르며 다님.

　그러나 발음이 매우 부정확함.

　"어둡던 마을이 대낮처럼 환해요- 어어언 마우이 대나 와이요"

　엄마가 율동을 하며 노래를 부르면 가끔은 같이 흉내를 내며 꽤 여러 동작 따라함.

　지시언어에 대한 수용은 말로만 할 때는 잘 알아듣지 못하고 동작을 수반할 때 따라하는 수준을 아직 못 벗어남.

　앉아. 일어서. 쉬하자. 물먹어. 가자. 안돼 … 등의 간단한 지시언어는 동작없이도 수용이 되고 있는 상태.

　아이가 좋아하는 자극상태(텔레비젼에 글자가 지나간다든지, 문이 열리고 닫히는 순간, 어항에서 물방울이 계속적으로 나오는 광경 등)를 보면 손을 부르르 떠는 증세 또는 팔짝팔짝 뛰는 동작 등은 아직도 나타남.

　자신이 좋아하는 과자를 빼앗는다거나 뭔가 불만이 있을 때는 소리를 지르며 표현함.

　자폐치료센타에서는 아이가 가지고 있는 학습능력 자체는 뛰어나나 아직 교사의 의도를 파악하지 못해 수업진행이 느리다고 얘기함.

　놀이방에서는 별다른 이상행동은 보이지 않고 점차 시간이 지날수록 아이들을 모방하는 동작이 많아진다고 함.

▷ 2002년 1월 8일 현재까지 치료받은 상태

　11월 이후부터 지금까지 민재에게 많은 발전이 있었습니다.

　첫째 상황에 맞는 언어구사가 많이 늘었습니다.

　예를 들면 민재가 칭찬받을 만한 일을 해 놓고는 스스로 "옳지, 칭찬~~" 이러고 얘기하고 뭔가 힘을 써서 해야하는 행동에는 "의쌰~~" 합니다.

　무엇보다도 말을 배우려면 즉각 모방이 이루어져야 하는데 요즘은 엄마가 의자… 하면 바로 민재도 의자… 하고 따라합니다.

　소변이 보고 싶으면 가끔 "쉬여워~~" 하고 얘기하기도 하고 아빠가 들어오시면
"아빠" 하고 말합니다.

　심부름을 시키면 그 상황에 맞게 잘하기도 하구요.

　이름을 부르거나 어떤 행동에 제지를 가하면 알아듣고 금방 행동을 수정하기도 합니다.

　음식점엘 가면 어떤 돌발행동이 나올지 몰라 전전긍긍하던 몇달 전과 비교해보면 많은 발전이 있었구나 하는 것을 피부로 느낍니다.

　작은 누나를 쫓아다니며 장난을 청하기도 하고 까꿍놀이를 하자고 엄마 손을 끌기도 합니다.

　놀이방에서도 아이들의 행동을 점점 따라하며 사회성이 좋아지고 있다

고 합니다.

 그러나 아직은 말로하는 의사소통에 어려움이 많고, 어떤 물건에 유난히 집착하는 행동, 손을 부르르 떨며 자신의 기분을 표현하는 행동, 손을 빠는 행동, 상황에 맞지 않는 웃음 등 민재와 세상을 단절시키고 있는 여러 개의 벽들이 많이 남아있는 것 같습니다.

 그러나 점점 치료되는 속도가 빨라지고 있으므로 편안한 마음으로 긍정적인 생각을 갖고 지켜보고 있습니다.

김OO 어린이의 엄마 [박OO 체험기]
아이와 같이 최선생님께 치료를 받은 저는 치료받기 전과 비교하여 볼 때
- 감기나 기타 병이 오면 약을 먹지 않아도 하루정도 지나면 정상을 되찾게 되고
- 항상 아팠던 머리가 감기가 동반되는 경우가 아니면 거의 아프지 않고
- 시력이 두 단계 좋아져서 안경을 바꿔 쓰게 되었고
- 왼쪽 어깨가 위쪽으로 더 올라가는 등 몸이 불균형하였는데 지금은 허리도 똑바로 펴지고 자세가 균형이 잡혔다는 말을 주위로부터 많이 듣고
- 스트레스를 잘 받지 않고 받더라도 내부에서 금방 해소하는 마음가짐이 습관화 되었습니다.

▷ 2002년 6월 12일 현재 26차 치료까지 받은 상태
- 힐링 기간 : 2001년 5월 15일 현재
- 치료아동 연령 : 현재 41개월

▶ 언어발달 상태 :

- 복잡한 지시언어를 제외한 대부분의 지시언어에 대하여 알아듣고 행동에 옮길 줄 압니다. 다만 지시하는 것이 복잡한 내용일 경우는 지시하는 사람이 그 언어에 맞는 동작을 조금씩 해주면 알아듣는데 도움을 받습니다.

  예를 들어 "휴지 가지고 오세요." 하는 경우 휴지에 대한 사물개념을 알기 때문에 지시에 그대로 응하지만 "휴지를 휴지통에 버리고 오세요." 하는 경우엔 휴지통을 손으로 살짝 가리켜야 합니다.

- 그 동안 언어에 대한 수용정도가 많이 늘어 상황에 맞는 단어를 자발적으로 구사하는 경우가 많아졌습니다.

  예를 들어 좋아하는 음식을 먹으면서 스스로 "음~~ 맛있다~~."라고 얘기합니다.

  뛰어다니다가 넘어지면 아픈 부위를 가리키며 "아퍼, 아야~~."라고 합니다.

  장난을 치다가 엄마가 화난 얼굴로 바라보면 미안한 표정으로 "안 돼, 하지마."라고 합니다.

  가족들이 들고 날 때 인사해야지… 하면 아빠에게는 손을 흔들며 "아빠 빼빼(바이바이)" 할아버지에게는 꾸벅 인사를 하며 "안녕~~" 합니다.

  매운걸 먹을 때는 "매워~~"

  우리 나가자~~ 하면 현관 쪽으로 와서 "가자~~신베이(신발)."

- 그밖에 집에 있는 사물을 가리키며 이거 뭐예요? 하고 여러 번 질문하면 발음은 부정확하지만 대답을 하는 경우가 많아졌습니다. (냉장고-냉장도, 할아버지-가버지, 할머니-하머니, 포크, 밥, 감자, 의자, 테레

비젼-테비비, 치약, 칫솔, 비누, 컵, 물, 팬티-팸피, 바지 등등…)
- 기분이 좋거나 가끔 몰입의 상태에 빠질 때면 노래를 부르는데 발음이 많이 정확해져서 어떤 노래인지 알 수 있습니다.

▶ 사회성 발달 상태
- 사회성 발달 부분은 민재에게 가장 느리게 발달되는 부분입니다. 언어로 의사소통이 이루어지지 않기 때문에 느리게 갈 수밖에 없는 것 같습니다.

 가족 간에는 언어가 아니라도 정서교환이 이루어지기 때문에 서로 상호작용을 하는데 별 무리가 없지만, 현재 다니고 있는 유치원에서는 아직 적응단계라서 집단행동이나 그룹별 지도에 어려움이 있다고 합니다. 그러나 크게 무리되는 행동이나 문제행동을 일으키지 않으면서 유치원에 잘 적응하고 있고, 가족이 아닌 다른 다수의 대상이 있는 상황속에 있는데도 전혀 스트레스를 받지 않고 있습니다. 유치원에 다닌 이후로 오히려 집에서 더 기분 좋아하는 모습을 보이고 있습니다.

- 예전엔 놀이터에서 자신이 타고자 하는 놀잇감에 다른 아이들이 있으면 마구 소리를 지르고 어쩔줄 몰라했는데 요즘엔 포기하고 기다릴 줄 아는 행동이 보입니다.

 그러나 놀이기구가 많은 놀이방에서는 선택적으로 어떤 놀이기구에서는 여전히 자기통제가 안되는 모습을 보입니다.

- 예전에는 자기 고집대로 상대방에 상관없이 일방적으로 행동하였지만 요즘엔 가족이나 선생님의 의도를 파악하고 그 의도대로 행동하려는 의지가 보이기도 합니다.

 일부러 장난을 유도하며 스스로 재미있는 상황을 만들기도 합니다.

▶ 정서발달 상태

- 정서상으로는 유아기 때부터 크게 문제행동을 보이지는 않았지만 점차 더 밝아지고 안정이 되어가고 있습니다. 아무 이유없이 혼자 웃거나 갑자기 울거나 하는 상황이 많이 줄었습니다. 다만 스트레스가 좀 쌓인 날에는 갑자기 우는 횟수가 많아지기도 합니다.

타 자폐아동과 비교하여 정서상으로 월등히 밝고 안정되었다는 느낌을 받습니다.

의사소통이 안되거나 정서교환에 어려움이 있다거나, 본인이 하고 싶은 행동을 못할 때는 마구 소리를 지르면서 머리를 때리곤 했는데 요즘엔 소리지르거나 자신의 머리를 때리는 일이 거의 없습니다.

그만큼 타인과 어떤 방법으로든 의사소통이 이루어지기 때문인 것으로 보여집니다.

▶ 행동 또는 신체발달 상태

- 보통의 자폐아동의 특징 중 소근육의 발달이 지연되거나 퇴화되어 숟가락 집기, 연필잡기, 세발자전거 타기, 문 열기… 등의 행동에 장애를 동반하는데 민재의 경우 또래의 정상아동들 보다 오히려 소근육 및 대근육이 골고루 잘 발달되어 일상생활을 하는데 전혀 지장이 없습니다. 예를 들면 평균대에서 발의 힘을 잘 조절하여 균형을 잡고 건넌다든가, 철봉매달리기에서 20초 이상 매달리기를 한다든가, 1시간 정도의 걷기나 굴곡이 크지 않은 산을 별 어려움 없이 올라갑니다.

편식하거나 씹지 않고 넘기는 것이 특징인 자폐아동들에 비해 모든 음식을 골고루 먹는 편이고, 단단한 음식도 잘 씹어 삼킵니다.

예전에 심했던 문제행동들 - 문 개폐현상에 손을 부르르 떠는 현상,

눈이 옆으로 돌아가는 현상, 까치발 뜨고 걷는 현상, 바닥에서 높이뛰기를 하며 노는 현상, 빙빙 도는 현상 등 - 이 거의 없어지거나 현저히 줄었습니다. 문제행동들이 나타났다가도 며칠 후면 금방 소멸됩니다. 아직 누워서 노는 습관이나 침대에서 심하게 뛰면서 노는 습관이 남아있긴 하나 말로 의사소통이 안되기 때문에 나타나는 에너지 발산 행동 정도로 보고 있습니다.

예전의 사진과 근래의 사진을 비교해보면 눈빛이 훨씬 안정되어 있다는걸 느낄 수 있습니다. 인지치료를 하고 있는 자폐치료센타에서도 요즘 민재가 한 단계 올라섰다는 말씀을 하십니다. 선생님의 의도를 파악하고 학습하는 태도가 많이 향상되었다고 하고, 언어사용 및 카드 읽기, 블록 구분 쌓기 등 모든 학습을 무난히 수행한다고 합니다.

※ 민재의 발달 상태를 몇 가지로 구분하여 적어보았지만 어느 한 가지만 좋아지는 것이 아니라 전반적으로 모든 상태가 좋아지고 있습니다.

대부분 자폐아동을 가진 부모들이 일단 자폐로 판정이 되면 아이를 아침 10시부터 저녁 6시까지 여기저기 교육기관을 데리고 다니면서 치료를 하지만 결국엔 실패를 하고 만다고 합니다.

그러나 민재는 지금 최선생님께 받는 힐링과 자폐치료센타에서 하는 인지교육 외에는 다른 치료를 하지 않고 있습니다. 그럼에도 불구하고 다른 자폐아이들과 비교하여 훨씬 빠른 속도로 증상이 호전되어가고 있습니다.

모든 일이 다 그렇겠지만 어떤 것을 극복하고 이겨내는데 있어 제일 중요한 것은 사랑과 믿음인 것 같습니다.

할 수 있을거란 믿음과 사랑이 뒷받침 되지 않으면 어떤 객관적이고 합리적인 치료도 어느 정도 개선이 되긴 하지만 한계가 있음을 느낍니다.

무엇보다 최선생님께서 민재는 정상아동으로 회복될 수 있다는 믿음을 가지고 사랑을 다해 치료하십니다.

치료하실 때의 민재에 대한 사랑과 믿음의 기운이 엄마인 저한테까지도 충분히 느껴집니다.

저는 어떤 제도권 내의 치료보다 최선생님의 사랑이 담긴 치료를 더 신뢰합니다.

최선생님과 민재와 가족들이 서로에 대한 사랑과 믿음을 버리지 않는다면 민재는 반드시 정상아동 이상으로 회복이 될 것이라고 생각합니다.

● 10개월간 김OO 어린이 치료 후
"이 아이는 자폐아이가 아니예요."
(아동치료 전문가 주정일 박사 진단. 2002년 4월 4일 현재)

● 2002년 5월 현재
일반유치원에 입학하여 적응을 잘 하고 있음.

● 2002년 8월 현재
어휘가 늘고, 사회성이 발달하여, 정상아이에 가까움.

● 민재는 처음에 만났을 때 귀여운 어린아이지만, 정말 괴물처럼 소리지르고 전혀 통제가 안 되는 상황이었는데, 치유 횟수를 거듭할수록 너무나도 귀엽고 천사처럼 아름다운 미소와, 피부가 깨끗해지고 매주 만날 때마다 치유센터의 귀염둥이로 자리잡았었고, 처음에는 치유를 울면서 완강히 거부했었지만, 나중에는 특별한 일이 있어서 한 주간 힐링을 거르게 되

면, 엄마에게 손을 잡아서 치유해달라고 표현을 했으며, 센터에 오면 자발적으로 치유받기 위해서 가서 스스로 눕고 잘 받아들이고 부모가 만족할 정도로 호전을 보여서 자폐치유센터에서 정상아 판정을 받고 일반유치원에 입학해서 정상적인 교육을 받고 잘 성장하고 있다. 치유가 끝난 후에도, 항상 그렇지만 모든 아이들이 그립고 보고 싶어 눈물을 흘릴 때가 한두 번이 아니었다. 민재 역시 자폐센터에서 정상 범위에 들고, 일반 교육센터로 갔다고 전해들었으며, 힐링 도중 어느 날인가는 청주 민재 집에 초대받아 센터직원들과 아동치유 전문가인 주정일 교수님과 함께 가서 힐링해주고 대접을 잘 받고온 적도 있었다.

14. 유사 자폐(박OO, 6세, 남)

힐링 체험기

■ 1차 치유 체험기

떨리는 마음을 갖고 선생님을 뵈었다.

그 전까지는 아이가 너무 고통스러워할까봐 그게 너무 걱정이 되어 너무 힘들었다.

아무 것도 모르고 천진한 아이의 모습을 보면서 너무 가슴 아팠다.

하지만 아이는 너무 어렵지 않게 1차 치료를 받았다.

처음에만 조금 반항을 했을 뿐 나중에는 원장님의 지시에 순순히 응했다.

특히 머리 부분을 힐링 할 때는 드문드문 잠도 들었다.

치료 후 곧 바로 집으로 왔는데 오는 동안도 그냥 잠에 취해 있었고, 집에 와서는 물 한 모금 마시고 또 잠이 들었다.

힐링 도중 가래를 뱉지 못해 걱정했는데 저녁에 딸기를 주었더니 먹은 즉시 바로 토했다.

냄새는 별로 나지 않았고 맑은 가래 같은 것이 섞여 있었다.

그리고 소변을 뉘었는데 거의 콜라색처럼 검붉었다.

새벽에도 소변을 봤는데 처음보다 조금 옅은 색이었다.

그 다음날 아침에는 소변이 더 맑아졌으며, 나를 오랜 시간 바라보았다.

음식물도 조금씩 먹기 시작했다. 얼굴이 많이 부었다. 특히 눈 주위가 많이 부음.

낮에는 잠을 많이 잠.

11일 : 밥을 많이 먹음. 틱(tic)현상이 다시 나타남.
(침 뱉는 것이 많이 줄었으나 다른 현상은 여전함)
밤에 자다가 바지에 변을 아주 많이 봄.
까치발 동작이 더 많아졌음.
12일 : 몸의 움직임은 그전과 변함이 없음.
먹는 양이 줆. 변을 또 봄.
얼굴의 붓기가 많이 없어지고 몸의 어혈도 많이 없어짐.
잠을 잘 자지 못함.
13~18일 : 그전과 별 다른 점은 없고, 잠을 하루는 잘 자고 하루는 잘 못 자는 편이었으며, 과일 종류를 많이 먹어서인지 바지에 설사를 여러 차례 했고, 처음에는 잘 먹는듯 하더니 나중에는 다시 편식을 하기 시작함.
아토피 사라졌음.
2004년 12월 24일 현재, 제3차 치유 중.

● 소아자폐, 자폐아동, 발달장애, 자폐스펙트럼 등등으로 표현되는 자폐증은 같은 원인, 다른 증세이지만, 힐링 방법은 동일하고, 치유 속도는 각각 다르게 나타난다. ○○이도 계속 힐링 후, 부모의 만족으로 힐링을 중단했음.

15. 자폐증(오OO, 5세, 여)

〈심령정화 체험기〉

■ 1~9회

기치료를 시작한지 2달이 지났다.
9회 치료 전의 상태를 거의 잊어버린 기분이다.
치료 전의 모습은 우선 혈색에서부터 달랐다.
푸석푸석하고 누런 얼굴빛, 뿌연 눈빛, 어깨가 굽어 어딘지 어눌해 보였다.
까치발을 들고, 주먹을 입에 넣고 혼자 빙그레 웃는 등, 문제행동이 있었다.
1월 원장님과 면담을 한 후 선뜻 치료를 시작할 수 없었다.
내가 모르는 세계에 대한 두려움이었다.
하지만 3개월을 망설인 끝에 4월 1일 치료를 결심했다.
첫 치료는 고통이었다. 아이도, 부모도, 원장님, 권사범님,
모두 한마음으로 했기에 무사히 마쳤다.
치료 후, 집으로 돌아와 아이는 잠들었다.
다음 날부터 2일동안 아이는 구토를 시작했다.
물 한 모금에 토는 그의 몇배였다.
토물은 누런 코 같은 것으로 위액과는 달랐다.
아무튼 그렇게 먹지도 못했는데도 탈수도 없이 무사했다.
갈색 소변도 보았다.
아이의 몸은 붉은 보라색이었다.
그때쯤, 아이와 상호작용이 이루어지기 시작했다.
(전과는 다른)눈빛, 기운없이 날 물끄러미 보고, 가족을 보고, TV를 보는

눈빛이 달랐고, 시선 맞춤도 길어졌다.

혹 하는 마음으로 "이게 뭐야?" 사물을 지칭하며 물었더니 대답이 있었다. "자동차" "수박" "원숭이" 등등.

전에도 인지는 되었으나 대답을 하지 않아 "수박에 뽀뽀하자." 식으로 확인하곤 했었다.

치료 9회까지 오는 동안 여러 종류의 문제행동이 나왔으나 곧 사라졌다.

자세가 곧아지고, 혈색도 좋아지고, 비염이 나아졌다.

특수교사들도 놀라와했다.

지시 수행이 가능하고, 교사의 교육물 제시에 반응이 있고, 기다릴 줄 알고, 말귀를 알아들어 수업 진행이 무척 수월해졌다는 점이다.

유치원 교사도, 방문교육 교사도 아이와 표현이 된다고 달라졌다고 했다.

그림 그리기를 좋아해 사물을 많이 그렸으나, 요즘은 본인 모습, 가족 등 대상이 사람으로 바뀌고 다양한 주제로 그리기를 시도해 본다.

뿐만 아니라, 신어보고자 하지도 않던 인라인 스케이트를 신어보고 관심을 갖고, 씽씽카도 혼자 자발적으로 탈 수 있게 되는 등, 의욕이 많아졌다.

지금 아이는 정서적으로 많이 안정되어 자신감이 생겨 표현이 늘었다. 상호작용도 좋아 교사와의 수업이 원활해 기치료와 언어치료에 중점을 두고 있다.

■ 9회~14회
- 자심감이 많아져 목소리가 커졌다.
- 노래 부르는게 잦아졌고 가사도 정확해지고 있다.(시키면 노래 부름)
- 그림 내용도 다양해지고 재료도 다양해지고 표현도 가능.
  (본인의 우는 모습 표현)

- 본인의 성취감에 대한 호응도를 구한다.
- 서러움이 생겨 표현.
  (선생님이 하고자 하는 것을 못하게 했을 때 서럽게 운다)
- 약속을 기억하고 기다린다.
  ("밥 먹으면 아이스크림 사 줄께"에 대해 식사 후, "아스크림" 하며 조른다)
- 엘리베이터 앞에서 "잠깐만 여기서 기다려, 엄마 가져올게 있어" 하면, 엄마가 사라져도 올 때까지 기다린다.
- 요구사항이 점점 많아지고 내용도 다양해진다.
- 옷을 골라 입는다.(서랍 열고)
- 또래와의 활동은 썩 원활하지 않으나 관심이 생기고 좋아한다.
- 숨은 그림 찾기 가능.
- 수개념이 가능.
- 상황에 맞는 말을 언어적 표현.
  ("계란 줄까?" 하면 "암-아니, 감자")

● ○○이는 자폐아동으로는 특이하게 여자아이였고, 심한 언어장애와 까치발 등, 행동장애를 가지고 있었으며, 치유 후, 심한 구토를 했고 아이 아빠가 의료인으로서 위액과 다른 구토물을 보고 지켜보자고 했으며, 아이는 정상아동으로 만족한 상태로 치유되었음.

● 아이 아빠는 개원 의사이며 동참하며 의학적인 소견으로 안심하고 지켜보고 아이는 정상으로 치유되어 너무 예쁜 소녀로 성장하여 일반학교에 다닌다고 했음.

16. 자폐증(OO호, 4세, 남)

심령치유 체험기

　임신 중독증으로 미숙아로 태어난 O호는 한살 반 무렵부터 엄마 이외의 사람에게는 눈맞춤도 적고 불러도 돌아보지 않고 또래 아이들에게도 별 관심을 두지 않았고 자주 이유없이 웃어대고 원을 그리면서 뛰어다니길 좋아하며 소리에도 민감해서 자주 손으로 귀를 막으며 낯선 곳에 가면 자주 아주 무서운 것을 본 것처럼 무서움에 울어대며 도망가거나 어둡고 좁은 밀폐된 공간을 싫어했으며 높은 곳에 기어 올라가는 것도 좋아하고 겁이 굉장히 많고 언어도 엄마, 아빠, 아퍼 외에는 못하며 대소변도 못가리며 밖에 나가면 자주 차도로 뛰어들거나 마구 질주를 하고 모르는 사람에게도 가서 안기고 또래 아이보다 인지도도 낮고 말귀도 못알아 듣는 것 같아 네 살이 되어서 병원을 찾은 결과 전반적인 발달장애를 가지고 있으며 유사 자폐와 반응성 애착장애도 있다고 진단이 내려진 후 병원 치료 몇 개월 후 인지도와 발달 정도는 전보다 좋아졌으나 시간이 지날수록 이유없이 웃거나 우는 것이 갈수록 심해지고 난폭해지며 고집이 세지고 걸어다니길 거부하고 점점 통제가 어려워지고 있을 무렵 한빛심령치유센터를 알게 되어 치료를 받은지 한 달이 넘은 지금은 아이가 많이 차분해지고 이유없이 웃는 것과 우는 것이 확연히 줄어들었으며 밖에 나가서도 마구 뛰어다니는 것도 없어지고 주변 사물과 사람들에게도 조금씩 관심을 두며 또래 아이의 친구아이에게도 먼저 손을 잡자고 스스로 다가가기도 했으며 표정도 밝아졌습니다. 요즘엔 가끔씩 소변이 마려우면 바지를 스스로 내리기도 함.

앞으로도 더 많이 좋아져서 밝은 모습, 건강한 O호의 모습을 확신하며 최순대 원장님께 무궁한 발전과 감사의 마음을 드립니다. 처음 세 번째 치료까지는 더 심해지는 것 같았으나 그 고비를 넘어서면서 확실한 효과가 나타나는 것을 보고 정말 놀라웠습니다.

정말 간절한 마음으로 길을 찾아 헤메고 여기저기 두르려 본 결과 저에게도 이제 희망이 보이길 시작해서 정말 감사드리고 고맙습니다. 운이 좋아 원장님을 만나게 되어 저희 아이도 치료를 받아 점점 좋아지고 있습니다. 많은 장애아를 가진 부모님들 정말로 뜻하는 곳에는 길이 열리리라 봅니다. 희망을 가지시고 포기하지 마세요.

(2002년 10월 14일 월요일 대만 O호 엄마)

● OOO는 대만 거주 교민으로, 아이의 치유를 위해 한국에서 머물며 여러 가지 방법으로 치료를 시도하던 중, 필자를 만나게 되었으며, 적극적으로 힐링을 받았지만, 많은 호전을 보이던 중, 비자 만료 문제로 대만으로 돌아갔음.

17. ADHD(박OO, 5세, 남)

ADHD 치유사례(2020년 5월)

OO이 엄마가 문제점으로 제시한 점들.
1. 언어가 조금 늦다.
2. 발음이 부정확해서 전달이 안됨. 부모도 소통불가.
3. 너무 산만하고 의욕이 넘침.
4. 또래보다 과격한 움직임.
5. 놀이에 집중하면 쉬지 않고 움직임.
6. 어휘력은 좋으나 발음 때문에 의사소통이 어려움.

OO이가 처음 오던 날 나는 첫눈에 ADHD라고 직감했다.

우리 법당에는 내가 운동에 사용하는 커다란 짐볼이 2개 있다. OO성이는 오자마자 짐볼을 양손에 1개씩 공을 치며 법당을 돌아다닌다. 어른도 힘든 동작인데 멈출 줄 모른다. 몸을 이동하는 것도 체조선수처럼 덤블링을 하고 웃고 소리 지르고 잠시도 가만히 있지를 못했다.

아이는 또래보다 신체적으로 크고 힘이 세고 때때로 욱하는 성질이 있다고 했다.

아이 할머니 말로는 집에서는 옷장 안에서 놀 때도 있다고 했다. 어두운 공간에서 OO이 어머니는 오직 아이가 말을 제대로 못하는 것이 걱정이고 언어 치료실에 오래 다녔지만 별다른 효과를 보지못하던 중에 아이 할머니의 권유로 오게 되었다.

오후 3시쯤 OO이를 정성껏 정화했다. 빙의령이 빠지는 순간 아이는 조용해졌다.

역시 목 주변에 나쁜영이 작용하고 있으며 뇌와 몸 전체에 영향을 미치고 있었다.

일주일 후에 다시 왔을 때 더 이상 짐볼을 치며 뛰지 않았고 덤블링도 안 하고 엄마 옆에 보통 아이들처럼 조용히 앉아 있었다. 먹는 양이 현저히 줄어들었고 잠잘 때 엄마와 함께 자지 않고. 한쪽 구석이나 어두운 곳에서 잤는데 엄마 옆에 붙어서 자고 전혀 하지 않던 엄마에 대한 애착이 심해져서 보통 아이들처럼 엄마를 좋아한다. 총 세 번의 정화 후에. OO이는 주위에서 알아볼 정도로 발음이 좋아져서 말을 잘하게 되었고 특이한 점은 발음이 좋아져서 말을 잘하게 되니 말로 표현할 수 있으니까 유치원에서 당장 여자친구가 생겼다고 해서 우리 모두는 통쾌하게 웃었다.

또한 낮에 있었던 일들을 저녁에 아빠에게 모두 일러바쳐서 엄마가 난처할 때도 있다고 했다. 이로써 과잉행동장 장애는 빙의로 인한 현상이고 빙의가 제령된 후부터 아이를 흔들고 뛰고 하던 현상이 사라지고 과식과 언어 장애도 사라진 것이다. 불과 1주1회씩 3주 만에 일어난 놀라운 결과는 빙의령을 제령한 결과이다.

(OO이 어머니의 치유체험담)
1. 먹는 양이 줄어들었음.
2. 수면 시 깨는 횟수가 줄었음.
3. 부잡스러운 행동이 줄어들었음. 강도가 약 정도로 줄었음.
4. 엄마에게 붙어 있고 애착이 심해졌다.

● ADHD는 다양한 형태로 나타난다. 언어 행동장애의 틱장애를 동반

하는 경우도 많다. 요즘은 매스컴을 통해서 ADHD에 대한 인식이 전반적으로 보편화되고 있고 아이의 문제점을 인식하는 부모가 많아져서 다행이다. 자라면서 사라지는 경우도 있다고 하지만 성인이 될 때까지 그대로인 경우도 많다. 나의 저서 〈나는 퇴마사였다〉에서 소개된 중학생 정진이의 예는 또 다른 심각한 사례였지만 다행히도 정화 후에 정상적으로 돌아와서 아이는 아마도 지금쯤은 학업을 마치고 군복무도 마쳤을 것이다. 정진이 어머니가 아이가 학교생활 잘해서 너무 행복하고 아무 걱정이 없다고 연락이 왔었다. 이로써 병원에서 원인을 모르고 때로는 여러 가지 병명으로 분류되지만 치료가 안 되는 일부는 빙의를 의심해야 된다고 하겠다.

보이는 것 보다 보이지 않는 영적인 교란상태가 무섭다고 볼 수 있습니다. 나날이 따뜻해지는 봄날에 복많이 받으시기 기원합니다.

18. ADHD, 틱장애(김OO, 12세, 남)

[틱장애 치유경과]

▷ 2004년 12월 3일 ~ 2005년 3월 4일(총 14 회, 현재 치유 中)

■ 치유 전 상태 :
 - 틱(tic)증세가 심함.
   (어깨 들썩거림, 손가락과 손목 구부리기 등등) 반복적인 행동.
 - 학교에서 주위 학생들의 수업에 방해가 될 정도로 심한 진동을 동반한 틱장애 행동.
 - 수업시간에 계속 잠을 자는 경우가 많음.
 - 너무 산만하고, 주의력이 결핍되어 집중력이 떨어진 상태.
 - 사물에 대한 집착이 매우 강함.
   (어떤 물건이든 눈에 보이는 물건은 모두 살펴보아야 하고 분해를 하고 맛을 보고 넘어감)
 - 주위는 아랑곳 하지 않고 본인이 하고자 하는 행동을 함.
   (부모는 물론 스스로도 조절 및 통제가 안됨)
 - 간헐적인 손가락 마비 증세.
 - 탁기살이 많은 편이고, 특히 복부에 탁기살이 많음.
 - 약물 복용으로 인한 폭식증세.
 - 신장에 물혹이 있음.
 - 온 몸이 많이 경직되어 있는 상태.(목, 어깨, 관절 등등)

■ 치유 후 변화 :
 - 1차 치유 후, 70~80% 틱(tic)증세 호전됨.
 - 5차 치유 후, 치유 전에 복용하던 약을 먹지 않아도 틱증세가 나타나지 않음.
 - 11차 치유 후, 틱증세가 거의 사라짐.
 - 3~4차 치유 후, 새로운 틱증세(턱 부위가 진동하며 손으로 턱을 두드림)가 나타났다가 사라짐.
 - 사물에 대한 집착과 호기심은 아직 크지만, 지시에 대한 반응속도는 호전됨. (그만하라고 했을 때, 못들은 것처럼 그만 두지 않고 계속하던 행동을 하는 증세가 매우 호전됨)
 - 무겁게 보이던 몸이 전체적으로 가벼워지고 느린 동작이 빨라졌음.
 - 손가락 틱증세 및 마비증세가 사라짐.
 - 탁기살이 많이 빠져 불룩했던 배가 들어가고 몸 전체적으로 균형이 이루어짐.
 - 경직되어 있던 몸이 부드러워지고 피부에 탄력이 생김.

● 정신질환의 하나인 ADHD(틱장애 포함)가 완치되어, 더이상 신경정신과 약물을 복용하지 않아도 되는 정상상태로 전환되었음.
  OO를 소개한 지인이 전하는 말로는, OO가 준수한 청년으로 성장하여 대학생이 되었다고 했음.

19. 빙의(김OO, 59세, 여)

● 지난 구정 열흘 전쯤 다급한 목소리의 여성이 전화를 해서 (나는 퇴마사였다) 책을 읽고 전화를 드렸다고 수련에 대한 문의를 해서 무슨 일이 있어서 그러냐고 하니까 너무 복잡한 가정사를 빠른어조로 말해서 현재 무슨 수련을 하고 있는지? 답은 절에서 OOOO수행 O방수행을 해도 아무효과가 없다고 당장 오겠다고 하는걸 명절 전 스케쥴이 안맞아서 연휴끝나고 전화 하겠다는 약속을 하고 연휴 다음날에 약속시간에 들어오는데 예감은 했지만 너무 강한 기운에 놀랐고 너무 예뻐서 놀랐는데 59세에 긴머리에 색색으로 염색하고 큰키에 40대 정도로 젊어보이지만 몸은 아픈 곳이 아무데도 없고 가슴속에 뭣이 들어 있는 것처럼 답답하고 불안하고 미칠것 같다고 했고 첫 번째 결혼해서 아들 한 명 낳고 살다가 양육권은 남편이 갖고 이혼하고 두 번째 결혼해서 10년 살다가 이혼하고 세 번째 결혼해서 5년동안 살고있는데 남편이 대학에 강의를 하고 관련된 물품을 판매하는 매장을 운영하는데 남편이 아내가 무서워서 더이상 못살겠다고 한 달전에 짐싸서 집을 나갔는데 여성은 헤어지기 싫은데 어떻게 하면 좋으냐고 그래서 혹시 여기 오기 전에 무속인들 만난적 있는지? 몇번 있었는데 기가 세다고 했다고 했습니다. 그래서 물은 것이고 너무 강한 영이 나쁘게 지배하니 정화를 하면 편안해질거라고 그녀는 즉시 하기로 했는데 들어올 때부터 목에 얇은 스카프를 두르고 계속 스카프에 신경을 쓰며 만지작 거렸는데 스카프를 푸니까 목에 지렁이 처럼 굵은선이 네 줄로 감고 있어 목부터 머리 얼굴을 악영이 씌어있는걸 보고 정화를 힘들게 마치고 그녀는 통곡을 하고 "스님 감사합니다." 절을 하고 어느 틈에 공양간에 설거지 통에

컵 몇 개 있는걸 찬물에 손을 담궈 씻을려고 해서 깜짝 놀라서 데리고 들어와서 옷갈아 입고 안아주고 다독이며 이제부터 평화와 좋은 일만 있고 재운도 따를 것이니 행복하게 잘 사시라고 보냈습니다. 치매 파킨슨 자폐증 중풍 조현병 대부분 목과 머리에 악령의 공격을 받는다고 봅니다,

20. 녹내장 / 우울증 / 초기 치매 / 대인기피증(20대, 여, 최OO)

우울증 / 정신분열 초기증세 / 만성 피로 / 갑상선 / 녹내장 / 월경 불순 / 알러지성 비염 / 불면증 / 소화불량

※ OO가 처음 할머니와 어머니와 함께 방문했을 때 고개를 숙이고 제대로 말을 못하고 피부는 탁하고 눈은 약간 튀어나왔고 혼자서 밖에 나갔다가 방향감각을 잃고 눈도 잘 안보이고 고생한적이 있었다고 했음. 할머니와 어머니는 처음부터 돈이 없다는 얘기만 끝없이 하면서 (독실한 기독교 신자분들) OO를 한빛심령정화센터에 바치겠다고 했음. OO의 할머니와 어머니는 녹내장 수술비가 비싸다고 이구동성으로 말하셨다. 할머니가 결정권자이므로 원하는대로 해주고 힐링을 시작했습니다.

〈힐링 체험 소감문〉

이렇게 펜을 들어본 지가 얼마만인지 모르겠다.
집중해서 똑바로 글씨를 쓸 수 있다는 사실에 지금 이 순간 다시 한번 놀라움과 감사함을 느낀다.
내가 지금 이렇게 글을 쓸 수 있게 한빛 연구소와 인연을 맺게 된 건 정말 알 수 없는 힘(인연)이 닿았던 것 같다.
나는 어렸을 적부터 이상하리만큼 소극적이고 겁이 많았다.
또 경끼가 심하고 정서불안을 느끼며 지냈는데 지금와서 잘 생각해보면 자폐아까지는 아니지만 문제가 약간 있었다고 생각된다.

그때 원장님을 알았더라면 지금 내 모습이 많이 바뀌어 있지 않을까 하는 이기적인 상상을 해본다.

하지만 지금이라도 이렇게 원장님을 만나게 된 것만으로도 나는 큰 행운아라고 생각한다.

아마 원장님을 만나지 않았더라면 나는 이 세상 사람이 아니었을지도 모르기 때문이다.

나는 시력1급 장애인 아버지에 선천적으로 약하고 여린 어머니 밑에 둘째딸로 태어났다.

심한 생활고를 겪고 있는 우리집에 나는 태어나지 않았어야 했고 그치만 나는 여기 이렇게 존재하고 있다.

이런 가정을 꾸려가기 위해 어머니는 가장 역할이 되어 식당일을 하시고 아버지는 조그마한 보탬이 되기 위해 학교 앞에서 행상을 시작하셨다.

그러면 집엔 항상 혼자 있어야 했고 그 어둡고 침침한 방에서 하루종일 보내야 했다.

언니와는 네 살 터울이어서 언니는 나가놀기 바빴고 나는 울다지쳐 잠들어 버리기 일쑤였다.

그렇게 혼자 고립되어 있는 시간이 항상 많았고 부모의 사랑이란 느껴보지 못하고 자랐다.

학교 앞에서 장사를 하는 아버지 딸이라고 많은 놀림을 받았고 그로 인해 나는 더 소심해져갔다.

학년이 올라가도 반복되는 놀림 속에서 또 가난 속에서 내 것은 없었다.

항상 물려받고 중고등학교 교복마저도 물려 입고 학교를 다녔다.

늘 새것은 항상 언니 것이었고 그렇게 쓰다 남은 것은 내 것이었다.

나는 소극적이라 대항할 줄도 몰랐다.

그러다 중학교 때 갑상선이란 병이 찾아왔고, 그 병으로 인해 항상 무기력하고 힘든 나날이 계속되었다.

공부도 제대로 할 수 없었고 운동장도 한 바퀴 이상 돌면 호흡곤란이 있곤 했다.

나는 초등학교 5학년 때 자살충동을 느꼈다.

그 후 알게 모르게 우울증은 시작되고 있었는지 모르겠다.

그나마 하고 싶었던 그림도 가난이란 이유로 어릴 때부터 절대 안 된다는 세뇌를 당했고 그렇게 나는 모든 흥미를 잃고 건강도 잃고 그냥 어떻게 사는 건지 알 수 없게 살아가고 있었다.

그렇게 고등학교를 가게 되었고 그나마 처음으로 반항하여 고3 마지막에 디자인 공부를 시작할 수 있었다.

그때에 엄마와의 전쟁은 이루 말할 수도 없었다.

항상 돈, 그것이 문제였다.

내가 볼 때 엄마는 자식을 위함에서 언제부턴가 돈에 쫓기면서 히스테릭하게 변해갔고 돈을 더 사랑하는 것처럼 느껴졌다.

그런 어머니에, 욱하는 성질이 있는 아버지는 평소에 아무말 없으시다가 한 번씩 폭발하곤 하셨고 또 할머니의 절약정신을 위해 한평생을 사신 것처럼 항상 생활 속에 불켜는 것부터 눈 뜨는 동시에 항상 잔소리가 따라다녔고 항상 아침에 눈 뜨는 게 고통의 시작이었고 학교에 가도 집에 와도 내가 숨쉴 곳은 없었던 것 같다.

나는 그 밑에서 오직 하나였다.

나는 우리 부모님처럼은 살지 않으리라.

그런 신념 하나로 대학에 들어갔다. 그러나 대학생활도 나에겐 너무 벅찬 생활이었다.

학교 → 숙제 → 집 → 아르바이트

너무 힘들어서 결국 휴학을 했고 이제 조금 안정을 되찾았다고 생각했을 때 아르바이트를 하고 있는데 갑자기 유난히 더 몸이 무겁고 몸에 힘이 빠지면서 숟가락 잡는 것조차 너무 힘겹게 느껴졌다.

또 내가 커피잔을 놓으면서 길을 걸을 때도 무의식중에 행동하고 있다는 걸 알았다.

자꾸 잡념 속에 빠지게 되고 그래서 도저히 안되겠다 싶어 일을 그만두고 몸저 눕게 됐는데, 이젠 생각이 걷잡을 수 없이 미친 듯이 몰려오면서 머리 속을 혼란케했다.

또 심장 뛰는 소리가 귓가에 들릴 정도로 크게 뛰었고 밥 먹고 자고 또 밥 먹고 자는 일들이 계속되었다.

안되겠다 싶어 한약도 먹어봤으나 별 소용이 없었고 약간의 기력이 회복될 뿐 머리 속에 복잡함은 여전했다.

보다 못한 친구가 귀신에 씌인 것 같다며 점집을 찾아다녔고 부적을 써주기도 했고 도저히 안되겠다 싶어 굿을 할 마음을 먹고 가족 몰래 굿을 할 계획을 세우고 돈까지 마련했으나 결국 가족에게 들키고 말았고 가족들에 의해 어떤 성당에 다니시는 분에게 가게 되었으나 나는 엑소시즘(악령퇴치)처럼 큰 기대를 걸고 갔으나 하나님을 의지해서 자생력으로 이겨내라는 말 뿐이었다.

결국 정신과에 가서 약을 먹고 상담했지만 어느 정도 진정되는 듯 싶었으나 극심히 우울함은 걷잡을 수 없이 밀려왔고 희망도 잃고 차라리 죽는 게 낫다 싶었다.

차라리 잘됐다 싶었다.

어차피 살기 싫었던 세상, 나는 이렇게 갈 운명이구나라고 생각하고 절망 속에 있던 순간 가족들이 심각성을 알게 되어 수소문 끝에 평소 친분이 있던 도인같은 분께 소개를 받게 되어 최원장 선생님을 만나게 되었다.

나는 그곳(한빛 영의학 연구소)을 가기 전에도 반신반의 했고 이미 나 자신을 완전히 놓아버린 입장에서 죽음 뿐 방법이 없다고 생각했고 그냥 소 끌려가듯 끌려가게 되었다.

그러나 원장님을 본 순간 나의 아픈 부분을 말하지 않아도 척척 알아맞히시고 원장님의 얼굴을 쳐다보고 있노라니 나도 모르게 받고 싶다는 확신이 들었다.

집에서도 갈등과 분쟁이 많았으나 내가 원했고 할머니의 설득으로 결국 힐링을 받게 되었다.

처음 힐링을 받기 전에 두려운 마음이 너무 앞섰다.

너무 겁이 많이 났으나 정말 죽었다 생각하고 힐링을 받았는데 머리에선 전기 감전되듯 찌릿찌릿하였고 몸은 살이 뜯어져 나갈 것 같은 무서운 통증이었다.

그러나 원장님이 너무 잘 이끌어주셨기에 첫 번째 힐링을 잘 마칠 수 있었다.

온 몸과 얼굴에 탁기가 가득해서 집에 와서 거울을 보고 깜짝 놀라지 않을 수가 없었다.

1회 때는 통증 때문에 아무 것도 느낄 수도 생각할 수도 없었다.

그렇게 두려운 마음으로 2회째 힐링을 받았을 땐 처음과 같은 고통이 정말 절반이었고 몸이 가벼워지면서 개운함을 느꼈다.

그렇게 3회, 4회 힐링을 받으면서 몸이 좋아지고 있다고는 느꼈지만 나를 너무 많이 놓아버린 입장에서 또 다시 시작한다는 희망이 없었다.

그리고 5회째 힐링을 받으면서 원장님께서 내가 큰 반응이 없자 우리 가정의 문제에 대해 지적하셨고 나는 결국 울음을 터뜨렸다.

나는 집이 아닌 원장님과 하루동안 같이 있을 수 있는 행운을 얻었다.

원장님과 하루동안 같이 있으면서 내 맘 속 20년간의 마음속에 꼭꼭 품고 그 누구에게도 비추지 않았던 속마음을 하나씩 내어놓았고 원장님은 나 같은 아이에게 하루라는 귀중한 시간을 함께 하여주시면서 내 마음의 병까지 같이 치유해 주시기 시작하셨다.

나의 말에 하나하나 귀담아 들어주시고 쓰다듬어 주시고 어루만져 주시며 원장님은 한 번도 애절하게 느껴보지 못했던 사랑을 느끼게 해 주셨다.

부모님에게서조차 느끼지 못했던 참사랑을 원장님으로부터 "아! 이게 사랑이구나!" 하는 마음을 처음으로 느껴보았다.

하염없이 눈물이 났고, 원장님과 효진(서연)언니와 함께한 하루는 나에게 천국이었고, 20년간 살아오면서 한 번도 느껴보지 못한 기쁨이었고 그곳에선 내가 숨쉴 수 있음을 느꼈다.

집으로 돌아오기 싫은 발걸음을 억지로 떼고 왔고 한 주 동안 원장님 뵙기를 기다리는 것이 나에겐 기쁨이고 유일한 희망이었다.

나는 원장님이 나를 치료해주시고 나를 배웅해주시며 서 계신 모습을 보고 정말 하나님 같다는 마음을 느꼈고 내가 알고 있고 보아온 사람 중에 가장 신과 가까운 사람이 누구냐고 묻는다면 원장님이라고 말할 수 있을 것이다.

아직도 집이라는 곳에 있으면 너무도 답답한데 원장님만 보면 내 마음이 수그러들고 기쁨이 생긴다.

정말 너무 신기한 것은 원장님은 내가 말하지 않아도 내 마음에 들어갔다 나오신 것처럼 다 아신다는 것이다.

정말 아무도 이 세상에 날 이해해 줄 수 있는 사람이 없다고 생각했는데 내 몸의 아픈 곳과 나의 생각과 마음까지도 정말 귀신처럼 알아맞히시고 치료해주시는 원장님을 보면서 내가 이 세상을 산다면 나중에 30년 후엔 원장님과 비슷하기라도 한 사람, 반만 닮아져 있다면 좋겠다는 생각이 든다.

이렇게 원장님만 보면 기쁜 마음이 절로 생기지만 나를 보고 있노라면… 아직도 멀었구나 하는 생각이 든다.

7회까지의 힐링을 받았고 가장 편한 건 가슴에 두근거림이 많이 없어진 것이고 머릿속에 터질 듯한 생각도 많이 줄어든 것이다.

눈이 시려서 아무 것도 할 수 없었는데 지금은 TV도 본다.

치유를 받기 전과 지금의 나를 생각해보면 정말 많은 변화를 느낀다.

근데 아직 책을 본다거나 공부를 하기엔 장애를 느끼고 눈이 가끔씩 시리기도 하는데 그럴 때마다 금방 짜증내고 좌절하는 나를 보면서 처음보다 정말 많이 좋아졌는데 아직 남아있는 조금의 찌꺼기에 치우쳐 고마움을 잠시 잠깐씩 잊어버리는 나를 보면서 인간의 욕심은 끝이 없다는 생각이 든다.

죽음에서 저를 건져주시고 한없는 사랑으로 대해주시는 원장선생님께 어떻게 그 감사함을 다 표현할 수 있을지 모르겠다.

아직도 나는 나를 표현하는 일이 너무 서툴고 힘들다.

하지만 원장님의 수고와 사랑 때문이라도 나는 살아야 할 것 같다.

항상 사랑과 용기를 주시는 원장님께 정말 한평생을 살면서 갚아도 모자를 것 같다.

정말 다시한번 진심으로 깊이 감사드립니다.

효진(서연)언니와 권선생님께도 정말 많은 도움을 주셔서 너무 감사드립니다.

* 힐링 받고 5개월 동안 끊겼던 월경을 하게 됨.

* 얼굴 빛이 많이 좋아졌고, 입술도 붉어짐.
  * 탁기살도 많이 빠짐.

(2003년 8월 23일 토요일 OOO 올림)

  * 힐링 받고 5개월 동안 끊겼던 월경을 하게 됨.

 녹내장 때문에 읽고 쓰고 TV도 못봤는데 대학에 복학하고 아르바이트를 해서 선물을 사왔는데 빨간 원피스를 입고 너무 아름다운 대학생이 되어 저도 너무 기쁘고 행복했습니다.

 분당 집에서 함께 자전거타고 많은 얘기를 들어줄 때 체험담에 쓰지 못한 가족에게 학대를 받은 것을 토해냈다.

 OO 여러 가지 장애를 가진 빙의환자로 뇌에 빙의가 되면 뇌압이 높아져서 녹내장이 생기고 치유는 간단하게 빙의 를 정화하면 뇌압이 빠지고 녹내장이 치유된다.

  * 얼굴 빛이 많이 좋아졌고, 입술도 붉어짐.

 ● 병원에서 녹내장 수술을 하려고 상담을 했으나, 힐링을 받고나서 1차적으로 녹내장 증세가 사라져서 수술할 필요가 없어졌음.

〈녹내장 / 우울증/ 초기 치매 / 대인기피증(20대, 여) 치유 경과보고〉

▷ 병명 : 우울증 / 정신분열 초기증세 / 만성 피로 / 갑상선 / 녹내장 /
　　　　월경 불순 / 알러지성 비염 / 불면증 / 소화불량
▷ 나이 : 20대
▷ 성별 : 여
▷ 기간 : 2003년 7월 5일 ~ 9월 19일(총 11회 치유)

■ 치유 전 상태 :
 1. 갑자기 기운이 빠지고 아파서 내과에 가서 진단받아도 아무 이상이 없음.
 2. 성격이 내성적이고 불안하고 초조한 증세.
 3. 기억력이 상실된 상태.(초기 치매 상태)
 4. 머리가 산만해서 아무 일도 못할 정도로 심각함.
 5. 집중을 할 수 없고 잡생각이 일어남.
 6. 가슴이 답답하고 두근거림.
 7. 소화가 안 되고 다리가 저림.
 8. 머리가 아프고 등과 어깨가 아픔.
 9. 알러지성 비염.
 10. B형 간염.(모체 유전, 예방접종을 안함)
 11. 불면증, 꿈을 많이 꿈.
 12. 눈이 시리고 아픔.
 13. 눈동자를 움직일 때 아프고 충혈되고 시큰거림.
 14. 눈 때문에 현재 아침저녁으로 병원 약을 복용 중.
 15. 깊은 잠에 들지 못함.

16. 월경을 5개월째 못하고 있음.
17. 중2 때부터 갑상선 기능 항진 시작되었고 현재는 완치상태.
18. 약 2개월 전에 정신과에서 우울 강박증 진단받음.
19. 얼굴 빛이 어둡고 의기소침하고 무기력하고 의욕이 거의 없음.

■ 치유 후 변화 :

1. 몸의 문제가 거의 다 해결됨.
2. 5개월간 멈추었던 월경이 다시 시작됨.
3. 탁기살이 많이 빠지고 몸무게가 줄어듦.
4. 얼굴 빛이 맑아지고 표정이 밝아짐.
5. 우울하거나 잡생각이 파도처럼 밀려오는 증세가 거의 사라짐.
6. 가슴 두근거리는 증세가 매우 호전됨.
7. 녹내장 완치됨.

● 월경불순은 1개월 이상~수개월 내지 수년간도 생리를 하지 못하고 몸이 불어나고 여러 가지 병증을 일으키는 등, 장애를 일으키는 것을 월경 불순이라고 하지만, 생리혈이 자궁 입구가 빙의령에 의해 막혀서 바깥으로 배출되지 못할 뿐, 매달 같은 양의 생리를 하고 생리혈은 그대로 몸 안 여기저기로 죽은 피가 흐르면서 고이고 썩으면서 각각의 장기, 근막, 안구, 그리고 뇌 등등, 어느 곳에든지 죽은 피가 막혀서 병변을 만들고 신체적으로 병원에서 진단해서 나타나는 병명은 각기 다르다. 원인은 빙의에 의한 것이고, 해결 방법은 빙의령을 배출하고 죽은 피를 바깥으로 배출해서 원래의 몸으로 전환시켜 흐르게 하면, 전신이 맑고 건강하고 몸, 마음, 정신이 투명한 건강을 유지할 수 있다.

21. 빙의(이OO, 50대, 여)

〈빙의 치유사례〉

● "원장님, 배가 생겼어요."
이선생이 인사동에서 식당의 책꽂이에 있는 정신세계원 소식지에 소개된 내 기사를 보고 찾아왔다. 처음 마주한 순간, 고양이 영에 빙의된 것을 알 수 있었다. 작은 키에 연약한 몸, 등이 굽어 있고 눈은 날카롭지만 불안한 기색이 역력했다. 정신과 치료를 받고 있고 특히 다리가 너무 아파서 오랜세월 전국의 유명한 병·의원, 대체의학 등등 안 해본 것이 없지만 의료적인 소견이 나오지 않고 치료효과도 없었다고 했다.

마지막 지푸라기라도 잡는 심정으로 왔다고 했으며, 살려달라고 했다. 다리 통증이 가장 심하고, 두통·어깨 등 안 아픈 곳이 없다고 했다. 그녀는 50대이지만 2차 성징이 시작되기 전 8~9세의 어린 여자아이의 몸상태로, 가슴은 조금의 성징도 없고 생리를 한 번도 경험하지 않았다. 배는 허리에 붙듯이 오목하게 쪼그라들었고 엉덩이 위쪽에는 동물의 꼬리자국이 동그랗게 있었다. 온몸이 미이라처럼 마르고 척추는 심한 만곡증이었다.

첫 번째 정화를 마치고 그녀는 편안하다고 하면서 감사하다고 했다. 1주일 후에 왔을 때 더이상 다리가 아프지 않고 음식을 먹을 수 있다고 밝은 표정으로 좋아했으며, "원장님, 배가 생겼어요."라고 해서 보니까, 등까지 달라붙었던 배가 펑퍼짐하게 살아났고, 심하게 굽어있던 등도 곧게 펴졌다.

원리는 간단하다. 작은 크기의 고양이 영이 지배하고 있으니 몸은 성장을 못했고 배가 달라붙으며 장요근이 당기고 등이 휘어지고 다리도 웅크렸던 것이 동물영이 빠지면서 원래 임선생의 몸상태로 돌아오면서 통증도 함께 사라진 것이다. 1주일에 1회씩 1개월 후에, 놀라운 일이 생겼다. 절벽이었던 임선생의 양쪽 가슴에 15~16세의 봉긋한 예쁜 가슴이 생겨났다. 임선생의 몸은 살아났고 모든 통증에서 해방되었으며 당연히 삶의 질이 높아지게 되었다. 나중에는 뱃살을 걱정할 정도로 온몸에 균형있게 살이 올랐다.

이선생의 부친은 그당시에 세무서의 고위직으로 자손들에게 막대한 돈을 상속했고 이선생도 부동산 등 많은 유산을 받았지만, 자신은 건강 때문에 환갑 전에 죽을 것이라고 독실한 불교 신자로서 유명 사찰에 보시하고 큰스님들께도 많은 보시공덕을 쌓은 것으로 알고 있다. 이선생은 돈을 다 낭비하기 전에 스님을 만났다면 얼마나 좋았을까요?라고 말하며 애석해했다. 나를 만났을 때는 마지막 아파트 1채 있는 것을 팔아서 모든 인연을 끊고 제주도로 이사를 갔으며 제주 둘레길 여러 개의 오름 한라산 등반을 해도 다리가 아프지 않고 지치지 않는다고 감사해 했다.

항상 올 때마다 선물을 잊지 않고 좋은 인연으로 오가며 내가 출가해서 불광정사 주지로 입주할 때는 누구보다 기뻐했고 제주에 있으면서 "스님, 처음 절을 운영하시면 어려움이 많을테니 1년 동안은 대보살로서 스님을 도울게요." 하고 자주와서 절살림을 살피고 적절한 보시공덕을 쌓은 좋은 인연이며, 1년 후 임선생은 핸드폰을 없앴고 주변의 모든 지인들과 연을 끊고 홀로 수행중일거라 생각한다.

불살생의 계를 지킨다고 자신의 팔을 물고 있는 모기조차 잡지 않는 것을 봤다. 시절인연이라 언제 어디서나 이선생이 평화롭고 안락한 노후를 보내시고 성불하시기를 기원합니다.

2020년 11월 21일. 오래 전 인연을 떠올리며.

22. 조울증, 뇌전증(박OO, 20대, 남)

● 제목 : 팔이 길어졌어요.

'스님, 살려주세요.'라는 제목의 글은 아들의 사례이다. 지난 2018년 8월, 세상이 타들어가는 폭염에, 열사병으로 사람들이 죽어가는 더위에, SM이는 검은 마스크를 하고 그 어머니와 함께 왔다. '마스크는 더운데 왜 했니?'라고 물으니, 입주변에 피부병이 심해서 썼다고 했다. 심한 조울증과 간질(뇌전증)을 앓고 있었다.

정선생은 자신과 아들의 병을 고치기 위해, 지장기도를 주력으로 하는 사찰에서, 10년동안 천도재, 백일기도, 등등, 생업을 포기할 정도로 그곳에서 하라고 하는 기도를 계속했으나, 차도가 없던 중에, 그 포교당의 법사님이 '나는 퇴마사였다'라는 책을 읽고, 같이 왔었다. 그 인연으로 어머니 정선생은 틱장애 치유를 받고 완치되고 난 후에 아들을 데려왔다.

OO이는 정신을 잃고 쓰러졌다가 깨어나면 아무것도 생각나지 않고, 1~2개월 정도 집안에서 밖에 나가지 않고, 누워있고, 음식을 먹어대다가, 또 두어달은 운동도 하고 밖에 나가는 것을 반복적으로 거듭하고, 사회생활을 하지 못한다고 했다.

27세 젊은이의 얼굴은 악귀가 씌여있는 모습이다. 대학 체육과에서 운동하다 쇄골이 부러져서 수술 후에 왼쪽팔이 12~13cm 정도 짧아졌고, 왼쪽 팔뚝, 어깨, 목이 너무 아프다고 했다. 또한 진땀을 온몸으로 흘리고 기절한다고 했다.

첫 번째 제령 후, OO이는 기분이 좋고 편안하다고 좋아했으며, 1주일 후에 왔을 때, 간질발작을 하지 않았고, 진땀도 더 이상 나지 않았다고 했다. 마스크를 벗고 왔는데, 얼굴이 준수하고 깨끗해졌다. 입주변의 피부질환은 여드름과는 다르다. 탁기로 인해 생긴 독소가 피부로 나오는 것이다. 몸 속의 탁기가 빠지면서 자연히 피부는 깨끗해진다.

몇 차례의 세션이 진행되는 동안, OO이는 간질이 사라지고, 조울증이 좋아지면서, 카페에서 아르바이트를 한다고 했다.

'OO아, 이제 팔을 내놔봐라. 양손을 앞으로 나란히 해봐라' 하니까, 왼팔이 가늘고 시들어져 있으며, 왼발의 길이가 12~13cm 정도 짧았다. '지금부터 팔을 치유하겠다. 아마도 팔이 길어질 수도 있을 것이다.'라고 말하니까, 그 어머니도 OO이도 믿지 않았다. 그러나 앞으로 나란히를 하니까 10cm 정도 팔이 길어졌다. 두 모자는 신기해하고 고마워했다.

다음 주에 나머지 부분을 치유 후에, 앞으로 나란히를 했을 때, 두 팔의 길이가 똑같아졌다. OO이는 그 어머니와 함께 좋아서 어쩔줄 모른다. 내가 'OO이, 좋아?' 하니까, OO이가 '네.' 했다. '뭐가 좋아?' 물으니, '팔이 길어진거요.'라고 말했다.

팔이 길어진 원리는 간단하다. 수술할 때 의사는 완벽하게 했지만, 피부를 열고 피와 노폐물이 흐를 때, 오물에 파리가 붙듯이, 탁기가 침범하고, 병소에 죽은 피와 노폐물이 흐르지 못하고 굳어있을 때, 손끝까지 혈액순환이 되지 않기 때문에, 수술 후유증이라는 새로운 병이 생기고, 팔이 시들어진 것이다. 내가 한 일은, 그곳에 붙어있는 탁기를 제거하고, 노폐물과 어혈을 흐르게 했을 때, 막혔던 둑이 무너지듯, 피가 손끝까지 뻗치면서 순식간에 양쪽 팔의 길이가 똑같아진 것이다.

지금까지 20여 년간 치유활동을 하면서, 자폐증, 소아마비 등, 특별한 병으로 인해, 근육의 이상으로 대근육, 소근육의 발달장애로 인한 것은 수없이 치유해왔지만, 사고 후유증으로 인해서 짧아진 팔이 길어진 것은 처음 경험했다. 고무풍선을 일부 묶어놓고 공기를 주입했을 때, 끝까지 바람이 가지 않다가, 풀어주는 동시에 끝까지 공기가 들어가는 원리라고 생각하면 된다.

이로써 영적 치유는 가장 완벽하고, 자연적이며 과학적이라고 말할 수 있다. 매번 다른 케이스로 기적을 만난다. 이 모든 것은 우주 본질의 치유에너지를 이 몸을 통해서 적절하게 인연따라 쓴다는 것이다. 약사 유리광여래불의 크신 원력에 감응할 뿐이다.

나무 약사 유리광여래불.

23. 간질(뇌전증), 경끼(O민선, 12세, 여)

O민선 체험담

현 초등5년의 학생입니다.

만5세 때 처음으로 "간질"이라는 진단을 받았으며 진단을 받고 바로 약물 치료를 시작했습니다.

1996년 1월 ~ 2001년 5월까지(만5년 4개월) 치료를 받고 완쾌라는 진단을 받았습니다.

그런데 2001년 8월에 다시 재발을 해서 현재까지 약물치료를 하고 있습니다.

간질 증상으론 갑자기 온몸에 경련이 일어나서 한 15~30초 정도 하던 동작을 멈추고 있는 상태입니다.

약물 복용이후론 그런 증상은 나타나지 않지만, 장기간의 약물복용과 낫지 않는 병세 때문인지, 밤에 잠을 편하게 못자고, 성장이 같은 또래 아이들보다 늦고, 성격도 아주 예민하면서 신경질적입니다.

지난 2월말에 민선이의 큰아버지의 소개로 최순대 원장님을 알게 되었습니다. 지금 6회 치료를 마친 상태입니다. 눈에 띄게 달라진 민선이의 모습에 감사하면서 이 글을 올립니다.

2월 26일에 1회 치료를 했습니다.

1시간에 걸쳐서 아주 힘들게 치료를 받았습니다.

치료 후 어혈이 등, 가슴, 목, 머리, 얼굴에 아주 심하게 나타났습니다.

어혈이 많이 나타날수록 몸이 안 좋은 것이라고 하셨는데, 우리 민선이가 정말 그랬습니다.

일주일 후에 모두 어혈이 가셨습니다.

치료를 받고 바로 아주 깊은 잠을 자고 일어나더니, 추위를 많이 타던 애가 덥다고 하면서 1회 치료 후 추위를 타지 않게 되었습니다.

2회, 3회, 4회 치료를 일주일 간격으로 계속 받았습니다.

2회 치료 때부터는 치료해도 어혈이 나타나지 않았으며, 몸속에 막혀있던 나쁜 것들이 가래로 되어서 엄청 나오기 시작했습니다.

냄새에도 아주 민감해졌는데, 둔해졌던 몸이 정상으로 돌아오는 것이라고 합니다.

집에서나 학교생활을 아주 편안하게 하게 되었고, 밤에 잠을 아주 잘 잡니다.

그동안 병세가 보이던 안색이 변하여서 넘 예뻐졌습니다.

길에서 어른들을 만나면 한결같이 예뻐졌다고들 한다고 합니다.

5회 치료 후 집에서나 학교생활을 아주 즐겁게 합니다.

동생에게도 부드러운 말로 대하고, 자기 할 일을 알아서 하는 것이 보입니다.

6회 치료를 받고 제가 놀랐습니다.

민선이 너무 많이 달라졌습니다.

그전에 매사에 신경질적이던 애가 얼마나 평안한 생활을 하는지 제 생활 또한 너무 편안합니다.

치료가 끝나고 집으로 돌아오는 길에 민선이가 그러더군요.

"엄마 나 이젠 치료 열심히 즐거운 마음으로 받을래. 받을 때만 아프고 받고 나면 너무 시원하고 개운해~~."

"엄마 치료 받을 때 느끼는 건데, 팔을 벌리고 있으면 손끝으로만 찬 기운이 느껴져."

그 말을 듣는데 전 가슴이 벅차 왔습니다.

이젠 저도 힐링의 위대함에 확신을 가집니다.

민선이의 병으로 항상 마음 한구석에 그늘이 있던 우리 부부에게 이젠 환한 빛이 되어주시는 최순대 선생님께 진심으로 감사의 마음을 전합니다.

또한, 최순대 선생님과의 인연을 만들어 주신 우리 시아주버님께도 늘 감사하는 마음 간직합니다.(민선이 엄마)

[2002년 6월 현재 추가 체험담 내용]

안녕하세요.

저는 민선이 엄마입니다.

민선이의 치유 경과입니다.

치료 전에는 구취가 아주 심했습니다.

몸속의 탁기가 가래로 나온다고 하신 말씀이 증명되었습니다.

민선이가 가래가 없어진 후부터는 구취가 하나도 나지를 않습니다.

그리고 몸속이 맑아지고 깨끗해져서인지 냄새, 맛에 아주 민감한 반응을 보입니다.

민선이의 요즘 생활은 아주 편안해 보이고전 보다 이해심도 많아졌습니다.

자기 일도 스스로 많이 하고 많이 달라진 모습입니다.

민선이가 키도 크고, 예뻐지고, 활발해진 모습에 엄마인 저도 아주 행복함을 느낍니다.

이젠 우리 가족 모두가 민선이의 완치를 확신합니다.

우리 가족에게 밝은 희망을 주신 최순대 선생님께 감사를 드리며 한빛심령치유센타 가족 여러분께도 감사의 마음을 전합니다.

  그리고, 가족의 사랑을 가슴 깊이 느끼게 해 주신 민선이 큰아버지께 두 손 모아 감사드립니다.

2002.06.07 O민선의 엄마 이OO 드림

● 민선이를 첫날 치유를 할 때, 엄청난 가래가 입으로 쏟아져 나왔는데, 토마토 케첩처럼 검붉은 색의 썩은 오물같은 냄새가 지독한 가래를 닦은 휴지가 휴지통으로 몇통이 나왔다. 민선이를 소개한 큰아버지인 지선생으로부터 전해들은 말로는, 민선이가 너무나 예쁘고 아름답게 성장해서 서울의 대학에 수시합격 했다는 소식을 들었음.

24. 빙의, 만성 통증, 만성 위 무력증(이OO, 50대, 여)

(빙의로 인한 위와 장이 굳어져서 기능을 멈추고 심한 변비와 전신의 만성통증 증세)

2022. 3. 8.
이OO, 만 56세, 여성, 체중 44kg, 키 170cm
- 30세 때쯤 강력한 악령의 공격을 받은 후부터 갑자기 정신이 혼미하고 잘 수 없고 먹을 수 없고 온몸의 에너지가 없어진 것 같은 느낌이 수 주 동안 지속. 정신과 병원에 입원하여 체질에 맞는 약을 찾은 후 약기운으로 진정되고 잠을 잘 수 있었음.
- 39세쯤 위가 점점 움직이지 않게 되어 1년 정도 먹지 못했음.
- 위가 안 움직인다고 하니까 의사가 믿지 않고 검사 소견으로 정상이라고 하며 계속 안 먹으면 위를 자를 수도 있다고 하며 삶은 계란을 무슨 약품처리를 해서 먹고 2~3시간 동안 검사를 해도 계란이 안 움직이니까, 그제서야 의사는 위가 움직이지 않는 것을 인정했음. 그 후
- 10년간 계속 위가 반복적으로 나빠짐.
- 먹지도 못하고 심한 변비로 말할 수 없는 고통. 병원에서는 위 무력증이라고 소화제 처방.
- 죽도 못먹을 때 돼서는 입원치료~영양제 주사 맞음. 한 번 입원하면 두 달 만에 나오고 회복에 5~6개월 걸림. 입원을 4~5차례 하였고, 7~8년 전부터 몸이 많이 좋아졌으나 3개월 전부터 다시 재발하여 2개월간 미음 조금씩 밖에 못먹었음.

- 영가가 빙의 되었으면 보내고 위가 다시 튼실하게 되고 힘이 좀 나면 좋겠고 다시는 빙의되지 않고 싶습니다.

  불면증이 심하여 계속 정신과에서 약을 먹어야 겨우 잠듦. 우울증도 심하여 정신과에서 약을 먹고 있음.

  아토피로 긁어서 온몸에 딱지가 져 있었음.

  명치에서부터 장 전체가 통나무처럼 딱딱하게 굳어있었음.

  어깨, 등, 허리, 극심한 통증. (왼쪽 엉덩이) 고관절 5~6개월째 풀리지 않고 통증이 심함.

- 상담 후 보니까 심한 척추만곡증으로 등이 굽은 것이 심한 저체중으로 인해 공룡의 등 뼈처럼 척추 마디마디가 돌출되었고 미이라처럼 빈약했음.

- 오래 살 수 없다고 생각하고 다음 생을 위해 영적인 깨달음을 간절히 원하고 8년동안 이뭣고 수행 간화선 요가수행을 할 때는 몸이 정화돼야 된다고 허약한 몸으로 매일 오체투지 108배를 한 것은 끔찍하다고 회상했음.

- 동서고금의 철학적 영적 예언서를 많이 읽고 곧 지구의 종말이 온다는 것을 확신하고 신체적 정신적으로 죽음을 받아들이는 자세를 가지고 있다가 (나는 퇴마사였다) 책을 읽고 인연이 되었음.

- 1차 정화 : 정화 후 손발이 저리고 축축하게 냉기가 빠지는 느낌, 위가 조금 나아진 느낌이 들고 엉덩이는 계속 아프고 등이 많이 아팠고 이틀은 기몸살 아토피 가려움증이 사라졌음.

- 2차 정화 : 소화는 조금 또 나아지고 식사량도 조금 늘고 장도 좀 움직이는 것 같고 변비도 좀 나아짐. 기운은 여전히 없고 손발이 좀 따뜻한 느낌.

엉덩이 아픈 것도 많이 좋아져서 거의 아픈 걸 못 느낀 것 같음.
어깨는 아프지 않음.
긁어서 딱지가 앉은 피부가 가렵지 않고 딱지가 사라지고 부드러운 피부로 돌아왔음.

- 4월 첫 주 : 전보다 기력이 많이 좋아졌고 위도 많이 좋아져서 먹을 수 있는 음식이 다양해지고 한 번 먹는 양도 늘었음.
변비는 완전히 낫고 설사가 나옴.

- 5.3. 9차 정화 : 아직 소화가 아주 잘되지는 않지만 다른 몸의 통증들은 거의 없어졌음.
단전 명문호흡은 계속.
온몸의 에너지가 느껴짐.
정화 받으면서 가장 좋은 점은 먹을 수 있게 되고 통증도 없어졌지만 몸을 정화시키고 차크라를 열어주시고 앞으로 수행·수련으로 큰 영적 성장을 이룰 수 있게 된 점이 가장 기쁘고 좋음.
몸이 너무 안좋아 길어야 10년쯤 살 줄 알았는데 이제 새몸으로 바꿔서 100세까지 건강하게 살며 좋은 일 많이해서 공덕을 쌓을 수 있을 것 같아 너무 기쁨.
지구의 종말이 온다는 예언을 믿고 살았는데 절대 아니라고 하시니 그런 쓸데없는 생각으로 우울해 하지 않게 되었다.

● 5.25. 현재 : L선생은 12회차 정화와 특별수련을 진행중이며 체중이 2kg 늘어서 아름다움으로 빛나며 스스로 몸나이는 아프지 않았던 20대로 돌아간 듯 하다고 스님이 생명을 새로 주셨다고 함.
소원대로 영적인 완성을 돕기 위해 최선을 다하겠습니다.

이로서 모든 인류가 영적인 존재라는 가정 하에 빙의를 치유하는 것은 우주 본질의 치유에너지(약사여래불의 원력)만이 가능하다고 볼 수 있습니다.

팔정도의 바른 수행으로 나쁜 에너지에 노출되지 않으시길 기원합니다.

25. 한가족 4명의 빙의 정화 체험기

(서OO, 50대, 남) (이OO, 50대, 여) (서OO, 20대, 여)
(서OO, 20대, 남)

'무속인 딸이 대학생의 삶으로'

우리가족이 스님을 만나뵙게 된 것은 어쩌면 하늘에서 우리가족에게 열심히 살아 보라고 기회를 주신 것이 아닌가 싶다. 스님을 만나기 전 우리가족의 삶은 모든 것이 다 막히고 서로 바라보면 가슴만 아파서 각자의 자리에서 소리 없는 고통에 몸부림치며 참고 견디는 삶이었다. 처음 스님과의 인연은 딸이 무속인의 길을 가면서 퇴마사를 접하고 있을 때 퇴마사라는 그것이 궁금해서 서점에 갔을 때 스님께서 쓰신 '나는 퇴마사였다'라는 책을 사서 읽고 무속인으로서 힘들어하는 딸을 스님께 보여 드리고 살아 갈 길을 의논하고 싶어서였다. 오로지 그때는 딸을 살릴 생각으로 무조건 스님께 전화를 걸어 우리 좀 살려 달라고 지금 살고 있는 처지에 대하여 말씀 드리고 애원했다. 스님께서는 언제 시간이 괜찮으신지 물으시고 그날 불광정사로 오라고 하셨다. 스님과 전화 통화를 한 것만으로 가슴이 벅차고 살길을 찾은 것 같았다. 약속한 날의 전날 서울로 올라와서 하룻밤 동생 집에서 보내고 불광정사로 스님을 뵈러 갔다. 그때 딸은 승복을 입고 머리를 다 민 상태였다. 스님께서는 지금 모습 그대로 앉아 계셨다. 우리가 들어서자 아무 말씀도 없으시며 우리를 가만히 쳐다보시고 그동안 딸이 겪은 일들을 다 들으시고 무속인의 길도 스님의 길도 안 가고 평범하게 살 수 있다고 말씀을 해 주셨다. 우리는 서로 바라보며 눈물만 흘렸다. 스님께서는 승복도 다 벗어서 버려 버리라고 말씀하셨다. 그 자리에서 바로 딸은 동생이 사준 옷으로 갈아입고 살고 있는 광주로 내려왔다. 버스를 타고 내려오는데 정말 꿈 속 같았다. 스님께서는 딸도 딸이지만 엄마도 정화를 받아야 될 것 같다고 말씀하셨다. 우리는 광주로 내려와서 정화 받으러 갈 준비를 시작했다. 우선 보시금이 문제였다. 하지만 스님께서는 아무 걱정 말고 돈이 준비되는 대로 연락을 하라고 하셨다. 스님을 뵙고 와서 정말 신기하게 딸아이 정화 받을 보시금과 대전으로 이사를 가야 했는데 그 돈이 마련이 되었다. 광주에서 모든 것을 정리하고 대전으로 이사를 마치고 서울을 오고 가며 딸아이의 정화가 시작됐다. 처음 얼굴과 목을 정화 받았다. 딸의 얼굴과 목은 새파랗게 독소가 빠졌다. 처음 받은 정화라 놀라지 않을 수 없었다. 힘들어하는 딸을 보면서 우리는 할 말을 잃고 조용히 지켜만 봤다. 그렇게 첫날 정화를 받고 대전에 온 날 딸은 저녁에 열이 많이 나서 응급실에 갔다 왔다. 스님께서 기몸살이 날 수 있다고 말씀하셔서 기몸살 인줄만 알고 있다가 스님께 전화하니 기몸살이 그렇게 심하지 않다고 아마도 독감인 거 같으니 응급실로 가서 링거를 맞으라고 말씀하셨다. 응급실에 가니 독감이라고 해서 링거를 맞고 나니까 빨리 나아서 안심했다. 그렇게 첫 정화를 마치고 우리는 두번 세번 대전에서 서울을 오가며 정화를 받았다. 횟수가 늘어날수록 딸아이의 모든 것들은 변하기 시작했다. 몸과 마음의 상태가 편안하고 자기가 무엇을 하고 싶은지 찾아보고 서울에 있는 전문학교에 입학해서 서울로 이사 와서 정화를 계속 받으며 공부하고 있다. 벌써 내년에 졸업을 한다. 이제 취업해서 열심히 살아갈 것이다. ㅇㅇ아빠도 몸과 마음이 지치고 아파서 하는 일마다 안 돼서 힘들었는데 스님께 정화 받으면서 일도 잘 풀리고 몸과 마음도 힐링이 돼서 열심히 자기 일 하면서 계속 정화 받고 있다. 우리 아들도 부사관 시험에 합격해서 스님께 정화 받으면서 열심히 살고 있다. 나는 스님을 만나서 정화 받고 다시 태어났다. 힘들었던 모든 지난 일들을 교훈 삼아 지금도 정화 받고 스님 뵈러 다니면서 축복 되고 행복한 삶을 살고 있다. 우리 가족에게 삶의 행복과 희망을 주신 도원 스님께 항상 감사하는 마음과 사랑하는 마음으로 매일 매일을 살아가며 진심으로 감사합니다. 사랑합니다. 고맙습니다.

이○○

● ○○양이 정화받으러 온 첫날에 권원장님(의사)도 절에 와 있어서 참관을 했음.

이 가족은 4명이 동참했으며 너무나도 절망적인 상황에서 작은 오피스텔에서 각자 내면에서 극단적인 생각을 하고 있었다고 표현했을 정도로 진퇴양난의 벼랑 끝에서 저서 '나는 퇴마사였다'를 읽고 찾아온 사례이며 힐러로서 한가정의 구성원 모두를 정화하고 극단적인 상황에서 불과 3년만에 중상류층으로 신분상승과 함께 모든 병고액난이 소멸되었고 하류층에서 상류층의 격차를 일시에 허물고 삶의 질이 높아지게 된 것은 약사여래불의 원력의 가피를 함께 드러내신 것이라고 볼 수 있습니다.

● ○○아빠 O사장님은 ○○양이 정화받은 같은 주에 가족 몰래 혼자 와서 "스님 저부터 좀 살려주세요."라고 간청했음.

증상 : 호흡곤란이 오면 응급실에 실려간 적이 여러 번일 정도로 흉통과 호흡곤란, 머리가 터져버릴 것 같은 두통, 불안감, 온몸의 혈관이 경직되는 느낌, 비염, 아토피, 전신냉증, 일주일 이상 가는 심한 변비, 온몸의 통증,

근육이 소실되고 말라들어감.

　스스로 자신의 증세에 대한 병명을 지어냄.

　병원에서는 소견 없음. 오피스텔에서 가족 4명이 살 정도로 하는 일마다 내리막에서 그날 1차 정화 받고 변비가 터지면서부터 사업이 번창하고 승승장구. 너무 바빠서 2차 정화를 일년만에 받으러 와서 자신감이 넘치고 좋은 차를 탄다고 좋아하며 3년차인 현재 건강을 완전히 회복하고 역삼각형의 근육과 밝은 혈색 피부로 골프칠 때 문제없고 주변의 지인들이 좋아진 것을 말할 정도로 회복되었고 건물을 샀고 온 가족이 정화받으러 오는데 문제없이 경제적으로 윤택해졌음.

　※ 부인 O선생은 생활고와 갱년기 부인과 질환 자궁근종이 너무 커서 병원에서 자궁을 제거해야 된다고 했으나 그대로 유지하고 있는 상태로 온몸이 탁한 기운으로 가득찼고 독소로 인한 비만 겨드랑이와 하지쪽의 심한 습진, 아토피, 비염, 두통, 우울증, 하지정맥류, 갑상선, 온몸의 통증, 불안증, 호흡곤란, 딸에 대한 걱정근심, 극심한 생활고로 식당일 등등 고통의 한가운데 있었음.

　정화 후 모든 증세가 사라지고 온몸의 외모와 기능이 20년 전으로 돌아간 듯 하다고 했음. 함께 보는 우리는 중견연예인 OO 닮았다고 하며 즐겁고 행복함.

　● OO양 (20대 후반) 20대 초반에 중국 유학생활중에 교통사고로 충격을 받은 후부터 모든 것이 뒤엉켜서 귀국했고 불광정사로 왔을 때는 온몸이 만신창이가 된 상태였음. 병원에서도 해결방법이 없는 고통을 겪는 중에 퇴마한다는 스님을 만나서 그의 지시로 무속인이었다가 또 머리를 밀

고 승복을 입고 비구니가 되라고 해서 그 과정이 힘들고 그 승려(?)에게 시달리다가 O선생의 '나는 퇴마사였다' 책을 읽고 인연이 되었음.

● OO의 첫인상은 고도비만으로 목이 거의 얼굴만큼 굵고 어깨가 벌어지고 불안하고 두려움에 떨고 있었음. 특히 승려에 대한 두려움.

깎은 머리에 승복을 입고 왔음.

승복과 깎은 머리가 좋으냐고 물으니까 눈을 반짝이며 아니라고 고개를 저었음.

지금부터 일반인으로서 너 하고 싶은 모든 것을 하면서 살게 될 수 있다고 하니까 모녀가 눈물을 흘리며 기뻐했음.

극심한 생리불순 생리통 전신냉증 불안증 우울증 호흡곤란 비염 두통 전신통증 심한닭살 과잉행동 의기소침 많은 증상이 있었음.

OO의 질병의 원인은 오토바이 교통사고로 뒷좌석에 앉아서 사고 시, 몇 미터 정도 튕겨져 나갔을 때, 혼비백산할 정도의 충격으로 내·외부의 신체적 균형이 흩어지면서 신체적·정신적으로 질병상태가 되었던 것이고, 월경불순으로 생리통이 심하면서 자궁입구가 냉기로 막혀서 생리가 밖으로 배출되지 못하고 몸 전신에 쌓이면서 독소가 되어 초고도비만, 심한 닭살인데, 특이하게 닭살마다 검은 털이 숭숭 나있었고, 근막 통증이 너무 심해서 배기고 아파서 옆으로 눕지 못할 정도로 통증을 느꼈으며, 비만의 압박으로 호흡이 힘들고, 과민성 대장증상, 설사를 자주하고 중이염, 비염 등 전신적인 두통 등의 통증을 동반하였다.

빙의령을 배출하고 막혀있던 죽은 피와 죽은 세포, 영체의 압력을 배출 후, 해리는 정화 후에 극적인 반전으로 자신감이 회복되었고 나날이 예뻐지고 생리도 정상적으로 돌아와서 온가족의 사랑속에 원하는 대학에 들어

가서 자격증을 2종류를 취득하고 벌써 졸업반임. 사랑하는 연인이 너무 예쁘다고 지난 주에도 와서 모든 것이 스님 덕택이라고 말하며 행복해 했음.

● OO군 20대 초반에 왔음

망상이 심하고 불안증 염려증이 심해서 온가족의 고통을 스스로 짊어진 듯 끊임없는 망상에 시달리고 온몸이 야위어 들어가고 호흡곤란 소화불량 체력저하 비염 두통 오른쪽 어깨에 테니스공처럼 혹이 있었고 전신냉증 한약을 먹어도 체력이 좋아지지 않고 시들시들 젊은 혈기를 찾아볼 수 없었음.

정화 후에 OO군은 모든 증세가 사라지고 역삼각형의 멋진 근육 망상이 사라지고 놀라운 것은 혹이 사라졌음. OO군은 정화 도중에 군의 부사관에 합격해서 행복한 군생활을 잘하고 있었으며, 아빠가 사주신 멋진 차를 타고 자신감 넘치는 대장부가 되었고, 이후 중사 진급이 되었음.

이로서 모든 인류가 영적인 교란상태에서는 어떤 것으로도 역부족이란 것을 보여주며 이 가족을 정화한것은 약사여래불의 치유력과 십이대원을 동시에 보여주신 최고의 경험이며 가치이며 무한한 행복 열반이라고 할 수 있습니다.

〈서OO 양의 체험담〉

절망적이었던 제 인생에서 소나기도 아닌 장마와 같이 스님이 나타나 주셔서 저의 가뭄이었던 몸과 마음의 갈증을 해소시켜 주셨습니다. 그 뒤로 지금까지 변함없는 사랑의 마음이 비료와 물, 햇빛이 되어 스님께서 가꾸고 계시는 텃밭의 채소들 마냥 무럭무럭 잘 자라고 있습니다. 행복해지려 노력하고 있습니다. 스님께서 가르쳐주신 사랑, 다른 사람에게도 알려주어야 어울려 지낼 수 있을 것 같습니다. 한번 뿐인 인생이라지만 저는 두 번째 인생을 살고 있습니다. 첫 번째의 인생을 살던 저를 거름삼아 앞으로의 인생은 떳떳하고 자신감 있는 사람으로 제가 원하는 건 다 이루며 사는 당찬 사람으로 살고 싶습니다. 스님의 사랑 너무 감사드립니다. 사랑합니다 스님.♡

　스님과의 인연이 아직 이어지지 않았을 때의 저는 다른 사람들과 같이 해야할 일을 열심히 하고 자신감도 있었습니다. 그러다 상상도 못한 상황을 마주하게 되면서 모든 것이 망가지고 사라지고 제 자신을 점점 잃어버리는 기분이었어요. 어느날 부터인가 자신을 사랑하지 못하고 빠져나오지 못하는 구덩이에 갇히는 기분으로 살았습니다. 죽지못해 산다 딱 그거였던거 같아요. 삶의 낙이 없어도 어떻게든 찾아보려고 발버둥도 쳐봤지만 소용없었는데 스님과의 인연이 이어진 후부터는 완전히 새로 태어났습니다. 스님 제가 요즈음 가장 많이 느끼고 생각하는게 무엇인지 아시나요? 너무너무 행복하다 입니다ㅎㅎ. 이제껏 느끼고 살았던 행복이라는 감정이 거짓이었다고 할만큼 진짜 행복을 만끽하고 있습니다. 그리고 제 자신을 드디어 점점 사랑하고 있습니다. 이 모든 게 스님 덕분입니다. 지금도 스님을 만나뵙지 못했더라면 전 어떻게 되었을지 감도 안 올 정도로 모든게 달라졌어요. 마치 만나기 전의 삶은 거짓이었던 것 같을 정도로요. 스님 저희 가족 구해주시고 더이상 흩어지지 않고 옆에서 함께 있을 수 있게 해주셔서 감사합니다. 세상에서 제일 행복한 사람으로 만들어주신 것도 감사드리고 사람답게 사는게 무엇인지 알 것 같아요. 다시 한번 진심을 담아 감사드립니다. 사랑합니다. 스님♡

26. 자궁 질환(40대, 여) 정화경과보고

■ 치유 전 증상
 1. 자궁(난소) 문제.
 2. 냉이 나오고, 냄새가 너무 심함.
 3. 남편과 사이가 원활하지 않음.
 4. 무속인이 집안에 영가가 있어 하는 일이 안 된다고 했다고 함.
 5. 요통으로 인해 허리에 뜸 자리 흉터가 심함.

■ 치유 후 변화
 1. 난소 부위에서 어혈이 나오면서 독소가 빠지고, 냉기가 많이 빠짐.
 2. 집(대구)에 방문해서 안택불공을 하고 힐링을 함.
 3. 1회 힐링으로 누런 냉과 초록색 대하가 사라짐.
 4. 심한 냄새가 사라지고, 남편과의 사이도 원만해짐.
 5. 허리 증세가 사라짐.

● ○○이 엄마는 매일 우울증이 심해서, 아파트에서 뛰어내리고 싶은 충동이 들었는데, 힐링 후 우울증세가 사라지고, 그동안에 소홀했던 아이 교육에도 집중적으로 관심을 두게 되었음.

27. 조울증, 거식증, 전신통증 – 치유경과보고(40대. 여)

■ 치유 전 증상

 1. 어깨가 묵직하고 아프다.
 2. 목도 아프다.(뒷목)
 3. 머리 앞, 아프다(어지럽다), 전두엽.
 4. 허리(신장) 자주 삐끗하고 아프다.
 5. 소화가 잘 안된다.
 6. 손, 발이 차다.
 7. 가슴이 답답하다.(숨쉬기가 곤란하다.)
 8. 아랫배가 차고, 생리통이 조금 있었다.
 9. 생리가 불규칙하다.
 10. 다리에 쥐가 난다.
 11. 조울증.
 12. 눈 충혈, 눈 피로.
 13. 거식증. 음식을 먹으면 토한다.
 14. 식욕이 없음.
 15. 명치에 가로로 20cm정도의 (전생에서부터) 흉터를 가지고 있음.

■ 치유 후 변화

 1. 손이 따뜻해졌음.
 2. 들숨이 편해졌음.
 3. 분노조절이 됨.

4. 식후 구토를 1주일간 2번밖에 안했음.

5. 소화가 잘됨.

6. 어깨통증 없어졌음.

7. 눈이 편해지고 맑아졌음.

8. 피부 투명.

9. 고양이 주름 없어짐.

10. 2주차에 2번 구토, 감정 기복.

11. 배고픔을 느꼈음.

12. 명치 탁기 심함.

13. 몸의 통증이 거의 사라짐.

14. 8차 치유 후, 모든 증세가 사라지고, 아름답고 10년은 젊어보임.

● K원장 지인의 소개로 힐링받았으며, 힐링 후, 본인이 평생 고생하던 (기공수련을 하며 지도자 급으로 수행중이었으나 스스로의 질병이 해결되지 않았음) 거식증, 몸의 통증 등의 모든 증세가 사라지고, 더욱 밝고 긍정적이고 아름다운 모습으로 환골탈태하여 사업이 번창하고 사회적, 가정적 건강도 업그레이드 되었다.

28. 상담 1

● 아주 오래 전 일이다.

내가 강의와 수련지도 상담 힐링으로 전성기 때의 어느 날, 40대 중반의 우울해 보이는 남성이 상담을 요청했고 권사범의 1차 상담을 거쳐서 그는 내 앞에 앉았다.

기록카드에 그는 개신교 목사님이라고 기재되어 있었다.

나는 그에게 편히 앉으세요. 하면서 미소로 맞이했다.

그는 내 얼굴을 쳐다보고 갑자기 고개를 푹 숙이면서 흐느끼기 시작했고 시간이 흐르면서 어깨를 들썩이면서 꺼이꺼이 눈물 콧물이 흘러내려도 닦을 생각도 없이 30분 이상을 소리내어 울었다.

나는 조용히 편안하게 영적인 기운으로 그를 어루만지고 교감하고 있었다.

한참을 울고 난 그는 얼굴을 닦고나서 언제 울었냐는듯이 빙그레 웃으면서 "살아났습니다."라고 말하면서 "감사합니다. 고맙습니다."라고 인사를 남기고 유유히 돌아갔다.

기운으로 정화하고, 그는 생명줄을 다시 잡은 것이다.

29. 상담 2

● 오래 전에 있었던 일이다.

50대 초반의 초췌한 남성이 상담차 왔다.

그는 같은 분당의 옆동네에 살고 있는 인근에 있는 모대학 교수님이라고 했다.

나는 학과에 대해서 잘모르지만 건축 디자인 계통의 강의를 하고 있는데 작품발표는 다가오고 머리는 뒤죽박죽 얼킨 실타레처럼 아무런 생각도 할 수 없고 가슴이 막혀서 숨쉬기도 힘들고 무기력하고 한마디로 아무것도 할 수 없는 상태로 지푸라기라도 잡는 심정으로 왔다고 했다.

나는 그를 수련방석 위에 편안하게 누워 보라고 한 후에 눈을 감고 편안히 숨쉬라고 말하고 그의 중단전과 하단전에 손을 얹고 천천히 임맥에 막혀있는 기운을 내리고 명치에 들어있는 탁기를 빼내고 백회부터 용천까지 막힌 기운을 순환시켜 준 후에 천천히 일어나라고 했더니 그는 밝고 편안한 얼굴로 미소지으며 편안해졌음을 표현했다.

일주일만에 다시왔을 때 그는 기점검을 받으면서 학생들과 작품하는데 문제가 없고 능률적으로 잘하고 있다면서 바로 이웃에 이렇게 큰 기운을 가진 분이 있다는 게 놀라울뿐이라고 말했고 지금까지 다시 찾지 않는 것은 그가 잘 지낸다는 것이다.

30. 상담 3

● 〈원격치유〉

오래 전 일이다.

그당시 40대 중반의 여성이 전화를 해서 통화중에 그녀는 흐느껴 울기부터 했다.

한참을 울고난 후에 그녀는 남편의 외도로 너무나 힘들고 우울증이 와서 죽고싶은 생각뿐이라고 하면서 심중에 있는 불편함을 끊임없이 울면서 쏟아내고 있었다.

보살피는 마음으로 긴 시간동안 듣고 있었더니 그녀는 이제 마음이 편해졌다고 감사의 인사를 하고 전화를 끊었다.

그후 소식이 없다가 잊을만할 때 그녀가 전화로 그때는 너무 큰 도움을 받았다고 하면서 차츰 마음이 진정되고 가정도 편안해졌음을 표현했다.

그녀는 부부가 함께 교육사업을 하고 있었으며 틱장애가 아주 심한 지인의 아들을 (당시 초등학생) 보내서 정화 후에 정상적으로 돌아와서 현재는 대학을 졸업했을 것이다.

그 후 내가 출가했을 때 수계식 할 때 부부가 꽃다발을 들고 축하하러 온 것은 잊을 수 없다.

그녀는 분당으로 와서 정화를 받았고 현재까지 소식을 주고받고 있다.

이렇듯 살리고 밝히는 좋은 말 한마디는 벼랑 끝에 내몰린 사람에게는 큰 힘이 될 수도 있다.

31. 갑상선(OOO, 55세, 여)

빙의
(심한 갑상선)

나는 갑상선을 앓고 있는 사람으로서 병원을 다니고 여러 가지 민간요법을 해보았으나 별로 좋은 결과를 얻지 못하던 중 정신세계원의 주보 (격월간 소식지) 잡지에서 최선생님이 소개되어 있어서 나는 무조건 정신세계원 송원장님이라면 믿을 수가 있었다.

그리하여 연락처를 입수하여 최선생님을 9월 4일 만나뵙게 되어 힐링을 받기 시작했다.

그런데 가래를 뱉으라 했는데 아무리 애를 써도 나오지 않았는데 2일 후부터 누런코가 엄청나게 많이 나왔다.

정말 신기한 일이다.

지금도 조금씩 나온다.

그런데 며칠 후는 꿈을 꾸었는데 점잖은 할아버지가 나를 만져서 병을 낫게 해주신다고 하시며 왼다리 옆 종아리 옆 부분에서 칼로 15cm정도 째고 거머리 같이 생긴 긴 것을 꺼내시었다.

그것을 꺼내야만이 병이 낫는다고 하시었다.

너무나 꿈이 생생했다.

지금도 힐링을 받고 있는 중이지만

나는 확실히 나의 병이 낫는다고 믿고 싶다.

또 그렇게 될 것이다.

나는 최선생님과 송원장님을 믿기 때문이다.
감사합니다.

2000. 9. 28.
논현동에서 주부가

● 이번에 속가에서 1박2일 동안에 서랍 속에서 찾은 귀중한 자료다.
2000년 정신세계원 소식지에 처음 소개된 후에 회원이던 여사님이 연락이 와서 강남의 봉은사에서 만났다.
그녀의 눈은 튀어나왔고 피부는 검푸르고 허리는 굽어 있고 바짝 마른 몸매다.
초췌한 모습으로 그녀의 집으로 안내했다.
나는 강남의 부유층 주거형태를 실제로 처음 접했다.
처음 제령하는 순간 그녀는 온몸을 떨면서 춥고 손발이 시리다고 대야에 뜨거운 물을 떠다가 손발을 담궜다가 힐링을 했다.
영가들이 손끝발끝 온몸의 세포를 통해서 밖으로 배출될 때 일어나는 현상이다.
영가는 차디찬 음의 기운이다.
힐링하는 동안에 24일동안 그녀는 누런 고름같은 코를 쏟아냈다.
실제로 빙의로 인해 흐르지 못하고 썩은 임파액(고름)이다.
그녀는 여러 명의 태아를 유산했고 죄책감으로 인근 봉은사에서 여러 차례 천도재를 올렸다고 했다.
그녀는 부유층이고 부러울 것이 없지만 건강때문에 힐링받기 직전에 수술을 예약한 상태였다고 했다.
한동안 힐링은 계속되었고 그녀는 만족할 때쯤 감사의 인사를 했으며 20

년이 훌쩍 지난 지금까지 연락이 없는 것은 잘지낸다는 메시지다.

  이번 집수리에서 재활용으로 버려질 뻔 했던 소중한 자료들은 내 온몸과 능력 최고급 인력들이 함께 만든 소중한 것이고 영혼과 인간의 얼킨 비밀의 열쇠라고 생각하며 모든 것을 차근차근 공개할 계획이다.

32. 스트레스성 조울증(OOO, 36세, 남)

힐링 체험기

■ 1번째 치유

　스님과의 첫 만남은 어머님이 다니시는 법륜사 절의 신도분 소개로 이루어졌다.

　정말 내게는 큰 행운이었다.

　첫 번째 치유 전에 나의 몸과 마음의 상태는 그야말로 최악이었다.

　정신적 스트레스가 극에 달해서 몸이 견뎌내지 못했고, 화기가 머리끝까지 치밀어 올라 언제 폭발할지 모르는 활화산같은 상태였다고 할까.

　더군다나, 먹는 것으로 스트레스를 해소하다 보니 평소 체중보다 몸무게가 많이 나갔다.

　온몸이 다 쑤시고, 모든 곳이 아픈 상태였다.

　스님께서, 한눈에 나의 몸상태를 알아보시고는 바로 치유에 들어갔다.

　바른 자세로 누워서, 한쪽다리를 다른 쪽 다리에 붙인 상태에서 스님께서 내 몸 종아리에 올라 오셔서 체중을 실어 지압을 하시는데 고통스럽고 많이 아팠지만 뭉친 곳이 풀어지는 느낌이었다.

　마치 숨통이 트이는 느낌이랄까. 새 생명을 얻은 것 같았다.

■ 2번째 치유

　첫 번째 치유로 50%정도 회복되었던 몸이, 직장에서 받은 스트레스와 감기 때문인지 다시 나빠져서, 스님께 오전 일찍 전화를 걸어서 직장을 휴직하고 치유에만 전념하겠다고 말씀드렸더니, 절대 그러지 말라고 신신당부 하시면서 현재 기몸살이 와서 몸이 잠시 힘든 것일 수도 있으니, 꾹 참고 직장 다녀와서 치유받자고 하셨다.

　스님의 따뜻한 말씀을 믿고 직장을 다녀와 두 번째 치유에 들어갔다.

　첫 번째 치유가 대수술이라면, 두 번째 치유부터는 드레싱 말 그대로 치료라고 말씀하시면서, 종아리에서 명치 가슴 …

　스님의 청진기 같은 발이 지압을 하면서 치유에 들어갔다. 통증은 있었지만, 자세도 많이 잡혔고 많이 부었던 종아리도 부기가 빠졌다.

　몸이 한결 가벼워진 것 같다.

■ 3번째 치유

　세 번째 치유를 받으면서, 몸이 한결 가벼워지고 얼굴이 한결 좋아졌다.

　띵띵 부었던 종아리도 부기가 많이 가라앉고, 통증도 거의 없어졌다.

　가슴 답답하고 등 아팠던 것도 조금 나아졌다.

　손, 발로 탁기 나가는 것이 느껴졌다.

　목에서 갈색 가래는 여전히 나오지만, 차츰 적게 나오는 것 같다.

　처음에는 거품도 있고 핏기 섞인 냄새가 지독한 가래였지만,

　지금은 차츰 양이 줄어들고, 가래 색깔이 하얗게 변해가는 것 같다.

■ 4번째 치유
■ 5번째 치유
■ 6번째 치유

　몸이 점점 좋아지는 것을 느낀다. 한결 가벼워지고, 아팠던 등도 거의 안 아프다.

정상 몸상태의 80%정도로 회복된거 같다.

스님께 진심으로 감사드린다.

또한, 잠을 푹 잘 자니 더욱 몸이 좋아지는 것 같다.

몸이 좋아지니, 정신 또한 맑아지는 것 같다.

몸과 정신은 하나라 하지 않았던가.

앞으로 몇번 더 치유를 받으면, 내가 치유 전도사가 되지 않을까 싶다.

■ 7번째 치유

　6번째 치유를 받고, 많이 회복되었던 몸이, 정신과 약 조절 실패와 직장에서 팀장님과의 불화로 다시 스트레스를 많이 받게 되어서 안좋게 되었다.

　그래서 사직을 한다고 부모님께 말씀을 드리는 등, 스님이 오시기 전까지 한바탕 난리를 쳤다.

　스님께서는 굳어질대로 굳어진 나의 몸과 마음을 한올한올 실타래처럼 풀어 주시고, 두드려 주셨다. 그리고 바로 치유에 들어갔다.

　스님의 손이 내 머리의 뒤통수, 백회, 인당, 태양 등에 닿을 때마다 느껴지던 전기 같은 기운이 발끝까지 뻗쳐나가며 탁기가 배출되는 것을 느꼈다.

　치유가 끝나고, 마음도 몸도 편하고, 사직하겠다던 나의 마음은 어디에도 찾아볼 수 없었다.

■ 8번째 치유
■ 9번째 치유

　오늘로써 아홉 번째 치유다.

　이제 나의 몸상태는 매주마다 치유를 받지 않아도 될 만큼 좋아진 것 같다.

　무엇보다 많이 아팠던 등이 거의 아프지 않아서 정말 좋다.

그동안 참 힘겨운 시간이었다. 사회생활(직장생활)로 인해 정신적 육체적으로 산송장과 다름없었던 내가 기적처럼 다시 정상으로 치유될 수 있었던 기적이 일어난 것이다.

오늘은 스님께서 떡을 손수 준비해서 우리 가족들에게 주셨다.

6번째 치유 이후처럼 오늘도 목에서 누런 가래는 거의 나오지 않았고, 배 부위 지압시에도 시원한 느낌, 즉 묽은 변이 내려가는 느낌처럼 시원하였다.

스님께 정말 감사드린다.

● 오래 전 치유를 받은 아버지의 권유로 십수년 이후 아들이 치유를 받은 사례로, 치유 후, 직장생활을 잘 하고 있다는 말을 아버지로부터 전해들었고, 그 어머니는 유방암 수술 후, 아들의 권유로 5년째 되던 해에 치유를 받고 15년 정도 현재까지도 잘 지내고 있다고 함.

33. 빙의(OOO, 37세, 여)

힐링 체험기

나는 어릴 적부터 몸과 마음이 약하고 여려서 늘 불안하고 고생스럽게 살았다. 학교에 들어가기 전부터 악몽에 시달리고, 알 수 없는 존재에 대한 불안감과 불확실성에 두려웠고, 세상에 홀로 남겨진듯한 무언가 보이지 않는 힘에 압도되는 느낌에 나날이 예민하고 고통스러워도 누구에게도 속시원히 말을 할 수 없음에 괴로웠다. 항상 머릿속에서 떠나지 않는 "나는 누구일까? 왜 존재할까?" 하는 의문을 가지고 겉으로는 아무렇지도 않은 척, 두 가지의 인격으로 살면서 괴로웠고, 평범해지고자 내적인 괴로움을 외면하고 살던 중, 사고를 당했고, 큰 충격으로 인해 힘들게 버텨오던 자아가 무너지고, 더 이상 스스로를 컨트롤 할 수 없는 상태가 되고 말았다. 몸과 마음과 정신이 내 마음대로 되지 않고, 내가 다른 사람이 된 것 같아 무섭고 당혹스러웠다. 자연스럽게 다니던 직장을 그만두고 점점 외부와의 접촉을 멀리하고 세상과 단절된 삶을 살게 되었다. 심한 악몽에 매일밤 시달리고, 사람이 두려워 눈도 못맞추고 밖에 나가기가 두려워서 벌벌 떨고, 말도 행동도 감정도 조절이 되지 않았다. 뭔가 이상했다. 몸은 추웠다 더웠다 하면서 온몸에 심한 발진으로 진물과 피가 줄줄 흐르고 인상도 변해서 주위 사람도 나를 못알아 볼 정도였다. 병원에 가서 검사를 받아도 이상이 없다고 하고, 닥치는대로 기공수련, 심리치료, 대체의학, 자극요법, 생식, 효소요법, 침뜸치료 등등 주변에서 좋다는 것은 다 해보았지만 항상 그때 뿐, 조금지나면 다시 제자리였다. 몇년을 그렇게 보내면서 점점 아프고 병든 상태를 체념하고 받아들이는, 주변에서도 아픈사람으로 인정받는 내가 너무 싫었지만 방법이 없어 괴로웠다. 급기야 빙의가 되었으니 굿을 하고 천도재를 해야한다는 말을 들었으나 쉽게 용기가 나지 않는 일이었다. 점점 기력이 쇠퇴하고 자신감이 떨어지니, 우울해지고 현실감각이 떨어져갔다. 보상적으로 불안을 차단하기 위해서 몸과 마음은 더 큰 자극을 원하고, 잘못된 행동을 습관적으로 반복하는 악순환이 계속되고 있었다. 인간관계에 있어서도 사람을 쉽게 믿지 못하고, 쉽게 상처받거나 용서하지 못하고 조금만 불편해도 마음의 문을 닫게 되었다. 피해의식이 생기고 무감정과 극도의 분노사이를 끊임없이 오고 가느라 점점 몸과 마음은 극도로 쇠약해져갔다. 이미 나는 내가 아니었고, 주체적으로 판단하고 행동하지 못하고 멍한 눈으로 고정된 생각이나 시선없이 그냥 상황에 이끌려 흘러다니고 방황하는 껍데기같은 생활을 하고 있었다.

그때 지인의 소개로 최순대 원장님을 뵙게 되었고, 힐링을 받는 행운을 얻었다. 처음에는 원장님이 어렵고 엄하게만 느껴져서 가까이 다가가기 두려웠는데, 치료를 받아가면서 어머니처럼 내 이야기를 들어주시고, 안아주시고, 사랑의 눈빛으로 어루만져 주시니 이제는 원장님을 생각하는 것만으로도 마음의 평온을 느끼고 행복하다. 원장님께서는 정신과 영혼이 건강하려면 몸부터 건강해야한다고 강조하시면서 나에게 맞는 체질식을 세 끼 꼬박꼬박 먹을 것을 강조하셨다. 평소 소화가 잘 되지 않아 끼니를 거르고 조금먹거나 스트레스를 받으면 폭식을 하기 일쑤였는데 힐링을 받으면서 위가 편안해지니 자연스럽게 제때 끼니를 챙겨먹게 되었다. 처음에 힐링 받을 때 몸에 근육이 하나도 없어 연체동물같아 치료하기 조심스럽다고 하셨는데, 이제는 근육에 탄력이 붙어 몸이 단단해지고 튼튼해져 기력이 생기고 활력있게 생활할 수 있는 것이 너무 신기하기만 하다. 첫 힐링 받을 때 두렵고 너무 아파서 벌벌 떨었던 기억이 난다. 지금은 언제 그랬냐는듯 편안한 몸과 마음으로 선생님의 사랑과 치유의 손길을 받아들일 정도로 건강해졌다. 초반에 목에서 가래가 나오고 회음에서 뜨거운 에너지가 빠져나가는 것을 수 차례 반복하면서 탁기가 많이 빠지고, 몸이 가벼워지고 위로 상승되던 기운이 아래로 내려가면서 생각이 줄어들고 안색도 차분해졌다. 생리통이 없어지고, 변비가 사라지고, 혈당이 안정되면서 몸이 먼저 좋아졌다. 그리고 몸이 좋아지고 나니 나를 힘들게 했던 마음의 무게가 조금씩 덜어지는 것이 느껴졌다. 주변 상황들이 신기할만큼 정리되고 나 자신 또한 달라지고 있음을 느꼈다. 감정이 온전히 느껴지면서 화를 내거나 억울했던 마음이 줄어들고, 자신감이 생기면서 자연스럽게 대인관계도 원만해졌다. 물론 좋아지는 과정이 순조롭지만은 않았다. 좋아졌다 다시 나빠졌다 하기를 수차례 반복하고 혼란스러운 과정을 겪을 때, 원장님께서 때로는 엄격한 부모님처럼 꾸짖어주시고 때로는 친구처럼 편안하게 이해해주시면서 내 이야기를 끊임없이 들어주셨다. 항상 안아주시고 뜨거운 사랑의 에너지를 주시는 원장님이 계셨기 때문에 몸도 마음도, 궁극적으로 영혼도 제자리를 찾아가고 있게 되었다. 앞으로 자만하지 않고 끊임없이 노력하는 일이 평생의 숙제겠지만 이미 나는 내 자신임을 온전히 느끼고 있고 두려움과 고통으로부터 자유로워졌다.

　원장님! 감사하고 사랑합니다!!!^^

● 첫 번째 힐링과 동시에, 영국에서 박사과정을 마친 준수한 남자친구를 인터넷 채팅으로 만나게 되어, 힐링 끝날 무렵에 상견례를 마치고 결혼을 해서 딸아이를 낳고 지금 행복한 가정을 꾸리며 잘 지내고 있음.

34. 유방암(OOO, 40대, 여)

힐링 체험기

도원 스님
힐링 후기 쓴 것 보내드립니다.
조금 더 다듬느라 이제야 보내드립니다.
그럼 마지막 더위에 건강하게 잘 보내시고 다음에 뵙도록 하겠습니다.

OO대학교 건축학과 OOO 올림.

약 2년 전 어느 날 갑자기 유방암이라는 청천벽력 같은 검진 결과를 받아들고는 하늘이 무너지는 경험을 하였다. '0'기는 아니라도 '1기'라니 다행이라 여기며, 유방암은 완치율도 90%나 된다고 하니 이 또한 다행이라 여기며, 수술을 담담하게 마쳤다. 그러나 시련은 그 다음부터였다. 1기여서 항암치료는 하지 않을 줄 알았는데, 종양이 2개였기 때문에 항암치료 대상자 범주에 들어갔으며, 유방암의 원인을 알고 앞으로 나의 삶의 패턴을 개선하고자 원인을 파악하려 하였으나, 위암, 대장암, 폐암 등과는 달리 유방암의 원인은 의학계에서 조차 정확히 그 발병 원인을 모르며, 막연히 여성호르몬과 상당한 관련이 있다는 정도의 파악밖에는 할 수가 없었다. 유방암에 대한 자료를 찾아보면 찾아볼수록 완치율에 대한 위로 보다는 림프절과의 밀접한 연관성 때문에 재발이 10년~20년 뒤에도 가능한 암이라는 새로운 사실과 유방암의 치료제인 여성호르몬 억제제인 타목시펜이 오히려 자궁암을 일으킬 수 있고 자연스러운 인체의 호르몬을 교란시킨다는 사실은 나의 잠재의식 속에 두려운 정보로 자리잡기 시작했다.

  그러나 항암 치료를 거부할 만큼의 용기가 없었던 나는 항암 치료를 시작하였으며, 치료를 하면서 마치 독약을 온몸에 쏟아 붓는 느낌의 끔찍한 경험을 하였다. 내 혈관으로 들어온 항암주사약은 온몸의 핏줄을 돌아다니며 오장육부를 마비시키기 시작하였고, 온몸의 털이 다 빠지기 시작하는 것은 물론이고 내장 기관을 포함한 온몸은 기절한 듯이 굳어져서 아무런 기능을 못하는 듯 경직되어 갔다. 심장은 견디기 힘들어 가슴을 욱죄어 왔으며, 발톱, 손톱은 독성으로 인해 까맣게 타들어 갔다. 밤에 힘들어 누우면 경직된 몸은 더욱 숨쉬기가 힘들어 도저히 누워서 잠을 잘 수가 없어 앉아서 힘들게 잠을 지새곤 하였으며, 점차 영혼이 빠져 나간 사람처럼 되어 버렸다. 항암 치료 횟수가 거듭될수록 견딜 수 있는 체력은 더 고갈되어 갔고, 그만큼 몸과 마음이 느끼는 고통은 더 커져갔다. 암 때문에 죽는게 아니라, 암을 죽이는 치료라는 명목 하에 암과 함께 내 몸이, 내 오장육부가 살아 숨쉴 수 있는 길을 막아 내 몸과 암을 동시에 죽이고 있는 것 같은 느낌이었다. 그 고통은 정말 살아있는 동안 다시는 경험하고 싶지 않은 그런 경험이었다.

  그런 재발에 대한 두려움과 힘든 투병 생활 중 지인의 소개로 도원스님의 "영혼의 힐링"이라는 책을 알게 되었고, 나도 도원스님을 만나 힐링을 받으면, 병의 근원적인 원인이 제거될 수 있을 거란 희망을 갖게 되었다. 그렇게 해서 올해 초 도원스님을 찾아 뵙게 되었고, 나를 진단하신 도원스님께서는 힐링을 강력히 권장하셨다. 집에 돌아온 후 상당한 고민 끝에 도원스님을 소개시켜주신 지인에 대한 믿음과 도원스님에 대한 믿음으로 힐링을 시작하기로 마음먹고 2월 말부터 본격적으로 도원스님의 힐링을 받기 시작하였다.

　엄청난 기대를 안고 잔뜩 긴장하여 도원스님을 찾아간 힐링 첫날, 도원스님께서는 불광정사 옥탑방에서 내 온몸을 발로 밟아 가며 힐링을 시작하셨다. 힐링을 하시는 동안 도원스님께서는 온 몸이 땀으로 다 젖으실 정도로 힘들어 보이셨다. 겨울동안 많이 고생하셔서 몸이 안 좋으신 상태여서 더욱 힘드셨으리라 생각이 들었다. 그러나 책에서 첫날이 제일 힘들었다는 경험자들의 글과는 달리 나의 첫 힐링은 상상했던 것 보다는 견딜만 하였다. 오직 몸이 나아지고 싶다는 열망이 컸기에 덜 힘들었는지 모르겠다. 집에 와서는 힐링을 받느라 지쳤는지 낮잠을 수시간 잤다. 내가 느끼는 것과는 달리 도원스님께서는 나를 위해 오늘 엄청난 기운을 쓰셨고 내 몸 속에서는 내가 모르는 많은 일들이 일어났으리라 짐작한다.

　그런데, 힐링을 받은 다음날부터 가슴이 답답해지기 시작하더니 날이 갈수록 점점 더 심해졌다. 출퇴근을 하기 위해 운전을 할 때도 숨을 쉬기 힘들 정도로 가슴이 답답해서 견디기가 힘들었다. 일주일 간격으로 힐링을 받아야 하지만 일이 바빠 첫 번째 힐링 이후 10일이 지난 후에야 두 번째 힐링을 가게 되었다. 그래서 그 사이에 가슴은 더욱 답답해지고 힘들어졌으며, 이에 대해 도원스님께서는 가슴에 있던 나쁜 기운들을 빼낸 후, 다른 곳에 남아있던 나쁜 기운들이 가슴으로 고이게 되었으며, 이것들을 그 사이에 빼냈어야 하는데 10일이라는 기간은 너무 길었다고 말씀하셨다. 그리고 곧 복부와 오른쪽 가슴, 위장 부분을 손바닥으로 세게 치면서 힐링을 시작하셨다. 특히 유방암 수술을 한 오른쪽 가슴을 집중적으로 힐링을 하셨다. 발로 밟으셔서 힐링하실 때는 견딜만 하였으나, 손바닥으로 쳐서 해주시는 힐링은 굉장히 아팠다. 그러나 힐링이 끝난 후에 통증이 있지는 않았다. 다만, 힐링한 부분이 모두 심하게 어혈이 나와서 상당히 걱정이 되었으나, 그것 또한 일주일 내지 열흘 이내에 모두 깨끗이 사라졌다. 더욱 놀라운 것은 가슴과 배 부분에 단단하게 잡히던 것들이 상당부분 없어졌고, 가슴이 답답하고 화가 잘 치밀던 것이 사라지고 마음이 굉장히 편해졌음을 느꼈다.

세 번째 힐링 날에는 도원스님께서 나를 위해 천도재를 지내주셨고 힐링은 간단히 하셨다. 그런데 몇일 후 두 번째 힐링 때 치유해 주신 오른쪽 가슴에 특이한 변화가 일어나기 시작했다. 오른쪽 가슴은 방사선 치료를 하면서 굉장히 큰 손상을 입은 상태였다. 수술은 오히려 손상된 조직을 떼어낸 것이지만, 방사선 치료는 남아있는 정상 세포에 방사선을 조사하여 암세포와 함께 정상세포에도 심한 손상을 주었던 것이다. 결과적으로 내 오른쪽 가슴은 방사선 치료 이후로 1년이 지나도록 붓기가 가라앉지 않아 심하게 탱탱 부어 있었으며, 건드리기만 해도 아프고, 피부 또한 방사선으로 인해 손상되어 생명력을 잃은 나무껍질처럼 거무죽죽하게 죽은 색을 띄우고 있었다. 그런데, 힐링으로 생긴 어혈이 사라지면서 놀라운 현상이 일어났다. 어혈이 사라진 곳에는 피부색이 다른 정상 세포와 비슷하게 맑아지고 있었으며, 힐링 후 2~3주 정도 후에는 탱탱 부어 있던 크기도 정상으로 돌아왔던 것이다. 마치 심하게 손상된 세포가 다시 생명을 얻어서 살아나고 있는 것처럼 말이다. 심지어 수술 부위의 상처 자국도 옅어지고 있었다.

힐링 하시던 중 어느 날, 도원스님께서 이런 몸을 가지고 힘들어서 어떻게 살아왔냐고 말씀하셨다. 스님께서 보시기엔 내 몸이 그렇게 형편없는 상태였었나 보다. 나는 건강한 다른 몸을 가진 적이 없으니(적어도 현생에서는) 어렸을 때부터 '나는 왜 이렇게 빨리 지칠까, 왜 이렇게 남들보다 약하고 힘들어 할까' 하며, 금방 지치는 나를 스스로는 굉장히 나약하고 게으르다고 자책 해 왔었다. 그런데, 스님의 그 한마디에 나의 몸과 마음 속에 자리잡고 있던 서러움의 응어리가 마치 푸근한 엄마 품에 안기듯 녹아들어가며 한없이 따스한 위로를 받는 순간이었다. 스님에 대한 감사의 마음과 함께 나도 얼른 힐링을 받고 건강한 사람이 되고 싶은 열망과 희망이 몸 속에서 샘물처럼 솟아 오르고 있었다.

나의 오른쪽 가슴과 연결된 모든 근육, 즉 오른쪽 목과 어깨, 팔뚝 등의 모든 근육은 수술로 인해 무리가 간 상태였으며, 그 후 항암주사의 독한 기운으로 인해 근육 세포가 많이 손상된 상태였다. 마지막으로 방사선 치료를 마친 후 부터는 오른쪽 어깨와 팔을 쓸 수가 없을 정도로 심하게 아프기 시작했으며, 목은 돌리기도 힘들 정도로 심각하게 아팠다. 정형외과와 한의원을 수십 번 다니면서 치료를 해봤지만 전혀 나아지질 않았고, 의사도 목 디스크를 의심하고 CT검사를 권했다. 결국 오른쪽 어깨와 팔꿈치는 3번에 걸쳐 주사를 맞았으나, 주사를 맞고 2~3개월 후에는 다시 통증이 반복되고 있었다. 그런데, 네 번째 힐링 때 도원스님께서 내 목 부위에서 가장 아픈 곳을 만지시더니 힐링을 시작하시는데, 신기한 것은 목이 풀리면서 동시에 그렇게 묵은 통증이었던 오른쪽 어깨와 팔 부위까지 찌릿찌릿 자극이 가면서 점점 풀리기 시작한 것이다. 아! 병원에서는 어깨가 문제네, 팔꿈치가 문제네 하면서 어깨와 팔꿈치에 주사를 놓던 것이 목만 만져주셨는데, 어깨와 팔까지 같이 통증이 풀리기 시작하다니… 집에 돌아와서는 오른쪽 어깨와 팔, 팔꿈치 까지 많이 아팠으나, 이렇게 시작된 오른쪽 목과 어깨, 팔꿈치, 팔목은 이후에 더 집중적인 힐링을 반복하면서 점점 가벼워지고 힘이 생기면서 정상적인 생활이 가능해지기 시작하였다. 특히, 병치레 때문에 심하게 아파졌던 오른쪽 목이 모두 풀린 것은 물론이고 만성적으로 목을 돌릴 때마다 아프던 부위도 이제는 거의 통증이 없을 정도이다. 오른쪽 어깨와 팔은 가장 최근에도 힐링을 반복할 정도로 뿌리가 깊은 듯 완치는 아직 안되었지만, 처음 통증에 비하면 날아갈 듯 하다고 표현할 정도로 많이 나아지고 있다. 도원 스님께서 내 목을 손가락으로 누르면서 힐링 하실 때마다 정말 도원스님의 힐링 능력과 손에서 전달되는 따스한 사랑에 감사의 마음이 저절로 샘솟곤 한다.

일곱 번째 힐링은 혹시 모를 전이의 경우를 대비해서 왼쪽 가슴을 힐링해 주셨는데, 두드리며 힐링을 하는 가운데 굉장히 큰 덩어리가 솟아 올랐다. 초음파나 MRI에서 왼쪽 부위에 있는 것으로 확인 되었던 일반 양성 종양이 힐링 중 솟아 오른듯 하였다. 그리고 힐링 후에는 다시 들어간 것인지 보이지 않았다. 나중에 다시 MRI 촬영을 해본 결과로는 크기나 위치에서 다른 변화는 보이지 않았다.

여덟 번째 힐링은 도원스님께서 컨디션이 좋지 않으신 관계로 배꼽 왼쪽 부위만 가볍게 힐링하였다. 나는 어렸을 때부터 항상 장이 안 좋았고, 아랫배가 차가웠으며, 배가 자주 아픈 편이었다. 그리고 배꼽 왼쪽 부위에는 항상 단단한 것이 만져졌고, 누르면 특히 아픈 부위가 있었다. 그런데 이날, 스님께서 그 곳을 풀어줘야 장이 올바로 풀릴 것이라고 말씀하시고 그 부위를 힐링해 주셨다. 힐링 중에 단단하던 부위에서 지난번 왼쪽 가슴 힐링과 비슷하게 커다란 덩어리가 치솟아 올랐다. 뭉쳐져 있고 안 좋은 부분이 힐링으로 인해 더 튀어 나왔고 아마 치유가 되어 가는 일종의 과정이 아닌가 싶었다. 이걸로 인해 고질적으로 약한 나의 장이 건강을 되찾을 수 있다면 정말 좋겠다는 생각을 했다. 만병의 근원이 장이라고 하지 않았던가… 이어서 몇 주 동안 목과 양쪽 팔, 오른쪽 견갑골과 림프절 등을 차례로 힐링하기 시작했으며, 어느 부위를 하던지 오른쪽 부위에서는 유난히 탁기가 더 많이 빠졌다. 심하게 막혀 있던 오른쪽 고관절도 힐링을 하면서 점점 펴졌다. 내 몸 오른쪽이 전반적으로 문제가 있었던 가 보다.

또한 힐링을 시작하기 한 달 정도 전부터 무릎에 퇴행성 관절염 같은 증상이 나타나기 시작하여 앉거나 일어설 때 무릎에 심한 통증이 생겼었다. 날씨 탓인지, 약물 후유증인지, 이제 시작될 갱년기 증상인지 알 순 없었지만, 어느 날 스님께서 허벅지와 장단지를 힐링해 주시는데, 장단지 쪽이 많이 막혀 있다고 하셨다. 나는 어렸을 때부터 장단지에 쥐가 자주 나곤 했었다. 그곳을 발가락으로 꼭꼭 눌러서 힐링해 주시는데, 너무 아팠지만, 동시에 너무 시원하고, 힐링이 거듭되면서 하지 정맥류처럼 보이던 핏줄도 상당히 없어지고, 힐링을 받는 몇 주 동안 어느 순간 무릎 통증도 사라진 것이다. 또한 반복되는 장의 힐링으로 굳어 있던 장이 풀리면서 등이 펴지고 등부분에 솟아 나와 있던 척추들도 제자리를 잡아 들어갔다.

이렇게 지금까지 14번에 걸친 힐링을 거듭할수록 내 몸은 여러 부위의 통증이 가벼워지면서 정상화 되고 있고, 동시에 힘이 붙고 있다. 이제 다시 사람답게 살고 있는 기분이랄까? 그리고 나는 지금 앞으로의 힐링이 더 기대가 된다. 마치 예쁜 웨딩드레스를 입을 신부의 설레임 같다고 할까?

내게 암의 재발에 대한 두려움을 없애 주시고 용기를 주셨으며, 실제로 힘있는 정상적이 몸을 나에게 되돌려 주신 도원스님께 무한한 감사의 마음을 전합니다.

　● 어떠한 질병이나 사건 사고 수술 등, 신체에 가해지는 여파에 따라서 후유증은 남게 되고, 통증과 고통을 수반하게 된다. 내가 표현할 수 있는 용어로는, 어혈이나 탁기, 빙의체, 죽은 세포 등으로 표현할 수 있지만, 좀비세포를 참고로 할 수도 있을 것이다.

35. 파킨슨 / 인공유산(OOO, 56세, 여)

(1) 상담 내용. 치유 전 상태.
　가슴이 무겁고 답답하다. 몸이 빨리 경직되고 팽팽하게 당기고 아프다. 슬픔의 덩어리가 닻처럼 내려진 느낌. 왼쪽 가슴 뒤쪽(견갑골) 아래 업 창고 같이 느껴짐.
　생묵은 슬픔. 5살 때 동생의 죽음(첫 기억). 남편 바람으로 정신적 육체적 폭력.
　발이 차고 종아리가 경직되어 있어 하체가 약하고 허리가 아플 때가 있다. 강박증.
　가슴 한가운데 들썩들썩 불안불안, 다투는 느낌. 목에 가래가 걸려 있고 가끔씩 가슴에서 목까지 근육이 팽팽하게 당기는 느낌. 오른쪽 편두가 시멘트 발라놓은 것처럼 먹먹하고 감각이 둔함. 후두 신경통 때문에 오게 됨. 비염. 오른쪽 어깨 통증.

(2) 치유 후, 힐링 체험기
　가슴 한가운데 무겁고 끌려오던 것이 없어졌어요. 목의 긴장감이 굉장히 풀렸어요. 목이 제일 많이 풀렸어요, 후두신경통이 없어졌어요. 몸이 웅크러지고 오므라지던 것이 없어지고 요가 동작을 하게 됨. 소금물 목욕 후 때가 엄청나게 나옴. 사순시기와 치료시기가 맞아서 은혜로운 회개의 때가 느껴짐. 치료가 끝나면 부활절을 맞게 될 것 같아요. 영의학. 절제. 기도의 시간을 갖게 됨. 요가 동작을 날마다 하게 됨.

(3) 치유 후, 힐링 체험기

　자발공을 하면서 저절로 절을 하고 눈물이 터짐. 몸이 정돈되고 있어요. 많이 먹어도 속이 괜찮아요. 단단한 왼쪽 등 깊은 곳에서 올라오는 무거운 무기력감이 손에 잡힐 듯이 선명함. 기침이 점점 깊어지고 많아짐. 상체의 두께는 줄었는데 강도는 단단한 느낌. 눈이 아프고 침침하고 끈적하다는 느낌.

(4) 치유 후, 힐링 체험기

　아침에 일어났을 때 매우 평화로웠음(특히, 지난 토요일, 일요일 아침). 가슴 횡경막의 답답함이 조금 느슨해짐. 몸의 군살들이 빠져 정리되어 매끄러운 몸매가 되고 있음. 옛날(25년 전) 봄의 한 순간이 떠오르며 눈물이 터져나옴(하얀 목련이 필 때면 노래가 생각났음). 한순간 얼굴이 쏘옥 빠졌고 등 가운데 뒤쪽의 근질근질, 꿈틀꿈틀, 톡톡 쏘는 느낌 가려움 등이 느껴졌으며 풀리는 것 같기도 하고 경직되는 것 같기도 하면서 경직된 곳이 더 잘 느껴져서 힘들었음. 소개해 준 친구와 통화하여 과정 얘기함. 말을 아껴야 한다고 생각이 듦. 내가 가진 능력을 터부시 부끄러워 숨기고 싶었던 것들이 나에게 주신 달란트라는 것을 알게 됨. 꿈들이 많아짐. 상징적인. 토요일 일요일 오후 윗배에 있는 단단한 덩어리가 내려오면서 아랫배가 아픔. 설사가 나오기 전처럼 통증이 있었음. 체했던 것이 내려갈 때처럼. "주님 저를 깨끗이 씻어 주시어 당신의 일을 할 수 있는 도구로 만들어 주소서." 하고 기도합니다. "때로 두려움과 의심이 올라오기도 하지만, 당신께서 허락해 주심을 믿습니다."라는 기도와 함께. 자주 이가 아프고 악무는 느낌이 듦.

(5) 치유 후, 힐링 체험기

　기도가 깊어지고 기도 후 손이 저절로 막힌 곳들을 손가락으로 훑어 내린다. 등이 단단한 것들이 깨져서 골들이 느껴진다. 근질근질함이 심해졌다가 약해졌다가 함.

　몸이 매끄러워지고 가벼워짐. 요가 동작들이 더 땅에 밀착됨. 성당에 나가게 됨, 힐데가르트 성녀. 눈에 이상한 빛이 많이 없어짐. 목은 거의 풀림. 어깨가 많이 펴짐.

　정리가 조금씩 됨.

(6) 치유 후, 힐링 체험기

　이를 갈고, 치를 떨고, 악물고 하는 것이 크게 느껴졌으며 이것이 25년 전부터 시작되었던 남편의 바람, 폭력에 대한 엄청난 분노라는 것을 알게 됨. 수요일 저녁 온 몸에 차있었던 분노와 슬픔이 터져나온 듯 한 시간 이상을 울었다(울기 전에 몸이 너무 아프고 힘들었는데 울고나니 개운하고 가벼웠다). 아무도 나를 사랑해주지 않는 것 같다는 생각, 혼자라는 생각, 버림받은 아이 같다고 생각이 들었다. 지금 사막을 건너는 중이며, 사막을 건너야 나의 별에 도달할 수 있다고 생각이 들고, 예수님의 광야에 대해 묵상하며 광야와 사막은 인간의 영적 성장을 위한 수련의 장임을 더욱 알게 됨. 가슴 횡경막을 가로막고 있던 답답함과 무거움이 많이 느슨해졌음. 작은 생각 하나조차도 그대로 되어지는 것이 때로 두렵다. 남편과의 관계에서 서로 필요에 의한 만남이라 생각이 듦. 나에게는 돌볼 대상이 필요해서 산 것. 남편은 의지할 사람이 필요해서 사는 것. 남편 얘기를 하거나 생각을 하면 이가 악물어짐.

(7) 치유 후, 힐링 체험기

　드라이로 따뜻하게 온몸을. 새벽미사에 참석함. 좀 단단한 곳에 손이 가면서 그곳으로 숨을 쉬고 살짝 풀리는 느낌. 가슴 조임이 많이 풀어졌음. 등의 단단함은 얇아지고 더 예리하게 느껴짐. 아이들을 그냥 볼 수 있기를.

　● 지인을 통해서 찾아온 그녀는 10회 정도의 인공유산, 50대 후반의 교직에 있는 여성으로, 육신의 고통이 너무 심해서 아이들 교육에 자신이 없는 상태에서 찾아왔다. 온몸이 경직되고 몸과 후두신경통이 너무 심하고 오른쪽 뇌는 시멘트를 바른 것처럼 감각이 없으며, 등과 흉부의 경직과 통증으로 호흡하기 힘들고, 걸을 때 힘이 없고, 비염 등 많은 증상을 호소했음.
　불안정한 말과 정신이 없는 듯했음.

　1차 치유 후, 중요하게 호소했던 증상들이 거의 사라지고, 회를 거듭할수록 잠재된 영적 에너지가 발현되면서, 자발공과 유연한 요가 동작들이 나오고, 스스로 자신의 몸을 정화하는 능력이 생기고, 몽중 가피를 받아서, 꿈으로 예지하는 예지력이 생겼다.

　이 여성은 자신을 싸고있는 여러 겹의 빙의령들로부터 자유로워지면서, 총7회의 치유로 파킨슨이라는 무서운 병에서 자유와 환골탈태의 환희로운 가피를 받을 수 있었다.

　탁기살이 빠지면서, 굽었던 등이 펴지고, 몸이 반듯하고 날씬한 자태로 바뀌면서, 맑은 정신과 밝은 마음을 갖게 되었다.

방학 때 몇차례 더 치유를 받겠다고 했으나, 방학은 그냥 지나갔다. 그녀가 잘 지낸다고 생각한다.

36. 달팽이관 이석증(OOO, 80대, 여)

힐링 체험기

2011년 8월부터 3개월 이상 어지럼증이 지속되어, 누웠다 일어나면 빙글빙글 돌고, 바닥이 울렁거리고, 서 있는데 갑자기 바닥이 하늘로 가고 하늘이 땅으로 뒤집어지면서 그대로 쾅당 넘어지고, 누울 때 어지럽고, 한쪽으로 누워 있다가 자세를 바꾸면 어지러운 증세.

처음엔 침 맞고 한방치료 했으나 효과가 없고, 이비인후과 약을 먹으니 조금 호전 되는 듯 하다가 다시 심해졌음.

힐링 2회로 증세가 사라졌음. 병원에서 많이 좋아졌다고 하면서, 약 주면서 이 약 다 먹고 나서 나중에 안좋으면 오라고 했음.

힐링 후 1개월이 경과된 현재, 이석증 증세 사라졌음.

● 84세 돌아가실 때까지 재발하지 않고 건강하게 잘 지내셨다.

37. 빙의 / 비만 / 골반 측만 / 뇌졸중 초기 / 안면 경련

(OO경, 44세, 여)

힐링 체험기

▷ 주요 병명 : 스트레스성 비만 / 골반 측만 / 요통 / 좌골 신경통 / 뇌졸중 초기 증세 / 안면 홍조 / 안면 경련

■ 5월 26일

처음으로 최순대 원장님의 치료를 받았다. 힘겨운 시간이 지났다. 나른한 몸으로 집에 돌아와 곧바로 자리에 누웠다. 한참을 자고 나니 몸과 마음이 한결 편안해졌다. 통증도 조금은 줄어 있었고, 몸에서 여전히 물이 흘러내렸고(땀이라고 하기에는 달랐다), 몸은 차가워지곤 했다. 그리고 다시 잠을 잤다. 몇시쯤이나 되었을까. 몸에서 진동이 일었다. 손끝이 모아지고 발끝으로 전기가 흐르면서 엉덩이 쪽에 통증이 심해졌다. 그러면서 몸에 어떤 에너지가 흐르고 있음을 느꼈고 그동안 아픔으로 몸을 반듯하게 하기가 어려워 되도록 자제를 하고 있었던 자세가 되면서 척추 마디마디가 어떤 힘에 끌려 늘어나고 있음을 느낄 수 있었다.

흉추 3~4번에서 5번까지 뚜뚜둑! 소리가 내 귀에 선명하게 들렸다. 그 에너지는 계속 내려와서 요추 4~5번의 자리에서 또 뚝! 하는 소리가 들리며 왼쪽다리가 편안해졌다. 몸이 굉장히 가벼웠다. 순간 누워서도 저리고 쑤시던 다리의 통증도 멈추었다. 그리고 무엇인가 한뭉치씩 발끝으로

빠져나왔다. 꿈을 꾸었다. 내 몸안에 내가 셋이 되었다. 둘은 나를 골탕먹이는 것이 즐거워 보였다. 또 하나는 그들이 숨어있는 곳을 찾아내 잡으려 했다. 그리고 말했다. 걱정하지 말라고. 그들을 찾아내 내쫓겠다고. 그러면 아프지 않을거라고 말했었다. 참으로 신기한 꿈이었다.

■ 5월 28일

몸의 진동으로 저절로 잠이 깨었다. 새벽 3시가 넘었다. 계속되는 진동 속에 몸에서 빠져나가는 기운을 계속해서 느낄 수가 있었다. 그렇게 얼마나 지났을까. 또다시 잠이 들고 또 진동으로 깨어나고를 거듭 반복하면서 아침이 왔다.

■ 6월 2일

두 번째 힐링에 들어갔다. 첫 번째와는 많이 느낌이 달랐다. 자세도 많이 잡혔고 통증도 많이 사라졌다. 12시경 자리를 잡고 명상에 들어갔다. 왠지 목욕을 해야겠다는 생각이 들었다. 그리고 새옷으로 갈아입고 명상에 잠겼다. 수개월 동안 수련을 해오면서 어느 도반의 말처럼 기도를 한다고 그러면 알 수 있다고 해서 여러 번 시도를 해보았지만 입이 떨어지지 않았다. 머리는 텅 비어 있었고 마음역시 텅 비어버린 것 같아서 그저 묵상만 했을 뿐이었는데, 왠지 오늘은 달랐다. 나도 모르게 주절주절 입이 떨어졌다. 무엇을 기도했는지 잘 모르겠다. 그저 간절하게 간절한 마음으로 알게 해달라고 했고, 내 몸으로 느끼는 통증을 줄여달라고 마음의 욕심과 번뇌를 놓게 해달라고 무심으로 감사함을 알게, 그래서 욕심이 아닌 사랑으로 살아갈 수 있게 되기를 바라는 기도가 나왔다.

두 손이 합장이 되며 절을 하고 다시 바르게 정좌를 했다. 그 순간이다.

머리에서부터 이상한 느낌이 왔다. 꽉 조여드는 그런 느낌. 다음은 어깨가 조여졌고, 가슴이 또 조여왔다. 처음 입었던 면옷이 갑자기 몸에서 툭 떨어져 나갔다. 배에서 또 조여지고 엉덩이도 조여왔다. 내가 작아진 느낌이 들었다. 실제로 그랬다. 아침에 일어나보니 퉁퉁 부어있었던 몸들이 많이 줄어 있었다.

■ 6월 5일

여전히 새벽이면 진동으로 잠이 깨인다. 계속해서 탁기는 발끝으로 빠져 나가곤 한다. 이제는 서있는 자세도 제법 잡혀 있다. 앉아있거나 누워있을 때는 거의 통증이 없다. 하지만 10분 이상 서있거나 걸을 수가 없다. 그래도 감사하는 마음이 든다.

항상 명상에 들 때는 감사함의 기도가 나온다. 이제 곧 통증이 사라질거라는 희망이 생긴다.

■ 6월 9일

3번째 힐링을 받았다. 많은 사람들이 나를 보면 놀란다. 얼마 전까지만 해도 한쪽을 쓸 수가 없었다. 엉덩이에서 느껴지는 통증은 물론이고 걸을 때마다 틀어지는 몸을 보면서 놀랬던 사람들이 발걸음의 편안해져 보임에, 또 많이 빠진 부기 때문에 살이 빠졌다고들 한다. 얼굴도 달라졌다고, 예뻐져다고들 한다. 걷는 시간도 제법 늘었다. 이제는 제법 오래 서서 버틴다. 구부정해던 등도 많이 펴졌다. 오른쪽 발끝이 45도 이상 틀어진 것도 이제는 반듯해진 듯하다. 무릎은 잘 구부러지지 않아 계단을 오르내리기가 힘이 들었는데 이제는 난간을 잡지 않고도 조금은 불편하지만 오르내리기까지 되었다. 생각해보니 꿈만 같다. 처음엔 앉거나 일어서기가 정말 힘이들었다. 몇 발자국 걷는 것도 어려웠었다. 계단을 내려갈 때는 양팔을 벌려서 한쪽 손은 벽을 잡고 또 한손은 난간을 잡고 다리의 통증 때문에 한 층 내려가면 계단에 쪼그려 앉곤 했었는데… 힐링을 받은 후부터는 하루하루가 다르게 많은 변화를 가져오고 있다. 매일밤 새벽까지 이어지는 진동도 나를 놀라게 한다.

■ 6월 12일

자정이 넘어서 명상에 들었다. 5번째의 절이 끝나고 무릎을 꿇고 앉아 두 손을 모으는데 가슴이 답답해졌다. 시원한 바람이 그리워졌다. 옥상으로 올라갔다. 그곳에서 간이의자에 앉아 묵상으로 잠겼다. 얼마나 시간이 흘렀을까. 삼매에서 깨어나 집으로 돌아와 잠자리에 들었다. 새벽에는 강한 통증으로 잠에서 깨었다. 그리고 보니 오늘이 3일째다. 밤마다 다리가 너무나 아팠다. 아침이면 일어설 수도 없을 만큼 쑤시고 아팠다. 갑자기 너무 무리를 해서일까 라고 생각하기에는 아닌 것 같았다. 이런저런 생각에 뒤척이는데 그런데 갑자기 귀에서 누군가 속삭이는 소리가 들렸다. 분명히 무어라 그러는 것 같은데 그 소리는 곧 노란 황금색으로 나타났다 사라져갔다. 깜짝 놀라 눈을 뜨려고 하는데 다시 한번 귀에서 속삭이는 소리가 들렸다. 그리고 그 소리는 곧 노란 황금색의 빛깔로 나타났다 사라져갔다. 온통 하루가 그 생각에 집중되었지만 수수께끼는 풀리지 않았다.

■ 6월 13일

추적추적 비가 내렸다. 오늘은 아침에 가벼운 통증이 있었다. 생각해보니 몸 안에 어떤 다른 에너지의 파장으로 무서운 통증이 있었던 듯하다. 며칠 전부터 자면서 뒤척일 때마다 허리 아래로 곧장 근육이 뭉치는 것 같았다. 선골과 미골이 당겨주면서 다리의 통증이 살아나곤 했다. 그렇게 밤마다 근육이 뭉치더니 오늘은 걸음을 걷다가도 엉덩이 근육에 힘이 주어진다. 그럴 때마다 무엇인가 한뭉치씩 발끝으로 빠져나간다. 옥상에 올라왔다. 비가 온 후여서 그런지 상쾌했다. 살을 스치고 지나가는 바람결이 너무나 좋았다. 얼굴을 스치는 바람, 다리를 스치고 지나가는 바람이 이렇게 좋을 줄 몰랐다. 실크가 닿는 그런 부드러움이 있었고 포근한 솜처럼 아늑하기도 했다. 어느새 난 삼매에 들어갔다. 바람이 날 황홀하게 했고, 행복하게 해 주었다. 또 기도가 나왔다. 내가 아직 어리석어 이치를 모르고 있으니, 바로 보고 알게 하는 지혜를 달라고. 욕심과 집착을 놓고 따뜻한 마음으로 사랑을 할 줄 아는 마음이 되게 해달라고…

그러자 갑자기 내 몸안에 무엇인가가 들어왔다. 손을 만지고 바라보며 피부를 확인하듯 했다. 뒷짐을 지고 곧바로 일어서더니 옥상 구석구석을 확인하고 다녔다.

때론 기다리시겠다고 말씀하셨던 그 분이 생각났다. 몇 대조 조부님인지 잘 모른다. 그런데 어느 도반의 영적 능력으로 내게 오셨었던 그분 역삼동에서 두 번 다녀가셨다. 그때는 무엇인지 잘 몰랐다. 그저 뒷짐을 지고 큰 기침을 하며 이리저리 둘러보시다 가시곤 했었다. 그런데 오늘은 조금 다르다. 무엇인가 감추어져 있고 숨어있는 것들을 찾는 것 같은 마음이다. 집으로 내려왔다. 앞 뒤 베란다와 거실, 안방, 큰아이 방, 작은 아이방, 화장실을 차례차례 살펴 보시더니 "음, 좋다, 좋아." 하시며 고개를 끄덕이신다. 그리곤 곧장 안방으로 다시 들어가 두리번 거리시며 무얼 찾는다. 찾았다! 다름아닌 2002년도 10월에 내장산에서 그려온 연필 초상화다. 벽에 걸려 있던 초상화를 떼어내어 현관 앞에 던져버렸다. 작은아이 방 책상에서 호랑이 인형을 들고 나와 또 내동댕이 친다. 거실에 있던 애견들의 사진까지

버리시고 다시한번 집을 둘러보시고 만족하셨는지 현관 문을 열고 다시 옥상으로 올랐다. 동서남북 하늘과 땅을 보시다가 홀연히 내 몸에서 나가셨다. 큰 절을 올리고 온전히 내가 되었을 때 누구신지 알고 싶었다. 다음엔 물어보리라, 꼭!

지난 한주가 꿈같이 흘렀다. 4번째 힐링을 받았다. 가슴에서부터 나오는 그 뜨거운 무엇이 눈물이 되어 흘러내렸다. 진정으로 감사합니다, 감사합니다를 외쳤고 그것이 내 마음을 편안하게 해주었으며 몽롱한 상태가 된 듯 싶었다. 의식은 아주 편했다. 힐링을 받기 전 얼굴에 돌았던 상기증도 사라졌다. 눈에 열도 내려가고 어지러움과 두통도 사라졌다. 일어설 때는 날아갈 듯한 가벼운 몸이 되었다.

■ 6월 19일

두 다리가 갑자기 쭈욱 펴진다. 약간 벌린 상태에서 발목이 안으로 굽어져온다. 온갖 근육이 있는데도 당긴다. 곧 발목이 부러질 것 같았다. 어렸을 때의 심한 발목 부상이 있었다. 그때에 가정의학으로 집에서 노란 치자가루를 찧어 뿌렸던 것으로 치료는 끝났다. 한 달 이상 걸을 수가 없었다. 그 때부터 발목을 자주 삐었고 운동도 중단했었다. 걸음걸이도 많이 불편했었다. 세포 수련을 하면서 수시로 나타났던 자가치료였다. 그 때부터 발목은 부었던 것이 조금씩 빠지고 있었다. 그런데 이번에는 조금 달랐다. 고관절, 서혜부까지 조여지기 시작했다. 몇일 전에도 한번 진동이 왔을 때도 그랬었다. 고관절이 두두둑 뚝 하는 소리가 나면서 옆으로(밖으로) 향하던 발끝이 상당히 안으로 돌아와 있었다.

그런데 오늘 새벽에도 또 그런다. 또 '뚜둑' 소리가 난다. 양 무릎이 붙는다. 또 발목이 붙었다. 골반이 편안해졌다. 다리의 쑤심과 저림이 많이 줄었다. 기쁨에 잠이 들었다. 얼마나 시간이 흘렀을까 몸에서 잔잔한 진동이 오면서 잠에서 깨어났다. 힐링을 받기 시작하면서부터 밤이면 자주 진동에 의해 잠에서 깨어난다. 제 스스로 치료를 하는 것 같았다. 오늘도 벌써 여러 차례 진동이 일어났다. 그런데 참으로 기이한 현상이었다. 무엇인가 내 몸안에 있었다. 내 의식 같기도 했다. 분명 내가 내 안에 있었다. 내 의식 같기도 했다. 그것은 빛인 것 같기도 했고 마음인 것 같기도 했다. 머리에서부터 경추를 지나 흉추도 내려갔다. 갑자기 3~4번의 왼쪽 척추 부분에 구멍이 뚫려 있는 것이 보였다. 아! 이곳이 아프구나. 또 쭈욱 내려와 오른쪽의 요추부분 그곳도 3~4번 자리에서 구멍이 보였고 이곳도 아픈 부분이라며 진단을 내리고 또 흘러내려간다. 왼쪽 오른쪽을 번갈아 가면서 아픈 곳을 찾아내었고 엉덩이로 내려왔다. 골반 옆으로 구멍에서 빛이 나는 곳이 있었다. 그곳으로 내려와 들여다보고 다시 오른쪽 다리로 내려갔다.

허벅지의 뒤쪽, 승부와 은문의 사이 근육을 어느새 움켜쥐고 있었다. 밖으로 쥐어 짜내니 곧장 무엇인가 빠져 나가는 것이다. 그렇게 몇 번인가 그곳을 쥐어 짜내니 다리가 시원해졌다. 가슴으로 돌아와 바라보니 위에서 구멍이 보였다. 위와 장, 배꼽 주위의 장에서 아프다고 했다.

아침에 일어나보니 어제와 많이 달라져 있었다. 일어설 때 기울었던 몸이 반듯해졌고 발끝도 완전히 일자가 되어있었다. 움직이는데 아주 많이 편안해졌다.

■ 6월 23일

다섯 번째 힐링이 끝나고 돌아오는 길에 짙은 회색 구름이 깔려있는 하늘이 눈에 들어왔다. 자꾸만 하늘을 바라보는데 가슴에 이상한 통증이 왔다. 꽉 찬 느낌, 뻐근한 느낌이 들면서 눈물이 쏟아졌다. 왜 이럴까. 이런 기분, 느낌은 무엇일까. 가슴에 느껴지는 이 통증 무엇일까. 한참을 그렇게 울면서 하늘을 바라보았었다.

■ 6월 24일

　오후에 있을 만남을 기다린다. 설레인다. 곰곰이 생각해보니 몸에 참으로 많은 변화가 왔다. 좌골 신경통이라 했던 모든 증후군들이 많이 사라졌다. 그것뿐만이 아니라 몸이 몹시 차거워지며서 물이 흐르던 증세도 없어졌다. 바람이 싫어서 긴 팔과 긴 바지 양말을 꼭 꼭 신고 있었고, 오른쪽 다리가 시렸던 것도 어느새 없어졌다. 한여름에도 발을 감싸야 했던 (이 증세는 22년 되었다) 시려운 느낌도 없어졌다. 이젠 선풍기와 에어컨의 바람도 싫지 않고 몸에서 덥다는 신호도 오고 있음이다. 지금도 뒤에서는 선풍기가 돌아가고 있다. 감사합니다! 정말 감사합니다!

〈빙의 / 비만 / 골반 측만 / 뇌졸중 초기 / 안면 경련(44세, 여) 치유 경과보고〉

▷ 병명 : 스트레스성 비만 / 골반 측만 / 요통 / 좌골 신경통 / 뇌졸중 초기 증세 / 안면 홍조 / 안면 경련
▷ 나이 : 44세
▷ 성별 : 여
▷ 기간 : 2003년 5월 26일 ~ 6월 30일(총 6회, 현재 치유 중)

■ 치유 전 상태 :
　1. 진통제 복용할 정도로 심한 허리통증과 두통, 어지러움 증세
　2. 둘째 아이 출산 후부터 심한 스트레스성 비만 상태(161cm 80kg)

3. 몸의 무기력증과 우울증.
4. 저혈압.
5. 오른쪽 다리가 쑤시고 에리는 심한 통증.
6. 바닥에 앉거나 일어서는 동작이 어려울 정도.
7. 그냥 앉아있기도 힘들 정도의 요통.
8. 걸을 수 없을 정도로 좌골신경통이 심하고 걷는 속도가 매우 느림.
9. 안면마비, 안면홍조, 안면 경련.
10. 뇌졸중 초기 증세.
11. 좌측 팔다리에 서서히 기운이 없어지고 근육이 약해지는 상태.

■ 치유 후 변화 :

1. 저리고 쑤시던 다리 통증이 없어짐.
2. 온 몸의 탁기성 부기가 빠져 스트레스성 비만 상태가 호전됨.
3. 구부정했던 등이 바르게 펴짐.
4. 41도 이상 틀어졌던 오른쪽 발끝이 반듯해짐.
5. 계단을 오르내리기 힘들 정도로 구부러지지 않던 무릎이 펴지고, 정상적으로 걷게 됨.
6. 좌골신경통 호전.
7. 오른쪽 다리의 시린 증세 없어짐.
8. 22년동안 한여름에도 발을 감쌀 정도의 냉증이 없어짐.
9. 앉거나 일어서는 동작이 힘들었는데 정상으로 호전됨.
10. 요통, 두통, 어지럼증 등이 호전됨.
11. 얼굴에 생기가 돌고 표정이 밝아짐.
12. 안면마비, 경련증세 등이 호전됨.

13. 좌측 팔다리의 기운이 회복됨.

● OOO씨는 치유 후, 기감이 발달되고 나름대로의 영감에 의해서 치유센터를 오픈하여 치유활동을 하는 치유사가 되었다고 초대를 하여, 방문한 적이 있었음.

38. 우울증 / 만성두통 / 정신병원 입원(OO국, 40대, 남)

힐링 체험기

안녕하세요? 저는 40대 중반의 직장 남성입니다.
이 글을 보시는 분들께 조금이나마 도움이 되었으면 하는 바람에서 저의 힐링 체험기를 적어볼까 합니다.

저는 작년 5월경부터 까닭없이 몸이 나른하고 몹시 피로하며 매사에 의욕이 없고 해서 몸이 허해서 그런가하고 약을 지어 먹었습니다.
그러나 약을 먹을 때뿐이고 다시 계속 피로하고 의욕이 없고 해서 그냥 방치한 채 생활을 했습니다.

그럴즈음, 제가 장남이라서 부모님께 매달부쳐드리는 생활비 문제와 직장에서의 해고에 대한 두려움, 장래 생계에 대한 막연한 불안감과 계속되는 업무 스트레스 그리고 어렵사리 집장만 하느라 은행에 진 빚 등으로 항상 불안하고 근심, 걱정이 한꺼번에 몰려왔습니다. 또한 업무에 대한 자신감도 점점 줄어들었구요.

혼자서 전전긍긍하며 이 궁리 저 궁리를 거듭하였으나 마땅한 대책이 없었습니다.
그러면서 항상 가슴이 눌린듯이 답답하고 잠을 제대로 자지도 못했습니다. 불안감 때문에 손발이 저리고, 몸무게는 점점 줄어들고 항상 피로하고,

급기야 2002년 9월초 어느 날 새벽에 위경련으로 입원하게 되었습니다. 병원에 입원하여 신경정신과에 진료한 결과 우울증이라는 진단을 받았습니다.

진단을 받을 당시에는 단 1분도 자리에 앉아있지 못하고 계속 일어서서 이리저리 서성댈 정도로 불안감이 극도에 달했습니다. 저는 이래서 안되겠다싶어 정신병동에 입원하기로 마음을 먹고 집사람에게 의논하였는데, 집사람의 완강한 반대에 부딪혀 다투기도 하였습니다. 이 일로 집사람과 트러블이 생겼고, 저는 결국 정신병동에 입원하여 약 3주정도 있었습니다.

불안증상이 어느 정도 완화되어 퇴원을 하고 마음으로는 몇 달간 휴직을 하며 쉬고 싶었지만 당장 생계를 어떻게 꾸려나갈지에 대한 근심때문에 좀 어려움이 있더라도 직장에 복귀하기로 하였습니다. 물론 저의 판단으로 몇 달 쉰다고해서 금방 상태가 극적으로 좋아지지 않고 오히려 업무에 대한 적응만 더 떨어질 뿐이라는 생각도 있었습니다.

업무에 복귀하자마자 여러 가지 업무들로 인하여 1달도 지나지않아 뒷목이 뻣뻣해지면서 눈도 침침해지고 머리가 어지러우면서 부정맥이 뛰고 불안증세가 나타나기 시작했습니다. 병원의사에게 증상을 호소하면 그 때마다 약을 바꿔가며 처방을 해주었으나 약의 힘으로 하루하루를 힘겹게 보내고 있었습니다. 그러면서 불안의 증상과 뒷목의 뻣뻣함, 어지러움의 증세는 날로 심해지고… 참으로 고통스럽고 힘든 나날이었습니다. 당시에는 집사람과의 사이도 좋지않아 저의 이러한 상황을 같이 고민할 수도 없는 입장이었습니다. 집사람 말은 당신 병은 당신이 알아서하라는 식이었습니다. 사면초가라는 생각이 들더군요. 해결책도 없었습니다.

　그러던 중 우연히 인터넷을 서핑하다가 한빛심령치유센터 최순대원장님을 뵙게 되었습니다. 지푸라기라도 잡고 싶은 심정에서 홈페이지를 꼼꼼히 읽고 또 읽었습니다. 웬지 모르게 마음이 끌렸고 믿음이 갔었습니다. 저는 원래 꼼꼼하고 논리적으로 따지기 좋아하는 성격입니다만 최순대 원장님을 사진으로 뵙고 나서 용기를 내서 전화를 해서 상담 날짜를 잡았습니다. 원장님을 뵙고 상담을 하고 나서 힐링을 받기로 하였습니다.

　처음 힐링을 받을 때는 무척 힘들고 고통스러웠습니다. 하지만 죽어야 산다는 각오로 원장님의 힐링을 받았고 온 몸에 그동안 막혀있던 어혈들이 선명하게 나타났습니다. 저도 제 몸이 이렇게 어혈들로 막혀있었는지 놀랄 정도였습니다. 힐링을 받고 난 후 손발이 차가웠고 원장님께서 몸안의 탁기가 빠져나가기 때문이라고 말씀하셨습니다. 그리고 잠시 누워있는데 저도 모르게 눈물이 나왔습니다. 원장님(사실 저는 원장님이라는 표현보다는 저의 어머님이라는 생각입니다)께서 울고 싶으면 울고 하고 싶은 말이 있으면 나오는 대로 하라고 말씀하셨습니다. 돌아가신 조부모님, 어머님, 그리고 제가 젊었을 때 유산시킨 애기에 대한 죄스러움과 사죄의 이야기를 했습니다. 한참을 울고 나니 몸이 너무나 가볍고 개운했습니다.
　육체적으로는 온 몸에 어혈이 선명하고 얼얼하기도 하였지만 마음만은 너무 평온했습니다. 그러면서 "아, 나도 이제 살았구나." 하는 생각이 들었습니다. 집으로 돌아오는 버스에서 바라본 하늘은 그 날따라 어찌그리 맑고 아름다워 보였는지 모릅니다.

첫 힐링을 마치고 나니 심하게 뛰던 부정맥도 많이 좋아지고 무엇보다 뒷목이 뻣뻣하게 경직되는 것이 많이 좋아졌습니다. 물론 불안감도 줄었구요. 며칠 후 정기 병원 진료시에 의사에게 가서 증상이 나아졌다는 말씀을 드리고 약을 줄여서 지금까지 복용하고 있습니다. 마음같아서는 약을 완전히 끊고 싶지만 제 업무가 워낙 스트레스가 심하다보니 그러지는 못하고 약물치료는 병행하고 있습니다.

특히 기억나는 일은 5회째 힐링을 받고 나서 집으로 가는 차 안에서 온몸에서 식은 땀이 나고 손과 발이 찌릿찌릿하며 금방 쓰러질 듯이 무척 힘이들었는데, 집에 도착하여 전화로 원장님께 말씀드렸더니 몸안의 탁기가 빠져나가서 그런 현상이니 걱정하지 말고 찜질방에 가서 땀을 흘리고 몸조리를 잘하라고 하셔셔 그대로 하였습니다. 그러고나니 몸이 무척 개운하더군요.

지금은 매주 1회씩 힐링을 받고 있습니다. 그 동안 부모님과 집사람과의 불화 문제도 좋아졌고, 저와 집사람과의 관계도 점차 좋아지고 있습니다. 연말에 저는 회사에서 진급도 했구요. 힐링을 받으면서 원장님께서 일상 생활에 필요한 여러 가지 조언도 해주셨는데, 저에게는 한 말씀 한 말씀이 소중하고 주옥같은 것들이었습니다. 새 집을 지을려면 헌 집을 부수고 새로 지어야 한다는 말씀과 어제도 내일도 아닌 오늘 하루 하루를 최선을 다해 살아가라는 말씀은 늘 가슴에 새기며 생활하고 있습니다.

아직까지 완전히 회복한 상태는 아니지만 조만간 회복될 것이라 믿으며 저는 오늘도 제 어머님같은 원장님이 계시는 분당으로 향합니다. 이 글을 읽으시는 분 중에 혹시 저와 같은 분이 계시다면 감히 말씀드릴 수 있습니다. 믿음을 가지시고 한 번 원장님을 뵙고 상담을 해보시고 꼭 힐링을 받아 보시라구요. 마음의 평온과 건강의 회복을 반드시 얻으실 수 있을 겁니다. 어느 분이신가 이 글을 읽고 그 분이 결정을 하시는데 도움이 된다면 저로서는 이 글을 올린 보람이 있다고 생각합니다.

그리고 원장님, 권선생님, 효진(서연)씨께도 늦었지만 너무 고맙고 감사하다는 말씀을 드립니다. 고통받은 이들을 위하여 묵묵히 애쓰시는 그 분들께 글로나마 사랑의 마음을 전합니다. 그간 저에게 베풀어주신 따뜻함과 은혜를 저도 살아가면서 누구에겐가 조금씩 갚아나가겠습니다.

(2004년 6월 현재, 정신과 약도 끊고 산에도 자주 오르며 잘 지내고 있음)

● 대기업 임원급이었던 OOO씨는 노부모님의 생활비 지급과 경제적인 부담으로 퇴근 후, 번역 일 등의 부업을 하면서 재원 마련으로 심신이 지쳐 있었고, 따라서 업무 부담과 가정적으로도 책임감 때문에 고사 직전이었는데, 정화 후 전반적으로 모든 사정들이 역전되어 좋은 쪽으로 바뀌어서 원만히 생활을 잘 하고 있다고 연락이 왔음.

39. 무기력증, 우울증(OO리, 18세, 여 & OO애, 44세, 여)

모녀 치유체험기

"엄마의 글"
[사랑의 빛]

나와 딸은 무기력증과 갖가지 몸의 통증으로 수년간을 시달리다 우울증까지 오게되어 최악의 상태만을 생각하게 되었다. 그러던중 최원장님과의 인연으로 힐링치료를 받게 되었다.

1차 치료의 재령의식과 영가천도, 탁기제거의 과정은 참기 어려운 고통으로 이성을 찾기 힘들었다. 그런 과정에서도 딸은 솜털같은 부드럽고 가벼운 몸의 상태를 순간 체험했다고 말했다. 탁기는 외부로 금방 흘러나와 붉은 어혈로 표시를 내었다.

특별하고도 신기한 경험이었다.

2차, 3차, 4차, 5차 까지 치료받는 동안은 신기하게도 전에 앓았던 병증들이 통증으로 다시 찾아오고 완전소멸되는 과정을 반복하면서 기몸살을 앓는 가운데도 스스로 느끼는 기운은 점점 가벼워짐을 느낄 수 있었다.

건강해지고 싶은 기대가 사실로 확인됨을 느낄 때는 경이롭기까지 했다. 이것이 진실로 가능한 일인가?라고 과거에 악령의 기운으로 긴긴날을 고통으로 지내야만 했다는 이유가 얼마나 위안이 되는지 모른다. 왜냐하면 다시 무엇인가 새로운 삶으로 바꿔놓을 수 있다는 정확한 해답 때문에 스스로 검증해 볼 수 있는 일들이 아니었지만 치료받기 전엔 무조건 의지하고 믿고 싶었다.

지푸라기라도 잡고 싶은 심정으로… 그외엔 다른 출구가 없음을 알고 있었기에 지금은 나만이 느낄 수 있는 정신적 육체적 변화와 체험의 근거로 확실하게 말할 수 있다. 오묘하고도 신비한. 영적 체험들을 이젠 주변에서 일어나는 일상의 일들과 보이지 않는 미래까지도 믿음과 확신들이 조금씩 커감을 느낀다. 아주 단순할 수도 복잡할 수도 있는 사람의 삶이 순간 교차되어진다. 끝으로 사랑의 가족 최원장님, 권선생님, 황선생님, 효진(서연) 씨에게 감사의 마음을 가슴으로 전하고 싶다.

"따님의 글"
[행운의 생명에너지]
나는 10년이 넘게 이름 모를 병을 앓아 왔다.

머리부터 발끝까지 아프지 않은 곳이 없었다. 머리는 항상 무겁고 뿌연 안개가 낀 것처럼 몽롱하고 어지러웠으며 눈은 열이 나고 빠질 듯이 아팠다.

목 뒷부분은 항상 뻐근하고 돌릴 때마다 두두둑 소리가 났고 그 통증이 어깨까지 이어져서 허리를 타고 내려왔다.

먹기만 하면 체해서 손따는 바늘을 갖고 다닐 정도였으며 가슴은 딱딱하고 숨을 한번에 몰아 쉬는 경우가 많았는데 끝까지 숨이 쉬어지지 않아서, 답답하고 금방이라도 숨이 넘어갈 것 같았다. 이유없이 심장이 빨리 뛰고 불안하기 까지 했다.

배 아래부터 냉해서 생리통이 심했고 발이 항상 차가웠다. 무릎은 끊어질 듯이 아플 때도 있고 시리기도 했지만 나이가 어린 탓에 관절염이라는 생각은 하지 않았고 그냥 단순한 성장통 쯤으로 여겼다. 이렇게 몸이 아픈데도 병원에 가면 이상이 없다는 똑같은 대답 뿐이었다. 항상 기운이 없어서 장시간 무엇을 한다는 것은 불가능했다. 하고 싶은 것이 너무 많은데도 그냥 지나쳐야 했다. 마음은 간절한데 몸이 따라주지를 않아서 정말 미칠 것 같았고, 계획만 세워놓고 제대로 실행하지 못하는 나 자신이 너무 싫었다. 이런 악순환이 계속되자 성격도 점점 나빠졌다. 머리속은 온통 부정적인 생각들로 가득 찼다. 이런 와중에 치료를 받게 되었다. 1차 치료 때는 영을 제거하는데, 단순히 아프다는 말로는 고통을 설명할 수 없을 만큼 참기 힘들었다. 차라리 정신을 잃었으면 했다. 하지만 한편으로는 내가 이런 치료를 받을 수 있는 기회가 주어진 것에 대해 고맙게 느껴졌다. 그리고 어느 순간 가슴이 솜털 같이 부드럽고 가벼운 느낌이었다. 너무 가벼워서 가슴이 없어진 기분이었다. 심한 기몸살을 앓고 난 뒤 2차 치료부터는 훨씬 덜 아팠다. 5차 때에는 시원하기 까지 했다. 여러 차례 치료를 받으면서 그동안 내가 몰랐던 부분들이 아프기 시작했다. 예전에 아팠던 부분이 다시 아프더니 점점 통증이 완화되었다. 가장 좋아진 것은 가슴이 답답했던 것이 없어진 것이다. 숨을 몰아 쉬는 경우도 이제는 없고 항상 편안한 느낌이다. 무릎 관절이 아픈 것도 없어졌고 단단했던 살이 물렁물렁해지더니 빠지기 시작했다. 지금은 기몸살 때문에 힘들기는 하지만 기분이 너무 좋다. 뭐라도 할 수 있을 것만 같다.

　나는 다시 태어났다. 원장님 효진(서연)언니 권선생님 황선생님께 너무나 감사드린다. 내 글을 많은 사람들이 읽고 건강해졌으면 좋겠다.

(2002년 11월 7일)

(OO리, 18세, 여) 치유경과보고

2002년 9월 14일 ~ 2003년 2월 8일(총 20회 치유)

■ 치유 전 상태

1. 장결핵 및 발가락 수술.
2. 가슴 답답함과 호흡 곤란 증세.
3. 한숨을 자주 쉬고, 기운이 없고, 항상 혓바늘이 돋았음.
4. 오른쪽 어깨가 많이 쳐져있고, 어깨 통증.(항상 무거웠음)
5. 목이 뻐근하고 목 돌릴 때 소리가 났음.
6. 머리가 무겁고 자주 아픈 증세.
7. 무릎 관절이 바람이 나오는 것처럼 시리고 아파 오래 서있지 못했음.
8. 발 부종이 심하고, 발목이 아픈 증세.
9. 소화가 잘 안되고 잘 체하는 편.
10. 항상 장이 싸늘하게 아프고 설사가 잦았음.
11. 변비 증세와 심한 생리통.
12. 이빨이 시리고 아픔.
13. 허벅지가 항상 아프고 종아리가 땡겨 책상에 오래 앉아있지 못했음.
14. 불안하고 초조하고 짜증이나 화가 많았음.
15. 숙면을 못취하고 악몽을 자주 꾸고 가위에 눌림.
16. 스트레스성 비만 증세.
17. 골반 뼈가 돌출돼 있었고, 좌우대칭이 안맞았음.
18. 10년째 우울증.
19. 손과 발이 차고, 몸이 냉하고 습함.

■ 치유 후 변화

1. 가슴이 시원하고, 호흡이 편해짐.(한숨 쉬는 것이 없어짐)
2. 어깨 통증이 사라짐.

3. 목이 가벼워지고, 목에서 소리가 거의 안남.
4. 머리가 맑아짐.
5. 무릎 통증과 시린 증상이 없어지고, 오래 서있어도 불편함이 없음.
6. 발목 통증이 없어지고, 무릎의 붓기가 많이 빠짐.
7. 식욕이 생기고 소화도 잘됨.
8. 치유 후 설사가 줄어들고 변 색깔이 좋아짐.
9. 이빨이 시리고 아픈 통증이 없어짐.
10. 오래 앉아도 허벅지가 전혀 아프지 않음.
11. 마음이 편안해지고 화가 줄어듬.
12. 치유 후 숙면을 취함.(악몽이나 가위눌림 없어짐)
13. 어깨, 팔, 가슴, 허리, 엉덩이, 허벅지, 종아리 등 전체적으로 탁기살이 빠지면서(종아리 36→35cm)(허벅지 61→56cm)(허리 76→73.5cm)(엉덩이 105→98)(팔뚝 33→31.5)(목 34→32.5)(가슴 90→89) 로 변하고, 자신감이 생김.
14. 골반 뼈가 교정이 되면서 좌우대칭이 맞고, 생리통이 현저하게 줄어듬.
15. 몸과 마음이 가벼워졌다고 함.
16. 손발이 따뜻해지고, 온 몸이 온기가 돌고, 손에서 기감을 느낌.

● 전반적으로 딸의 상태가 더 심각했지만, 어머니의 경우도 딸과 증세가 비슷한 점이 많았으며, 함께 치유를 받기를 희망하여 모녀가 함께 치유를 받게 되었음.
　○○양은 몸, 마음, 정신의 건강이 거의 회복되고, 원하던 영국 유학을 가게 되었음.

40. 빙의(OO범, 5세, 남)

힐링 체험기

저는 5살 남자 아이를 둔 엄마입니다. 저희 아들은 4개월 때부터 신장에 염증이 생기는 요도 감염 때문에 대학 병원에서 거의 살다시피 했습니다. 너무 어렸을 때부터 병원에서 항상제를 투여하다 보니 저항력이 약해져서 조그만한 날씨 변화에도 금방 감기가 걸리고 어김없이 하루 이틀만에 폐렴으로 가서 요도감염과 폐렴을 번갈아 가며 10차례 이상을 병원 입원했고 퇴원해서도 병원에 출근하는게 일이었습니다.

그러나 보니 둘째를 가질 엄두를 내지 못했는데 아이가 병원에 입원하게 되었는데 특수검사를 엄마랑 같이 검사하다가 퇴원하고 보니 임신 2개월이었습니다. 그런데 병원에서는 100% 기형아라고 유산을 권유해서 2개월 만에 임신 중절을 하게 되었습니다. 저희 집안이 원래 불교집안이라서 시어머님께서는 사찰에 천도재를 여러 차례 하셨고 저도 100일동안 기도하면서 하루에 4차례씩 108번 절을 하면서 아이의 천도재를 지내주었습니다.

그 이후에 시아버님이 돌아가시게 되었는데 저희 아이를 유난히도 예뻐하셨습니다. 아버님이 돌아가신 것은 1년 3개월 정도 전인데 아이가 이상한 반응을 보이기 시작한 것은 10개월 정도 전부터 입니다. 아이가 잠을 자다가 갑자기 벌떡 일어나서 눈을 한 곳에 고정시키고 손을 입에다 가져가고 제자리에서 발을 동동 구르며 앉았다 일어났다를 반복하면서 흐느끼는 것이었습니다. 엄마 아빠가 안아 주려고 하면 자꾸 밀어내고 엄마 아빠를 알아보지 못합니다. 그러다 억지로 앉아서 눈을 가려주면 잠시 뒤에는 눈을 다시 돌려서 한 곳을 응시하고 흐느껴 우는 것을 반복하며 합니다.

이렇게 10~20분을 반복하다가 제정신이 됩니다. 그런 후 엄마 아빠가 왜 그랬냐고 물어 보면 대답을 꺼려 하다가 나쁜 꿈을 꾸었다고만 합니다. 그런데 아이들이 놀라거나 꿈을 꾸어서 운다는 것보다는 아이가 울 때는 소름이 끼칠 경우가 많습니다.

처음 시작 했을 때는 한두 달에 한 번 정도라서 저희도 크게 신경을 쓰지 않았지만 엄마의 직감으로 옛날에 유산했던 아이가 가슴 한구석에 자리 잡고 있었습니다.

그런데 10월 말경에는 갑자기 4번을 반복해서 계속 그런 행동을 보였습니다.

처음에는 어떤 아기가 우리 아이를 아주 무섭게 쳐다본다고 하고 두 번째는 할아버지가 하얀 옷을 입고 자꾸 춤다고 하고 세 번째 네 번째는 같은 행동을 하는데 거기다가 못알아 듣는 말을 마구 내뱉으며 우는 것이었습니다.

저희가 TV에서 스님이 혼령 쫓는 프로를 본일이 있어서 먼저 인천에 있는 스님과 연락을 하고 있는데 애기 아빠가 정신세계 책을 보고 최 선생님과 연락이 닿아서 치료를 하기 시작했습니다.

11월 3일 처음으로 치료를 하고 이주 후에 다시 치료를 했는데 처음 치료하고 일주일 후에 다시 그런 행동을 보였습니다. 그런데 앞의 상황보다 짧고 쉽게 넘어 갔습니다. 총 합해서 3번의 치료를 받았는데 저희 아이가 이맘 때쯤이 되면 감기를 달고 살다시피 해서 유치원도 그만두고 몇 달을 집에서만 있는데 아직 한 번도 감기를 앓지 않고 유치원과 검도를 열심히 다니고 있습니다. 아울러 오셨을 때 애기 아빠에게도 그런 증상이 있어 선생님께 같이 치료를 받았는데 그전에는 잠을 자다가도 몇 차례 잠을 깨고 머리가 아프고 입 냄새가 아주 심했는데 요즘은 잠도 숙면을 취할 수 있고 머리도 맑고 어깨와 그 쪽으로 연결되는 근육을 만지지도 못했었는데 하나도 안 아프다고 합니다.

   이렇게 최 선생님과 인연이 되어서 아이와 아이 아빠가 편하게 생활하는 것을 보고 최 선생님께 진심으로 감사의 마음을 전합니다.

충남 서산.

● ○○이는 그 이후, 잘 성장했고, 몇 해 전에도 ○○이의 동생과 어머니를 힐링하기 위해 자택을 방문했으며, ○○이는 군대를 제대하고 한의대 진학을 위해 준비를 하고 있다고 했음.

41. 빙의 / ADHD(과잉행동장애) / 탁기성 비만 /
   (OO식, 12세, 남)

힐링 체험기

　첫 번째 치료 후, 난 놀라움을 감출 수 없었다. 도깨비에 홀린 듯 하기도 하고, 아이를 바라보면 할 말도 없고, 치료 후 아이는 며칠동안 계속 머리가 아프다고 하며 머리를 대고 침대에 눕고는 했다. 몸 상태가 그런데도 머리만 아프지 않으면 산만해진다. 두 번째 치료 후부터 학교에 다니기 시작했다. 예전엔 학교 정문 앞까지 태워다주고 태워오곤 했으나 두 번째 치료 후부터는 운동을 시작해 아침에도 걸어서 데려다주고 걸어서 데려오고 저녁식사 후에도 1시간 가량 학교 운동장을 뛰거나 걸어다닌다. 세 번째 치료 후 우리의 눈으로도 아이의 몸의 변화를 볼 수가 있었다. 무려 4.5kg이 빠졌으니.

　세 번째 치료 후 아이의 행동이 조금은 얌전해졌다고 느껴진다. 여러 가지 산만하고 돌발적인 행동들 남들이 알아들을 수 없는 언어들 이상한 몸가짐 경직되고 어딘지 주시하는 눈빛, 먹을 것을 스스로 절제 못하는 행동들, 아직까지 다양하게 나오는 특색있는 행동들이 많지만 어딘지 조금 변하고 있는 것 같다.

　그런데 네 번째 치료 후 아이가 변하는 것을 아니 예전의 모습들을 보게 되어 변하는 것을 느끼기 어려웠다. 그래서 답답하고 힘들어 어떻게 해야 하나 걱정이 들었다.

　다섯 번째 치료 후 예전에 학교 끝나고 피아노학원 다니지 학교 밖으로 나오는 시간이 많이 걸려 데리고 나왔는데 요즘은 약 50% 정도 자기가 혼자 피아노 학원을 가곤 한다. 그래도 예전에 비교해 많은 발전이다.

  앞으로 더 많은 발전이 있기를 바랍니다.

2003년 6월 4일 ○○○ 엄마 씀.

42. 얼굴 흑달 / 지방간(OO현, 39세, 남)

힐링 체험수기

"으윽! 흑!"

이를 악물고 참지만 피부 깊숙이 전해지는 고통에 나도 모르게 신음소리가 나온다. 세포 깊숙이 들어 있는 탁한 에너지가 몸 밖으로 빠져 나가기 싫어 끝까지 몸부림치며 저항을 하는 듯한 고통의 시간터널을 무사히 통과하고 어느덧 평온한 휴식이 돌아왔다.

후련했다. 시원했다. 힐링을 받는 매순간 뼈 속까지 엄습해 오는 고통의 여진이 2~3일 동안 몸 속에 남아 있었으나, 마음은 너무도 평온히 가라앉아 있었다.

순간순간 일어나는 사건들에 감정은 더 이상 반응을 잃은 듯 고요한 일주일을 보냈다.

얼굴 표면을 덮고 있던 거무튀튀한 피부가 깨끗하게 바뀌면서, 훤하게 광채를 띄고 있었다. 만족스럽다. 약 2년 정도 사람들에게 기 치료 활공을 해 오면서 몸이 많이 쇠약해지고, 몸 속 군데군데 탁한 기운이 정체되어 있었는데, 최 원장님을 만나 정리가 되었다.

최 원장님의 손은 신통방통하다. 감사를 드립니다.

좋은 인연을 주셔서 하늘에 감사를 드리고 너무도 따뜻하게 사랑을 주신 최원장님과 한빛 식구들에게 사랑을 보냅니다.

늘 행복하시고 좋은 세상, 좋은 인연 많이 만드세요!

4335. 8. 3. OO현

43. 업장 소멸(O경O, 39세, 여)

힐링 체험수기

　정신세계 인터넷 사이트에서 우연히 한빛심령치유센터를 접속하게 되었다.
　홈페이지를 접하면서 공감되는 부분이 많이 느껴졌다. 뭔지 모를 이끌림 같은 것도 있었다.
　딱히 어디가 아파서가 아니라 살아오면서 뭔가 의지와는 상관없이 극복되지 않는 부분 때문에 (평소에 나는 이 부분을 어쩔 수 없는 업이라는 생각을 종종 해왔다.) 그것을 해결할 수 있게 될 것 같은 막연한 기대감에서였다.

　1회 힐링에서 온몸(뼈 속 깊은 속까지)에서 냉기가 빠져나가며, 온몸이 덜덜 떨리면서 두려움과 서러움이 눈물과 함께 흘러 나가는걸 느낄 수 있었다. 어릴 때부터 추위에 대해 유난히 나를 보호하려는 생각이 강했었는데 나는, 내가 11월생이고 추운 겨울에 태어나서 그럴 것이라 생각했는데 그게 아니었다. 시술이 끝나고 온 몸으로 찾아드는 평화로움과 행복함을 무어라 글로 표현할 수가 없다. 새로 태어난 느낌이었다. 오랫동안 열망 해 온 듯한 그 느낌.
　1회 힐링이 끝나고 며칠 지난밤에 갑자기 큰 두려움이 밀려왔다. 온몸이 떨리는 두려움이었다. 눈에 비치는 모든 것들에 대한 공포… 너무나 무서워 10여 분 정도를 엉엉 울었다. 그리고 나니 조금씩 가라앉더니 언제 그랬냐 싶게 없어졌다. 다음날 원장선생님께 확인해 보니 내 속에 있던 감정들이 빠져나가는 현상이라 하셨다.

5회로 나의 힐링이 끝났지만 그 시간들 속에서 나는 여러 부분에서 변화를 가졌다. 외부로는 드러내보일 수 없는 내면적인 평화가 나에게 있어서 많은 도움이 되었고 주변의 여러 가지 상황에 대한 여유로운 태도 또한 나를 아주 안정적이게 했다. (그렇다고 평소에 불안정했다는 것은 아니고, 생활 자체가 늘 명상처럼 느껴지게 되었다는 것임. 24시간이 다 그런 것은 아니고 하루 중에 거의 대부분이.)

힐링 과정을 지켜보던 나의 동료들도 변해 가는 나의 모습에 신기함을 표현하며 한 명씩 동참하게 되었고 그들 역시 각자의 변화된 모습에 만족하고 있고 원장선생님과의 만남에 감사하고 있다.

지금도 거울 속에 비친 나의 모습을 바라보고 있노라면 참 좋다. 주변에서 참 괜찮은 사람이라는 이야기를 들으면서도 스스로 늘 모자란 것 같은 느낌에 완벽해야 한다는 강박 관념이 나를 힘들게 했던 시간들은 마치 오래 전 지나간 옛 이야기가 되어 있다.

오랜만에 만나는 사람들 "젊어지고 아름다워졌다. 부드러워졌다!" 등 기분 좋은 인사를 건넨다. 그냥 가만있어도 행복한 요즘 살맛 나는 삶을 즐기며 내가 원장선생님께 받았던 큰 사랑을 주변과 함께 나누기 위해 마음을 쓰고 있다.

찾아 뵐 때마다 변함없는 웃음과 사랑으로 맞아주시는 원장선생님께 깊은 감사를 드린다.

"원장선생님 감사합니다. 사랑합니다!"

4335. 8. 3. O경O

● 위의 두 분은 모 수련단체의 지도자들로서 나름대로 깨달음의 도인들이라고 스스로 자처하고 있었던 분들이었지만, 정화를 통하여 깨달음이 큰 만큼 자신들의 업이 소멸되고 의식이 성장되는 것을 점검할 수 있는 단계에 들어가는 큰 성과를 이루었다고 할 수 있음.

44. 틱장애 / 신경장애 / 축농증 / 소변지림(O민기, 5세, 남)

심령치유 체험기 - 틱장애와 신경장애들

O민기(5세, 남, 틱장애)의 母, 이O현(34세, 여, 경기 성남)

임신 내내 끊임없는 스트레스와 긴장의 연속으로 인함인지 9달 만에 출산한 나의 아이는 태어나면서부터 잔병치레가 많고 유독 허약하였다. 그런데 지금부터 1년 전부터는 무어라 설명할 수 없는 증상들의 행진이었다. 갑자기 눈이 검은 동자가 안보일 정도로 돌아간다거나 낮에 갑자기 소변을 자신도 모르게 계속 흘린다거나 변을 3~4일 간격으로 지린다거나 호흡이 곤란할 정도의 지독한 축농증.

어느 날부터는 눈을 쉴 새 없이 깜박이더니 입까지 씰룩였다. 수면 중엔 온 몸이 경련하듯 꿈틀거렸다. 정말 하늘이 무너지는 슬픔과 혼돈이었다. 한 증상이 수그러들면 또 다른 증상으로 진행이었다. 분명 검사상으로는 나타나지 않는 신경장애나 약물의 의존일 뿐이라 생각하니 점점 희망을 잃어가고 마음은 지옥처럼 어지러웠다. 어떤 초인적인 힘을 찾아야 하지 않나 하는 생각이 들던 차, 한빛의 심령치료를 발견하게 되었다. 한줄기 구원처럼 느껴졌다. 찾고 두드리면 열리는 것처럼 간절한 염원이 나를 이곳으로 인도했나보다.

용기를 내어 방문을 드렸을 때 원장님은 정말 놀라우셨다. 평소 움직이기 싫어하고 방바닥을 뒹굴거나, 그림 또는 글을 쓰는 것 조차 싫어할 정도로 손을 움직이는 것을 싫어하는 것을 그저 아이의 게으른 특성으로만 생각했는데 이런 증상을 말씀드리기 전에 그러지 아니하냐고 물으시더니, 우리 아이의 신경이 점점 힘을 잃어가고 있다고 하시면서 척추도 삐뚤고, 심장과 신장도 안좋다 하셨다. 하늘이 무너지는 슬픔이지만 원장님만이 내겐 구원임을 믿고 다음날 치료에 임하기로 했다.

그런데 참 신기하다면 신기한 일이 한빛을 방문하기 3~4일 전에 있었다. 민기를 낳아서부터 거의 키워주시다시피 한 친정 엄마에게 이상한 꿈이 나타났다. 어둠 속에서 문가 옆에 민기가 서 있는 듯하며 민기야 하고 부르며 아이를 잡는 순간 물커덩 하는 감촉에 기겁을 하고 놀라 불을 켜고 보니 그 자리에 이상한 모양의 두더지도 아니고 고양이도 아닌 이상한 동물이 있어 너무 놀라 쫓아내려고 아무리 애써도 끄응 하고 다시 움찔거리며 안떨어지는 너무도 선명한 꿈이었다고 놀라워 하셨는데 원장님께 말씀드려보니 한빛과 인연이 될려고 하는 선몽이었다고 하셨다.

참으로 우리 인간은 얼마나 작고 미련한 존재인지… 세상은 우리 눈으로 보지 못하는 어떤 거대한 힘으로 움직이는 것인지… 언제나 올바르고 겸손한 마음으로 덕을 쌓으며 살아야겠다는 새삼스런 깨달음을 얻었다. 그것이 내 아이를 지키는 최고의 무기이지는 않을까 하는 생각이었다.

■ 1차 힐링

정보로 듣기로는 첫 치료가 어른도 힘들 정도로 많이 힘들다고 하여 엄마된 마음에 걱정이 되었지만, 한빛 가족들의 온화한 힘에 오히려 마음이 편해졌다. 치료 후 아이의 모습은 상반신과 얼굴 쪽에 혈흔이 굉장히 심했다. 각오했던 터라 놀라지는 않았지만 그동안 그 탁한 기운으로 얼마나 힘들었을까 하는 마음에 새삼 미안하고 아팠다.

치료 직후부터 눈 깜박임과 입 씰룩임이 거의 완화되었다. 어쩌다 눈치채지 못할 정도로 한 번씩만 깜박인다. 근 5개월만에 보는 자연스런 모습이다. 걷잡을 수 없이 산만해 보이던 아이의 성격도 온순하고 유순해졌다. 잠결에 근육 꿈틀거림도 많이 줄었다. 소변 보는 횟수도 반으로 줄었다. (치료 후 첫 소변이 검게 나왔다. 나중에 원장님께 여쭤보니 신장의 찌꺼기가 다 빠졌을 거라 하셨다.) 손과 발바닥에 항상 축축하게 땀이 나면서 냉기가 돌았는데 따뜻한 온기와 땀이 안나왔다. 눈이 맑고 또렷해보이면서 어딘지 모르게 예쁘게 보인다. 목에 무언가 걸린 듯한 켁켁거림은 오히려 더 심해졌다. 아마 탁기가 빠져나오려는 조짐인가보다.

■ 2차 힐링

일주일 후, 2차 치료가 진행되었다. 생각보다 잘 견뎌주었던 아이와 슬픔으로만 바라볼 수밖에 없는 무력한 우리를 대신해 이런 초인적 능력을 보여주신 한빛가족과 원장님께 너무 감사드린다. 눈 찡그림과 입씰룩임이 거의 없다. 일주일 내내 쉴 새 없이 가래를 뱉어야 했다. 어디에 이 많은 가래가 있었나 싶게 1분에 한 번씩 뱉었다. 그럴수록 켁켁거림이 줄어든다.

■ 3차 힐링

3차 치료는 또 한번의 어혈이 얼굴 주변으로 나왔다. 원장님께서도 매우 흡족해 하시며 성공적이라 말씀하셨다. 우리 아이의 얼굴은 태어나면서부터 다른 아이들보다 유난히 노라면서도 까맸다. 그런데 코주변부터 조금씩 하얘지기 시작한다.

손에 힘이 없어 도무지 무얼 손에 잡으려고 안하는데 조금씩 쓰기와 그림 그리기에 흥미를 느끼는 듯 하다. 밥도 돌 이후 도무지 먹으려고 안하여서 어지간히 애를 태웠었다. 그런데 요즘은 밥을 먹일려고 그리 크게 애를 안써도 곧잘 먹는 편이다.

그리고 정말 고마운 것은 눈을 깜박인 이후로 책을 아예 안읽었었는데 요즘은 책이 손에서 떨어지는 적이 없이 열심히 읽는다. 아마도 눈이 불편해서 자신도 굉장히 피곤하고 짜증이 나서 책을 못 읽었었나 보다. 아이의 편해지는 모습을 보고 있자니 지난날의 마음졸임과 이런 평안을 주신 원장님께 새삼 고마움을 느낀다. 지금까지 여전히 굉장한 가래가 나온다.

■ 4차 힐링

이번 치료를 받기 위하여 한빛을 찾아가는 길은 아이의 예상외의 거센 반항에 힘이 겨웠다. 어쩔 수 없는 어미의 마음인지라. 가슴이 아프고 슬퍼지는 듯 하였으나 원장님께서 슬퍼한 일도 가슴 아픈 일도 아닌 사람 살리는 일이니 마음 쓰지 말라 하셨다. 생각해보면 잠깐 동안의 고통이지만, 아이의 장래엔 이보다 더 큰 희망이 없음인지라 마음을 다시 붙잡았다. 이번 치료는 특별히 아이의 겁을 없애주시려 직접 수고로운 손으로만 살살 달래가시며 에너지를 쏟아주셨다. 어느 날 내가 살포시 낮잠이 깜박들어 깨어보니, 아이가 처음으로 완벽한 그림을 그려서 선물이라고 주었다. 나무와 해와 집을 그린 그림이었다. 정말 다른 아이들처럼 색칠을 완벽히 한 그림이었다. 너무 고마웠다. 손에 힘이 생기니 민기도 남들처럼 정상적인 손놀림을 하는구나 싶으니 감격스러웠다. 정말 새삼 고마움에 눈이 아렸다.

■ 5차 힐링

이번 치료는 덜 힘들어 보였다. 아마도 뭉쳐있던 근경락이 많이 풀려졌기 때문이리라. 치료 후의 아이의 기분은 굉장히 밝고 명랑해 보인다. 원장님께서도 아이의 어두운 부분이 모두 밝게 바뀌었다며 딴 아이가 된 듯하다고 하시었다. 이제는 연필에 힘을 주어 완전히 글을 쓸 줄 알게 되었다.

호기심도 강해져서 이야기책만 읽더니, 자연과학책도 흥미있게 보기 시작한다. 여전히 목에 뭔가 걸린 듯한 켁켁거림은 여전하다. 이 많은 가래를 뱉었는데도 무언가 아직도 찌꺼기가 남아있나보다. 원장님께서는 걱정을 말라 하셨다. 그 말을 꼭 믿고 원장님께만 의지할련다. 이 믿음이 우리아이를 치료해 주심에 더 큰 도움이 되리란 걸 알기에… 항상 계절이 바뀔 때면 습진처럼 손바닥이 다 벗겨지곤 했는데 이번 계절은 처음으로 그냥 지나갔다. 손바닥이 항상 따끈따끈하고 보송보송하다. 그냥 아이의 손만 잡아도 기분이 좋아진다. 뚜렷해지게 좋아진 점도 있으나, 전체적으로 몸의 기운이 정상적이고 기운차 보인다. 정말 다시 한번 한빛에 감사드린다.

(2002년 11월 20일 수요일)

■ 6, 7차 힐링

우리 아이는 열흘에 한번 걸린 감기가 한 달씩 가곤해선 축농증에 알러지비염이 아주 심했다. 약을 아무리 많이 먹어도 도대체 듣질 않았다. 아침에 일어나면 언제나 코를 답답해하며 쩍쩍소리가 났다.

그런데 치료 후, 아직까지 감기에 걸린 적이 없으며 코 답답함도 없어졌다. 그리고 모든 몸의 컨디션이 안좋기 때문에 피곤함도 많이 느껴 일주일에 한두 번은 낮잠을 꼭 3시간 가까이 자야만 했다. 그렇게 활기차게 활동을 해도 낮에 잠을 자는 일은 거의 없어졌다. 잠자고 일어나는 시간이 거의 일정하다. 치료 초에 이빨을 가는 것을 처음 알았는데, 지금은 아주 가끔만 조금씩 소리가 난다.

그런데 6차 치료 직후 그동안 안지렸던 낮에 소변을 조금씩 흘리기 시작했다. 전에 많이 힘들고 고생했던 터라 가슴이 덜컥 내려앉았다. 다시 문의를 드리니 안좋은 부위는 더 안좋아지다 다시 좋아진다고 하셨다. 그말씀을 믿고 아이를 최대한 편안히 해주어야겠다고 생각했다. 그후 4~5일 정도 찔끔거리다 정말 소변이 그쳤다. 괜한 기우였다. 계속 치료를 받다보면 모든 기능이 정상적일거라 믿는다. 아직까지도 굉장한 가래가 나온다. 어린 아이로서는 벅찰 정도로 입안에 샘이 있어서 계속 솟아나오듯이 가래가 계속이다.

아마도 이 치료를 우리 아이가 최대한 받아들여서 긍정적인 증상이 나타나는 것이리라. 몸 안에 탁기가 계속 빠질수록 아이의 얼굴이 점점 뽀얘지고 활기차고, 눈에 힘이 생긴다.

원장님 감사합니다.

(2002년 11월 27일 수요일 민기엄마)

〈틱장애 치유경과보고〉 (5세, 남, O민기, 성남시)

(a). 치유 전 상태
1. 눈을 심하게 찡그리며 깜박임.
2. 어릴 때는 소변을 흘리거나 변을 3~4일 간격으로 지림.
3. 숨쉬기 힘들 정도의 축농증과 코를 킁킁거리는 증세.
4. 양쪽 다리를 반복적으로 덜덜 떨면서 입을 반복적으로 오물오물 움직임.
5. 손과 발이 항상 차고, 축축한 땀이 남.
6. 손등의 색깔이 피부색에 비해 심하게 누렇고 검은 색이었음.
7. 밤에 잘 때 근육이 꿈틀거림.
8. 소변을 자주 봄.

(b). 치유 후 변화

1. 눈을 깜박이는 모습이 거의 정상적으로 돌아옴.
2. 치유 후, 첫 소변의 색이 시커멓게 나왔음.
3. 다리를 전혀 떨지 않고, 입을 오물거리지 않음.
4. 손발에 온기가 돌고, 성격이 온순해짐.
5. 손등의 검고 누리끼리한 색이 많이 사라졌음.
6. 잠잘 때 근육이 더 이상 꿈틀거리지 않음.
7. 소변을 보는 횟수가 반으로 줄어듦.

2002년 10월 16일 오후 2시 치유 시작 후, (총 7회 치유) 45일이 지나자 쉴새없이 나오던 가래와 콧물이 그쳤음.

● 민기는 발달장애로 가는 단계였으며, 즉시 오지 않았다면 힘들어졌을 것이다. 민기 어머니가 빠른 판단과 선택으로 치유를 받도록 해서 완치되어 함께 기쁨을 느끼며, 민기 어머니의 말로는, 민기가 가래를 끊임없이 뱉었다고 하는데, 그것은 가래가 아니라 빙의로 인해 몸안에 정체되어있던 다른 영의 임파액이 냉기와 아토피, 축농증 등의 병변을 일으키던 것이 입을 통하여 밖으로 배출된 것이다. 어혈이 많이 나왔다고 하는데, 어혈이란 상식적으로 공감할 수 있는 용어이고, 좀비세포를 참고로 하면 좋을 것이다.

45. 안면 홍조, 뇌혈관 질환(O선O, 20대, 여)

힐링 체험기

　지점장님께서 인터넷을 통해 이 곳을 알게 되고, 곧바로 전화해서 확인 후 바로 다음날 찾아 뵙기로 결정했다. 여기까지 시간이 불과 10분이나 지났을까!

　그때 나는 이 곳이 어떤 곳인지도 잘 몰랐고, 별 관심도 없었다. 평소와 다르게 기대감이 많았던 지점장님과 동행하게 됐다.

　서울가기로 한 새벽녘에, 아주 바쁜 가운데 빨리 양치질을 해야 하는데 여의치가 않아 다른 사람이 쓰던 칫솔을 빌려 그대로 열심히 양치질해서 입 안 가득 거품이 고였는데, 미처 뱉고 헹구기도 전에 잠이 깨는 꿈을 꾸었다.

　'뭔가 예사로운 곳은 아니겠다'라는 생각을 하게 되었다.

　센터 식구들의 밝고 친절한 모습이 눈에 선하다.

　지점장님이 힐링을 받으신 모습을 보고는 두려움이 컸지만, 이상하게도 두려움이 큰 만큼 나도 꼭 힐링받고 싶은 마음이 간절해졌고, 원장님의 깊은 배려로 힐링을 받게 되었다.

　일생에 한 번, 한 시간 정도의 힐링!

　그러나 받는 동안 힘듬을 어찌 말로 표현할 수 있을까!!!

　특히나 나는, 원장님께서 이렇게 얼굴에 화가 가득한 사람은 처음이라시며 얼굴 부위로 힐링이 많이 이루어졌다. 눈앞에 별이 한참이나 반짝였다!

　힐링을 받고나니 얼굴이 퍼렇게 부어오르며, 돌같이 굳어 있었다.

　말은커녕 웃음도 제대로 웃지 못할만큼이나, 또 고개를 숙이면 앞으로 쏟아질 것처럼 볼이 단단하고도 무거웠다.

　이런 것들이 얼굴속에서 기혈의 흐름을 막아 젊은 나이에 중풍이 올 뻔 했다고 하셨다. 얼마나 다행인지 모르겠다.

　또, 힐링 받고 나서 한참을 서럽게 울었다.

　생각나는 일이나 영상은 없었지만, 그냥 통곡하듯 울음이 한참이나 나왔고, 부끄럽다거나 그렇지는 않았다.

　그냥 그리 서럽게 우는 내가 참 안타깝게 느껴졌다.

　'무슨 한이 많길래 그렇게 서럽니?'

　그리고, 원장님께 그렇게 감사할 수가 없었다.

　속으로 주문처럼 한참이나 되뇌었다.

　'귀한 인연 감사합니다!'

　등을 토닥 토닥 두드려 주시는 원장님이 꼭 엄마 같다는 생각이 들었다.

　그렇게 일주일이 지나면서 많이 불안하던 내가 참 담담해졌다는게 느껴진다.

　주위에서도 둥글던 얼굴형이 계란형으로 예쁘게 바뀌었고, 많이 강해진 것 같다고 하셨다.

　마음이 참 편하다.

　또, 식탐도 많고, 소화도 못하면서 꾸역꾸역 먹고, 그 사실에 스스로 실망도 하고, 살찔까 걱정도 많이 하고 했었는데, 그 부분이 너무 편해졌다.

　그러니까 음식조절이 됐다. 배 부르면 그만 먹고, 고프면 맛있게 먹고, 소화도 잘된다.

　지금은 3차힐링까지 받은 상태다.

　한 번은 점심 먹고 얼마지나 배가 너무 고팠다.

　아이들과 수업을 해야 하기 때문에 시간이 여의치가 않아 초콜릿 두 조각이라도 먹었다.

속으로 이걸로는 안될 테니까 빵이라도 먹어야지 하고 있었다.

그런데 수업 중에도 배고픔이 느껴지지 않았다.

'아! 초콜릿은 비상식량수단이지!!'

여태까지 나는 겨우 초콜릿 두 조각으로 허기를 면해본 적이 없었다. 이제서야 위장이 제 기능을 하는가 보다. 또 되뇌었다. '정말 감사합니다.'

또 달라진 것은 힐링능력이 더 강해진 것 같다.

수업을 하는데, 아이들의 탁기(?)가 더 많이 느껴졌고, 어떤 아이는 같이 수업 하면서 기침을 하며 반응을 하거나, 마음을 잘 드러내지 않는 아이에게 조금 두드려주니까 울면서 속상한 마음을 드러내고는 후련해 했다.

기운따라 그럴까? 요즘 아이들이 자꾸 여기 아파요, 저기 아파요 해서 활공도 예전보다 많이 해 준다.

또 요즘 달라진 것은 내가 마치 사춘기 시절로 되돌아 간걸까 싶을 만큼 감정의 기복이 심해졌다.

반항심도 생기고, 짜증도 많이 나고, 서러움도 잘 탄다. 한마디로 약간 삐딱하다.

그동안 착한 여자 콤플렉스라 할만큼 속앓이를 많이 했는데 그게 정화되는 것일까.

다 지났다고 생각했던 일들이 생생하게 생각이나서 순간 서럽거나, 분노가 일거나, 화가 치밀어 오른다. 혼자서 울기도 하고, 몸을 좀 두드려서 담음을 뱉기도 하면 한결 나아진다.

또 최근에는 만나는 사람들이 나에게 더욱 친절한 것 같고, 일도 잘 해결되는 것 같다.

최근에서야 알았다. 나는 다른 사람들의 사랑을 받거나, 그럴 자격이 없다라고 생각했었다는 것을…

참 바보처럼 살았구나 싶어 마음이 아팠다.

이 엄청난 업보(?)라면 업보인 것들이 정리가 되어 원장님과 센터 식구들께 너무나 깊은 감사를 드린다.

2003년 1월 1일 오전 11시 제령, 20세, 여, 직장인

[치유 전 상태]

1. 생리통이 심하고, 양이 적고 생리주기가 불규칙적임.
2. 배와 허리의 통증이 심함.
3. 양쪽 어깨가 몸에 비해 많이 발달해있고 불룩 솟아있음.
4. 오른쪽 겨드랑이에 불룩한 혹 같은 것이 솟아있음.
5. 머리가 아플 때가 종종 있음.
6. 화가 잘 나고 우울함.
7. 손발이 참.
8. 변비.(3~5일에 한 번정도)
9. 소화가 잘 안됨.
10. 불안하고 대인공포증이 있음.
11. 이유없이 눈물이 잘 남.
12. 불면증.(새벽 3시가 넘어서 잠)
13. 귀가 멍멍한 적이 많음.
14. 자신감이 없다.
15. 게으르고 의욕이 없음.
16. 등쪽에 여드름처럼 붉은 반점이 많이 났음.
17. 안면홍조 상기증세 양쪽 볼이 심하게 빨간 홍조를 띰.

[치유 후 변화]

(1차 치유 직후~3일 후)
1. 치유 직후 바로 겨드랑이 혹이 없어짐.
2. 기운이 빠지고 머리가 어지러움.
3. 서서 한 번 넘어지고 앉아서 한 번 넘어짐.
   (어지럼증은 12시간 안에 2회 있었고 이후에는 한 번도 없었음)
4. 잠을 편하게 푹 자게 됨.
5. 얼굴 특히 볼 부분에 어혈이 많이 나오고 얼굴 윤곽선이 부어보이다가 어혈이 빠지면서 서서히 가라앉음.
6. 생기가 돌고 기분이 좋아짐.
7. 굳었던 장이 풀리면서 변비가 해결되고 얼굴 상기증세 완화됨.

(3주 후)
1. 얼굴상이 편안해지고 상기증세가 완화되어 볼의 붉은 색깔이 거의 사라짐.
2. 건강해지고 마음이 편안해짐.

● OO이는 기공과 뇌호흡 수련단체의 지도자로서, 아이들을 교육시키는 선생님이고 역시 수련인이라 그런지 자신의 문제점을 빠르게 점검할 수 있고 받아들이는 점이 긍정적이었음. 그리고, 기가 주화임마의 상태라고 할 수 있을 정도로 상기증세가 심해서 자칫 뇌출혈이 염려될 정도였음. 치유 후, 어지러워서 넘어지려고 하는 사례는 거의 중풍 환자에서 볼 수 있는 현상이다. 치유가 잘 되어서 밝고 아름다운 모습으로 아이들에게 치유와 좋은 기운을 줄 수 있다고 해서, 함께 기쁜 마음이다.

46. 혈소판 감소증(O성빈, 11세, 남)

힐링 체험기

성빈이는 태어날 때는 건강하였으나 생후 35개월쯤 감기 바이러스에 의한 혈소판 감소증에 걸려 죽을 고비를 넘겼었다. 다행히 급성이라 정상 수치로 회복되는데 한 달 정도 걸렸다. 그러나 재발이 되면 만성이 되어 평생을 이 병을 안고 살아야 하므로 불안했다. 그리고 그 후유증으로 한참 동안은 고열에 시달리고 치료제 부작용으로 온 장기마다 염증을 일으키곤 했다. 그 후 면역성이 떨어져 감기도 자주 앓고 오래가고 폐렴으로 전이되어 입원도 많이 하였다. 또 축농증도 심하게 앓았고 알레르기성 비염은 힐링 받기 전까지도 계속 앓고 있었다.

7살이 되면서 면역성이 향상되어 병원 신세를 덜 지게 됐지만 항상 피곤하고 머리가 아프고 가슴이 답답하고 성장 속도도 느려 표준키보다도 작아 걱정이 많이 되었다. 병원에서는 비염만 문제를 삼지 다른 곳은 이상이 없다는데 힘들어 하는 성빈이를 보면서 안타까웠다.

저는 (성빈이 엄마) 허리가 아파 10년 넘게 고생하고 급기야 척추 측만증에 걸려 병원도 힘들다고 하고 저 자신도 육체적 고통이 심해 삶의 의욕도 거의 상실할 때, 최선생님께 힐링을 4월부터 받아 치료 한 달 후부터 좋아지기 시작해 두 달만에 거의 정상이 되었고 현재는 완치되어 몸과 마음의 건강을 찾고 즐겁게 살고 있다.

제가 힐링을 받아 보았기 때문에 힐링에 대한 믿음이 있었고 그래서 성빈이도 한 번 받았으면 했으나 어른들의 이해 부족으로 망설이고 있었다. 그러던 중 올 8월 초부터 갑자기 열이 나면서 눈이 퉁퉁 붓고 식중독처럼 배에 두드러기가 나는데 병원에 가서 치료를 하고 약을 먹어도 듣지 않았다.

더 이상 미룰 수가 없어 힐링을 받기로 하였다. 기점검 결과 온몸에 탁기가 많아 더 이상 담을 수가 없어 눈과 피부로 나타난 것이고 저는 내 자식이라 매일 보면서도 잘 몰랐는데 온몸에 경락과 혈이 거의 다 막혀 있어 이마와 눈이 돌출되고 얼굴 형태 특히 입과 턱주변이 변형되고 코부분은 감각이 다 죽어 있었다. 또 하체도 무릎까지 관절염이 와 있었고 오랜 호흡기 질환으로 가슴이 부어 있고 왼쪽 어깨에는 백랍이 자라고 있었다.

제령의식은 고통스러웠지만 힐링 후의 성빈이는 눈빛도 맑아지고 평화스러워 보였다. 그 다음날 보니 눈의 부기도 빠지고 튀어나온 눈도 들어가고 피부의 염증도 가라앉고 두통도 사라졌다. 그 후 힐링을 계속 받으면서 튀어나왔던 이마도 반듯해지고 변형된 얼굴도 제대로 돌아오고 무릎 관절염도 없어지고 가슴 답답함이 사라지면서 부었던 가슴도 빠졌다. 그리고 눈이 난시와 근시가 심했는데 성장기라 눈이 계속 나빠지는게 정상인데 시력 검사결과 오히려 눈도 약간 더 좋아졌다고 한다. 면역성도 좋아져 감기도 많이 앓지 않고 앓아도 심하지 않게 지나가고 있다.

그리고 백랍은 처음에는 더 퍼진 듯 했으나 현재(10월)는 더 이상 퍼지지 않고 색이 조금씩 옅어지고 있다. 현재 키는 욕심만큼 크지는 않지만 성빈이가 생기가 돌고 건강이 좋아졌으므로 앞으로 잘 자랄 거라고 생각한다.

몸이 좋아지면서 내성적인 성격이 좀 더 밝고 적극적인 성격으로 변하고 자신감이 생기기 시작하였다. 그리고 남에 대한 배려도 할 줄 알고 학교나 집에서의 생활을 즐겁게 하고 있다.

만약 성빈이가 힐링을 받을 기회를 얻지 못했다면 지금쯤 이유도 모르면서 병원을 전전하거나 몸의 상태가 어디까지 나빠졌을지 상상할 수도 없다. (탁기가 폭발 직전이었으니까) 성빈이는 현재 몸의 건강과 함께 무엇보다 소중한 마음의 건강까지 되찾았다. 힐링하면서 성빈이의 건강한 미래와 사랑까지 듬뿍 주신 최선생님께 진심으로 감사 드립니다.

(2001. 10. 19)

[2002년 8월 21일 현재]
1. 성명 : O성빈
2. 성별 : 남
3. 나이 : 12세
4. 치유 전 상태 : (2001년 7월 말부터 치유 시작)
   생후 35개월에 급성혈소판 감소증을 앓고 그 후유증으로 면역성이 떨어짐. 폐렴 등 호흡기질환이 심하고 성장발육도 느리고 알레르기 비염도 있었음. 치유 전에는 안면이 붓고, 눈과 이마, 입 등이 돌출되어 있었고, 무릎에 관절염까지 있었음. 항상 속열이 많고 밥을 잘 먹지 않고 잔병치레가 많았음.
5. 치유 후 변화 : 치료 직후, 돌출되었던 이마와 눈이 들어가고 눈이 맑아지고 시력도 좋아졌다. 관절염도 없어지고 면역성이 강화되어 감기 등 호흡기 질환 앓는 횟수가 줄고 증상도 약해졌음.
   (현재 신장 : 141.5cm 몸무게 : 38kg)
   성격도 밝고 활발해지고, 자기 표현이 풍부해졌음. 잔병치레를 거의 하지 않고 식사를 잘 하여 이제는 살찔까봐 걱정하고 있음.
   (성빈 엄마, 김OO)

● 성빈이 어머니는 권사범의 인연으로 힐링을 받았으며, 혈소판 감소증

은 당시 생소한 병명이었지만 모든 것은 빙의로 인한 원리로 빙의를 해결하고 빙의 세포 즉, 죽은 세포를 몸 밖으로 배출하면 건강한 몸과 마음, 정신이 회복되는 원리이다.

47. 안면마비 / 부종(O송O, 42세, 여)

심령치유 체험기(O송O)

▷ 질병 : 만성두통, 오른쪽 안면마비 및 팔다리 저림, 부종(전신), 갑상선 저하증

어려서부터 몸이 건강한 편은 아니었지만 특별한 큰 질병은 없었는데 20세를 넘으면서부터 두통에 시달려야 했다. 여름에 햇빛만 강하게 쬐거나 힘이 들거나 목욕탕 같이 더운 곳을 다녀오면 머리가 아파서 고생을 해야 했다. 그러나 병원에서는 신경성이라며 마음을 편히 가지라는 이야기만 했다.

결혼을 하고 둘째 아이를 임신하면서 갑상선이 발병했다. 한양대 병원을 다니며 치료를 계속한 덕분에 큰 지장은 없었으나 쉽게 피로하고 온 몸이 저리며 만성 두통으로 계속 고생을 하던 중 2001년 3월경 오른쪽 얼굴이 심하게 부으면서 감각이 없어지고 다리에 실핏줄이 터질 정도로 심하게 붓기 시작했다. 병원에서는 안면마비라고 하고 한의원에서는 와사증이라고 하며 침도 맞고 한약도 많이 먹었지만 조금 호전되다 다시 그러기를 반복하며 치료를 하다 지쳐서 포기하기에 이르렀다. 그러던 중 1년 후 2002년 3월경 갑자기 다시 증세가 심해져서 동네 신경내과를 가 검사를 하여보니 혈류에 이상 흐름이 발견된다며 뇌졸중 초기 증세라며 치료를 시작했다. 그러나 두 달을 약을 먹고 주사를 맞으며 치료를 했어도 특별히 더 나아진다는 느낌도 없이 일진일퇴를 거듭하자 남편이 어느날 집에 오더니 정신

세계원에서 최순대 선생님이 지도하는 심령정화 기수련반을 접수하여 수련을 받아 보는 것이 어떻겠냐고 하였다. 평소 기수련이란 말은 들어봤지만 내가 직접 배워보자는 마음은 조금도 없었기에 관심도 없었고 남편의 뜻도 마음에 들지 않았지만 항상 몸이 아파 아이들이나 남편에게 미안했던 터라 수련을 받게 되었다.

첫날은 몸 안의 나쁜 영을 내보내는 제령의식과 탁기 제거 및 기수련을 하였는데 몸만 힘이 들었지 전혀 느껴지는 것이 없었다. 2차, 3차 거듭될수록 수련원에 들어서면 마음이 편안해지고 수련과정도 조금씩 따라 갈 수 있게 되었다. 그러나 내 몸이 워낙 건강하지 못하고 몸 안에 탁기가 강하여 수련을 하는 것도 힘이 들고 질병도 더 이상 나아지는 것 같지 않자 선생님께 힐링을 받아보자고 하였다.

남편과 함께 선생님 댁을 방문하여 상담을 하고 다음 주부터 치료에 들어가기로 하였다. 8월 9일 두려운 마음과 병이 속히 나았으면 하는 바람으로 첫 치료에 들어갔다. 첫 치료는 너무 힘이 들었다. 제령의식을 행하자 팔이 꼬이기 시작하며 온 몸이 저리고 팔을 펴려고 했으나 나의 의지로 어떻게 할 수가 없었다.

한참을 지나자 꼬이던 몸이 풀어지기 시작하며 손발로 냉기가 몰리더니 서서히 빠져나가기 시작했다. 치료를 마친 후 나의 몸 상태는 이루 말할 수 없이 나빴다.

선생님께서 치료하던 중 가장 몸 상태도 나쁘고 여러 가지 질병이 겹쳐 있어 더 많이 힘들었지만 조금만 더 지체됐으면 중풍이나 뇌졸중으로 쓰러졌을 것이라고 하셨을 때는 안도감과 함께 감사한 마음에 눈물이 나왔다. 다음 주에 다시 2차 치료를 하기로 하고 집으로 돌아왔다. 다음 날 온 몸이 아프고 머리가 깨질 듯이 아파지기 시작하더니 어떻게 할 수가 없을 정도로 두통이 심각하게 찾아왔다. 온 몸에 경련을 일으키며 떠는 나를 보고 남편이 선생님께 전화를 걸어 상태를 말씀드리자 몸 안의 나쁜 탁기가 빠져나가고 새로운 몸 상태를 만드느라 그렇다며 서서히 가라앉을 것이라고 하셨다. 이틀 정도 지나자 심한 두통도 서서히 가라앉고 온 몸의 어혈도 서서히 가라앉기 시작했다.

8월 16일 두 번째 치료를 받기 위해 가자 선생님께서 따뜻하게 안아주시며 다른 사람보다 몸 상태가 더 나빠 고생이 심했다고 위로해 주셨다. 두 번째 치료는 몸이 뒤틀리는 것도 없어지고 첫 번째보다 한결 받기가 쉬웠다. 2차, 3차 회를 거듭할수록 몸 안에서 나오는 냉기가 서서히 가라앉기 시작하며 두통도 서서히 가라앉기 시작했다.

나는 지금 6차까지 치료를 받았는데 그렇게 심하던 두통이 지금은 가끔씩 한 번 약하게 오는 정도로 호전이 되었다. 어깨의 통증도 지금은 참을 만할 정도로 줄어들었고 생각지도 못했던 겨드랑이의 다한증까지 많이 치료가 되었다. 얼굴의 마비 증세는 완전히 없어지지는 않았지만 치료를 더 받으면 나을 수 있을 것이라고 희망적으로 생각하게 되었다. 앞으로 얼마나 더 치료를 받게 될지는 모르겠으나 치료를 받을수록 나아질 수 있다는 희망을 가질 수 있도록 도와주신 최순대 원장님께 감사드립니다.

(2002년 9월 25일 수요일)

[추가 치유체험기 - 2003년 1월 5일]

2003년 1월 5일 추가 치유체험기(O송O)

처음 치료를 받기로 하고 기대감과 불안감 속에 최선생님을 찾아온지 6개월째 어느새 해가 바뀌었다. 처음 치료를 받을 때에는 1주일에 한 번씩 매주 치료를 받았었는데 요즘에는 2주에 한 번 한 달에 2번 정도만 치료를 받고 있는데도 그렇게 힘들지 않고 견디는 것을 보면 처음보다 무척 몸이 많이 좋아진 것 같다.

우선 가장 눈에 띄는 것이 얼굴의 혈색이 밝아졌다는 것이다. 치료 전에는 눈가는 어혈들은 것 같이 푸르스름하고 얼굴색은 우리가 흔히 말하는 노랑꽃이 피어 보는 사람마다 어디 아프냐고 물을 정도로 혈색이 나빴으나 요즘은 얼굴색도 제 살색을 찾아서 많이 뽀얗게 변하고 꺼멓게 끼었던 기미도 거의 없어지며 얼굴색이 많이 환해졌다. 또한 한 번 아프기 시작하면 일상 생활을 할 수 없을 정도였던 두통이 많이 호전된 것도 너무 기쁘다. 요즘도 가끔씩 머리가 아프기 시작하면 일상 생활을 할 수 없을 정도였던 두통이 많이 호전된 것도 너무 기쁘다. 요즘도 가끔씩 머리가 아프기는 하지만 예전처럼 심하게 아프지도 않고 전처럼 며칠씩 오래가지도 않고 있다. 또 재작년에 발병한 안면마비와 심하던 부종도, 팔을 들 수 없었던 어깨 통증도 지금은 많이 좋아진 상태이다. 안면 마비로 오른쪽 눈두덩이가 부어 올라 종일 얼굴 한쪽에 무거운 물건을 올려놓고 있는 것 같던 느낌도 요즘은 아침에 약간 부었다가 그대로 가라앉는 편이다. 선생님께서 지도해주신 수련을 좀 더 열심히 했으면 지금보다 더 상태가 호전될 수 있었을 텐데. 인간이 망각의 동물이라더니 몸이 호전되니 그전 생각 못하고 생각이 나태해지는 것 같다.

이 글을 쓰다 거울을 보니 거울 속의 내 입술이 불그스레한 게 항상 푸르스름하던 때를 생각하니 기분이 좋아졌다.(2003년 1월 5일)

● ○○○씨는 말 그대로 중풍환자였다. 이미 중풍이 와 있는 상태였고, 남편의 적극적인 수련과 치유의 권유에 따르지 않았다면, 아마 반신불수

가 되었을 것이다. 본인과 가족이 만족한 상태까지 치유를 받고 행복하고 건강한 생활을 하고 있는 점을 기쁘게 생각한다.

48. 알콜중독(O은O, 46세, 여)

힐링 체험기

2002년 12월 2일 제령, 총3회 치유

[치유 전 상태]
7년 동안 알콜중독, 우울증(대인기피증), 골다공증, 6년간 생리 없음.
▷ 1차 치유 후 생리를 이틀간 함.
▷ 어깨가 많이 가벼워짐.(누르는 것이 없어짐)
▷ 머리가 맑아짐.
▷ 정리정돈할 마음이 나고, 살림을 어떻게 해야지 하는 마음이 생김.
▷ 삶의 의욕이 생김.
▷ 눈이 3~4일 가렵다가 편해짐.

[치유 후 변화]
생리를 다시 시작함, 술을 끊게 됨, 마음이 편안해지고 주변을 돌아보게 됨, 집안일에 다시 관심을 갖기 시작하고 아이들에게도 신경을 쓰게 됨.

● 가정주부로서 알콜중독으로 아이들 돌봄은 물론, 가정생활을 꾸리기도 힘들 정도였는데, 치유 후, 술 먹는 영이 빠지고, 술로 인해 피폐해졌던 몸, 마음, 정신이 치유되었고, 아이들을 돌보게 되고, 정상적인 생활을 할 수 있게 되었음.

49. 축농증(강OO, 36세, 남)

체험담(비염)

안녕하세요!

저는 서울 금천구에 사는 36세 직장 남성으로서, 제가 이 글을 쓰게 된 동기는 비염으로 인하여 고생을 많이 하였고, 우연한 계기가 되어 비염이 거의 치료가 되어가는 과정에서 여러분과 함께 정보를 공유하고자 함입니다.

제가 처음 최선생님을 뵌 것은 1년 전쯤으로 기억됩니다. 점심시간을 이용하여 직장(한국통신 세종로)에서 간간히 운동을 하던 저는 전 근무처에서 같이 근무했던 동료 직원의 어머니가 갑자기 오른쪽 팔과 다리에 마비 증세가 왔다는 말을 듣게 되었고, 평상시 친숙하고 허물없이 지내던 사범님께 좋은 치료 방법이 있는지 여쭈어 보았습니다. 1주일 후쯤 사범님의 권유로 병의 치유 능력이 계시다는 최선생님을 처음 만나뵙게 되었습니다. 그 때 눈빛은 강렬했지만 어딘지 모르게 온화하고 편하다는 느낌이었습니다. 제 동료 직원의 어머님 병의 상태를 말씀 드렸고, 그 분과의 첫 만남이 이루워졌습니다.

그 후, 같이 운동을 하던 동료 직원들이 최선생님을 통하여 자기 자신의 숨겨졌던 병들을 하나 둘씩 치유되는 과정을 지켜보았고, 그 분들의 성격도 전에 없이 밝고 적극적으로 변해들 갔습니다.

그 와 중에, 저는 그때까지도 망설였습니다.

믿을 수 없는 현실. 다른 분들은 모두 치유가 되어가는데, 나와는 관계가 없는 것 같기도 하고 사실 중학교 때부터 있어온 비염인데 좋다는 방법은 모르는 것 빼고는 다 해본 것 같은데, 1~2 개월 정도 그것도 일 주일에 한 두 번 치유 받는 것으로 가능할까?

의문은 계속되었고, 그냥 잊어버리고 몇 개월이 지났습니다.

그 와중에도 가끔씩 비염 증세인 흰 콧물, 재치기 등이 나를 괴롭혔고, 약을 먹으면 그 순간은 감쪽같이 이러한 증상은 없어지곤 했습니다.

순간 이런 생각이 들데요. 다 큰 사람이 시도 때도 없이 재치기에 그 느무 감기는 왜 그리도 잘걸리는지? 아이도 크고 하는데 아빠가 이렇게 자주 감기에 걸리면 안되지?

순간 답이 보이데요! 그래 여지껏 비염을 치료하기 위하여 그 많은 시간과 돈을 투자하였는데, 그래 다시 또 한번 시도해 보는 거야.

그 즉시 최선생님을 만나 뵙고 나 자신이 비염을 오랫동안 가지고 생활하고 있었고, 현재 상태를 말씀 드렸더니, 나에게 거울을 한번 보라 하신다. 왜 그러실까? 그냥 아무 생각 없이 거울을 들여다 보았다. 이상한 곳이 있으면 말해보라고 하셨다. 나는 아무리 보아도 항시 보는 내 얼굴, 이상한 곳을 찾을 수가 없었다. 무엇을 말해 보라는 걸까?

잘 모르겠다고 대답했다.

그런데 최생생님은 내 오른쪽 뺨과 왼쪽 뺨을 자세히 보라고 하셨다.

아 그랬었구나! 자세히 보니 오른쪽 코와 뺨 사이가 왼쪽보다 더 블록하게 튀어나와 있었다. 내 얼굴의 내면도 아직 잘 모르고 살았다 싶어, 아차 하는 생각이 들었다. 선생님께 오른쪽 뺨이 약간 크고 블록 하네요! 하고 말씀 드렸더니 비염의 탁기(탁한 기운, 에너지)가 쌓여서 그러하니, 그 집(탁기가 머므르고 있는 집)을 부수워 없애야 된다고 하신다.

나는 빨리 비염을 치유해 달라고 부탁했다.

■ 힐링 과정

그 다음날(특별케이스, 보통 1주일 후에나 가능)부터 비염 치료에 들어갔다.

치유 첫날 설레이는 마음으로 힐링에 임했다. 주위 동료로부터 첫날에는 탁기가 많이 빠지고 또한 많이 아플 것이라는 얘기는 익히 들어 알고있는 터였다. 막상 힐링에 들어가서는 역시 많이 아프구나! 하는 생각뿐.

하지만 참아 내야 한다. 참았다. 또 참았다. 어렸을적 아래 사랑니 뺄 때 만큼 아팠다. 그 한켠에는 그래 이제 비염은 치유될 수 있는 거야! 하는 생각과 함께 왠지 모를 뿌듯함이 내 가슴에 밀려왔다. 최선생님은 열심히 정성스럽게 힐링을 해주셨고, 그때마다 목과 코에서는 가래와 콧물이 끊임없이 흘렀고, 첫 힐링이 그렇게 1시간 넘게 진행 되었다. 힐링이 끝났고 주위 동료들은 잘 참았다고 격려를 해주셨고, 근처 사우나에 가서 땀을 쭉 빼내라는 조언도 잊지 않았다.

1주일 후 두 번째 힐링에 임했다.

처음 힐링 받을 때 보다는 덜 아프다고 하신다. 사실 전번 주 첫 힐링 때는 꽤 아팠다. 그때는 오기로 견뎠는데! 2번째도 그렇게 아프면 어떡하나? 은근히 걱정이 되던 터였다. 아무튼 비장한 각오로 힐링에 임했다.

첫 번째 같이 그리 아프지는 않았다. 따끔 하면서도 시원함이 약간 느껴진다.

이제 목에서 가래가 많이 나올수록 즐겁다. 또한 재치기와 콧물도 끊임없이 나온다. 이 많은 가래와 콧물이 어디에 이리 많았을까?

휴지 한 통을 거의 비우고 나서야 2번째 힐링은 끝났다.

1차와 마찬가지로 종로 근처의 옥 사우나에서 몸을 풀었다.

기분은 상쾌하고 그지없이 좋았다.

3차 ~ 8차

매번 힐링은 1주일 간격으로 1시간 정도의 시간으로 진행되었다.

그때마다 새롭게 피어나는 감각, 자유로움의 물결, 몸과 마음이 새롭게 정화되는 느낌이 내 마음속 깊이 피어나는 것은 내 영혼의 편안함이랄까요?

아무튼 이런 느낌입니다.

5차 힐링이 끝나고부터는 비염은 많이 완치가 되었다는 느낌입니다.

치료받는 동안 딱 한 번 감기가 찾아왔어요!

그냥 버틸까 하다가 약을 복용하니까 금방 낫더군요!

아무튼 요즈음은 비염 걱정은 별로 안합니다.

그냥 마음이 편안하고 몸이 충실해졌다고 해야 될까요?

제가 최선생님을 만나 비염치유 뿐만 아니라 몸과 마음도 건강해졌다는 것은 참 좋은 인연이었다고 사려 됩니다.

두서 없이 쓴 글을 끝까지 읽어 주셔서 감사합니다.

2001년 10월 15일 강OO

● OOO씨는 치유 후, 몸이 건강해진 것은 물론, 의식이 성장하고 경제적으로도 풍요로워졌고, 모 수련단체에 귀의해서 정진 중이고, 박사학위를 받았다는 소식을 권사범으로부터 전해들었음.

50. 아토피성 피부염(권OO, 17개월, 남)

힐링체험기(모 : 윤OO 34세 여, 자 : 권OO 17개월 남)

　Healing을 받을 때쯤의 내 몸은 가슴이 답답하고 아파서 숨을 쉬기 힘들 정도였다. 일을 마치고 집에 도착할 때쯤이면 명치 밑 중완 부위가 가만히 서있어도 찌르는 듯이 아팠고 하고 있는 일에 진척이 되지 않는 듯 하여 조급해하고 있었다.
　계속 권유를 받았지만 '특별히 아픈데도 없는데 왜?'라는 생각이었는데 가슴이 답답한 증상이 한두 달정도 되자 받아보기로 했다. 받기 두 달전쯤에 먼저 받은 사람의 치료 흔적을 보고는 '너무 힘들었겠다. 나는 못받겠다.'라는 생각이 있었지만 숨을 쉬기가 힘들고 너무나 따가운 듯이 아파서 받기로 결정을 했다.
　1차(2001. 6. 8. 金) 받을 때는 너무나 힘들었다. '죽어야 산다.'는 말을 믿고 소리도 지르고 엉엉 울기도 하면서 받았다. 이상한 것은 등을 치료받을 때 서러움이 복받쳤다는 거다. 가슴도 아니고 등쪽이 울면서 서러움이 씻겨나가는 걸 느꼈다. 힘들 때는 '살려주세요. 살려주세요.'를 입속으로 외치면서 끝낼 수 있었다. 하는 중간중간에도 감사한 마음이 계속 솟아올랐다. 끝났을 때는 감사한 마음이 크게 자리를 잡았다. 끝나자마자 얼굴이 붓기 시작하고 눈이 너무 따갑고 피곤했다.
　탁기가 눈으로 빠지나보다고 생각했다. 얼굴이 부어 코가 파묻히고 양볼은 사각이 됐다. 살이 찌면 이런 얼굴이 되겠구나 싶었다. 너무나 끔찍했다. 가슴쪽은 그대로 뒀으면 심장병이 됐을 거라는 말씀을 하셨다. 그도 그릴 것이 아버지는 심장수술을 받으셨고 엄마도 심장이 좋지 않으시다. 오른쪽 가슴 부위는 어혈이 뭉쳐서 정맥혈처럼 파랗게 툭툭 불거져 올라왔다. 찜질방에 가면 회복이 빠를거라는 말을 들었지만 가기가 꺼려졌다. 얼굴도 흉졌고 한증막도 숨이 막혀 한 번도 들어가보지 못했기에…

일요일(2001. 6. 10. 日) 밤에 찜질방에 갔다. 숨쉬기가 쉽지 않았기 때문에 가슴호흡을 했다. 천부경도 외우고 연단도 하면서 몸에 탁기를 뽑아냈다. 한 번 들어갔다 오면 "많이 빠졌다.", "많이 빠졌다." 하는 남편이 해주는 말을 믿고 3~4시간을 보냈다. 화요일(2001. 6. 12)에 친구를 만나면서 티가 날까 얼굴에 약간 푸르스름하게 흔적이 남아서 걱정했는데 아무 얘기도 안하는 것이다. '음, 모르겠나보지.' 하고 안심을 했다.

2차(2001. 6. 15. 金) 받을 때까지 가슴 호흡을 주로 했다. 2차 받을 때는 1차 받을 때보다 훨씬 받기가 쉬웠다. 끝나고 저녁을 먹고 찜질방에 바로 갔다. 아직도 가슴에 답답함이 있어 가슴 호흡을 했다. 3차, 4차까지 답답하고 명치 밑에 복부를 누르면 약간이 찌르는 듯한 아픔이 있었다.

4차 받을 때 아이도 같이 받게 됐다. 아이의(2001. 2. 14일생, 당시 17개월) 증상은 아마 6개월 때부터였던 것 같다. 목 부위를 많이 긁었다. 처음 감기로 병원에 갔던 것도 5개월 전, 후였던 것 같다. 의사도 왜 이렇게 빨리 병원에 왔냐고, 면역이 너무 일찍 떨어진 것 같다고. 첫애보다 모유도 더 먹이고 했는데, 나도 병원에 데려가면서 조금 걱정을 했다. 너무 일찍 병원에 온게 아닌가 싶어서 목 둘레가 색깔이 변해서 누가 보면 안씻겨서 그런 줄 알겠다는 생각이 들 정도였다. 그리고 11개월쯤 내 일 때문인지 아이를 기관에 맡기게 됐다. 맡기면서도 목 부위가 챙피했다. '저 엄마 게을러서 씻겨주지도 않나보다.'라고 생각할까봐… 그런데 목 색깔이 시커매져서 좀처럼 하얘질 기미가 보이지 않았다. 그리고 돌 전부터 아빠를 많이 따랐다. 엄마한테 오기보다는 아빠한테 잘 가고 재우는 것도 아빠가 등을 두드려서 (토닥거리는 게 아니고) 재웠다.

돌잔치 때도 나에게 안오고 아빠한테 가서 너무나 편했다. '쟤는 아빠한테만 가. 그래서 너무 편해.'라고만 생각했다. 초저녁에 잠이 들어도 11시나 12시고 슬그머니 일어나 앉아 '조금 있으면 아빠가 온다.' 아빠가 오기 직전에 일어나서는 아빠가 오면 옷도 못 벗게 하고는 자기를 안아달라고 팔을 벌리고 '응, 응' 했다. 겉옷이라도 벗을라치면 울고 불고 난리가 났다. 빨리 안으라고… 그리고는 놀다가 아빠가 재워야 잠을 잤다. 자면서도 늘 긁어댔다. 엉덩이고 등이고 팔다리에 딱지가 앉아 보기가 흉했다. 자면서 긁기 시작한건 돌 전후인 것 같다. 남편이 늦은 시각에 돌아와서 쉬어야 하는데 아이가 아빠한테만 가니 미안한 마음이 들었지만 어쩔 수 없었다. 자다 깨도 아빠가 재워야 했다.

첫날 Healing을 마치고 최선생님이 현석이 얘기를 하셨는데 엄두가 나지 않았다.

나와 똑같은 과정을 겪어야 한다고 생각하니 결정이 쉽지가 않았다. 아이가 밤에 깊이 잠들지 못하고 긁어대니 남편도 많이 힘들었나보다. 더 이상은 안되겠다 싶었는지 Healing을 받기로 했다. 첫날(2001. 6. 29. 金) 너무나 힘들어했다. 울며불며 힘들어하는데 '네 몸안에 있는 나쁜 것들을 다 내보내라'라고 간절히 바라면서 치료과정을 지켜보았다. 곁에서 잘 잡아주고 믿어준 남편이 있었기에 잘 끝낼 수 있었다. 엄마 대신 잡아주신 이명옥씨에게도 감사드린다.

아이는 치료의 효과가 빨리 나타났다. 두세 번 받은 다음부터는 긁지를 않았고 몸이 깨끗해졌다. '아이들은 빠르구나.' 하는 게 실감이 났다. '나이가 들면 탁기가 쌓여서 치료과정이 길어질 수밖에 없겠구나.' 싶었다. 그리고 치료를 받는 과정에서 아이가 오히려 시원해하고 웃으면서 더 받고 싶어하여서 다들 너무 신기하다며 비디오로 찍어놔야겠다고 했다.

처음 아이를 보시고는 사팔이라고 (나는 못느끼고 있었다. 아이들은 다 초점이 안맞지 않나 하는 상식이 있었고 크면서 바로잡힌다고 해서 사실은 문제가 없다고 생각했다.) 하셨는데 2~3번의 치료 후에는 눈도 많이 편안해지고 어쨌든 밤이 조용해졌다.

첫 번째 Healing 받는 시간의 경험이 아이의 무의식에 너무나 큰 영향이 되지 않나 싶었지만 한 번의 고통으로 평생동안 편안하다면 그 대가는 치룰만 하다고 생각했다. 그리고 아빠한테만 가던 아이가 이제는 나에게 온다. 아토피가 있는 아이들은 긁느라고 주의가 산만해지고 성격장애까지 온다고 하는데 조기에 치료가 되어 너무나 다행스럽고 감사한다. 아이의 변화는 눈에 띄게 빨라졌고 나도 어느 순간 (7월 중순부터인 듯 싶다.) 마음이 너무나 편안해졌다. 모든 일이 다 잘 될거라는 확신이 들고, 지금은 아니더라도, 시간이 걸리더라도, 내가 하는 일이 분명히 잘 될거라는 확신이 들었다. 조급했던 마음이 사라지고 너무나 편안하고 머리가 맑아졌다.

Everything is O.K.라는 말이 저절로 떠오르고 그냥 모든 게 잘 될거라는 확신이 들었다. 중완부위의 찌르는 듯한 아픔도 꽉 막혀 답답한 가슴도 더 이상 느낄 수가 없어 신기했다. 그런데 없던 증상도 생겼다. 평소에 눈이 잘 가려웠는데 그것보다 정도가 심하게 눈이 가려웠다. 다리(장딴지 부위)도 심하게 가려웠다. 평소에도 한 번 긁기 시작하면 피가 날 정도로 긁어야 했다. 긁고 나면 또 얼마나 쓰라린지 치마를 못 입을 정도로 딱지가 앉곤 했다. 친구가 보더니 놀래서 모르는 사람이 보면 맞고 사는 줄 알겠다고 할 정도였다.

Healing을 1차, 2차… 받을 때는 잠깐 잠깐 가려웠는데 8월쯤 되자 다시 심하게 가려워졌고, 한 가지 더 나타난 증상은 9월쯤 되자, 콧물이 줄줄 흘렀다. 말로만 들었지, '나에게 이런 일이 일어나다니…' 싶을 정도였다. 코가 간지러워서 자주 비비긴 했지만 그 정도는 아니었다. 콧속이 너무 가려워서 참을 수가 없었다. 코를 쥐고 비비고 난 후에는 콧속이 퉁퉁 붓고 재채기에 콧물, 가렵고 붓고 아프고 하는 증상이 한 달 정도 지속됐다.

　추석 전 아이는 이제 가끔씩 정리하면 될 정도가 되었고, 나도 추석이 끝날 무렵(2001. 10. 4) 부터는 다리가 안가려웠다. 어느 날 보니까 긁고 있지 않았다. 콧물도 더 이상 흘리지 않고 코도 풀고 있지 않았다. 아침에 일어나면 재채기와 함께 코가 계속 나와서 몇 번을 풀어야 했는데, (2~3주 전까지만 해도) 지금은 그렇지 않다. 그리고 보니까 오늘 아침에는 재채기도 안했다. 재채기를 안한 지도 며칠 된 것 같다.

　아토피에 좋다고 Vit.B군(효모식품)도 먹고 점막을 튼튼하게 한다고 카로티노이드 제품을 섭취했지만 근본적인 치료는 되지 않았던 듯 싶다. 놀라운 것은 없던 증상이 콧물이 나고 코를 계속 푸는 과정(몸의 탁기를 빼는 과정)이 생겼고 이제는 멀쩡해졌다는 것이다. 아무 일도 없었다는 듯이.

　지금처럼 몸도 마음도 편한 상태로 죽을 때까지 살면 좋겠지만 살면서 쌓이는 소소한 찌꺼기들은 또 최선생님의 힘을 빌어 정리하면 되니까 그저 마음이 든든하고 감사할 따름이다. 한 알의 밀알이 땅에 떨어져 썩으면 많은 열매를 맺는다 했는데 최선생님이 그 한 알의 밀알인 듯 싶다. 기꺼이 썩어서 여러 생명을 살리고 계시니까.

　최선생님, 사람을 살린다는 기쁨 하나로 (내가 보기엔 치료하시는 게 힘들어 보이지만) 몸으로 실천하고 계시어서 또 항상 옆에 있어 주셔서 내가 또 내가 사랑하는 가족이, 친구가, 이웃이 건강해지고 밝아질 수 있어서 참 감사드려요.

(2001. 10 . 18. 金. 윤○○)

● ○○이와 ○○이의 엄마는 필자와 한솥밥을 7년간 먹은 권사범의 가족이며, ○○이의 엄마는 수련도 함께 했었던 도반이기도 하다. 치유 후, 온 가족이 건강을 되찾고 경제적으로도 안정이 되었음.

51. 빙의 / 귀신들림 / 하지정맥류(김OO, 40대, 여)

치유사례

"저는 90년 초에 우연히 시름시름 앓기 시작해서 몇 개월을 먹지도 못하고 불면증에 시달렸습니다. 잠을 자려고 하면 하얀 소복차림의 할머니가 '나는 너의 시할머니다.' 하시면서 나타나시고 그러기를 수차례 반복하면서 불안해서 어느 무당에게 물어보았더니 신병이라고 해서 굿을 하고 나중에는 아예 신을 모셔 보았지요.

그런데 순간적일 뿐 다시 꿈에 나타나셔서 밥수저를 빼앗아 가면 그때부터 금식을 해야합니다. 그렇지 않으면 몸을 다치거나 큰 실수를 저지르곤 하였습니다.

신경 정신과에 입·퇴원하기를 반복하면서 계속 약을 복용하고 그러기를 10년 정도. 그러던 중 '명수선'이라는 수선가게를 운영하는 열심히 사는 주부였는데 어느 날부터 의통이 열려서 병을 고치는 능력을 인정받고 여기저기에서 병을 고치려는 사람들이 찾아와서 면담을 하고 차에 태워가고 아주 분주한 모습을 자주 볼 수 있었습니다. 처음에는 믿어지지 않아서 무심코 지나쳐 버렸습니다.

그런데 한 젊은 신혼부부가 정신과에서 공황장애라는 병명으로 금방이라도 죽을 것처럼 공포증에 시달리다가 최선생님을 알고 치료를 받고 새로운 삶을 산다고 좋아하는 걸 보고 저도 치료를 받아보고 싶은 충동을 느끼면서 한편으로는 정말 치료가 될까 의심도 하면서 시작을 했습니다.

처음 며칠을 하면 몸에 심하게 멍이 들어요. 탁기를 제거하는 과정에서 기몸살을 앓기도 하고 너무나 아파서 고통스럽고 갈등도 했지만 참고 견디면 하루하루가 달라집니다. 단 저를 치료하는 도중에 신기한 이변이 생겼습니다.

최선생님의 할아버님이 손녀의 몸을 빌어 모든 것을 예언하시기 시작했습니다. 갑자기 안하던 행동을 하고 일본어로 이야기하면서 앞으로 최선생의 몸을 빌어 방방곡곡에 치료를 하러 다니겠다고 또 곧 일본에도 가게 될 거라고 돌아다니면서 이야기를 하니까 다들 저 여자가 미친 것이 아니냐고 심지어는 곧 죽게 될거라는 말을 하기도 했습니다. 그래도 저는 믿음을 가지고 시키는 대로 했습니다.

또 할아버지 오시고 나서 능력도 달라져서 시루떡, 향, 초, 노잣돈 등 간단한 예물을 놓고 제를 지내고 단 한번에 내게 온 신기, 시할머니를 떼어 주었습니다. 지금은 몸에 있던 증세들이 말끔히 치료되어서 기미도 차츰 없어지고 소화불량이 아주 심했는데 언제 그렇게 고생했는지 할 정도로 잘 먹고 있습니다.

얼굴에 기미, 후 하고 길게 내쉬던 한숨도 불면증도 없어지고 다리에 울퉁불퉁한 하지정맥류도 깔끔하게 치유되었고 신경과 약도 끊고 몸이 아파서 누우면 쉽게 일어나지 못했는데 그런 모든 것들이 다 완쾌되어서 건강하게 일하고 있습니다. 또 최선생님은 할아버지가 처음에 오시면서 예언하신대로 일본에도 99년 12월 25일에 가셔서 자폐증 환자를 치료하고 왔는데 또 다시 1월 25일에 일본에 가신다고 합니다.

  저처럼 이렇게 병명없이 시달리시는 분들에게 권하고 싶어서 부족하지만 체험담을 적어 보았습니다.

주소: 서울 성북구 동소문동 김○○

● ○○씨는 필자와 동갑내기 동네친구였으며, 맞은편에서 식당을 운영하고 있었는데, 항상 보름정도는 말짱하다가 또 보름정도는 시름시름 앓기를 반복하는 모습이었고, 지치고 꾀죄죄한 표정이었으며, 아이 둘이 딸린 이혼녀였다. 필자의 의통과 영통 과정을 옆에서 지켜보면서 치유를 받으며 심했던 하지정맥류가 치유되었고, 영적인 전환점에 있던 나의 수발을 들며 도와주기도 하였으며, 동참했던 소중한 인연이기도 하다. ○○씨는 그 후, 건강을 완전히 회복하였고 밝고 아름다운 중년의 여성으로 품위 있는 모습이 되어 사업이 확장되었고, 모 은행의 지점장을 만나서 재혼했다는 소식을 전해왔음.

52. 안구돌출(김OO, 39세, 남)

휠링치료 체험기

회사원 김OO(39)

불과 1개월 전만 하더라도 나에게는 전혀 생소한 '힐링'이라는 말이 내 생활의 일부가 되어 이렇게 저의 힐링치료 체험을 여러분께 소개하게 되었습니다.

저는 1개월째 힐링치료를 받고 있는 사람으로서 저의 치료의 경험을 소개함으로써 지금 무서운 병마와 싸우고 있는 많은 분들이 건강을 하루빨리 회복하고 희망을 찾아 정상적인 사회생활 및 가정생활을 영위할 수 있도록 하는 바람입니다.

저는 태어나서 '95년까지 감기 한 번 걸린 적 없는 탁월한 건강의 소유자였습니다만 제 건강에 이상 징후는 '96년 4월 갑자기 찾아왔습니다. 자고 일어나니 갑자기 어지럽고 현기증이 일어나더니 왼쪽 눈꺼풀이 부어 오르고 출혈 현상이 자주 일어나고 조금씩 조금씩 안구가 돌출되었고 또한 목과 머리가 뻐근한 증상이 지속되었습니다.

소화 기능도 떨어져 입맛이 없고 항상 피곤한 생활의 연속이었습니다. 병원에서 MRI 검사를 받아 본 결과 외견상 나타난 증상인 안구 돌출 외에는 특이한 원인을 발견하지 못했습니다. '97년도에 서울대병원에서 안구돌출에 따른 수술을 받아 어느 정도 호전은 되었으나 목과 머리가 뻐근한 증상은 계속되었고 설상가상으로 '01년초부터는 가슴이 답답하고 상체위로 열이 나고 땀이 나는 증상이 있어 겨울에도 선풍기를 켜고 업무를 보았을 정도였습니다.

그 동안 병원이나 한의원 의사들의 공통적인 이야기는 매사에 신경을 덜 쓰고 마음을 안정시키면 회복된다는 것이었습니다. 따라서 마음의 안정과 심신수련을 위해서 '01. 9월부터 단을 시작하였고 그기서 현재 저에게 힐링을 해주시는 최선생님을 만나게 되었습니다.

'01. 10. 20일(토)에 처음으로 힐링을 받았는데 1시간동안의 치료 시간이 상당히 힘들었고 고통스러웠지만 지금 생각하니까 인생에 있어서 무엇인가를 생각하게 하고 자신을 되돌아볼 수 있었던 좋은 기회였다고 생각합니다.

처음 치료 이후 가슴답답함, 덥고 땀이나는 증상 및 몸이 좌우로 울렁거리는 증상은 많이 나아졌고 목과 머리 뻐근한 증상도 일부 호전되었습니다.

그후 일주일 후 2번째 3번째 치료 후에는 돌출된 안구가 많이 안으로 들어가게 되었고 부어있던 목도 차츰차츰 가늘어 가고 있습니다.

지금까지 불과 1개월 동안 5번의 치료에서 돌출된 안구가 안으로 들어가 지금은 어느 정도 정상인의 눈을 하고 있습니다.

이런 신체적인 변화 외에도 정신적 심리적인 변화를 느낄 수 있었습니다. 심리적으로 안정과 여유를 가지게 되었으며 부정적인 사고에서 긍정적인 사고로 인식의 변화를 느낄 수 있었습니다.

지금은 목과 머리 뻐근함이 완전히 낫지 않아 계속 치료를 받고 있습니다만 곧 치료되리라 확신하고 있습니다.

그간 1개월 동안의 저의 치료효과에 대한 설명이 여러분께 조금이라도 도움이 되었으면 합니다. 그리고 저의 몸이 완전히 회복된 이후에 다시 한 번 여러분을 찾아뵐 것을 약속 드립니다.

2001. 11. 30

● 상담시 처음봤을 때 안구의 절반 이상이 밖으로 돌출되었고 몸은 누가 흔드는 것처럼 좌우로 흔들고 있었음. 안구가 돌출되고 눈에서 피가 나오고, 몸을 좌우로 본인의 의지와 상관없이 흔드는 원인은, 다른 영이 빙의되어 그 영의 힘과 압력이 안에서 팽창하고 흔들기 때문에 뇌압이 높아지고 안압이 높아져서 안구가 밀려나오고 혈관이 터지고 피가 나오는 원리이다. 빠르게 모든 증세가 사라지는 것은, 빙의령을 제령하고 그 영의 세포와 압력을 밖으로 배출시켜서, 늘어났던 고무줄이 원래로 돌아가는 원리처럼 팽창됐던 몸이 원래의 모습으로 회복된 것이다. 녹내장이나 뇌압으로 인한 여러 가지 병명을 가진 질병들 또한 같은 원리이다. 분당으로 한빛치유센터를 개원한 이후에도 OOO씨는 한동안 치유에 집중하고 완전히 만족할 때까지 다녀갔음.

53. 갑상선(김OO, 33세, 여)

〈힐링 체험기〉

(김OO, 33세, 여, 수원, 의료업)

　시골에서 태어나 아픈거라곤 모르고 살다가 첫째 낳고는 조금, 둘째 낳고는 본격적으로 몸에 이상증세가 나타나며 너무 과로해서 병이 생기고 말았다.
　간호사로, 두 아이의 엄마로, 집안일로, 바쁜 아빠의 몫으로…
　날마다 숨가쁜 하루하루를 보냈다.
　그렇게 살 수밖에 없음을 한스럽고 안타까워 하면서 열심히 살 수밖에 없었다. 희망은 거기에 있었으니…
　어느 날 온몸에 자반증이 생기면서부터 갑상선 기능 저하증 진단을 받게 되었다.
　치료로서는 노란색 알약을 한 알 먹어 호르몬을 보충하는 것이었지만 나타나는 생활에서의 후유증은 갈수록 심하게 표출되어 정신적으로 '내가 미쳐가고 있구나.' '내가 이렇게 망가지는구나.' 하며 많이 서글퍼 했다.
　완벽하게 하고픈 내 성격의 결함도 한 몫을 차지했다.
　무기력증, 심계 항진, 불안, 가끔씩 느끼는 손떨림, 눈이 나오거나 목이 불룩하게 나오는 외관상의 문제는 없었지만 더 심각한건 내면의 문제였다.
　피곤함에 절어 퇴근하면 쌓인 집안일과 자식들의 돌봄이 즐거움이 아닌 짜증으로 다가오면서 나의 신경질과 예민함은 극에 달해갔다.

되도록이면 표현치 않던 신랑이 동충하초를 해 먹일려고 억지로 데리고 간 곳에서 낯선 사람에게 "내가 생각할 때 신경질을 낼게 아닌데 낸단 말이예요." 하고 말을 할 때 '내가 얼마나 심했으면 저런말을 할까.' 하면서 순간 놀랍고 미안했다.

생활에서 그러면 안된다는걸 알면서도 이성적으로 행할 수가 없어서 나 스스로도 우울해 했었다.

그러던 중 서방님이 인터넷을 하던중 '빙의'라는 단어를 우연히 치면서 한빛 심령 치유 센터를 만나게 되었다.

서방님은 확신을 가지고 다가갔고 난 불확실성과 무목표로 "그래 한번 가보지 뭐." 하며 따라가 상담을 하게 되었다.

어떤건지, 어떻게 하는건지 알지도 못하면서 끌리듯이 치료를 받기로 하고 적당한 시간에 약속을 하고 나왔다.

■ 1차치료

참기 어려운 고통.

정말로 내가 아파서 그런것인지 아님 내 속의 또 다른 내가 몸부림치는 것인지 혼란스러워 환장할 것 같은 감정의 회오리.

이상하게 뼈가 부러지거나 장기가 상할꺼라는 의심은 한치도 없었으나 앞쪽가슴. 즉 앞판부위와 얼굴, 머리를 할땐 아주 치명적이었다.

그만두고 뛰쳐나가고픈게 솔직한 심정이었다.

그렇지만 힐링 후엔 통증은 사라지고 붉은 어혈만이 몸을 색칠했다.

특히 갑상선으로 인해 목부위를 자극해 가래를 뱉을 땐 눈물, 콧물, 기침, 가래가 쏟아져 나와 아주 괴로웠다.

제령 후 큰소리로 엉엉 울었다.

태어나게 한 부모, 잘 키우지 못한 부모, 일찍 돌아가신 엄마에 대한 원망, 그럼으로 항상 그늘진 마음 언저리, 힘들게한 신랑, 살기 힘들어 물속을 수영 못해 버둥거리는 기분으로 항상 살아야만 했던 내 지난날이 너무나 한스러워 꺽꺽거리며 통곡을 했다.

살포시 안아주는 최순대원장님을 엄마로 착각할 만큼 놀랍고 좋았다.

이제 엄마로 생각하라고 하셨다.

엄마가 없어 항상 그 사랑에 목말라 있었던 나였다.

1년간의 치료를 받아야 한다고 했다.

힐링을 받으면서도 힐링에 대해 잘 알지 못했고 받아야만 한다는 수동적 자세로 임해 받을 때도, 받고나서도 기운이 떨어지고, 휘지고, 추워서 괴로웠다.

다만 빨리 시간이 지나가서 치료의 끝이 오기만을 기대했다.

내가 그만큼 나약해져 있었던 것이다.

치료 받고나면 "시원 하시겠어요" 하고 물으실 땐 그 말의 의미를 감지하기가 어려웠다.

허나 받으면 받을수록 개운하다는 걸 느끼게 되었고 받을 날이 다가올수록 몸 안에 무언가가 차는 느낌. 무거운 느낌, 답답함을 알게 되었다.

힐링을 받으면서 머릿속과 심경의 변화가 많이 찾아왔다.

얼굴과 건조했던 사지의 피부도 고와졌고 기미도 사라져 표정도 밝아지고 냄새를 잘 맡지 못했던 코도 예민해져 냄새도 잘 맡고 콧소리 냈던 음성에도 변화가 왔다.

배는 고픈데 밥맛이 없어 힘들었는데 식사도 잘하고 변비에서도 탈출해 변색깔이나 횟수도 이상적이다.

무기력증이나 피곤함도 심계항진 등도 많이 좋아져 지금은 거의 나타나질 않는다.

　피해의식, 원망감 등도 다 털어버려 몸도 마음도 가벼워지고 다시 태어난 기분이 들 정도다.

　치료할 땐 많이 힘들었고 병원 체계와는 다른 체계이지만 받고나선 너무나 좋은 걸 몸소 체험했다.

　또한 비전이 있는, 비전이 보이는 세계이다.

　아픈사람들만 보면 저절로 이야기를 하게 된다.

　아무튼 한빛도원 최순대원장님을 비롯한 직원분들에게 다시 한번 감사의 뜻을 전하고자 합니다.

2004. 7. 1. 木

● ○○씨는 김소장님의 부인으로, 자녀 2명도 남보기에는 문제가 없었지만, 치유를 받은 부모의 입장에서는 모든 사람에게는 영적인 장애가 있다는 것을 깨닫고 치유를 선택하였고, 아이들이 어렸을 때 치유를 받았으며, 일가족 4명이 모두 정화를 받아서 가정이 화목하고 경제적으로도 윤택하고, 장녀는 성장해서 서울대학교 박사가 되었고, 장남은 군필하고 대학을 졸업하였고, 일가족이 현재까지도 필자와 좋은 유대관계를 가지고 있음.

54. 척추 측만증(김O란, 38세, 여)

척추 측만증 체험기

김O란(여, 38세, 회사원)

저는 20살 때부터 요추 디스크를 앓아 수술은 하지 않고 치료는 하였지만 항상 요통이 고질적으로 괴롭혔습니다. 그래도 통증이 있을 때 물리 치료를 하고 진통제를 먹으면 효과가 있어 사는 데는 지장이 없었습니다. 그러다가 1999년(36세) 1월부터 허리가 다시 아프기 시작하였는데 병원 치료를 꾸준히 해도 통증이 갈수록 심해져 7월쯤에는 골반이 틀어지고 허리가 휘어 앉아 있지도 못하고 걸음도 제대로 걷지 못할 정도가 되었습니다. 병원 치료는 8개월을 했지만 더 심해졌고 희망이 없을 때 우연히 회사에서 단학을 권유받아 수련을 시작하였습니다. 그 때 처음으로 권 사범님을 통해 기치료를 받게 되었고 단학 수련을 통해 4개월 만에 거의 정상으로 몸이 회복되었습니다.

골반과 척추가 육안으로는 거의 정상적이었지만 수련을 하는데도 항상 목과 어깨가 뻣뻣하고 등근육의 통증 때문에 괴로웠고 스트레스를 받으면 더 심해졌습니다.
2000년 12월에 13년간 열심히 다니던 회사를 구조 조정에 의한 말도 안 되는 이유로 희망 퇴직을 하고 그 충격으로 등근육이 굳어 멋대로 뒤틀리면서 척추 측만증이 더 심해졌습니다. 그래서 한 달 동안 척추와 등근육 치료를 받아 통증을 완화시켰습니다.

하지만 3월부터 새 직장을 나가면서 다시 허리가 아프기 시작하였는데 하루하루 악화일로를 걸어 정상적인 생활이 거의 불가능할 지경에 이르게 되었습니다. 어렵게 구한 직장을 포기하려고 할 때 권 사범님이 최순대 여사님께 힐링 받기를 권유하셨고 기치료를 받아 본 경험도 있고 다른 선택의 여지도 없어 기꺼이 힐링을 받기로 하였습니다.

첫날 제령 의식을 통해 내 몸에 있던 온갖 귀신과 많은 탁기를 내쫓아 주셨습니다. 치료는 고통스러웠지만 받고 나니 머리가 맑아졌고 눈의 피로감이 사라졌습니다. 하지만 허리 통증은 명현 현상으로 더 아팠고 척추는 가슴 위로는 오른쪽으로 아래쪽은 왼쪽으로 골반까지 틀어져 더욱 S자 모양으로 휘면서 척추가 오그라드는 것 같았습니다. 10분 이상 앉아 있을 수도 없었고 일어나려면 통증 때문에 엉덩이를 뒤로 빼야 겨우 허리를 펼 수 있었고 몸이 왼쪽으로 휘어졌습니다. 최여사님의 힐링을 믿고는 있었지만 과거에 병의 진전된 상황을 아는지라 통증보다 두려움이 더 컸었습니다.

치료가 2번, 3번이 되면서 더 이상 병이 진전은 되지 않았고 드디어 4번째부터 통증도 줄고 오른쪽 등으로 휘었던 척추가 서서히 제자리를 찾아가기 시작하였습니다. 사실 저는 제 뒷모습을 볼 수가 없어 얼마나 측만증이 심했는지 통증으로만 짐작할 뿐인데 보통 사람이 봐도 알 수 있을 만큼 그 각도가 심했고 오른쪽 등근육이 왼쪽보다 심하게 보은 채 뒤틀려 있었다고 합니다. 이 때부터 열심히 치료하면 나을 수 있다는 확신이 섰고 육신의 고통 때문에 삶에 대한 의욕도 없었는데 다시 희망이 생겼고 얼굴도 생기가 넘치기 시작하였습니다.

 현재 7번 치료를 받았는데 매번 받을 때마다 치료되는 속도가 빨라 척추 교정되는 것이 보이고 허리 통증도 많이 줄어 이제는 육안으로 거의 척추가 똑바르게 되었습니다. 그리고 손발에도 온기가 돌기 시작했고 혈액 순환도 잘 되고 등의 통증도 많이 줄었습니다.

 최 여사님을 만나지 못했다면 지금쯤 아직도 젊은 나이인데도 허리 병신이 되어서 허리가 구부러진 노인들처럼 희망도 없이 폐인처럼 살지도 모를텐데 몸의 건강과 함께 정신적인 건강까지 함께 찾을 수 있었습니다. 앞으로 조금 더 치료를 해야 되겠지만 현대 의학으로 완치는 어렵다고 한 측만증도 완치될 수 있을 거라고 확신합니다. 그리고 몸에 있던 많은 탁기를 빼냈기 때문에 재발도 거의 없다고 합니다.

 저에게 건강한 새로운 인생을 살게 해 주신 최 여사님과 권 사범님께 진심으로 감사드립니다.

김O란(38) 성북구 정릉 OOAPT

● 척추측만증과 척추만곡증은, 척추는 원래 그대로이지만, 빙의령이 몸 안에 고무풍선처럼 어느 위치에서 작용하는지에 따라서 옆으로 또는 앞뒤로 휘어지기도 한다. 빙의령이 빠지면, 휘어졌던 척추가 원위치로 차츰 반듯하게 돌아가면서 치유되는 원리이다.

55. 빙의(남자친구의 죽음과 함께 빙의된 사례) (김O미, 46세, 여)

힐링 체험기

일년 전 6월의 어느 토요일 아침이었습니다. 여느 때와 같이 남자친구의 출근 알람이 울렸습니다. 저는 남자친구를 흔들어 깨웠고 안 일어나니 알람을 끄고 남자친구를 바라보았습니다. 그런데 입술이 새파랗게 질려있었고, 눈은 꼭 감겨져있었고, 목은 경직되어 있었습니다. 너무 불안한 마음에 숨쉬고 있는지 확인해 봤지만 이미 심장은 멎어있었습니다. 저는 119를 불렀고, 다시 경찰에 신고했습니다. 하루아침에 남자친구는 저세상으로 갔고, 저는 경찰조사를 받고 돌아오는 길에 장례식장으로 향했습니다. 너무 슬프고 놀라서 그냥 한없이 눈물만 흘렸습니다.

그렇게 되어 부검도 하게 되었고, 결과는 급성 심장마비였습니다. 저는 슬픈 마음을 안고 장례식을 마치고 같이 살던 집에서 계속 생활하였습니다. 하지만 항상 옆에 있는 것 같았고, 갑자기 슬퍼지면서 울곤 하였습니다. 그렇게 열흘 지나서 어느 날 밤 갑자기 내 머리 위에 무언가 강한 힘이 내리 누르면서 뚫고 들어가는 느낌이 들었습니다. 그 힘이 너무 세서 저항할 수가 없었고, 잠시 후 어깨에 무언가를 눌러 놓은거 같았고 머리는 철모자를 쓴듯 무거웠습니다. 너무 놀라고 당황해서 어쩔 줄 몰랐고 그후부터 매일매일 잠을 잘 수가 없었고 항상 머리가 무겁고 정신이 흐리멍텅하였습니다. 너무 불안하고 무서워서 인터넷 검색을 해보니, 퇴마를 하여야 고칠 수 있다고 하여, 고통 속에서 벗어나고 싶어서 치료를 받으려고 결심을 하게 되었습니다.

그런데 정작 시작하려고 보니 어떻게 누구를 만나서 치료해야 되는지도 몰라서 계속 하루하루 고통 속에서 보내다가 어느 날 도원스님이 쓰신《나는 퇴마사였다》라는 책을 검색하여 줄거리를 읽게 되었고, 너무 가슴에 와 닿고 감동을 받아, 바로 핸드폰 번호로 연락드렸고, 증상을 얘기하고 알려준 주소로 찾아가게 되었습니다.

지금은 저희 사랑하는 엄마입니다. 저는 치료를 받는 첫날 세상 태어나서 처음으로 그런 고통을 느꼈지만, 그것은 내가 다시 태어나는 과정이었던 거였습니다. 치료받고 무거웠던 머리가 가벼워졌고, 어깨를 누르고 있던 무언가도 사라졌습니다. 치료과정은 힘들고 아팠지만, 받고난 후 잠에서 깨어난듯 후련했습니다. 너무나 행복하고 기뻐서 스님을 안고 눈물만 흘렸습니다.

진짜 저는 다시 태어났습니다. 이제까지 살면서 저는 무신론자의 삶을 살았고, 영혼에 대해서도 믿지를 않았었습니다. 저 자신이 생생한 경험을 해보니, 세상에는 평범한 인간의 눈으로 볼 수 없는 영혼이 존재하고, 엄마의 초능력으로 세상의 저처럼 아픈 사람들을 구할 수 있다는 것도 알게 되었습니다.

지금까지 열 번 정도의 치료를 받고 이젠 완쾌되었고 정상적인 삶을 살고 있습니다.

엄마 사랑해요~ 이 은혜를 평생 잊지 않겠습니다. 다시 태어난 이 삶을 헛되이 보내지 않으려고 하루하루 즐기면서 사랑하는 마음으로 살아가고 있습니다.

김O미.
2018. 10. 4.

P/S

O미가 처음왔을 때, 그녀는 정신을 제대로 차릴 수 없는 상태로, 보호자 2명과 함께 왔으며, 첫날 빙의 제령 후 정신을 차렸고, 두통과 어깨짓누름 불안초조 등, 모든 증세가 사라지고, "스님이 이제 제 엄마예요.", "스님, 살려주셔서 감사합니다."라고 하면서 서럽게 울었다.

이로써, 그동안 수많은 난치성 빙의질환과 함께 누구도 빙의 앞에 자유로울 수 없다는 것이, 다시 한번 입증된 것이다.

만약 O미가 즉시 나를 만나지 못했다면, 수많은 의료쇼핑과 함께, 다양한 빙의증세로 진행되었을 것이다.

수많은 사례를 업데이트 하면서, 이것은 단순한 빙의치유가 아니라, 우주법계의 치유에너지를 끌어다 쓰는 영의학이라는 새로운 패러다임이라고 생각하며, 세상과 공유하고 싶은 생각임을 밝힌다.

도원.
2018. 10. 5.

● 치유 후, O미는 스님을 끌어안고 통곡을 하면서 "엄마"라고 부르면서, 지금부터 저를 살려주신 엄마라고 좋은 사람과 결혼해서 가정을 이루고 행복하게 살면서 현재까지 영적인 딸로서 도리를 하고 있음.

56. 알러지성 비염(축농증) / 틱장애 / 척추만곡증
   (OO진, 23세, 여)

치유 체험 사례(OO진)

23세 여성, 경기도 성남

나는 어릴 때부터 기관지가 약해 감기가 자주 들곤 했다. 그리고 고등학생 시절은 알레르기성 비염 때문에 맨날 코를 풀고 코맹맹이 소리를 냈었고, 비염이 심해져서 축농증 초기증세가 나타나면서는 이비인후과에서 X-ray를 찍어보라고도 했다. 그랬더니 코뿐만 아니라 뺨과 이마까지 농이 가득 차 있었다. 그래서 진료를 받았는데 그래도 수능시험 볼 때까지 작은 휴지통을 두세 번 채울 정도로 휴지로 코를 풀어댔다. 고3 때쯤에는 특히 스트레스와 운동부족으로 몸이 약해질 대로 약해져 통통 붓기까지 했다. 게다가 앉을 때의 고정된 습관 때문에 항상 왼쪽과 오른쪽 다리를 번갈아 겹치지 않아서 살끼리 닿는 부분에 습진이 생겨 점점 심해져 갔다. 여름엔 덥고 습해서 하루 종일 학교에 앉아 있으면서 가려운 것을 참았다.

피부과 진료를 꾸준히 받지 않은 탓도 있었지만 발목의 볼록나온 뼈에서부터 시작된 작은 점 같은 습진이 점점 커지면서 발목 위로 번져나갔다. 전체적으로 둥근 모양으로 오른쪽 발목을 에워쌀 지경에 이르렀을 때가 대학 3학년 초여름 쯤이었는데 그때 최원장님께서 고통스러워 하는 나의 발목 습진을 치료해 주기 시작하셨고, 치료 중 발목을 군데군데 손톱으로 긁어서 홈이 파진 모양이 되었으며 거기서 고름이 흘러 나왔다. 그러다가 3

학년 겨울방학이었던 것 같다. 그때 등을 완전히 치료했다. 치료할 때 두두둑 하는 소리가 나면서 굽었던 등(흉추)이 쫙 펴져서 교정이 되었다. 나는 초등학생 때부터 허리를 구부정하게 구부리는 버릇이 있었는데 심하게 굽어서 끈으로 빗자루를 붙여 맬 정도였지만, 치료 후에 신기하게도 허리가 곧게 펴지는 것이었다. 그리고 고등학교 시절에도 그랬지만 대학 3학년까지도 눈을 깜빡깜빡 감았다가 치켜뜨는 버릇이 있었다. 너무 심하게 깜박거려서 친구들이나 과 동기들로부터 눈 깜박이지 말라는 말을 들을 정도였는데 치료 후 그 증세도 없어졌다. 지금 와서 이해가 되는데, 그 부분이 탁기 때문에 불편해서 자기도 모르게 찡그리며 눈주위 근육을 마구 움직이기 때문인 것 같다. 그리고 치료 초기에는 비록 습진이 거의 다 나은 것을 확인하고서도 나는 최원장님의 능력과 영적인 것에 대한 믿음을 확신하지 않고 우연일 수도 있을거야 하는 생각을 솔직히 가졌었다. 그러나 나뿐만 아니라 수많은 사람들이 나와 같은 체험을 한 것에 무엇보다도 큰 확신을 얻었다. 최원장님을 믿다가도 또 금방 안 믿게 되고, 안 믿으려고 하면 믿게되고 또 안 믿을래면 또다시 믿게 되고 그러는 과정의 반복이었던 것 같다. 그리고 4학년 개강을 약 3주일 남겨두고 대대적인 치료를 받게 됐다. 다름아닌 이마에 붙은 탁기를 떼내는 것이었다. 나는 그때의 체험을 생생하게 기억한다. 아하, 그래, 죽는 것이 이런거로구나, 이제 죽는구나, 라고 생각하는 순간, 최원장님이 손을 떼셨다. 그리고 내 이마는 시퍼렇게 멍이 들어서 이마에서부터 눈 위까지 새까맣게 됐다. 그래서 당시 연구실에 방학에도 나가던 중이었는데 학교도 못 가고 꼬박 열흘동안 집에만 있었다. 나는 특이하게 탁기가 눈으로 빠지는 케이스였는데 시퍼런 멍이 이마에 가득 부풀어 올라서 이마가 볼록하게 나왔었다. 나는 그때 평생 그렇게 살아야 되는 건가 하고 걱정을 많이 했다. 그러나 불과 며칠 후에는 말끔히 멍이 없어졌고, 햇빛에 나가면 얼굴이 부풀어 올라서 시뻘겋게 되곤 하던 현상도 없어졌다. 어쨌든 나는 치료를 하면서 점차 예전보다 훨씬 예뻐지고 건강해지고, 친구들도 놀랐으며, 고3 때의 체중에서 현재는 체중이 14kg이나 감량된 상태이다.

  또한 모든 것이 정상적이고 곧게 변해가는 것 같다. 가장 변한 것은 마음과 자세였다. 불평불만보다는 밝고 맑은 생각을 하는 쪽으로 점차 바뀌어갔다. 정말 신기한 일이었다. 요즘도 가끔 치료를 하고 나면 너무나 고운 아기피부로 얼굴 전체가 변하는 것이 느껴지며, 몸과 마음이 정화되는 것을 느낄 수 있다. 최원장님께 진심으로 감사드리며, 마음 속 깊이 존경한다.

  힐링을 받은지… 아니… 요즘엔 '심령정화'로 바뀌었다.
  심령정화를 받은지… 어느덧 5년이라는 세월이 흘렀다. 벌써…?? 정말 세월 빠르다.
  5년 반 전에 내 척추뼈에서 오도독 오도독 소리가 나면서 굽어있던 척추가 펴졌고… 발목에 굵은 허리띠를 두른 듯했던 습진도 여지껏 한 번도 재발한 적이 없다.
  4년 전에는 이비인후과 의사가 축농증에 가까운 알러지성 비염이라고 하며 보여준 엑스레이에 찍힌 내 이마와 두 뺨에 있던 고름들이 코와 입으로 끝도 없이 쏟아져 나왔었다.
  3년 전, 그리고 2년 전까지도 깨끗해진 피부와 날씬해진 내 몸을 보면서 아무 운동도 하지 않아도 두세 달에 한 번 심령정화만 받으면 되니까 하는 마음에 여유만만이었다.

  1년 전부터 심령정화를 중단한데다가 운동은 원래부터 거의 하지 않는 편이라… 지금 현재… 힐링 받기 전보다는 물론 날씬하지만… 서서히 체중이 늘어난 상태고… 피부도 힐링 받기 전에 비해서는 매우 좋아졌지만… 기름진 음식을 먹으면 바로 안 좋아지는거 같다. 하지만 고등학교 2학년무렵 병원 의사선생님이 축농증에 가까운 비염이니 조심해야 한다고 할 정도였는데 심령정화 덕분에 수술을 할 필요가 없어진 것이 참 다행스럽다. 어느 목사님이 축농증 수술을 받으셨다는데… 너무너무 아팠다고 하셔서… 수술 안받은 게 정말 다행이었다.

그리고 체험하면서 비교분석을 해보니 헬스나 조깅 같은 운동을 몇시간 내지 몇십시간을 하는 것보다… 심령정화가 훨씬 더 효과가 있고… 일단 한 번 받고 나면… 다시 그 이전처럼 상태가 나빠지거나… 예전의 모습이나 얼굴 상으로 돌아가지는 않는다는 확신이 든다. 정말… 예전에 찍었던 사진은 내가 아닌 다른 사람의 얼굴을 보는 것 같다. 눈 코 입 귀 모두 그대로이지만… 전체적으로 비슷하게 닮은 다른 사람을 보는 것 같은 느낌이 드니까…

마치… 심령정화는… 내 안에 들어있었던 여러 가지의 '나' 중에… 별로 좋지 않은 '나'가 사라지는 현상인것 같다. 심령정화를 처음 받기 시작할 때가 가장 변화도 많았고… 그때의 생각들과 일상들과 변화를 겪었던 나날들을 모두 기억하고 싶지만… 그 순간순간들을 기록해놓지 못한 것이 후회가 될 정도로… 새롭고 눈부신 날들이었다.

앞으로도 나와 같이 수많은 사람들이 심령정화를 받게 될텐데… 그분들이 되도록이면 변화의 순간들과 새로움에 눈뜨는 시기를 좀 더 생생하게 기억할 수 있도록 일기를 쓴다거나… 많이 기록을 남겨두었으면 한다. 정말 소중한 시기이니까… 다시 태어나는 환생과 같으니까…

힐링을 받은지 6년이 넘은 요즘… 스스로 수련을 한 적도 없었고 인스턴트 식품, 카페인, 알콜, 배달시켜 먹는 음식들, 야식, 방콕생활 등등으로… 내 몸은 힐링을 받기 이전보다도 더 뚱뚱해지고 지금까지 살면서 가장 뚱뚱했었던 고등학교 3학년 1학기 보다도 훨씬 체중이 많이 나가게 됐다. 그런데 2주 전에 정말 정말 오랫만에 거의 2년 정도만에 힐링을 다시 받게 되었는데… 1주일만에 2kg이 빠졌다. 믿어지는가? 2주가 넘은 지금은 힐링 딱 두 번 받고 4kg이 빠졌는데… 이 글을 읽으시는 분… 믿어지는가…? 6년 전… 힐링을 받고 맑아지고 가벼워졌던 모습을 되찾아가는 것 같아서… 요즘 참 흐뭇하다. 보이지 않고 들리지 않지만 분명히 존재하는 놀라운 힘에 대해… 다시 한번 고개를 숙일 수밖에 없는 체험이었다. 내가 즐겨 먹고 즐기던 습관들이 나에게 유익한 것이 아니라… 사실은 내 몸과 내 정신까지도 망가뜨리고 있었다는 생각이 들어… 그동안의 식습관과 생활습관을 반성하는 계기도 된 것 같다. 최원장님께서 몸은 거짓말을 하지 않는다고 하셨던 말씀이 떠오른다. 1주일 혹은 2주일에 한 번씩 받았을 때는 몰랐었는데 거의 2년만에 힐링을 받았더니 목이 박하사탕을 먹은 것처럼 확~ 뚫려서 너무너무 시원~한 것이었다. 정말 오랫만에 느끼는 상쾌함이었다.

● 등이 우두둑 소리나면서 굽은 게 펴진 것은 척추만곡증이 탁기가 빠지면서 척추가 교정되어 제자리로 찾아간 것이고, 얼굴이 부어오른 것은 축농증으로 인한 농축된 고름과 햇빛 알러지가 빠지면서 죽은 세포가 사라진 것이다. 스스로 정화된 느낌과 몸의 변화를 조리있게 표현한 것이 놀랍다.

57. 성형수술 후유증(노OO, 20대, 여)

성형부작용 치유 소감문

벌써 치유한지 2달이 좀 넘어간다.

원래는 마음을 안정시키고자 한빛 수련회에 참석 했던 것이 인연이 되어서 이렇게 치유를 받게 되었다.

나는 많은 성형 부작용과 틀어진 골반으로 몸과 마음이 지친 상태였다.

그렇지만, 달리 어떻게 할 방도가 없었으므로 마음을 다스리고자 했던 것이었다.

그런데 원장님께서는 골반을 만져 보시더니, 골반이 틀어져서 굳은 상태라고 치유를 받게 되면 정상으로 돌아갈 수 있다는 말씀을 하셨다.

그 후로 원장님께 치유를 받게 되었는데 4회쯤 받게 되면서 확실히 효과를 느낄 수 있었던 것 같다.

이마성형 실패로 높게 솟았던 이마가 낮아져서 정상인 이마가 되었고, 파라핀 주사로 튀어나왔던 턱도 많이 작아지고 자연스러워졌으며, 골반도 점차 정상인의 모습을 찾아갔고, 튀어나온 꼬리뼈 부분도 작아졌다.

그리고 그 후로 치유를 받을 때마다 조금씩 더 좋아지는 것 같았다.

칼대지 않은 전신성형이라 해도 될 것 같다.

앞으로도 나는 계속 치유를 받을 생각이다.

처음엔 치유 받을 때 엄청 아팠는데 이제는 점점 시원함을 느끼는 것 같다.

아직까지는 뱃속에 탁기가 많은 것 같지만, 앞으로 계속 받으면 많이 좋아질 것 같다.

성형 부작용이나 골격구조에 문제가 있는 사람은 내 치유감상문을 보고 많은 참조를 했으면 좋겠다.

마지막으로 절 치유해주신 원장님께 진심으로 감사드리고 앞으로도 사람들을 위해서 빛이 되어주셨음 합니다. 감사합니다.

(2004년 11월 20일 업데이트 내용)

치유를 받은지 거의 9개월에 가까운 것 같다.

아마도 내가 가장 많은 횟수의 치유를 받았을 것으로 생각이 든다.

모든 삶의 가장 기본이 되는 것은 몸과 마음의 건강인 것 같다.

성형 후유증으로 얼굴이 많이 망가지고 그로인한 몸과 마음의 상처가 치유를 하게 된 원인이었는데, 지금은 거의 내얼굴을 찾은 것 같다.

언제부터인가 자연스럽게 된 외모 때문에 우울하다거나 고민하지 않는다.

아마 일반인이 받았을 경우는 효과가 훨씬 배가 될 것이고, 성형수술처럼 부자연스럽게가 아니라 아주 자연스럽게 예뻐질 것 같다.

생각해보면, 외모가 문제가 아니라, 사람들이 날 좋아하지 않는다는 어두운 마음이 대인관계를 어렵게 하고, 쓸데 없는 성형을 자꾸 했었던 것 같다.

하지만, 어떻게 보면 이것도 운명인 것 같다.

그것을 통해서 나름대로 성장의 계기가 되었고, 비정상적인 골반을 치료할 수도 없었을 것이다.

내 골반은 정상인과 달리 뒤틀리고 좁게 솟았다고 해야 하나…

아무튼 결혼을 했을 경우 아이를 낳기 힘들고, 옷을 입었을 경우, 엉덩이가 너무 작아 옷 태가 나지를 않았다.

그래서 옷 입기가 너무 힘이 들고, 항상 불만과 짜증으로 살았던 것 같다.

그것이 나를 자신감 없게 하는 한 요인이 되었던 것 같기도 하다.

지금은 아직 살이 없어서 딱 달라 붙는 옷은 못 입지만, 대충 옷을 입어도 되니 편해서 좋다.

그리고 구부정하고 힘없었던 몸이 지금은 반듯하고 알차보여서 좋다고 부모님께서 말씀하시곤 한다.

아마 키가 2센티 이상 큰 것 같다.

그리고 예전엔 어두운 에너지가 너무 많다고 했는데, 지금은 오라컴으로 찍어 봤을 경우 오라가 아주 맑게 나온다.

한 가지 앞으로 키워야 할 게 있다면, 그 맑은 에너지를 밝고 강하게 해야 하는 것이다.

내가 계속해서 치유를 받는 이유는 계속 받을 때마다 좋아지기 때문이다.

아마 나 같이 성형후유증으로 고생하시는 분이 받았을 경우 3개월정도만 받아도 아주 만족스러울 정도의 효과를 보게 될 것이고 왠만하면 완치가 될 것이다.

하지만, 얼굴 뿐만 아니라 몸 전체가 좋아지고, 가슴이 답답했던 것이 뻥 뚫리는 경험을 하게 되고, 설명할 수는 없지만, 영혼까지 청소가 되어 정신이 명료해짐을 경험한다면, 누가 권하지 않아도 자꾸만 받고 싶을 것 같다.

내 글을 보고 자신의 외모가 비정상적이라고 절망하고, 이제 회복될 수 없다고 생각하는 분들이 힘을 내서 치유를 받게 됐으면 좋겠다.

전화위복이라고, 오히려 전 보다 좋아질 수도 있으니 힘내시고 확신을 갖으세요!!

[성형수술 후유증 치유경과보고(OOO, 20대, 여)]

- 2003년 1월 15일 ~ 6월 3일(총 20회, 치유 중)

- 정화 전 상태 :
  - 우울증 및 대인기피증.
  - 턱 파라핀 제거수술 후유증으로 인해 턱이 돌출된 상태.
  - 얼굴 피부 가려움증.
  - 골반이 틀어지고 꼬리자국이 크게 있는 상태.
  - 코, 눈, 볼, 이마 얼굴 성형수술 후유증.
  - 집중력이 떨어짐.
  - 기억력 감퇴.
  - 이마가 돌출됨.
  - 얼굴 수술 후 얼굴이 비정상적으로 길어짐.
  - 치아가 고르지 못함.
  - 불안, 초조, 강박 증세.
  - 말을 쫓기듯이 빠르게 하여 발음의 정확성이 떨어짐.

- 정화 후 변화 :
  - 자신감이 생겨 사람들을 많이 만나게 됨.
  - 수술자국이 완화되고 얼굴선이 둥글고 부드러워짐.
  - 얼굴 가려움증이 완화됨.
  - 골반이 바르게 교정되고 꼬리자국이 작아짐.
  - 집중력 호전.

- 기억력 호전.
- 돌출된 이마가 낮아져 정상적인 모양으로 회복됨.
- 튀어나왔던 턱이 매우 자연스럽게 작아짐.
- 치아가 제자리로 맞춰짐.
- 성형 수술로도 못들었던 예뻐졌다는 말을 주변 친구들로부터 듣게 됨.
- 혈색이 좋아지고 생기를 되찾음.
- 피부가 아기피부처럼 하얗고 맑고 투명해짐.
- 마음이 편안해져 강박증세가 사라짐.
- 말을 하는 모습이 많이 안정됨.
- 발육이 정상화 되어 가슴이 커짐.
- 전체적으로 여성스럽게 균형잡힌 몸매가 됨.
- 주변사람들로부터 예뻐졌다는 말을 자주 듣고, 이성을 만날 때도 자신감이 생김.
- 父(의사) : 뭔지는 모르겠지만 점점 좋아지고 있으니까 계속 다니라고 함.
- 母 : 氣(기)를 믿기 시작함.

● ○○이는 성형 중독증으로 몸, 마음, 정신이 피폐해진 상태였고 특히, 몸이 발달되지 않아서 골반에 꼬리자국이 있었고, 동물의 영이 빙의되어 신체적인 발육에 문제가 있어서, 2차 성징인 가슴발달이나 엉덩이가 빈약해서, 옷을 입기 위해 보정속옷을 착용해서 입고 다녔고, 골반이 틀어지고, 대인관계에 자신감이 없었고, 그로인해 성형을 반복하다 보니, 부작용이 손 쓸 수 없이 심해져서 파라핀을 넣은 턱이 계속 자라나와서 병원에서는 턱을 가위로 자르고 꿰맨 흉터가 입술이 뒤집어진채 너무 흉하게 보였었다. 힐링 횟수를 거듭할수록 모든 부작용이 사라지고, 빙의령이 빠지면서

몸이 원래의 생명 에너지가 활성화되면서 가슴도 봉긋하게 커지고, 몸 전체로 성인의 몸처럼 변하고, 부드럽고 고운 피부로 바뀌면서 의사인 아버지가 "뭔지는 모르지만, 부지런히 다녀라."라고 온 가족이 응원해주었다고 함.

58. 액취증 / 요통 / 숏트랙 선수 만성통증(박OO, 18세, 남)

힐링체험기

박OO(18세, 남)

　운동을 하다가 허리 통증을 심하게 느껴 한의원에 갔다. 침과 추나요법으로 치료를 받았다. 허리 통증이 없어지는 듯 하더니 허리가 S자로 휘면서 한쪽 다리가 땡기면서 아프기 시작했다. 큰 병원에 가서 정밀 검사를 받았다. 검사 결과는 척추뼈 하나가 돌출로 신경을 누르고 있는 현상이라는 것을 알 수 있었다.

　수술 후, 허리 아픈 것은 많이 좋아졌으나 척추가 휜 것은 정상으로 돌아오지 않았다. 그리고 살이 찌면서 운동을 세게 하면 여지 없이 아프곤 하였다. 좋다는 곳에 찾아가 몸관리를 받아 보았지만 시원치가 않던 중 정신세계원 책자를 통해서 최선생님을 알게 되었고 치료를 받아 보기로 했다.

　처음엔 너무 아파서 참기 힘들었지만 이겨냈다. 땀이 많이 나면서 나쁜 냄새가 났는데 치료 후, 땀이 확 줄어들면서 겨드랑이에서 향기가 났다. 상상치도 못한 현상이었다. 뿐만 아니라 굵던 허벅지와 종아리가 가늘어지고 발목이 튼튼해졌다. 굵던 목이 가늘어지고 몸살 독감에 걸렸어도 가볍게 이겨 넘길 수 있게 되었다. 가래를 뱉으면서 운동을 심하게 해도 숨이 차지 않았다. S자로 휘었던 척추도 정상에 가깝게 좋아졌다.

　※ 상담왔을 때 OO는 머리는 조그맣고 몸통과 특히 허벅지 다리는 비정

상적으로 굵었으며, 온몸의 통증을 호소했음. 어릴 적부터 얼음 위에서 냉기를 몸으로 받으며 순환이 안되고 온몸이 냉기로 가득차 있었다.

목동 아파트로 와서 힐링을 해달라고 요청해서 권사범과 함께 가서 힐링을 하는데, 온몸에서 냉기가 아이스팩에서 나오는 것처럼 빠져나오며 힘든 힐링 과정이 끝난 후, 구부정했던 허리가 펴지고 몸통과 다리에서 냉기가 빠지면서, 온 집안에 지독한 액취증 냄새가 진동할 정도로 몸에서 역한 냄새가 빠졌으며, 단숨에 비만이 사라지고 균형잡힌 몸으로 바뀌었으니, OO가 비만이라고 생각했던 몸의 부피는 실은 비만이 아니라 구부정한 자세로 차가운 얼음 위에서 수많은 시간을 연습에 몰두하느라 척추가 휘면서 기운이 정체되고 얼음 위의 냉기가 몸안에 차면서 흐르지 못하고 풍선처럼 부어있었던 것이다. OO가 그동안 연습에 집중하느라 얼마나 힘들었을지 상상할 수 있을 것이다.

치유를 거듭하며 좋아졌고 OO어머니는 그당시 볼쇼이 아이스쇼에 가장 좋은 좌석을 예약해서 수련장 식구들과 권사범과 김실장(딸)과 함께 관람하기도 했음. 그 외의 모든 스포츠 선수들도 잦은 부상과 직업병으로 고생하는 경우가 많을 것이고, 단숨에 힐링할 수 있음.

59. 시력 감퇴(박OO, 30대, 여)

힐링 체험기

민재와 같이 최선생님께 치료를 받은 저는 치료 받기 전과 비교하여 볼 때
- 감기나 기타 병이 오면 약을 먹지 않아도 하루정도 지나면 정상을 되찾게 되고
- 항상 아팠던 머리가 감기가 동반되는 경우가 아니면 거의 아프지 않고
- 시력이 두 단계 좋아져서 안경을 바꿔 쓰게 되었고
- 왼쪽 어깨가 위쪽으로 더 올라가는 등 몸이 불균형하였는데 지금은 허리도 똑바로 펴지고 자세가 균형이 잡혔다는 말을 주위로부터 많이 듣고
- 스트레스를 잘 받지 않고 받더라도 내부에서 금방 해소하는 마음가짐이 습관화 되었습니다.

● 자폐아동 민재를 치유하면서, 민재 어머니도 함께 치유를 받았고, 특이한 점은 시력이 좋아져서 안경을 새로 맞추었고, 신체적으로, 그리고 정신적으로 전반적인 만족을 가지게 됐다고 표현했음.

60. 빙의(박OO, 60대, 여)

'빙의'에서 '깨달음'까지

2004년 7월 8일 木

　10회째 치유시술을 받게되고 보니, 벌써라는 말이 실감나는군요. 수련회에 참가하고 난 후, 많은 변화를 겪었군요. 열심히 한 편은 못되나 종교를 갖고 있고, 내세를 믿고 있는 터이지만, 자신 속에 악령들이 존재한다는 것은 충격적인 체험일 수밖에 없었고 행운이 허락되어 최원장님을 만나게 된 것이 아닌가 여겨집니다. 악령들이 제거되고 보니 보호령인 할아버지와 대화하는 것이 가능해졌습니다. 신문을 읽고 있는데 로버트 김 기사(간첩죄로 미국에서 복역중)가 나오자 "이런 애국자에게 나라가 아무것도 해준 것이 없다니." 하고 눈물을 글썽거리고 기분이 좋을 때는 흥얼거리고 제가 피곤을 느낀다 싶으면 누우라고 하고 언제 돌아가셨습니까 물으니 1957년이라 하셨고, 남에 대한 신상발언(예언)을 하지 않으셨습니다. 보호령이 내 의지와 상관없이 내 신경을 작동시킬 수 있다는 것을 체험하면서 영의 세계가 놀라운 형태로 이 세상에, 우리 삶에 엄청난 영향력을 행사하고 있다고 생각합니다. 지금까지 내 인생을 내가 살았다고 생각했는데 (잘한 것도 잘못한 것도 내 책임이라고) 그것이 아니고 악령들이 내 인생을 왜곡시키고 방향을 조정해 왔다는 것은 저에게 무서운 사실로 다가왔습니다. 저희 보호령인 할아버지는 사고로 머리를 다친 후 적극적 사회활동을 못한 바 그것이 한이 되어 큰소리로 울면서 가슴아파 하면서 "내가 다쳐서 큰 뜻을 못편 것이 한이다."라고 했는데 세상을 달리 했음에도 자신이 희망한 삶을 못한 것에 대한 회한이 있는데 살아있는 인간들은 참으로 악령들에 휘둘리지 않고 각자 바라는 삶을 어떻게 바르게 아름답게 살 수 있을 것인가 하는 숙제가 우리 모두에게 남겨진다고 생각됩니다. 저에게 다행인 것은 보호령인 할아버지가 저를 무척 사랑하고 앞으로 더불어 아름다운 삶을 꾸려 나가고자 합니다. 저는 지금까지 돈에 욕심을 부리는 편이 못되었고 아마 돈에 욕심을 부렸다면 제 인생이 더 왜곡됐을 것이라 여겨지고 앞으로는 제 인생이 긍정적인 방향으로 전개되었으면 하고 바라고 이 모두를 감사하는 마음으로 받아들이려고 노력할 것입니다. 때때로 기도속에 "제 삶을 감당할 수 있도록 은총 허락하여 주소서."라고 말합니다. 다시 한번 최원장님께 깊은 감사 드립니다. 죽을 때까지 그 은혜를 가슴 깊이 새기도록 하겠습니다.

● 정신세계원에서 심령정화 기공수련을 강의하던 때, 수련생으로 참가했던 체험사례자 OOO씨는 개인적인 힐링을 원했고, 힐링 중, 몸, 마음, 영혼을 통해 깨달음과 보호령과 만나는 영통의 과정을 거쳐, 삶의 방향을 인도받을 수 있는 영적인 경험을 한 사례이다.

61. 디스크 수술 후유증(박OO, 42세, 여)

힐링 체험기

성남시 거주 / 나이 42세 여

디스크 수술 후 3년이 지났다. 오른쪽 전체가 아프고 안좋은 상태였으나 달리 치료할 상황은 아니었다. 재발을 염려하여 무엇인가 모색하던 중 정신세계사 월간지를 통해 선생님을 만났다.

처음 시술시에는 고통과 함께 뭔가 지각할 수가 없었다. 두 번째 시술 후에 경이로울 정도로 심신이 편안해져서 육체 없음 상태까지 경험했다. 후의 시술에는 하나가 되어 느낌만이 거기에 있었다. 만남이 행운이었다. 감사드릴 뿐이다.

성남시 중원구 금광 1동 ****번지

● 모든 사고와 수술에는 후유증이라는 것이 남는다. 수술한다고 절개를 했을 때, 흐르는 피와 노폐물, 고름 등이 혈관과 임파선을 따라 흐르지 못하고 환부 주위에 뭉쳐서 죽은 세포로 작용을 하며, 웬만한 약물, 또는 항산화제, 대체요법 등으로 사라지지 않고, 국소적 또는 전신적, 정신적인 통증 및 장애를 일으키기도 한다. 치유원리는 흐르지 못한 어혈 및 냉기, 죽은 세포를 배출하고, 흐르게 하면, 모든 증세는 저절로 사라진다. 좀비세포를 참고하면 되겠다.

62. 만성 두통(백OO, 32세, 남)

체험담(남 32세 서울시 광진구 자양1동 백○○)

나는 22세 경부터 만성피로감이 느껴져서 자주 쉬어야 했고 평소의 활동에 지장을 받아왔다. 경희대 한의대에서 95년에 진찰을 받아봤지만 뚜렷한 원인은 알 수 없었다. 98년 10월 경부터는 피로감이 더 심해졌고 피로를 풀기 위해서 누워 있어야 하는 시간이 많아졌다. 99년 8월에는 머리의 열과 두통과 상기증세로 책을 읽기가 곤란하였다. 99년 11월부터는 어지러움 증세와 함께 머리에 압박감이 심해졌고 가슴이 답답하였다.

2000년 3월에 '건강365'라는 잡지에서 턱관절 장애에 대한 기사를 읽고 나의 증세와 비슷한 것 같아서 수소문 끝에 턱관절 치료를 전문으로 하는 한의원을 방문하게 되었다. 그 곳에서 턱관절과 경추, 그리고 전체적인 신진대사에 문제가 있다는 진단을 받고 치료를 받게 되었다. 경추치료를 추나요법에 의해서 받게 되었는데 한 번 치료를 받으면 몸살이 나서 하루 종일 누워있어야 했다. 3개월 정도 치료를 받고서 목과 턱관절이 조금 좋아지기는 하였으나 머리의 압박감과 두통, 어지럼증, 만성피로감은 여전하였다.

그러던 중 2000년 9월, 정신세계원 소식지에서 빙의치료에 대한 안내기사를 보게 되었다. 나는 평소에 빙의문제에 관심이 있었고 나의 증세도 빙의에 의한 것이 아닌가 하는 생각을 해오던 차였다. 강의를 들어보니 선생님에 대한 신뢰감이 갔고 나의 증세도 빙의에 의한 것일 거라는 생각이 들었다. 선생님과 만나서 상담 후 치료를 받게 되었다.

2000년 10월 6일(金)에 첫 치료를 받았다. 처음받는 치료라 무척 아프고 힘들었다. 치료를 받고 집으로 오는 동안 평소에 나를 늘 괴롭혀 왔던 머리의 압박감과 어지럼증, 두통, 가슴의 답답함은 사라지고 머리가 맑았다. 평소에는 30분정도 책을 읽으면 피곤해서 쉬어야했는데 저녁에 2시간 정도 책을 읽어도 괜찮았다. 전체적으로 몸이 정화되고 가벼워진 느낌이었다.

　2000년 10월 7일(土)에 두 번째 치료를 받았다. 전날 많은 부분 치료를 받았기에 아픔도 힘듦도 덜했다. 집에 돌아와서는 기몸살인지 졸음이 쏟아졌다. 토요일과 일요일에는 잠을 푹 잤다. 저녁에는 그 전에 아팠었던 머리와 몸과 귀 뒤와 가슴과 명치와 허리와 온 몸을 만져보았다. 이제는 그 부위들이 아프지 않고 깨끗하게 정화된 느낌이다. 머리는 맑고 집중이 잘 된다.

　2000년 10월 9일(月). 세 번째 치료를 받았다. 오늘은 막혀있던 경락을 뚫어주는 가벼운 치료를 받았다. 글을 쓰고 있는 지금 온몸이 가뿐하고 편안하다. 이제는 평소에 활동을 하는 데에 지장이 없을 것 같다.

서울시 광진구 자양1동 2000. 10. 6.

● ○○는 일류대를 나왔지만, 빙의로 인해 망가진 몸, 마음, 정신적인 고통으로 사회적, 경제적, 신체적인 활동을 할 수 없을 정도로 피폐한 삶 속에서, 신용불량 상태로 본인의 의지대로 아무 것도 할 수 없을 때, 정신세계원의 인연으로 치유를 받게 되었으며, 그 후, 스스로 필자와의 인연을 이어오면서 경제적, 사회적, 신체적으로 건강한 삶을 살고 있으며, 남에게 도움을 받는 입장에서, 타인을 치유하고 요가를 지도하는 요가 마스터의 입장으로 전환이 되었다. 육체적인 고통 때문에 경제활동도 못하고 어려운

상태에서, 건강을 회복하고 나서부터 몸이 좋아져서 사회적으로 적극적인 활동을 하게 된 것이다. ○○이는 2024년 현재까지 스님을 찾아 뵙고 매년 문안인사를 드리러 오고 있음.

63. 만성 성인성 질환(OOO, 20대, 여)

힐링 체험기

첫 번째 힐링… 그 과정속에서 내 육체속에 깃든 여러 감정체들을 느꼈다. 특히 두려움속에 감춰져 있던 내 안의 본성을 느낀 그 순간은 오랫동안 잊혀지지 않을 것이다.

시작부터 두려웠다.

새로운 체험은 항상 나를 두렵게 만들고 겁먹게 한다.

육체에 매여있는 나로서는 아픈 것에 대한 두려움이 제일로 컸다.

그동안의 잦은 아픔들 이상의 아픔이 느껴질 것에 대한 두려움에 힐링은 쉽지 않았다.

나의 영혼은 '이번 생애에 있어서 중요한 순간이 될거야. 힐링을 꼭 받아야 돼'라고 외치고 있었지만, 나의 육체속에 있는 두려움이란 감정은 이 순간을 벗어나려고 온갖 잔머리를 굴리기 시작했다.

결국엔 영혼의 간절함에 힐링을 받기 시작했다.

뼈속 깊은 곳에서 울리는 '삐익 삐익'의 소리들과 젤 같은 담음이 밖으로 터져 나왔다.

원장님께서 배속이 썩었고, 조금만 더 있었으면 골다공증에 걸렸을거라 하셨다.

이렇게까지 몸이 상해 있을 줄 몰랐다. 나의 무지에 가슴이 아팠다.

그리고 눈물이 났다. 아픔에 대한 눈물만은 아니었다. 너무나도 미안했다.

내 영혼을 이렇게 힘들게 했던 나 자신에게… 그리고 더운 날씨에 한 영혼을 살리기 위해 에너지를 쓰시는 원장님과 주위 사람들에게… 감사하고도 미안함에 한없이 눈물이 났다. 몇분이 흘렀을까… 너무나도 조용했다. 아무도 없었다. 나도 없었다.

그냥 초상집에서 나오는 통곡소리만이 들렸다.
한 맺힌 울음소리가 몇번인가 반복적으로 나왔다.
'아이고… 아이고… 아이고…' 그리고 '잘가'란 말까지…
너무나도 구슬픈 소리였다. 하지만 한편으론 시원했다.
그동안 나를 괴롭힌 내 안에 있던 정보들이 쑥 빠져 나간 듯 했다.
그후로 집으로 와서 이틀을 쉬었다.
'으앙. 으앙' 새로 태어난 아기처럼 내 머리속은 텅텅 비어 있는 듯 했다.
아무런 생각도 감정도 느껴지지 않았다. 너무나도 이상한 기분이었다.
화도 나지 않고, 짜증도 나지 않았다. 다만 이상한 두려움이 몰려왔다.
예전에 무서워하지 않았던 벌레들이 갑자기 무서워졌다.
사람들 만나는 것도 두려워졌다.
그리고 우울증 같은 증상이 생겼다. 심지어 내 얼굴을 보기도 싫어졌다.
이 현상이 바로 내 안에 있는 두려움이 빠져나가는 거였다.
힐링을 받은지 며칠이 지났다.
에어컨 바람만 쐬면 뼈가 쑤시고 피가 통하지 않는 듯 저렸는데, 지금은 아무렇지도 않다.
일을 할 때나 누군가와 만나면서 생기던 감정들이 편안해졌다.
그리고 그로 인해 내 본성을 짓밟은 찌꺼기 같은 죄책감도 사라졌다.
지금은 세 번째 힐링을 받기 전이다.
아무 생각이 없다. 나에게서 아무 생각이 없다는 것은 너무나 큰 행복이다.
사랑하는 원장님께 그리고 나를 이끌어준 사랑하는 팀장님께 감사함을 느낀다.
I LOVE YOU…

● OOO씨는 모 수련단체의 지도자로서, 아이들을 교육하는 팀에서 직원으로 근무하던 중에, 자신의 건강 상태에 대해서는 그렇게 심각한 줄을 모르고 정화를 받으면서, 내면의 정화와 영적인 감성으로 치유됨을 깨닫고 표현할 수 있는 의식성장을 보여주었음.

64. 탁기성 비만 / 축농증 / 만성염증 / 만성통증 / 빙의
   (송OO, 39세 여)

치유와 수련(송OO)

■ 2002년 1월 21일
첫 번째 힐링 받음.
잇몸이 곪아서 이가 흔들리면서 몹시 아프던 것이 나았음.
며칠 동안 기 몸살을 하면서 코가 많이 쏟아져 나옴.
밤에 잘 때 가래도 많이 나옴.

■ 2002년 1월 25일, 28일
두 번째 세 번째 힐링을 받으면서 가슴이 시원해지고 머릿속이 맑아짐. 다리가 가벼워져서 날아갈 듯함. 어깨 관절이 아프던 것이 부드러워짐.
몸이 예민해져서 탁기가 들어옴을 바로 느끼고 자동적으로 탁기를 내보내는 작용을 함. 손과 발로 탁기가 빠져나가는 것이 느껴짐.

■ 2002년 1월 31일
수련 시작.
1. 단전 치기를 하자 손이 내 몸의 탁기 있는 곳을 다 찾아감. 소리를 지르면서 탁기를 다 내보냄.
2. 연단공을 할 때 진동을 많이 함.
3. 가만히 누워서 백회에 집중하라 하심. 백회로부터 맑은 물이 흘러 들

어와 온몸을 씻어내는 듯함을 느낌. 나중 까지도 마치 금관을 쓴 듯이 머리 주위로 금빛 테두리가 느껴지고 백회가 활짝 열린 게 느껴짐.

4. 선생님이 장심을 손가락으로 짚어주시자, 손바닥에 둥근 기운이 담긴 것처럼 느껴짐. 장심 열림.

5. 앉아서 손과 손을 마주보고 밀었다 당겼다 하면서 내 기운을 타고 우주로 나감.

멀리 날아가며 춤을 춤. 우주의 기운과 내 기운이 하나임을 느낌.

6. 정성 수련 시작. 103배.

2002년 2월 8일

두 번째 수련.

1. 명문 호흡을 배움. 기운이 단전과 명문 사이를 연결해서 오가는 게 느껴짐. 인당에 집중을 하자 인당에 기운이 들락거리는 게 느껴지고 아주 평화로운 기분이 됨.

2. 경락 치유봉 받음. 경락 치유봉을 손에 들고 있으면 탁기가 있는 곳을 봉이 저절로 찾아감.

2002년 2월 11일

세 번째 수련.

1. 가부좌로 앉아서 백회로 기운을 받고 두 손바닥으로 기운을 받아 단전으로 연결시킨 뒤, 말씀에 따라서 단전에서 나오는 뜨거운 기운을 오른쪽 옆구리로 돌려 명문으로, 그리고 명문에서 왼쪽 옆구리로 돌려 다시 단전으로 보내는 연습을 함.

그러자 단전을 중심으로 내 배가 아래 위로 나뉘어지는 느낌. 그 사이를 테두리처럼 시원한 기운이 오른쪽으로 빙빙 돌았음. 어느 순간 뜨거운 기운이 머리쪽으로 훅 올라감.

2. 연단공을 하자 몸이 심하게 진동하고 기운을 타고 큰 움직임이 나옴. 살면서 나를 가장 힘들게 한 사람의 이름을 불러서 내 밖으로 몰아냄.

3. 첫 환자 치료. 내 손이 탁기 있는 곳을 다 찾아감.

2002년 2월 18일

네 번째 수련.

1. 환자 치료. 내 손이 탁기 있는 곳을 다 찾아감.

2. 뇌호흡을 배움. 태양혈로 시원한 기운이 들어와서 머릿속이 끝없이 넓어지고 맑아지는 것 같은 느낌. 이상한 감동. 나를 지켜 주는 분의 기운을 느낌.

3. 명문 호흡을 하면서 인당에 집중. 영상이 보이기 시작하고 긴 여행을 함. 선계에 다다랐고 사람과 동물과 산과 나무와 빛과 교감을 나눔. 나를 도와주는 큰 세상을 보았고 그 빛을 세상에 전해주고 많은 사람을 살리라는 계시를 받음.

2002년 2월 22일

다섯 번째 수련

1. 두 팔을 벌려 들고 윗몸을 돌리는 수련 동작을 배움. 가슴에 쌓여 있던 것이 빠져나감.

2. 우주의 기운을 빌어 춤을 춤.

3. 상중하 단전이 열림. 앞에 계신 선생님의 단전들과 기운으로 연결되는 걸 느낌.

4. 환자의 하단전과 중단전에 손을 대고 인당에 의식을 집중하니 영상이 보이고 환자에게 메시지를 전달할 수 있었음.

● OOO씨는 독일에서 힐러로 활동하고 있으며, 비자 기간이 얼마 남지 않아서, 힐링과 1:1특별의통수련을 동시에 받은 경우이다. 온몸에 빙의로 인한 염증이 가득찼었고, 자신이 만성적인 환자로서 다른 사람을 치유할 수 있는 힐러라고 할 수가 없는 상태였음. 치유를 받고, 체험사례자의 말처럼, 모든 질병이 치유되고 기통, 초기의통이 되었으며, 에너지를 운용할 수 있는 상태로 진화되어서 좋은 모습을 보여주었고, 바로 독일로 돌아가서 여러 번 감사의 편지를 보냈고, 자신이 힘들 때는 선생님이 꿈속에서 나타나서 안아주면 힘든 부분이 해결된다고 국제우편으로 편지를 보냈음. 정신세계원 송원장님의 추천으로 정화를 받았음. OOO씨는 정신세계원에서 강의를 한 적도 있었음.

65. 갑상선 암수술 후유증(신OO, 36세, 여)

힐링 체험기

서울특별시 은평구 증산동
신OO(여, 36세)

  나는 내가 어느 정도 아픈지 몸의 상태를 잘 몰랐다. 임신해서 예민한 걸로만 생각했다. 뭐라고 한마디만 남편이 해도 금방 감정이 생겨 울고 짜증내고 화내고 했다.
  오죽하면 남편이 너 요즘 왜 그러느냐고 묻기까지 했다. 나 자신도 이해할 수 없게 나는 행동하곤 했다. 그런 나 자신을 볼 때마다 나도 혼란스러웠다. 한번 감정이 폭발하면 몇 시간이 지나야 진정이 되었다. 이런 일은 아주 사소한 상황상황에서 일어나곤 했다.
  목을 오른쪽으로 돌리면 왼쪽 목에 계란크기의 무언가가 돌출하는게 무언지 알기는 해야겠기에 임신 9개월째이던 어느 날 병원에서 조직검사를 받았다. 검사결과를 들으러 가니 보호자가 왜 같이 안 왔는지 물었다. 같이 올 시간이 안되어 혼자 왔다고 했다. 출산예정일을 물어보시더니 출산 후 1주일 후에 오라 하신다. 깜짝 놀라 하니 한 달 후에 꼭 오라 하신다. 병원에서 나와 걸어 내려오는데 눈물이 많이 났다. 왠지 같이 와주지 않은 남편이 무척 미웠다.
  출산을 했다. 한 달 후에 오라는 말이 마음에 자꾸 걸렸지만 가지 못했다. 친정엄마가 자꾸 친정으로 내려오라 하신다. 내가 광주에 도착하자마자 한약을 먹이셨다. 출산 후 먹는 보약인 줄 알았는데, 나중에 알고보니 수술 후 지칠까봐 미리 먹이신 것이었다.

어느 날 병원에 가서 검사하자고 하신다. 조직검사도 하고 코로 넣어서 내시경검사도 하고 기타 등등 많은 검사를 했다. 수술하잔다. 엄마말씀이 몸에 안좋은 것 떼어내는 거란다. 병원에 입원하니 완전한 환자다. 아침 9시 30분에 수술실로 들어갔다. 전신마취를 했다. 정신이 몽롱해지더니 생각이 끊어졌다. 정신차리라는 소리가 자꾸 들렸다. 엄마가 정신차리라고 뺨도 때리고 흔들고 난리가 아니었다. 눈이 떠졌다. 엄마의 안도하는 모습이 눈에 잡힌다. 오후 4시 30분에 나는 수술실을 나왔다. 주갑상선 양쪽 모두 제거하였단다. 전이가 생각보다 많이 되어 근육을 많이 도려내었단다. 혼자서 모든 걸 감당하셨던 엄마가 무척 힘드셨을 것이다. 이때 이후로 엄마는 나에게 화를 내시지 않는다. 갑상선호르몬이 자율신경을 조절한다는 걸 아셔서. 미안하고 사랑하고 고마운 우리 엄마이다.

목소리가 이상하였다. 남동생은 전화하더니 외계인목소리 같단다. 수술할 때 성대를 눌러놓고 하니까 목소리가 이상해진단다. 아예 목소리가 나오지 않는 환자도 있는데 다행이란다.

생살에 칼을 댄건데 아직 아물지도 않았는데 엄마는 자꾸 가래를 뱉으라 하신다. 가래를 삼키지 말고 계속 뱉아내라 하신다. 목이 찢어지듯 아팠다. 아파도 계속 뱉으라 하신다. 목소리를 많이 내어야 목소리도 빨리 회복된다고 하시며 자꾸 말을 거신다. 하루 24시간 동안에 침은 왜 그렇게도 쉬지 않고 끊임없이 목구멍으로 넘어간다는 걸 그때 처음으로 알았다.

퇴원하기 전날 엄마는 말씀하셨다. 갑상선 암이었다고. 우는 딸 보면 엄마 마음 아플까봐 참다가 밤에 혼자가 되었을 때 많이 울었다.

그날 병원에서 꿈을 꾸었다. 병원침대에 내가 누워있는데 침대 가장자리를 빙 둘러가며 내 머리가 주렁주렁 매달린 꿈을. 갑상선암은 암 중에서도 예후가 가장 좋다고 하셨는데 나를 달래려고 그렇게 말씀하셨나 싶었다. 죽게 되나보다 라는 생각이 자꾸 들었다. 이제 태어난 지 두 달도 안된 아기를 보면 자꾸 눈물이 났다. 철없이 노는 큰아이를 봐도 눈물이 났다. 내가 왜 무얼 잘못했다고 이렇게 내 몸에 암이란게 생겼는지 화가 많이 났다.

"세상은 너무 불공평해!"

퇴원하고 한 달 후 방사선치료를 위해 또 입원하였다. 아직도 남아있을지 모르는 암세포를 죽이기 위해. 여러 가지 검사 끝에 입원 3일째 오후에 알약을 두 알 먹었다.

그때 이후로는 면회도 되지 않았다. 1인실에서 혼자 있었다. 엄마도 오실 때는 납으로 된 앞치마를 걸치셨다. 나중에 앞치마를 들어보니 엄청 무거웠다. 그 무거운걸 걸치고 엄마는 한참을 계시다 가시곤 했다. 원폭피해자처럼 온몸이 붓고 안 먹어도 배가 불렀다. 아니 먹을 수가 없었다. 비위가 상해서, 생수조차도 냄새가 나서 마시지 못했다. 퇴원할 때까지 생배추만 먹고 지냈다.

갑상선을 모두 들어내다 보니 갑상선 호르몬을 약으로 취해야 했다. 평생 호르몬약을 먹어야 한단다. 병원에서는 이제 걱정말고 호르몬약 잘먹고 정기검진 받고 하면 된단다. 방사선치료를 받기 위해 한 달 동안 호르몬약을 먹지 않았다. 복용하지 않은 한 달이라는 시간은 몇 개월 후에 증상이 나타났다. 예전에 수술받기 전같이 감정의 기복이 심해졌다. "아! 이게 갑상선 호르몬의 역할인가 보다!!" 저절로 알게 되었다. 호르몬의 역할을.

이제는 나 혼자만의 전쟁이 시작되었다. 음식을 먹으면 맛을 모르고 1m 걷는 것도 힘들었다. 걸을 때마다 무릎이 아프고 무릎에서 뻐걱거리는 소리가 났다. 굽이 있는 구두, 조이는 구두를 신지 못했다. 너무 아파서. 운동

화같이 편한 신발만 신었다. 몸에 약간만 상처가 나도 온 몸이 아프고 힘이 드는데… 온 몸이 모두 아팠다.

계단을 오르내리는 것도 제대로 하지 못했다. 시계도 차지 않았다. 반지도 뺐다. 너무 무거워서.

몸이 먼저인지 마음이 먼저인지 무너지기 시작했다.

누가 아나? 이렇게 힘든 삶을!

나에게 암이란게 생겼다는게 수용이 되지 않아 어두워지는 얼굴속에 원망하는 생활이 되어갔다.

그러던 중 같은 사무실 여직원 소개로 활공이란 걸 알게 되었다. 수련장에서 흐르는 음악이 나를 달래주고 사범님의 정성이 담긴 말씀이 나를 울게 하고 활공이 나의 몸을 일으켜 주었다. 수련과 같이 하면 더욱 좋다 하셔서 바로 수련도 시작하였다. 세상에 이런 세상도 있다니! 힘이 들어도 참고 열심히 하면 열심히 한만큼 내것이 되었다. 내가 하는 만큼 나에게 돌려주는 게 너무 신기했다. 열심히 했다. 한번 죽어봐서 인지 더욱 죽기살기로 했다. 몸에 부기도 빠지고, 암이란 게 나에게 온 것도 더욱 성장하라는 것으로 긍정적으로 받아들여졌다. 진정으로 나를 사랑하게 되었다. 어릴 적 경험으로 생겨난 대인기피증도 없어졌다. 수련한지 이제 만 3년이 조금 지났다. 몸도 마음도 많이 정화되었다. 그러나 아직도 수술받고 1년쯤 지나면 회복된다던 목소리도 아직이고 가끔씩 불같이 일어나는 화를 다스리질 못하곤 하였다. 어떤 상황상황에서 감정이 진정되지 않고 북받쳐 오르는 감정을 나자신 스스로 주체하지 못하였다. 그런 나의 터져나오는 감정을 바라보며 내가 아닌 다른 그 무엇인가에 의해 일어나는 감정임을 알기에 바라보며 어찌해야 될 지 몰랐다.

암으로 인한 찌꺼기가 여전히 내 몸안에 존재해 있다는 걸 나 자신 스스로 느끼고 있었다. 회복되지 않은 목소리는 항상 나에게 암을 확인시켜주곤 하였다. 무언가 또다른 시도가 필요하다고 생각하고 있었다. 월간지에 소개된 힐링이란 걸 읽어보고 처음에는 호기심이 발동하고 다음에는 언젠가는 한번 받아봐야지 하는 마음이 들었다. 그러던 중 우연히 최여사님이 힐링을 하신다는 걸 알았다. 나도 받고 싶다는 생각이 일어나고, 조금 시간이 지나니 꼭 받아봐야지 싶었다.

안해 주시면 어떡하나 하는 마음으로 간절히 힐링을 원하였다. 수술 후 회복기의 아픔을 생각하며 참고, 거의 생각을 놓게 되었을 때 첫 번째 힐링이 끝났다. 내면 깊숙이부터 터져 나오는 울음을 참을 수가 없었다. 정말 눈물속에 정화되는가 보다. 참으로 후련하고 몸이 가벼워졌다. 나의 마음을 항상 내리누르는 암이 나에게서 떠나는 걸 나는 알았다. 암의 굴레를 벗어나니 세상이 다 환하다.

지금도 힐링을 받고 있다. 아직도 탁기가 빠져 나가는 걸 느끼곤 한다. 목소리가 갈라지고 떨리면서 나는 소리일 때가 참으로 많고, 지치면 더욱 이상한 소리가 되곤 하였었다. 그러나 이제 다시 예전처럼 힘이 실리고 맑아지고 있다. 서서히 목소리가 정상으로 돌아오고 있었는데 회복되는 정도가 힐링을 받으면서 아주 빨라졌다. 나도 노래방에 가서 노래를 할 수 있겠다. 참으로 재미있는 건 내가 전화하면 상대방이 내가 누군지 모르고 헤매는 사람들도 있다.

이제는 나의 중심이 생기고 차분해지고 안정이 되었다. 상황에 휘둘리지 않게 되었다. 일상생활이 조금씩 바뀌고 있다. 아무런 걱정도 없어지고 다 잘 되어갈거란 생각이 들곤 한다. 또한 마음속 깊은 곳은 항상 호수같이 잔잔하다. 편안하다. 파도가 치지 않는다. 울컥하고 일어나던 감정도 많이 없어졌다.

언제부터인가 나는 얼굴은 크고 목은 두껍게 당연하다고 인정하고 살아왔다. 그런데 힐링을 받으니 얼굴이 작아지고 목도 가늘어졌다. 당연한 게 아니라 문제가 생기고 있다는 걸 알았어야 하는데 그걸 몰랐다. 얼굴선이 부드러워졌다. 추해 보이겠다 싶게 얼굴에 살이 오르지 않았는데 이제는 살이 적당이 올라 보기가 좋다.

윗입술과 코사이에 웃을 때마다 가로로 깊은 주름이 생기곤 했는데 골이 많이 얕아졌다. 얼굴의 주름도 얕아졌다.

수술받을 때 많이 도려내다보니 하품하거나 목을 움직이면 가끔씩 수술한 데가 빳빳하게 박쥐날개처럼 펴져서(몇초간) 오므라지지가 않았었는데 지금은 거의 증상이 없다.

목에 수술자리의 주름이 쫙 펴지고 색깔이 피부색으로 많이 돌아왔다.

펑퍼짐했던 허벅지살도 선이 곧아졌다.

힐링받기 전에는 2~3인분도 먹었는데 이제는 어느 정도 먹으면 몸이 음식을 거부한다.

집안에서도 안경을 쓰지 않으면 생활할 수가 없었는데 쓰지 않고서도 당연히 안경을 쓰고 있다는 착각을 많이 일으킨다. 안경을 치켜올리다보면 허공을 헤매는 손가락들이 무안해 하곤 한다. 시력이 많이 좋아졌나 보다. 안경이 답답할 때는 쓰지 않고 생활한다.

반찬을 만들면 망칠 때가 많았는데 요즘은 반찬을 내입에 맞게 만들어 보는 재미도 생겼다. 그만큼 맛에 대한 감각이 되살아났다.

얼굴을 보면 광대뼈가 늘 시선을 잡았는데 이제는 눈으로 시선이 간다. 내눈이 너무 예뻐보인다. 아니 참으로 예쁘다. 몸이나 마음이나 모든 게 원래 자리로 돌아가고 있다는 걸 느끼곤 한다. 그걸 보는 나는 무척 행복하다. 참으로 행복하다.

나의 습관이 바뀌고 있다. 자세가 곧아진다. 평상시에 오른쪽으로 약간 머리를 기울이곤 했는데 그게 없어졌다.

요즘엔 가래가 차게 느껴지면 가래를 뱉곤 한다.

이왕이면 수술받기 전에 힐링을 받았다면 수술로 인한 회복기, 후유증도 겪지 않고 얼마나 좋았을까 하는 생각이 들곤 한다. 사람은 정말 욕심덩어리인가 보다. 그래도 나는 암이란 걸 겪으면서 많이 성장했다. 아직도 어리지만.

어느 날인가는 강하게 집착하는 내모습을 보게 되었다. 그 모습은 징그럽고 추하고 너무 약하고 타인에 의지하여 살고자 하는 모습이었다. 항상 다른 사람의 마음에 들고자 하는 모습이었다. 중심이 없이 주변상황에 항상 휘둘리곤 하는 모습이었다. 그 집착을 따라가 보니 좋은 게 하나도 없었다. 그래서 요즘은 집착을 버리고 있다. 아직도 나에게는 많은 집착이 있지만 하나하나 버리다 보면 또한 얼마나 많은 성장이 나에게 일어날까?

아파본 사람만이 아픈 사람의 심정을 이해하리라. 아픔속에서 사는 게 바로 지옥아닌 지옥이지 싶다. 아픔의 장막을 거두워주신 최여사님의 사랑이 보인다. 나는 얼마나 세상사람들을 껴안고 사랑의 눈길로 바라보았는지 반성이 된다.

사람이 덜 되서 늘 사람을 가리고 배척하곤 하였는데 참으로 많이 사람들을 수용하게 된 나를 가만히 보면 나 자신 스스로 놀란다. 나의 성장을 바라보게 된 것도 참으로 기쁘다.

앞으로 세상을 사랑의 마음으로 보아야겠다.

바람이라면 나도 다른 사람들에게 건강과 행복을 주는 일을 하고 싶다.

2001. 5. 26

암의 그림자로부터 저를 구해주신 최여사님께 엎드려 깊은 감사의 마음을 전합니다.

신OO(36세)
서울특별시 은평구 증산동 **아파트 ***동 ***호

● 누구에게나 질병은 예고없이 찾아온다. 그러나 본인은 모르지만, 질병의 원인은 이미 내 안에 들어있고, 그것은 현대의학적으로는 설명할 수 없는 영적 차원이라고 볼 수 있으며, OO씨의 경우처럼 목에서 나타나는 질병은 영화 드라큐라를 보면 알 수 있듯이, 대부분의 악령들은 목을 공격하며, 목을 통해서 에너지를 흡수하고 자리잡아서 기생하면서 여러 가지 질병들을 일으킨다. 대표적으로, 치매, 파킨슨, 간질, 중풍, 갑상선 질환 등등, 원인을 알 수 없는 질병들이 그 예라고 할 수 있다. 현대의학으로 암이나 어떠한 조직을 떼어내고 약물치료를 한다고 해도, 후유증이라는 것이 남는 것이 대부분이다. 그것을 정화하고 치유하는 것은 영적인 에너지만이 할 수 있는 분야라고 본다. 영적인 에너지는 단순히 영이 하는 작용이 아니고, 영과 인간이 합일이 되어서 우주의 무한한 치유에너지를 끌어다가 각 개인에 맞게 활용해서 정화를 하는 것이다. 예를 들어, 한전의 전력을 용도에 맞게 끌어다 쓰는 원리를 생각하면 될 것이고, 수련을 통해서 모든 인류가 가능한 일이기도 하다.

66. 반신마비 원인 사시, 뇌출혈(원O숙, 64세, 여)

힐링 체험기

저는 64세 된 가정주부로 집안살림과 때로는 등산 여행 등으로 건강을 유지하여 오다가 1998년 경 갑자기 발병한 심장질환(비후성 심근병증)으로 인하여 그 동안 지방대학병원에서 치료를 받아오다가 주위 사람들의 권유로 2000년 4월경부터 서울 유명한 종합병원에서 심장질환 검사와 치료를 받아오던 중 2000년 12월 26일 정밀검사를 받기 위해 입원하여 12월 27일 심혈관 조영술을 받자마자 신체 왼쪽 눈과 팔다리가 마비현상을 일으켜 응급처치를 했으나 정상회복이 안되며 자기들(병원 측)은 책임이 없다고 퇴원하라는 것을 이런 상태로 퇴원할 수 없으니 입원치료 해야겠다고 하여 약 2주간 입원치료를 했으나 별다른 효과가 없어 2001년 1월 9일 퇴원 귀가 후 자가에서 거동을 못하고 있던 중 지인의 권유로 중풍환자가 치료되었다는 말을 듣고 한의원을 찾아가 2001년 1월 19일부터 한약을 복용하여오다가 치유효과가 더디게 나타남으로 정신세계 11월호(2000년)를 읽고 알게 된 최성화(최순대 원장님의 법명)선생님과 연락되어 2001년 3월 12일 서울로 올라와 치료를 받고 3월 20일 두 번째 받고 잘 안보이던 안구상태와 심장병이 다소 완화되면서 많은 효과를 보게 되어 감사하게 생각합니다.

2001. 4. 6. 원 O 숙

67. 근이영양증(이OO, 30대, 여)

힐링 체험기

▷ 병명: 진행성 근이영양증.
▷ 발병: 8년 전부터 서서히 나빠짐.
▷ 진행상태:
   1) 앉았다 일어났다가 불가능.
   2) 계단 오르는거 불가능.
     - 두 팔로 난간 의지하여 올라감.
   3) 계단 내려갈 때 힘듬.
     - 다리에 힘이 없으니 발바닥이 무지 아픔.
   4) 보행은 가능하나, 상당히 불편해보임.
   5) 근육 불균형으로 인해. 몸매가 좀 이상함.
   6) 특히 종아리 근육은 상당히 빠진 상태.
     - 허벅지와 완전 반비례.

※ 이러한 병을 앓고 있으므로, 지푸라기라도 잡고 싶은 심정으로 인터넷을 뒤적이다가 한빛도원을 발견하게 되었고, 안 즉시 전화로 상담. 상담 날짜를 잡고 방문하게 되었습니다.

★ 상담한 날 ~ .
  * 원장님을 보는 순간, 솔직히 여자 부처님을 보는듯한 느낌이였습니다.

너무나 온화하신 이미지에 뭐라 말로 표현할 수 없는 편안하신 그런 인상이셨습니다.
상담을 하면서 그냥 눈물이 하염없이 흘렀습니다.
모가 그러케 서럽던지… 가족 얘기를 하면서… 많이도 울었습니다.
그리고, 살려달라고 원장님께 부탁도 드렸습니다.
(원장님한테 꼭 치료를 받고 싶은 그런 간절한 마음이 들었기에…)
원장님과 힐링을 받기로 하고, 자리에서 일어났습니다.
기쁜 마음과 설렌 마음과 여러 가지 마음이 교차하면서, 편안한 마음으로 집으로 올 수 있었습니다.

★ 상담 후 ~.
* 이사문제로 고민이 많았었는데(집이 나가질 않고, 새집은 구해서 계약까지 해 논 상태고) 그 집이 나갔다는 전화를 부동산으로 부터 받았고,
* 돈이 필요했는데, 은행에서 쉽게 대출이 되었습니다.
대출이유는 한 달에 몇명씩 은행 거래자 중에 추첨을 통해서 당첨이 되는 모 희한한 방법이었고, 전화로 그것도 연락이 와서 방문하게 되었던 것입니다. 2차금융권도 아니고 CT 은행이었습니다.
(이사문제로 직장인 신용대출 한도금액을 다 받은 상태였음)
처음에 집이 나갔을 때는, 뭐 그냥 대소롭지 않게 생각을 했었는데, 대출이 되고나니 좀 야릇한 느낌이었습니다. 원장님께 전화를 드려 여쭤봤습니다.
(원장님! 혹시 상담을 받고서도 좋은 에너지가 전달이 되어 올 수 있나요? 원장님께선 그렇다고 하시면서, 웃으셨습니다.)

1. 1차 치료 후(제령의식)
   * 원장님께선 처음의식 땐 많이 힘이 들 수 있기에, 차는 가지고 오지 말라고 하셨기에, 택시를 타고, 약간의 떨리는 마음으로 조심스레 한빛도원으로 발길을 옮겼습니다.
   치료를 받는 동안 많이 아프고, 힘이 들었습니다.
   치료가 끝나고 원장님께서 하고 싶은 말을 다 해보라고 하셨는데, 하염없이 눈물만 나왔고, 다리 아픈거만 나으면 된다고 울면서 원장님께 말씀드렸습니다.
   많이도 울었습니다.
   원장님께선 울고 싶은만큼 울으라고 하시면서 어루만져 주셨습니다.
   * 치료한 다음날 아침.
   치료한 날~ 다음 날 아침까지 탁기를 빼느라고, 거의 잠을 못 잘 정도로 심한 탁기가 나왔고. 침대에서 일어나는데, 제가 왼쪽다리가 더 힘이 없는데. 좀 미세한 힘이 들어가는 그런 느낌을 받았고, 변기에서 일어날 때도 다리에 힘이 들어가는 느낌을 여러 차례 받았습니다. 그리고, 항상 차갑기만 하던 다리에 온기가 돌기 시작했습니다.
   너무나 기뻤습니다. 이러면서 좋아지겠구나라는 생각에…

2. 2차 치료 후
   * 탁기는 계속 나오고 있고,(종이컵을 옆에 두고 생활함)
   탁기와 침을 구분을 못하여. 그냥 뭐든 삼키질 않고 뱉고 있는 상태.
   그리고, 종아리가 부었다 빠졌다를 반복하였습니다.
   원장님께 말씀드리니. 허벅지에 있는 근육이 내려오고 있고, 부었다가 빠지면서 나쁜 탁기는 없어지고, 근육이 조금씩 남을거라 하셨습니다.

* 또한 잠잘 때마다 무릎통증이 많아서 지압기 같은걸로 두들기거나 주먹으로 두들기면서 잠이 들었는데, 아픈 무픞 통증이 싹 사라져서, 잠잘 때 너무 행복하네요~.

3. 3차 치료 후

* 탁기는 여전히 나오고 있음.

    (아주 심함 : 아무것도 모르는 주위사람들이 병원을 가라고 함)
    종아리가 많이 두꺼워졌습니다. ㅎㅎ 그것도 딴딴하게.
    부었던 것이 빠지면서, 조금씩 근육이 생긴거 같습니다.
    너무 행복합니다.
    그리고, 회사 지인들로부터 걸음걸이가 좋아졌다는 얘기를 들었습니다. 제가 몇번을 물어봤습니다. 정말이예요? 정말이예요?
    전 사실 제 걸음걸이를 보질 못하여. 많이 좋아진걸 모르겠는데…
    주위에서 먼저 알아채고 봐주니… 얼마나 기쁘던지…
    원장님 감사합니다!

* 젊은 나이이긴 하지만, 사실 요실금으로 애를 많이 먹었었는데, 그것또한 치료가 되었습니다. 예전엔 절대 참지 못하였는데, 참는 것도 가능하구요.

* 그리고 희한한 반응이 오기 시작했습니다.
    종아리에서 찌릿찌릿 전기가 통하는 것 같은 그런 느낌을 받았습니다.
    원장님께 여쭤보니, 그건 신경이 살아나면서 나타나는 현상이라고 말씀하셨습니다.
    신경이 살아나면 근육 또한 좋아진다는 얘기인데… 찌릿찌릿한 느낌이 아주 기분이 좋습니다.

4. 4차 치료 후

* 피부까지 많이 좋아지고 있다는걸 느낍니다.

얼굴이 자주 부었었는데, 요즘 이뻐졌다는 소리를 자주 듣곤 합니다.

원장님께 여쭤보니… 얼굴에 있던 나쁜 탁기들이 빠지면서, 본얼굴로 돌아온거라고 하셨습니다.

주위에서 이뻐졌다는 얘기를 하니 기분이 매우 좋습니다.

그리고, 희한하게도… 안좋은 일들이 생기질 않더군요.

원장님께선 항상 긍정적으로 생각하고, 기쁜마음으로 생활하라고 하셨는데… 어디 그렇게 말처럼 쉽게 되는건 아니잖아요.

그렇지만 정말 신기하게도… 불편한 마음은 생기질 않고, 좋은 일들이 많이 생기네요~.

행복합니다.!

* 찌릿찌릿한 전기 통하는 것 같은 느낌이 왼쪽 허벅지에도 감지가 되었습니다. 그러나 아직 종아리에 많이 옵니다.

5. 5차 치료 후

* 치료를 받기 전 이사를 하였고, 엄마 기일까지 겹치는 바람에 불편한 몸을 이끌고 쉴 새 없이 여기저기 다녔고, 집안 이사 정리까지 하면서 많이 힘든 한주였습니다.

워낙 체질이 약해서. 감기는 늘 달고 살고, 이렇게 고된 일을 하고 나면 역낙없이 누워지내곤 했는데, 가뿐히 이겨내고 치료를 받으러 갔습니다.

치료를 받기 전 날.

다 나았던 무릎이 밤새 아파서 순간 엄마나 하는 순간이 들었고, 원장님께 말씀을 드리려고 말을 꺼내는 순간… 제가 이사를 하면서 몇시간

동안 무릎을 꿇은 상태로 마루바닥과 방바닥을 닦았던 모습이 생각이 났습니다.

성한 사람도 그렇게 일을 하면 아픈 것을… 안도의 한숨을 쉬었지요. ㅎㅎ 그러나, 원장님께선 좋아졌다가 다시 나빠질 수 있다라고 말씀해주셨습니다.

사실 다 치료가 되었다고 생각했던 요실금이 요즘 말썽이거든요~.

* 걸음걸이가 제법 양호해졌다는 얘기 또한 언니를 통하여 듣게 되었습니다. 이사하는 날 언니가 왔었는데, 아무것도 모르던 언니가 아무개야~ 걸음걸이 좋아진거 같애… 하면서 얘기해주었습니다. 제걸음걸이 정말 좋아졌나봐요~.

* 치료를 마치고, 아는 사람들을 만나러 가는 순간… 또 믿기 힘든 머피의 법칙이 일어났습니다.

경사가 심한 언덕받이에서(운전중) 우측으로 방향을 틀어야 하는 순간. 잠깐 후진으로 놓았던 기어를 미쳐 생각지 못하고, 악세레다를 힘차게 밟고 후진을 한거였습니다. 앗뿔사… 순간 급정지를 하였으나, 옆에 타고 있던 사람. 그 언덕 밑에 있던 동네사람들… 다 놀라는 순간이였습니다.

그러나, 어디 박은 곳도 없고, 뒤에 사람 또한 없었고, 주차해 있던 차 또한 없었고, 아무탈없이 정말 십년감수!!

아… 이것 또한 머피의 법칙인거 같습니다.

▶ 지금의 제모습 -

1) 걸음걸이 좋아짐 - 치료 전에는 심하게 좌우로 씰룩씰룩 하였고,
　　　　　　　　　　배는 쑥 내밀고, 상당히 부자연스러웠고,

무거워 보였으나,
지금은 약간의 씰룩씰룩한 모습은 있으나,
걷는 모습이 상당히 가벼워졌음.
2) 피부 맑아짐 - 얼굴에 나쁜 탁기가 빠져 얼굴도 많이 예뻐짐.
3) 무릎통증 사라짐.
4) 종아리가 굵어짐 - 근육이 없이 헐렁헐렁한 살과 굉장히 얇아서
종아리만 보면 꼭 이디오피아 난민 다리 같았는데,
지금은 딴딴하게 근육도 생기고, 많이 굵어짐.
5) 많이 나왔던 배와 배 옆부분에 있던 살들이 많이 정리되고,
굵었던 허벅지 근육이 종아리로 내려가면서,
다리가 상당히 늘씬해 보임.
6) 두통이 사라짐 - 두통이 심하여,
항상 타이레놀을 옆에 두고 살았는데,
치료 후 단 한 번도 타이레놀을 먹은 적이 없음.
7) 요실금 좋아짐 - 지금 치료中이나, 많이 좋아진 상태임.

6. 6차 치료 후

* 원장님께선 이젠 종아리에 근육이 제법 생겼으니,
근육을 키우는 운동을 하라고 말씀하셨습니다.
어제 치료를 하여서 더 경과를 지켜봐야 하나,
원쪽다리에 힘이 더 실린거 같은 느낌이 드네요.
종아리에 근육이 많이 생긴거 같으니
오늘부터는 꾸준히 앉았다 일어났다와
의자에서 일어날 때 변기에서 일어날 때

손에 의지하지 않고, 해보려고 합니다.
잘되겠죠? 원장님. 실장님. 담주에 뵈요.
너무나 감사합니다.~

2006년 10월 12일 목요일, 오후 18시 54분 05초
이OO 님이 보내주신 E-mail입니다.

● OO씨는 근이영양증이라는 희귀질환으로 현대의학으로는 치유가 불가능한 질병이지만, 필자의 경우는 자폐증이나 발달장애, 파킨슨병 등의 같은 맥락으로 보며, 빙의에 의한 근육이 소멸되는 증상이라, 빙의령을 제령하고 막혀있던 기혈을 순환시키고 근경락을 치유함으로써 원래의 건강한 신체적, 정신적, 영적, 사회적, 경제적 건강이 좋아지는 치유를 한다고 볼 수 있다.

68. 우울증(이OO, 43세, 여)

최순대 선생님의 힐링 체험기

대전시 대덕구 법동, 이OO(여, 43세, 직장인)

나는 타고난 허약체질인데다가, 어린 시절의 화목하지 못했던 가정 분위기의 영향으로 사춘기 이래 만성 우울증을 겪고 있었다. 잠을 충분히 자고도 머릿속은 항상 흐릿하고 산만하였으며, 힘든 일을 하지 않아도 큰 짐을 지고 있는 것처럼 쉽게 지쳤고, 힘없이 쥐어짜는 목소리를 내고 있었다. 게다가 5년 전 기침감기를 호되게 앓고난 이후로 기관지가 약해져 늘 가래가 끼면서 목이 잠기고, 견비통이 심하여 등 전체에 통증을 느끼는 상태였다.

자연히 삶의 애착이나 의욕을 느껴서 살아가는 것이 아니라, 마지못해 희노애락의 감정도 없이 힘겹게 의무적으로 하루하루를 떼워나가고 있었다. 앞으로도 평생 이처럼 무기력하게 살아야 하는가 하고 생각할 때마다 문득문득 절망감이 느껴졌다.

하지만 이런 상황을 극복하려는 노력을 기울이지 않은 것은 아니었다. 건강과 정신능력을 동시에 계발하는 프로그램에 끊임없이 관심을 가지고 마인드 컨트롤, 자기 최면, 명상, 참선 등에 참가해 보았으나, 본인의 의지와는 달리 몰입이 잘 되지 않아 큰 효과를 거두지 못하였다.

그러던 중 정신세계원에서 개최하는 최순대 선생님의 힐링 워크샵에 참가하여 강의를 듣게 되었는데, 대부분의 질병의 원인이 빙의에 의한 것이라는 해석을 듣고 꼭 치료를 받아보고 싶다는 생각이 들었다. 평소의 산만함이나 우울증이 본인의 의지 박약 내지는 성격 탓이라고 생각하면서도, 혹시 내 자신에게 다른 영이 들어와 있어서 나의 생각이나 행동을 지배하는 것은 아닐까 하고 막연히 생각해왔던 터였기 때문이다.

드디어 날을 잡아 치료를 받게 되었다. 선생님의 치료는 우선 제령을 하여 환자의 신체와 주변환경을 깨끗이 하고, 건강하지 않은 부위를 두드려서 기의 순환을 원활히 해주는 방법으로 진행되었다. 첫 날은 제령을 하였는데, 선생님 말씀으로는 등과 배에 각각 다른 영이 달라붙어 있었다고 하셨다. 제령 이후 짐을 벗어놓은 것처럼 몸이 가벼워지고 머릿속이 시원하게 맑아진 것을 느낄 수 있었다. 두 번째 치료 후에는 견비통이 사라지고, 기관지 부위의 기 순환이 원활해지면서, 그동안 임맥이 막혀 배출되지 못한 채로 들어있던 누런 가래가 끊임없이 밖으로 빠져나왔다.

치료를 받으면서 느낀 것은 신체가 건강해지는 것 이외에도, 몸이 가벼워지고 머릿속이 맑아짐에 따라 의욕, 집중력이 자연스럽게 향상되고 우울증도 많이 개선되었다는 것이다. 이처럼 발달된 현대의학으로도 해결할 수 없는 문제점을 특별한 능력으로써 치료받게 되어 선생님께 감사드린다.

2001. 1. 10

● OO씨는 딸과 함께 치유를 받은 체험사례로써, 앞서 딸이 치유받고 영국유학을 갔고, OO씨는 부동산 사업을 하는 분으로, 치유 후, 몸, 마음,

정신이 본인이 기술한대로 좋아진 것은 물론, 분양되지 않던 대규모의 부동산이 완전히 분양되었다는 희소식을 전해오기도 했음. 이로써, 대부분의 체험사례자들이 치유 후, 몸의 치유 뿐 아니라, 주변의 전반적인 에너지장이 밝아지면서 취업, 승진, 시험합격, 사업번창, 등등 재물이 늘어나고 주변 상황이 긍정적으로 개선되는 방향으로 전개되는 것을 볼 수 있음.

69. 공황장애(이OO, 38세, 남)

(힐링 체험담, 이OO) 새로운 체험, 새 삶의 길

"건강을 잃는다는 것은 명예와 재산뿐만 아니라, 세상의 소중한 모든 것들을 다 잃는 것이다." 이 말은 우리의 삶에 있어서 아마 가장 평범한 진리일 것이다. 그러나 이 말을 헤아리며 건강에 관심을 갖는 사람이 과연 몇이나 될까, 아마도 몇 안될 것이며, 대부분이 건강에 자신이 없어질 때쯤에서 절실히 깨달으며, 때늦은 뒤에나 아차 할 것이다.

내가 그랬다. 건강할 때 건강을 지켜야 한다는 것, 그 평범한 진리를 깨달은 것은 이미 몸과 마음이 많이 기울고 난 뒤였다. 20대 초반부터 시작한 폭주가 원인이었다. 거의 매일같이 마신 술만도 아마 일렬로 나열한다면 족히 서울에서 대전 거리는 될 것이다. 어느 땐 일부러 몸을 망가뜨리기 위해서 마셨고, 또 어느 땐 슬픔과 괴로움에 못 이겨 마셔 댔다. 정말이지 원 없이 마셨으며, 정말 같잖게도 "술엔 장사 없다."는 말에 그런 것이 어디 있느냐고 콧방귀 뀌며 한마디로 일축해 버리곤 했다. 그러다가 몇 년 전, 어느 지방에서 공연을 마치고 귀경 길에 심한 구토와 함께 탈진 상태까지 간 후부터는 몸이 걷잡을 수 없이 나빠졌다. 그렇다고 어느 부위가 특별히 안 좋은 것은 아니었지만, 곧 쓰러질 것만 같은 느낌과 꼭 죽을 것 같은 불안한 마음이 엄습해 와 하루하루가 고통스러웠고, 온갖 활동을 저지했다. 이로 인해 많은 내과병원과 한의원을 전전하였으며, 그토록 좋아하던 산대놀이(탈춤), 등산, 낚시, 사진, 민속학 연구 및 자료채록 등 다양했던 취미활동이 서서히 멀어져갔고, 각종 사회 활동이 점점 위축해 갔으며, TV

나 신문 등에서 무슨 질병에 대해서 이야기하면 내가 그 질병에 걸린 것 같고, 심지어는 주위에서 어떤 병에 걸려 죽은 이가 있으면, 내가 그 병에 걸려 금방 죽을 것 같아 두려움에 치를 떨었다. 몸은 나날이 말라갔고, 튼튼했던 골격은 이미 간 곳이 없었다. 그러던 중 생후 6개월 된 아기를 잃고 나서는 몸과 마음이 도저히 어떻게라도 감당할 수 없는 상태, 바로 혼돈의 정신세계, 그 자체였다.

이제는 어떤 방법으로든 돌파구를 찾아야 한다는 갸냘픈 마음이 가슴 한 구석에서 움틀고 있었다. 많은 생각 끝에 단학수련을 하기로 마음먹고, 먼저 시작한 친구에게 조언을 구하게 되었는데, 그 친구의 말이 단학수련을 하기 전에 먼저 氣치료(힐링)를 받아 보고 어느 정도 몸이 좋아진 상태에서 단학수련을 해 보라는 것이었다.

그래서 우선 선생님을 만나 뵙고 상담을 했다. 힐링을 받으면 바로 상태가 좋아질 거라고 해서, 며칠 후 반신반의로 첫 번째 힐링을 받았지만, 조금도 나아지지 않아 걱정을 많이 했는데, 두 번째부터는 놀라울 만큼 좋아지기 시작했다. 그 즈음, 형제처럼 지내는 절친한 선배와 전화 통화를 하게 되었는데, 조용히 이야기를 했는데도 불구하고 내 목소리에 힘이 있다며 요즘은 몸이 많이 나아진 것 같다는 말에, 정말 기뻐 그날 하루를 공중에 붕 뜬 기분으로 보낸 적이 있다.

세 번째, 네 번째 받고는 점점 몸뿐만 아니라 그 불안하고 초조했던 마음이 나도 모르게 사라져, 이제는 정상적인 생활을 할 수 있을 것 같았다. 시작한지 1개월밖에 안되었지만, 생활에 자신이 생기고, 위축해지고 움츠러졌던 마음이 펴지면서 너그러워지게 되어 대인 관계도 원만해지는 것을 느끼게 되었다. 요즘은 좋아하던 사진을 다시 찍고, 산대놀이 등과 좋아하는 책도 볼 수 있게 되었으며, 정말이지 가정에도 충실하고, 무엇보다도 아이들과 함께 어울릴 수 있게 되어 참 기쁘고 하루하루가 즐겁다.

　몇일 전 다섯 번째 힐링을 받았다. 이제는 정말 생활 뿐만 아니라, 모든 일에 진취적인 생각으로 대할 수 있다. 또 내가 하고 싶은 일이나, 내가 해야할 일이 있으면 그 어디든지 갈 수 있어서 기쁘다. 앞으로 몇 번을 더 받게 되겠지만, 그 때마다 지금보다 몸과 마음의 균형이 이루어져 가고 있는 지금, "건강은 그 무엇보다 소중한 재산이라는 것"을 새삼 되새겨 본다. 그리고 나의 삶에도 희망이 보인다는 것~.

　힐링! 그 새로운 체험, 그것은 새 삶의 길이다.

2001. 11. 30.

● ○○씨는 먼저 힐링받았던 ○○○씨의 절친한 친구로서, 친구의 권유로 힐링을 받았으며, 처음에는 솔직히 피골이 상접했다는 말이 이 사람을 두고 한 말이 아닐까 싶을 정도로 아사 직전의 사람처럼 몸이 많이 힘든 상태였으나, 체험사례자의 말처럼, 빙의령을 제령 후, 본 의식으로 돌아오고, 몸, 마음, 영혼이 청정한 상태로 건강해지고, 삶의 질이 높아지고, 사회적, 가정적으로도 건강하고 풍요로운 만족한 삶을 살 수 있게 되었음.

70. 얼굴 주름살 / 관절염 / 생활고 / 가정불화(이OO, 44세, 여)

힐링 체험기(1차)

서울시 은평구 역촌동
이OO(44세)

힐링이라는 생소한 단어가 어느새 나의 일상생활이 되어 늘 나의 마음을 편안하게 해 주는 이 느낌들을 이 글을 읽는 사람들과 공유하고 싶어 못 쓰는 글이나마 몇 자 적어본다.

내 생각에 근본적으로 내 몸은 건강을 타고났다 싶을 만큼 근골형의 체질이다. 그러면서도 살면서 무릎을 다쳐서 인조인대를 넣는 수술도 했고… 겨드랑이 밑쪽으로 종양이 생겨서 제거 수술도 했고… 그러면서 기본적으로 갖고 있어야 할 건강자체도 의문시 될 만큼 겉으로는 멀쩡하지만 걷는 게 힘들어서 동네 슈퍼도 차를 갖고 다니다 보니 점점 다리가 약해져서 계단 두세 개도 오르기가 힘이 들었고 오랜 직장생활로 인해 목과 어깨부분이 많이 경직되어 있어 늘 아팠고… 손목이나 발목 부분도 편하질 않았다.

건강관리를 해야겠다 싶어 단전호흡도 하고 헬스도 하고 그러면서 많이 부드러워지긴 했지만 뿌리처럼 박혀있는 근육의 당김이라든가 시큰거림은 내 몸에서 떠나지를 않았고 중요한 것은 남편의 사업부진으로 인해 이십여 년을 직장생활했으면서도 아무것도 이루어진 게 없다는 허탈함에 늘 마음이 힘들고 무슨 생각만 해도 눈물이 앞을 가리곤 했다.

그러던 중에 단학수련을 같이 하는 직장동료가 힐링을 받았고 그 친구를 바라보면서 점점 눈에 띄게 얼굴형이 부드러워지고 표정이 밝아지고 수술로 인해 작기만 하던 목소리가 힘이 생기는 것을 보면서 나도 힐링을 받아야겠다는 생각을 했다.

최선생님과 상담을 하면서 이 세상에 보이지 않는 것에 대한 어떤 신비스러운 기운, 우주의 무한한 에너지에 대해 인정하게 되었고 이 세상을 밝히고 깨닫게 해 주는 어떤 빛이 되기 위해 어려운 길을 선택하였노라 하시는 말씀에 희망없던 내 가슴에도 한 줄기 빛이 스며드는 느낌이 들면서 앞으로의 내 인생에 대한 두려움이 걷히는 편안한 기분이 되었다.

몇 번의 힐링을 받은 지금 늘 뻐근하던 목과 어깨가 부드러워지고… 늘 무거웠던 무릎이 있는 듯 없는 듯 가벼워지고… 입부근에 주름이 많다고 보톡스 주사를 맞아야겠다며 웃던 친구가 주름이 없어지고 너무 예뻐졌다며 눈이 동그래져 놀라곤 한다.

정말 내가 사랑하고 좋아하는 주변 친구나 동료, 가족에게 적극적으로 권하고 싶다. 사무실에 같이 근무하는 여직원도 힐링을 받고 나서 남편과의 갈등 때문에 싸늘했던 마음이 녹아서 화해하고 마음이 편해졌다 하고 (한숨이 없어졌음), 남직원도 늘 있던 두통이 몇 번의 힐링으로 인해 개운해진 것 같다며 힐링을 권해준 내게도 고맙다 한다. 일일이 적을 수는 없지만 참으로 눈에 보이게 신기한 일들이 많다 보니 이 세상을 보는 눈도 달라졌다.

모든 것을 이해하고 사랑하는 마음으로 살아라 해 주시는 한마디 한마디가 내 생활의 활력소가 되곤 한다.

무엇보다도… 누구한테 얘기할 수 없는 마음의 갈등이나 보이지 않는 미래에 대한 두려움도 최선생님과 상담을 하면 길이 보이고 마음이 안정되곤 한다. 그래서 죽을 때까지 최선생님을 만나고 살아야겠다 생각한다. 힐링을 받을 수 있게 길을 인도하신 사부님. 정성스러운 마음으로… 날 위해 애써주는 총무님에게도 감사를 전하며 이만 졸필을 놓을까 한다.

2001年 5月 23日

李 明 玉

- 뒷목이 항상 뻐근했었는데 많이 편안함.
- 입 주변에 주름이 많이 없어졌음(주변사람들이 얘기해주었음)
- 혈압이 항상 90/60 ~ 90/70이었는데 요번에 건강진단에서 120/80 정상이 나왔음.(너무 놀랐다. 정상혈압이어서)
- 무릎이 무겁고 삐그덕소리가 났었는데 너무 가볍고 소리가 안남.

치유 체험기(2차)

이OO(44세)

계속 힐링을 받고 있는 현재…

늘 얼굴이 붉어서 맨 얼굴일 때에는 너무나 많이 속상했었는데 지금은 많이 보통 사람들처럼 되었고 왼쪽 견갑골쪽으로 뿌리처럼 박혀있던 통증도 거의 없어졌다.

무엇보다도 제일 큰 변화는 아무것도 하고 싶은 것이 없던 내가 인생에 대해 긍정적이고 희망적으로 바뀌었다는 사실이다.

일본어 공부하려 학원도 등록을 했고…

일년… 이년… 비전도 세워보기도 하고… 생각만으로도 얼마나 좋은지…

행동으로 실천하는 것이 중요하다 싶어 새삼 다짐도 해 보기도 하고…

7/30일

엄살이 많아서 진작에 해 줄건데 못했다고 하시며 오늘 다리를 빼내자고 말씀하신다.(무릎에 인조 인대를 넣고 수술한 지 10년째 늘 양쪽 무릎이 저리고 아프다.)

속으로 나는 이제 죽었다 하고 잘 참아봐야지 결심을 하지만… 내심 겁나는 마음에 사부님 손을 꽈악 잡고 참아보지만 아파서 죽을 지경이다. 다리를 치유해주시는 동안 아픔의 눈물일까. 다리를 다치게 한 사람에 대한 원망의 마음이 녹아 내리는 눈물일까. 울며 불며 치유를 받는 동안에 정말 기적 같은 일들이 일어나기 시작했다.

온몸이 갑자기 고압선에 감전이 된듯… 손끝부터 발끝까지 번개치는 것처럼…

온몸이 짜릿짜릿하게 몸이 저절로 진동이 되면서 어! 어! 소리를 되풀이 하는 일이 끝나는 동안까지 온몸에서 불꽃놀이 하는 것처럼 계속 되었다. 치유가 끝나고 나서도 그날 밤 잠들기까지 계속 어떤 동작을 할 때마다 찌릿찌릿 전기가 느껴지면서 내 마음은 환희로 가득하기 시작했다.

선생님은 괜찮나?… 하시며 걱정을 많이 하시는데도… 나는 수련 중에도 아무런 기감이 없던 다리에 발끝까지 짜릿짜릿 전기가 느껴지면서 온몸의 굳었던 곳들이 풀어지는 느낌이 들었다.

이십여 년 전에 다친지도 모르고… 그냥 두어서 목뼈가 삐뚤어진 상태로 굳어있던 뻣뻣하기만하던 내 목도 갑자기 부드러워지는 믿을 수 없는 기적이 내 몸에 일어난 것이다.

어떻게 감사의 표시를 해야할지 몰라 그저 선생님을 끌어안고 감사하다는 말만 되풀이 할뿐…

말씀 한마디라도…

이 세상에 태어난 인간으로서 어떤 마음가짐으로 살아야 하는지.

누구보다 더 열악한 환경에 계시면서도 이 세상을 밝히는 일에만 신경을 쓰시는 선생님을 진심으로 존경한다. 모든 사람들의 아픔이 안타깝기만 하다.

누구라도 선생님을 만나 이 세상 사는 동안 몸과 마음이 정화될 수 있도록 알리고 싶다.

작은 밀알이 되고 싶다.

이 마음 다 바쳐…

2001. 08. 01

● OO씨는 애정어린 사람이고, 필자가 영적인 일을 하는 초창기 때 모 수련장 직장팀에서 많은 힐링체험자들이 나오던 시기에, 동료들과 함께 앞다투어 나를 섬기고 돌봐오던 좋은 인연중에 한 분이며, 본인의 말처럼 열심히 직장생활을 했지만, 항상 남모르는 고통과 어려움을 겪던 중에, 힐링을 받은 후부터, 고질적인 몸, 마음, 정신의 질병이 사라지고 남편과의 문제도 해결되었고, 이혼 후 뜻하지 않게 남편으로부터 경제적으로 지원을 받으면서 상황이 좋아지고, 아이들도 잘 성장해서 좋은 직업과 결혼을 하는 등, 성공적인 삶으로 전환이 되었음. 힐링 중, 빛으로 진동으로 강력한 체험을 한 것은 항상 말하는 것처럼 내 몸을 통하여 강력한 우주의 치유에너지를 끌어다 쓰기 때문이며, 수술과 인조 인대로 막혀있던 온몸의 기혈이 뚫리면서 에너지가 순환이 되는 것을 여실히 증명할 수 있는 현상이다.

71. 만성 중이염, 이명(이O영, 32세, 남)

체험담(이O영, 32세 남)

▷ 병력
- 축농증(중2 때부터)
- 만성위염과 과민성 대장증세(4년 전부터)
- 두드러기(4년 전부터)
- 중이염(2년 전부터)
- 전립선염
- 눈이 자주 충혈된다(약시-우안 시력이 축농증 걸린 시기와 비슷한 때에 급격히 약화됨)
- 심장이 두근거리면서 손, 발이 떨린다
- 머리가 멍하고 유난히 발이 차다
- 후 비로 때문인지 목이 항상 탁하다
- 얼굴에 종기가 잘 나고 만성적인 피로감에 시달린다

▷ 서울시 종로구 명륜3가동 이O영(32세)
   2000년 11월 9일

▷ 치료 후 경과
치료가 거의 끝나갈 무렵 갑자기 온몸이 순화되는 느낌이 들었다. 마치 엄마 품속에 잠든 아기같은 그런 평온함을 느꼈다.

치료 후 머리가 빙빙 돌면서 현기증이 느껴졌다. 안정을 취하려고 들어 누웠는데 몸속에서 새로운 기운이 흘러 다니는 것이 느껴졌다.

또 밤에는 오랜만에 숙면을 취할 수 있었다.

치료 후 둘째 날까지 머리가 어지러웠다. 하지만 머리가 너무나 맑아졌다. 가슴이 답답하다고 느낀 적이 별로 없었는데 치료를 받고 나니 예전에는 항상 가슴이 답답해서 그걸 느끼지 못했음을 알았다. 지금은 가슴이 시원해졌다.

셋째 날부터는 현기증이 없어졌다. 또 중이염이 많이 좋아졌다.

이O영

종로구 명륜3가 2000. 11. 11.

● 대부분의 빙의 환자에게서 볼 수 있는 증상으로, 과민성 대장증세, 축농증, 중이염 등은 빙의령이 빠지면서 막혀있던 둑이 무너지며 물이 흐르듯이 흐리고 탁한 구정물이 흐르면서 맑아지는 원리와 같다.

72. 스트레스성 비만 / 액취증 / 다크써클(이O희, 35세 여)

힐링체험기

서울특별시 노원구, 이O희(35세, 여)

지금도 힐링을 받고 있지만 힐링에 대하여 자세히 알지 못한다. 누가 어떻냐고 물으면 그저 신기하다라는 말을 할 정도뿐. 힐링에 대해서 아는 것도 없고 힐링을 받으라고 누가 권한 것도 아니고 알려준 이도 없었다.

어느 날 옆 부서에 있는 여직원의 얼굴이 편해 보이고 예뻐 보여 지나가는 말로 요새 왜 그리 이뻐지냐고… 무슨 비결이 있냐고 물었더니 처음엔 씩~웃고 말더니만 재차 물었더니 힐링을 받는 중이란다. 가리개 너머로 매일같이 얼굴을 맞대고 지내서 누구보다도 그 여직원의 변화를 가장 먼저 알아차릴 수 있었다.

또 그 여직원의 목에 갑상선 수술을 받은 자국이 짙고 붉게 있었는데 갈수록 수술자국이 옅어지면서 옅은 분홍색으로 바뀐 게 너무 신기해서 나도 힐링을 받고 싶어졌다.

힐링 받은 첫날.

세상에… 누구한테 한 대 슬쩍 얻어 맞아도 아픈데… 이건 사람의 손과 발로 하는 게 아니라 두꺼운 각목으로 후려 내리치는 것처럼 아파서 숨도 제대로 못쉴 지경이었고 머리를 받을 적엔 아픔보다도 걱정이 앞섰다. 이러다 어디 잘못되는 건 아닌가…

헌데 참 신기한 게 아픔은 그 순간뿐 마치 애 낳은 뒤 느끼는 시원함 이랄까 그런 개운함과 나른함으로 편안한 마음이었고 가슴과 얼굴에 그 분의 손길이 닿으면 마치 어린 시절 엄마의 품에 안긴 것처럼 편안해지면서 그간 가슴속에 쌓였던 응어리들이 한없이 쏟아졌다.

얘기하라고 시킨 것도 아닌데 눈물까지 쏟아가면서 여태 누구한테도 내비치지 못했던 속마음을 털어냈다…

힐링을 받은 뒤 5월 중순 초여름 대부분의 사람들이 반팔을 입고 다닐 정도로 더웠는데 이상하게 한기를 느껴(출산 후의 느낌과 너무 비슷) 실내복 속에 긴 팔 긴 바지를 껴입고 양말까지 신었다.

가슴과 어깨 양쪽 부분에 시퍼렇게 멍이 들었는데… 사람 손으로 어찌 이리 될 수 있는지…

눈에 띄일정도의 변화가 보인 건 힐링을 받은지 3일째 되는 날 아침. 세수를 하면서 거울을 보니 푹 꺼져 있었던 눈 밑이 검으스레한 빛이 없어지고 살이 올라 왔기에 믿을 수가 없어서 다른 거울로 쳐다보니 정말 푹 꺼진 눈 밑이 올라와 새삼 그 신기함에 거울에서 눈을 뗄 수가 없었다. 출근해서 몇몇 여직원들에게 얘길 했더니 신기해서 입을 다물지 못했다.

"어머, 어머, 너무 신기하다…"라는 말만 되풀이 할뿐.

출산 후 체중이 안 줄고 얼굴에 살이 많이 올랐는데 눈 밑이 거무스름하게 꺼지니 얼굴은 더 커 보이고 눈 밑은 더 꺼져 보여 실제나이보다 많아 보여 무척 속이 상했었는데…

3번째 받았을 땐가 갑자기 한마디 툭 하셨다.

"니 겨드랑이에서 땀 안 나나?… 냄새는?"

너무 깜짝 놀라 옆에 앉은 분의 얼굴을 쳐다보면서 "어머…"라는 말밖에 안나왔고 사실 이런 부분까지 고칠 수 있으리라곤 생각지 않아서 얘기조차 꺼내지도 않았다.

3년 전쯤부터 겨드랑이에서 땀이 많이 나 땀에 젖으면 색깔이 변해서 실크옷이나 흰옷 같은 밝은 옷을 입지 못하고 한여름에도 항상 검정색이나 어두운 계통의 옷만 입고 다녔고 임신 중엔 옷에 스치기만 해도 쓰라려서 출산 후 수술하려고 했었다.

힐링을 받은 결과는 기대치를 넘어 상상을 초월했다. 두어 번 더 받고 난 뒤로 그 증상이 없어졌다. 단지 항상 조급증과 불안함에 쫓기는 성격을 고쳐보고자 원했는데…

더운 여름 아침 출근길에 빽빽이 찬 지하철안에서 냉방을 틀어준다 해도 겨드랑이에서 난 땀으로 젖은 옷때문에 신경이 많이 쓰였는데 이젠 그런 걱정은 하지 않아도 되고 밝은 색의 옷도 맘껏 입을 수 있다.

직장인이라 점심시간에 힐링을 받는데 공복에 힐링을 받고 나면 허기를 느껴야 하는데 이상하게 적당히 먹고 난 뒤 느끼는 든든함 같은 게 느껴지고 식사량도 줄어들어 2kg 정도 빠졌다.

장기간 받는다면 살도 쏘-옥 빠지리라.

손가락으로 눌러봐도 끄떡없던 살이 부드러워지면서 피부도 탱탱해지고 잡티가 많았던 얼굴이 깨끗해졌고 각졌던 얼굴선이 둥그스름하게 변해간다.

무엇보다 밝고 편안해졌다는 얘길 많이 듣는다.

항상 뭔가에 쫓기면서 조바심을 느끼고 조그만 일에도 화를 참지 못해 짜증이 많은 성격이었는데 힐링을 받으면서 그런 게 줄어들고 많이 차분해졌다.

우스개소리로 "얼굴에 독기가 다 빠졌다."라고 하는데 정말 예전의 불만 투성이에 붉으락푸르락 했던 그 얼굴이 이젠 환한 복사 꽃으로 바뀌었다. 힐링하면 떠오르는 게 "어머, 어머, 너무 신기하다…" 밖에 떠오르지 않는다. 하나같이 힐링 받은 이가 하루가 다르게 변하는 모습을 보면서 모두들 어머… 어머… 너무 신기하다라는 말만 되풀이 하니…

  항상 넉넉함과 편안함으로 모든 이를 대해주시는 최선생님과 힐링을 접하게 해준 모든 분들께 너무 감사드립니다.

  ● OO씨는 대기업의 여직원으로 같은 동료들이 좋아지는 것을 보고 자발적으로 힐링을 원해서 정화를 받고 기대치 이상으로 전신성형을 한 것처럼 만족하고, 신체적인 것은 물론, 심리적, 영적인 안정과 미용적인 만족감으로 자신감을 얻었고, 산후우울증을 이기고 원만한 직장생활과 가정을 이끄는 커리어우먼이 되었다.

73. 빙의(이시까와 히로무, 중년, 남)

힐링 체험기

작년엔 최악의 운세였던 것 같습니다. 점장이 말에 의하면 올해는 육백금성은 좋은 해가 된다고 했습니다. (구)정월도 지나고 선생님을 만나게 된 것도 나의 운명이었을지도 모르겠습니다. 이하라 씨의 이야기를 듣고 왠지 모르게 마음이 움직여 만날 수 있었습니다. 설마 여자의 손에 이 정도의 힘이 있으리라고는 생각도 못했습니다. 물론 나의 몸이 나쁘다고는 알고 있었습니다만 치료할 때에 나의 몸(신체)에 강한 통증이 몰려 이젠 한계라고 생각할 때 눈 주위에 빛이 두세 번 번쩍여 정신을 잃어버릴 지도 모른다고 생각할 때 앞 전두부의 위에서 옅은 오로라 상의 구름과 같은 것이 나온 것이 눈에 비친 것을 기억하고 있습니다. 나중에 선생님께 말씀 드렸더니 아마도 영이 나온 게 아니겠느냐.라고 하였습니다.

내 자신 처음 경험한 것이므로 치료 끝나고 10분에서 20분 지난 다음 선생님께 말씀드렸습니다. 영이 나갔다고 생각하지 못하였기에 기분이 어떠냐고 물으셨을 때 솔직히 말씀드렸습니다. 잠시 몸이 나른해진 듯한 기분이었습니다만 그날도 일을 했습니다. 오늘로서 4일째 치료입니다만 어깨 결림, 발의 냉증 등 조금씩이지만 바뀌어가고 있습니다.

2000년 길일 이시까와 우)300-1153 0298-43-52**

● OOOO씨는 일본을 방문했을 때, 지인의 소개로 힐링을 받았고, 특이한 점은 화요일은 히마노 니찌라고 하면서 원래는 손님이 없는 날인데 선

생님 덕분인지 갑자기 하루 종일 손님이 몰려와서 매상이 높아져서 놀랐다고 했음. OOOO씨는 부인이 한국인이고, 부부가 함께 한국인 식당을 운영하고 있었음.

74. 사고 후유증(전OO, 41세, 남)

힐링 체험기

　학생 때부터 머리가 아파서 일주일에 두세 번쯤은 늘 두통약을 먹었다. 술이라도 한 잔 먹는 날이면 그 이튿날 머리가 늘 아팠고 두통약이 내 생활의 일부분이 된 것이 거의 십 년째… 직장 선배로부터 힐링이라는 말을 처음 들었고 그 선배가 힐링 받기 전과 후를 자세히 지켜보면서 머리만 안 아플 수 있다면 하는 마음에 힐링을 받았다… 4월 중순에…

　처음 힐링을 받고 나서는 머리가 어지럽고 힘이 들어 약도 먹었지만… 일주일에 두 번정도… 그 다음에 일주일에 한 번… 보름에 한 번… 이런식으로… 힐링을 받으면서 점점 약을 먹지 않게 되었고… 그전에는 머리가 아프면 약을 먹어야지만이 가라앉았었는데… 지금은 일하다가 보면… 머리가 아파도 시간이 지나면… 약을 먹지 않아도 가라앉는다… 언제부터인가 아예 약을 입에 대지 않는다. 지금까지…

　술을 한두 잔 먹어도 머리 아픈 증세가 없어졌다. 주위사람들이 강하던 인상도 많이 편안해지고… 목소리도 부드러워졌다고 한다.

　초등학교 4학년인 우리 아들도 힐링을 받았다. 아토피성 피부에다 애기 때 앓았던 중이염 때문인지 눈에 눈꼽이 항상 끼어 있어 아침에 일어나려면 많이 힘들어 하곤 했다. 두세 번 받고 난 후에 눈꼽도 줄어든 것 같고 피부도 좀 나아진 것 같은데 학교에 다니기 때문에 시간을 맞출 수가 없어서 지금 현재 못받고 있는 상태이다.

　그러던 중에 승용차를 타고 가다가 뒤에서 추돌사고가 있었는데 그 당시에는 아무렇지도 않더니 며칠 후에 갑자기 허리를 꼼짝 못하게 되었다. 병원에 입원을 하고나서… 병원치료는 아무것도 안받고…(가끔 물리치료는 받았다.) 선생님한테 3일을 계속해서 힐링을 받았다. 걷지도 못하고… 허리도 못피고… 죽을 지경이었다가 한 번 힐링 받고 나면 허리가 펴졌고… 누우면 다리를 못 펴고 돌아눕기가 힘들었는데… 두 번째 받고나서는 다리가 펴지고… 살살 간신히 걷다가 3번 받고 나서는 걸음이 많이 부드럽게 걷게 되었다.

겪어보지 않은 사람이 이런 얘기를 들으면 믿어지지가 않을 것이다. 그러나 눈에 보이게 좋아지는게 바로 최선생님의 힐링 덕분이다. 병원에 2주일 정도 입원해 있다가 퇴원해서 현재 다시 직장을 다니면서 허리가 거의 괜찮아진 상태이다.… 지금은… 머리도 괜찮고… 허리도 괜찮고… 그저 편안하다.…누구라도 선생님께 인연이 되어… 살면서 건강을 지킬 수 있었으면 하는 마음이다.(2001. 10)

● OOO씨 역시 대기업의 기술직 직원으로 여러 동료들의 치유받는 모습을 보고 주변의 권유로 힐링을 받았으며, 교통사고로 인한 심한 통증은 병원에서 약물과 주사요법, 물리치료로 해결되지 않는 부분은 상당한 후유증을 남기게 되고, 심한 정신적 장애도 남게 될 수 있기도 하다. OOO씨의 경우, 필자에게 힐링을 받고, 빠르게 호전되어 정상적인 일상으로 돌아왔지만 만약 그렇지 않았다면 무척 힘든 척추질환 환자가 되었을 지도 모른다.

75. 얼굴 핸디캡(전OO, 34세, 남)

힐링 체험기

■ 2002년 2월 11일

　원장님 첫인상이 밝고 편안하게 느껴져 잘 만났다는 생각이 들었다.
　첫 번째 받는 힐링이라 어떻게 하는지 사전 정보가 없었던 나는 그저 몸을 최원장님께 모두 맡긴다고 생각하고 힐링을 받았다. 평소 영적인 치유에 관심이 많았던 나는 치유자가 되기 이전에 온 몸을 맑고 깨끗하게 만들어야 된다는 원장님 말씀에 공감이 되었고 첫 번째 힐링을 달게 받았다.
　어렸을 때 다쳤던 목에 탁기가 강하게 붙어있었고 가래가 많이 나왔다. 상반신 전체에 어혈이 일주일간 지속되었다.
　힐링을 다하시고 내가 생각하기에 힘이 많이 드셨을거 같은데 힘이 많이 안들었다고 하셔서 더욱 고마움을 느꼈다.

■ 2002년 2월 18일

　일주일간 시력이 뚜렷이 밝아지는 것을 느낄 수 있었다. 밤에 네온사인을 보면 그 빛이 뚜렷하게 인식돼 보여지기 때문에 간판 네온등을 보는게 즐거워졌다. 얼굴 턱 주위 선이 부드러워지면서 얼굴선이 변형되는 것을 주위사람으로부터 얘기를 들었다. 두 번째 힐링에도 가래가 계속 나왔다. 첫 번째 힐링보다 몸이 많이 편해졌고 손끝으로 냉한 기운의 탁기가 빠져나가는 현상이 계속되었다.

■ 2002년 2월 23일

몸의 좌우대칭 균형이 안맞아 오른쪽 입술이 불균형을 보였는데 입술 대칭이 맞아가는게 보였다. 힐링을 받아가면서 마음은 계속 편안해져가고 더욱 긍정적으로 바뀌어가고 있다.

신장이 몇달간 피곤한 탓인지 안 좋아 아침에 일어날 때도 좀 피곤한 증상이 있었는데 피곤한 증상이 사라졌다. (정력이 더욱 좋아져 무슨 일을 추진해도 성공할 것 같다는 기분이 든다.)

의통을 목적으로 몸 수련을 시작.

■ 2002년 3월 4일

힐링받는 시간은 더욱 짧아져 내 몸이 예전에 비해 많이 좋아짐을 느낄 수 있었다.

참고로 나는 몇 달 전에 등쪽으로 좋지 않은 영에 빙의 되어서 떼어 내보내기 전까지 이틀간 심한 허리 통증을 느낀 적이 있었다.

부정적인 마이너스 영들에 의해 이런 고통을 받는구나 하고 확실한 체험을 한 뒤 더욱 영적인 치유와 존재에 대해 관심을 갖게 되었다.

원장님과 힐링을 진행하면서 내 영은 더욱 밝아졌고 몸은 건강해졌다.

힐링 받기 전보다 마음은 더욱 안정적이고 매사를 느끼는 기분은 즐거워졌다.

한빛심령치유센터의 무궁한 발전을 빌며, 애쓰시는 원장님, 권사범님, 김효진(김서연)님께 깊은 감사를 드립니다. 큰 능력에도 불구하고 검소하고 정직하게 사람들을 대하시는 모습에 존경심을 드리며 항상 건강하시길 빕니다.

● ○○○씨는 힐링 후, 눈이 밝아졌다고 좋아했으며, 힐러를 목표로 항

상 주변을 살피고 돕는 마음으로 살고, 아티스트로도 활동하며, 성공적이고 만족한 삶을 살고 있음. 현재까지도 좋은 유대관계를 가지고 있음.

76. 액운관련사례 머피의 법칙 턱관절
   (정광O & 김경O, 47세 남 & 43세 여)

심령치유 체험기

　우리 부부가 한빛심령치유센터를 찾은 것은 겨울 기운이 물러가던 2002년 2월 24일 일요일 오전이었다. 한마디로 이날은 우리 부부가 다시 환생한 것과 같은 엄청난 대사건과 같은 날이다. 이틀 전 전화로 상담 예약을 하고 아내 김경O에게 일요일 오전 한빛심령치유센터를 방문할 것이라고 귀뜸해 줬다. 우리 부부 모두 경제적으로나 신체적으로 너무 힘든 상황이었기 때문에 어디서부터 실마리를 풀어야 할지 도무지 감을 잡을 수 없는 상황이었다.
　일요일 아침 우리 둘이는 서둘러 분당에 있는 한빛심령치유센터를 찾았다. 그곳 치유센터를 들어서는 순간 그곳에서 활동하시는 분들의 모습이 너무 밝고 맑게 느껴져 마음이 한결 가벼워졌다. 우리와 상담을 하던 권 선생님이 아주 잘 왔다면서 여러 가지 정황을 설명해 주었고, 현재까지 치유센터에서 치료받은 환자들의 임상 체험 수기들을 보여주었다. 꼬여만가던 우리 가정에, 아니 막다른 골목에서 한발짝도 물러설 수 없는 그런 상황에서 한빛심령치유센터와의 만남은 우리 부부에게 미래가 끝없이 밝게 펼쳐질 행운이었다.
　권선생님과 상담이 끝나고 우리 부부는 원장님과 마주 앉았다. 너무도 편안하고 아름답고 조용하신 모습에 우리들의 막혔던 마음을 활짝 열고 대화를 나눌 수 있을 것 같은 기대감이 밀려왔다. 우리 가정에서 일어났던 여러 가지 일들을 소상히 말씀드렸고 우리 부부가 겪고 있는 신체적 고통과 경제적 고통, 심정 고통 등을 말씀드렸다. 원장님께서 조용히 한빛심령치유센터가 설립된 동기부터, 치유원리까지 상세히 설명해 주셨다. 한빛심령치유센터까지 오기 전 이곳 저곳을 기웃거리며 얼키고 설킨, 도저히 우리 부부의 힘으로는 풀어질 것 같지 않던 운명이 어디에서 치유가 될지 찾아나서며 여러 군데 다녀보았다. 그러나 며칠 지나서는 또 헛된 짓을 했구나 하는 후회와 마음속에 스며드는 공허감 때문에 하루하루가 지옥에서의 생활처럼 느껴졌다.

　최순대 원장님께서 우리 부부와 면담을 하시고는 치유를 받고 나면 좋은 기운이 우리 가정에 충만해질 것이라고 말씀해 주셨다. 우선 이틀 후인 2월 26일 화요일에 나부터 치유를 받기로 하고 치유 상황을 봐가면서 나의 아내의 치유 날짜를 정하기로 하였다.

　2001년 말, 한해가 저물던 12월 27일경 논현동에 있는 무역 회사에 첫 출근하던 날, 전철에서 내리면서 오른쪽 다리에 참을 수 없는 통증이 밀려와 걸을 수 없을 정도로 다리를 절게 되었고 그 통증은 일주일 이상 계속되었다. 진통제도 듣지 않았다. 신년 들어 통증이 가라앉자 급히 중국 출장을 서둘렀다. 무사히 귀국하여 며칠 지나지 않아 다시 다리통증을 느꼈고 가슴에 뜨끔뜨끔한 통증, 간이 안 좋아 항상 어두운 얼굴, 오른쪽 옆구리의 무더운 느낌, 주식투자의 실패로 인한 경제적 압박감 등 말로 형언할 수 없는 최악의 상황이었다.

　이윽고 원장님과 약속한 치유일이 되었다. 아내와 같이 서둘러 치유센터로 향했다. 처음 상담하던 날 치유 방법에 대해서는 어렴풋이 들었지만 직접 목격한 것은 아니었기 때문에 우리 둘의 마음은 두려움 반, 기대 반, 말 그대로 반신반의 하면서 원장님을 찾아뵈었다. 반갑게 맞아주시는 원장님, 권선생님과 김효진(서연)씨 등의 밝은 모습이 우리들의 마음을 진정시켜 주었다. 차를 마시며 치유 일정에 대해서 말씀을 나누고 곧바로 치료에 들어갔다.

　나의 몸과 마음이 굳어질대로 굳어진 상태에서 한 올 한 올 실타래를 푸는 것처럼 원장님의 치유 손길이 나의 병든 몸과 마음을 두드려 주셨다. 나의 몸에 자리잡고 있는 나쁜 영가를 부수고 나를 옭아맸던 나쁜 에너지, 탁기 등을 빼내는 과정이 엄청난 고통으로 다가왔지만, 신기하게도 마음 한편에는 이 순간만 참으면 나도 무엇인가 다른 세상을 느끼게 될 것이라는 희망이 샘솟고 있었다. 나쁜 영이 자리잡은 곳은 말로 설명할 수 없을 정도로 검게 어혈이 나왔다. 지난 수년동안 나를 얽매고 고통스럽게 하였던 심신의 문제들이 치유받는 동안 나의 뇌리에 주마등 같이 흘러가고 있었다. 1시간 동안의 치유시간에 나의 과거가 한순배 돌아 어렸을 때부터 성인이 되고 지금까지의 나의 모습을 되돌아보게 하고 반성할 수 있는 계기를 가질 수 있었다. 몸의 앞뒤 부분의 치유가 끝난 후 머리 부분의 치료가 시작되었다.

　원장님의 손이 내 머리의 뒷통수, 백회, 인당, 태양 등에 닿을 때마다 느껴지던 수만 볼트의 고압전기 같은 강렬한 기운이 발끝까지 뻗쳐 나가며 탁기가 뿜어져 배출되는 것을 느꼈다. 난생 처음 느껴보는 그런 느낌이었다.

　눈에서는 알 수 없는 눈물이 하염없이 흘러내렸다. 돌아가신 아버님의 모습도 보였고, 할아버지의 모습도 보였다. 나를 가장으로 믿고 내 울타리에서 살고 있는 우리 아이들, 아내, 그리고 어머니 등 주변 가족들이 모두 떠올랐다. 드디어 첫날 치유가 끝났다. 마음도 편하고 몸도 편했다. 그곳에는 과거의 내 모습은 어디에도 찾아볼 수 없었다. 아내가 들어왔다. 치유받느라 고생했다고 말을 건네주는데, 나의 가슴 깊숙한 곳에서 복받쳐 오르는 감정에 아내에게 말을 할 수가 없었다. 생각나는 말이라곤, "여보, 미안하다. 미안해." 그 말이 전부였다. 원장님께서 목구멍으로 올라오는 탁기는 절대로 삼키지 말고 모두 뱉어내라고 주의를 주셨다. 수시로 가래침을 뱉아보니 지금까지 보아왔던 그런 가래침과는 전혀 다른 약간 핏기가 섞인, 거품이 있는 그런 가래침이었는데 냄새가 지독하였다. 응접실에서 차를 마시면서 "정선생, 앞으로는 하고싶은 일은 무엇이든 해보세요. 전부 잘 될 겁니다." 하고 원장님께서 나에게 말씀해 주셨다. 그리고 치유결과가 아주 좋다고 하셨다.

나의 아내도 다음 주에 바로 치유하기로 하고 집으로 돌아왔다.

나의 방으로 들어가서 좋은 노래를 틀어놓고 침대에 들었다. 금방 비몽사몽 상태로 돌입했다고 느끼는 순간, 나의 몸이 우주 공간으로 '붕' 날라가 아주 강렬한 힘이 작용하는 원통형 구멍으로 '쭉' 빨려 나갔다. "아! 이것이 블랙홀이구나!" 하는 생각이 들었다. 10초도 안 되는 짧은 순간이었지만, 무서우면서 너무너무 황홀한 순간이었다. 앞으로 나의 일신상에 어떤 변화가 다가올지, 이순간부터 악몽 같은 현실이 종지부를 찍고 희망찬 내일을 맞게 될지, 건강은 되찾을지, 모든 것이 두서없이 떠올랐다 사라지곤 하기를 3일. 침대에서 일어나 몸을 추스리고 마음을 정리하기로 하였다. 뭔가 예전과는 다른 느낌이 들었다.

아내에게 다음 주 화요일 치유받을 준비를 하라고 하였다. 어느덧 3월 5일, 아내와 나는 세 번째로 한빛심령치유센터를 찾았다. 예외없이 반갑게 맞아주시는 최원장님과 권선생님, 김효진(서연)씨. 1주일만인데 너무너무 반가웠다. 지난 1주일 동안 체험했던 것들을 한빛 가족들과 함께 나누면서 원장님께서는 불치병을 치유한 여러 임상 사례들을 말씀해 주셨다.

아내 김경O이 치유를 받기 시작했다. 치유 받기 전에 이곳에 오면서 아내에게 기분을 물어봤더니 잘 모르겠다는 말만 되풀이 하고 있었다. 한편으로는 두려움이 엄습해 오는 것 같이 느껴졌다. 나의 아내가 치유받게 된 동기는 첫째 경제적으로 인한 심적 고통, 심한 두통, 턱관절 이상 등이었는데, 턱관절은 너무 심해서 사과를 먹을 때도 아주 작고 얇게 썰어 입에 넣고 먹어야 할 정도였다. 병원에서 진찰해보니 수술을 받아야 할 정도로 심각하다고 했다. 아내가 치료를 받는 동안 내가 옆에서 지켜 보았는데 등부분, 가슴, 복부, 턱관절 부분, 앞이마 등 어느 한 군데 성한 곳이 없이 검붉은 탁기운이 솟아오르고 있었다. 나쁜 영가를 부수는 동안 고통이 심했을 텐데 묵묵히 참고 견디는 것이 대견스럽기까지 했다.

첫 번째 치유가 끝난 후, 몸의 상태를 보니 엉망이었다. 원장님께서 나보다 나의 아내가 더욱 심각한 상황이었다고 설명해주셨다. 탁기가 쏟아져 나오는 것을 눈으로 목격하면서 아내의 모습이 변화해가고 있었다. 그 후 우리 부부는 매주 화요일 마무리 치유를 받기 위해 열심히 한빛심령치유센터를 찾았다. 마무리 치유를 받으면서 우리 부부의 외모도 몰라보게 달라져갔고, 매사에 긍정적인 사고방식으로 바뀌어갔다. 처음 치유를 받고 2~3주 지났을 때까지는 우리 가정에 별다른 변화가 감지되지 않았지만 우리는 뭔가 달라질 것이라는 확신이 들었다.

여름철 깡통속에 녹아 쩔어 붙은 알사탕처럼 꼼짝달싹 못했던 나의 주변에 변화의 기운이 찾아왔다. 우리가 살고 있던 집은 부천 소재 단독주택이었는데 골목 안 사로에 접해있는 전혀 투자가치가 없는 쓸모없는 땅이라고 주변 사람들이 말하곤 하였다. 뒷골목 단층집으로 주변엔 높은 집들과 높은 나무로 인해 푹 파묻혀 있는 형국으로 좋은 기운이 흐르리라고는 상상도 할 수 없는 그러한 집이었다. 20년 동안 살아왔지만 전혀 매기가 없이 팔고싶어도 살 사람이 전혀 없었다. 그런데 어느 날 (3월 중순경) 부동산에서 연락이 왔다. 앞집과 함께 파는 조건이라면 좋은 가격에 사겠다는 제안이었다. 주변 시세보다 3~4천만원 비싼 가격이어서 선뜻 응했다.

더구나 7월이면 은행 융자 만기일이어서 무슨 수를 써도 팔아야 한다는 그런 심정이었기에 어머니를 설득하여 계약에 응하게 되었다. 토요일 계약은 했는데 은행이 끝난 시간이라 월요일 오전 계약금을 송금해주기로 했다. 그러나 월요일이 되어보니 이런저런 핑계를 대며 일방적으로 계약을 파기시켰다. 계약금도 못받은 상태였기 때문에 속수무책이었다. 식구들 모두가 실망했다. 간절히 원하던 이사였는데 어긋났으니 하늘이 노랄 뿐이었다.

3월 19일 한빛심령치유센터에 네 번째 치유(아내는 세 번째)를 받으러 갔다. 아내가 치유를 받고는 다른 날과 달리 너무너무 기뻐하는 것이었다. 원장님을 포옹하면서 지난 번까지의 마음상태에 대해 털어놓았다. "사실 억지로 끌려오다시피하여 치유를 받았고, 무엇이 달라졌는지 몰랐었는데, 오늘 세 번째 치유를 받고나서 심령치유의 진면목을 가슴으로 느낄 수 있었다며 눈물을 흘렸다. 내가 보기에도 아내가 너무 달라져 있었고 한없이 아름답게 보였다. 나도 그날 치유를 받고 나서 원장님께서 "정선생, 무슨 별다른 일 없었어요?" 하고 물어보시길래 "좋은 기운이 돌아 집이 팔리는가 싶었더니 깨졌습니다." 했더니 원장님께서 "누가 돈을 더 많이 주고 사려는가 보다." 하셨다. 내 주변에 변화는 집이 팔리면서 일어날 것 같았다.

이후 1주일마다 계속되는 치유에 나는 가슴통증, 옆구리의 무거운 느낌, 다리통증, 특히 정신적인 면이 확실히 치유되었다고 확신할 수 있었고, 아내는 턱관절이 완전히 치유되어서 이제는 군오징어도 거침없이 먹을 수 있게 되었고, 어깨통증 두통 등도 말끔히 치유되었다. 특히 아내의 경우는 경제적 고통에서 오는 압박감으로 인한 불안감, 그늘진 얼굴 등이 완전히 사라져 보는 사람들마다 다른 사람 보는 것 같다고 이구동성 비결을 물어왔다.

하루하루 달라지는 나의 주변 정황이 나로 하여금 정신세계원에서 4월 20일 개강하는 최순대 원장님의 심령정화기수련 반에 등록하는 계기가 되었다. 그 후 우리가 살던 집도 다른 부동산 업자에게 지난 번에 파기된 계약 때보다 더 비싼 가격에 팔렸고, 악성부채 상환도 순조롭게 되었고, 모든 것이 실타래 풀리듯 해결되었다.

항상 머피의 법칙은 우리 가정에만 적용되는 것 같은 느낌을 받으며 살던 우리 부부였었는데 요즈음은 그 머피의 법칙마저도 우리 편에 서서 우리의 손을 들어주는 그러한 사건들이 계속 이어지고 있다. 그전 같으면 우리가 실수를 하면 그것은 영락없이 우리에게 손실을 입히곤 하였는데 요즈음은 우리가 모르고 저지른 실수마저도 우리에게 이득을 가져오고 있다고 느껴졌고 사실 4~5회, 그런 경험을 했다.

한빛심령치유센터에서 심령정화 치유를 받고 불과 2개월만에 극적인 변화가 생기면서 우리 가족 모두 심신의 변화를 느낀다는 것은 한마디로 기적이라고 아니할 수 없다.

끝으로 한빛 심령치유센터 최순대 원장님, 권오형 선생님, 김효진(서연)님 등, 심령치유센터 가족 모두에게 우리 부부는 진심으로 무한한 감사를 드린다.

"정말 감사합니다."

정광O, 김경O 부부

● 위의 두 부부는 체험사례자가 기술한 것처럼, 신용불량 상태가 되니까 6개월동안 전화 한 통 오지 않고, 말을 하지 않아 입에서 냄새가 날 정

도로 사람들이 기피하고 고립된 생활을 했다고 하였으며, 4개국어를 구사하고 유능한 사업가로서 해외를 업무차 자주 왕래하고 활동적이었지만, 머피의 법칙처럼 하는 일마다 되는 일이 없고 체험사례자가 말한 것처럼 건강은 물론, 정신적, 경제적으로 피폐한 상태에서 여러 곳을 전전하던 중, 유명한 스님에게 찾아가니, 나쁜 귀신이 수도 없이 많이 붙어서 구병시식을 해야 한다고 하며 엄청난 금액을 보시하기를 요구하여 엄두를 못내고 고민하던 차에 우리 치유센터를 찾아오게 되었고, 정화 후에 본인들의 말처럼 몸의 나쁜 영이 빠지고 탁한 기운이 맑은 에너지로 전환되면서, 돈기운도 연결되어 악성 부채도 해결이 되고, 새로운 사업이 잘 진행되어 중국에서 사업을 한다는 소식을 들었음. 그는 치유 후, 사업이 안정되고 정착될 때까지는 거의 한 달에 몇 번씩 와서 기운을 받고 가기도 했음.

77. 빙의 / 두통 / 위장병 / 방광염 / 신경통(조OO, 45세, 여)

반포 여 나이 45세

본인은 20년 이상을 두통에 시달렸고 위장병, 방광염, 신경통 등 아픈 곳이 한두 군데가 아니었다. 처음엔 양방, 그러다 한방, 그것도 안되니까 민간요법, 대체의학, 건강식품 복용 등 이것저것 거의 안해본 것이 없었다. 다른 건 그래도 참겠는데 머리 아픈건 정말 참기가 어려웠다. 늘 짜증스럽고 심할 때는 음식을 먹을 수도 없고 3~4일을 꼼짝 못하고 누워있어야 했다. 가족들한테도 미안하고 우울증에 자살까지도 생각하곤 했다. 오죽하면 큰 돈을 들여 조상천도식까지 했겠는가?

그러던 중 정신세계원을 알게 되어 여러 가지 대체의학 강좌를 듣게 되었는데 9월초 심령, 빙의치료 공개강좌에 참석하게 되어 최선생님의 놀라운 강의와 공개치유 장면을 접하게 되었다. 강의가 끝나고 최선생님과 면담을 하게 되었는데 나 자신의 건강상태를 얘기하면서 나도 모르게 왈칵 눈물이 쏟아졌다. 구세주를 만난 것 같았고 희망을 갖게 되어 부탁을 드렸고 치료를 받게 되었다. 처음 치료를 받던 날은 고통이 너무 심했다. 여기 저기 막혀 있는 상태고 척추도 엉망인 상태니 그럴 수밖에 그러나 몸이 좋아질거라 생각하니 참을 수 있었다.

첫날 치료를 받고 나서 눈 주위가 시퍼렇게 멍이 들었다. 탁기가 그곳으로 빠지는 것이라고 하셨다. 그리고 나선 2~3일간은 몸이 훨씬 가볍고 두통도 거의 없었으며 마음도 편해졌다. 그런데 며칠 지나니 다시 아프기 시작했다. 몇 십년을 아파온 병이니 단 한 번의 치료로 낫는다는 건 있을 수 없는 일이라 생각되었다. 일주일만에 두 번째 치료를 받게 되었는데 그 때는 고통도 그리 심하지 않았고 평소에 아팠던 곳을 콕콕 집어내시는 선생님의 손이 정말 놀랍고 신기했다. 나는 다시 삶의 희망을 갖게 되었고 계속 치료를 하면 정말 완치될 수 있을거라는 확신을 갖게 되었다. 늘 밥맛이 없고 소화도 잘 안되었는데 요즘은 입맛도 생기고 가족들에게 짜증도 안부리며 그동안 잘 하지 못한 것에 대한 미안한 마음에 이제부턴 아내로서, 엄마로서의 역할을 잘 해야겠다는 생각이 든다.

서초구 반포동 주공APT 9월 14일 11시

● 빙의 현상에서 나타나는 대부분의 요소를 지니고 있는 사례로서, 힐링 후, 건강하고 만족한 상태의 주부, 엄마, 아내, 자신감 있는 자아를 실현하고 있음.

78. 만성 피로(지OO, 41세, 남)

힐링 체험기

관악구 봉천동 000-000호(지OO, 남41세)

단학을 시작한 지 2년이 좀 넘은 2001년 1월. 단학 지도 사범님의 "힐링을 한번 해보라."는 권고로 힐링을 받게 되었는데, 사실 처음엔 힐링이 무엇인지 또 어떻게 받는 것인지? 주위에 알아본 사람이 없으니 물어볼 수도 없고. 정작 지도 사범님 조차도 일절 말씀은 안해주시고 그저 받으면 된다고 하는 것이 아닌가!

사실 단학수련을 2년 넘게 했어도 처음 의도 했던 마음의 안정도, 여유도 그리 못찾았고 그리고 가장 안타까운 것은 장근술(다리를 펴고 가슴과 머리를 다리에 붙이는 것)을 할 때면 오른쪽 장이 튀어나오고 몹시 아픈 통증으로 장근술을 할 수가 없었고 다리 벌려서 머리가 바닥에 닿는 동작 또한 얼마나 어려운지. 나는 어려서부터 안됐기에 지금은 말할 것도 없지 하면서 남들의 부드러운 동작을 보면서 내심 부러워하였다. 또한 성격은 또 얼마나 급한지 마음먹은 일은 자다가도 일어나 하고야 마는 조급증, 그러면서 예민할대로 예민한 성격이었다.

Healing. 드디어 2001년 1월 18일 기대 반, 두려움 반으로 힐링을 받게 되었다.

전혀 상상도 못했던 힐러의 손놀림과 발놀림, 그리고 온몸을 새롭게 만들고 몸속의 나쁜 기운들을 뽑아내는 힐링이 1시간 여 동안 진행되었고 때로는 더 이상 못버틸 만큼 고통도 따르고 입에서는 내가 아닌 어떤 못된 기운이 나오는 듯 이상한 신음소리가 나오고 했지만, 참아야 한다는 말씀에 이를 악물고 참아냈다. 다행스럽게도 힐링은 순조롭게 끝났다!

　힐링을 마치고 힐러(최여사님)의 부드러운 손길이 내 가슴을 어루만질 때 한없는 눈물이 내 가슴속 깊이에서 끝없이 흐르는 것이 아닌가. 고마운 것 같고 마음이 그리 편안할 수가 없었다. 잠시 전까지만 해도 참기 힘든 힐링이었는데 봄눈 녹듯 마음이 녹아들고 왜그리 누구에게도 감사하고 싶고 왜그리 살았는지 하는 그 동안의 삶이 뇌리를 스치고 기쁨의 눈물이 끝없이 흐르고 흘렀다!

　힐링 이틀째!
　힐링을 받은지 이틀이 지난 밤은 너무 힘든 고통이 찾아왔다. 머리가 그리 아플 수가 없었다. 가능한 약을 쓰지 말고 몸이 좋아지려고 하는 명현현상이니 참고 견뎌야 한다는 최여사님의 말씀에 참고 참았다. 이것은 밤새 잠을 못잘 정도로 아팠고 머리가 붕 떠있는 듯 했지만 몸이 좋아지고 좋아지는 현상이라 믿고 참아냈다. 하루가 지나니 언제 머리가 아팠나 할 정도로 머리가 맑고 깨끗해지고 두 어깨가 무거웠었는데 그리 가벼울 수가 없었다. 참아낸 내가 대견스럽고 최여사님의 믿음이 가슴에 와 닿았다!

　힐링 받은 지 사흘째!
　처음 힐링을 받은 지 사흘째 되던 날, 두 번째 힐링을 받았다. 몸의 상태를 점검하고 분주한 부분을 재정리 힐링하는 것이었다. 처음 받을 때보단 힘은 덜 들었지만 왠지 기분좋은 힐러와 내몸이 하나가 됨을 느꼈다.
　그날 저녁 나는 너무나 놀라운 일이 벌어졌다. 내 몸의 오른쪽 엉덩이와 허벅지, 다리에 군데군데 마치 몸이 힘들면 입술에 물집이 생기듯이 오돌토돌 튀어나오고 몹시 아픈 것이 아닌가! 너무나 놀라워 최여사님과 사범님께 그 다음날 말씀드리기로 하고 그날 밤은 또 다시 고통의 밤을 지새게 되었는데 나의 신음소리에 집사람도 잠을 못잘 정도였으니 집사람은 사람 잡는 것 아니냐고 화를 냈고 어디서 이상한 짓하고 왔다고 신고한다고 야단인 것을 기다려보고 상태는 좀 더 지켜보자고 간신히 말린 후 잠을 청했지만 잘 수가 없었다.

최여사님(힐러)과 사범님께 나의 증상을 보이고 결론은 다들 놀라고 처음보는 상황이라고 했고 이왕 믿은 것 끝까지 믿어보자는 나의 결심에 고통은 한 달이 지속되었다! 마치 "상포진" 피부병과 흡사한 나의 몸에 나타난 증상은 이해가 안될 만큼 고통스럽고 밤이면 오돌토돌 튀어나온 부분이 누르면 압박이 되어 아파서 잘 수가 없어 세로로 누워 잠을 잠깐 자다가 나도 모르게 누워버리면 소스라치게 아파서 놀라고 다시 옆으로 눕고 옆으로 누워도 그 부분이 왜 그리도 아픈지 신음이 저절로 나오고 했는데 점점 증상은 더해가고 보름이 지나니 오른쪽 발바닥에도 네 군데가 튀어나왔다(물집). 이제는 걸을 수도 없었다. 세상에 어떻게 손을 댄 것 뿐인데 이렇게 놀랍고 믿지 못할 증상이 나타나는지…

그러나 나는 나 자신과 다짐을 했다. 끝까지 지켜보고 다 좋아지려는 현상이라는 긍정적인 믿음이 고통의 아픔속에서도 나를 위로하고 약은 절대로 안먹었고 병원도 갈 수가 없었던 것은 분명 피부병으로 인정하고 약을 처방할텐데 그들은 이러한 기와 힐링에 대한 이해가 없을 것이라는 생각에서 몸으로 이기고 몸으로 완성 치료 하리라 마음먹었다.

한 달이 좀 지났을까. 그렇게도 아프고 발바닥이 아파서 절뚝거리던 나의 다리와 엉덩이가 아물어가고 고통도 점점 사라지는가 싶더니 검은 흉터만 남기고 없어졌다. 발바닥에 나온 물집을 보고 나는 그때서야 정말로 氣에 대해 믿음이 갔다.

그것은 지금껏 단학을 하면서 손끝으로 숨을 쉬라 발끝으로 숨을 쉬라는 말을 수없이 들었을 때 정말로 발끝으로 기가 들어오고 나올까? 하는 의심을 해왔는데 이렇듯 기의 행로를 따라 내 몸속에 나쁜 기운들이 나오고 그 증거로 물집 같은 것이 나오니, 어찌 안 믿으랴. 또한 피부병도 없었고 앓지 않았던 나였는데. 그리고 몸은 비록 마른 편이지만 어려서부터 운동을 좋아해 태권도, 달리기, 축구를 잘하고 건강하다고 자부해 왔는데. 내 몸속에는 이렇게도 많은 탁기가 있었다니!

이런 시련은 내게 많은 변화를 가져왔다. 그렇게도 안 되던 장근술이 이마가 바닥에 처음에 닿던 날 너무나 기쁘고 흥분되어 계속 장근술을 하고 무리하지 말라는 힐러의 충고에 자제하면서도 기뻤다.

그리고 마음이 편한해지고 조바심이 여유로움으로 바뀌고 긍정적인 사고는 내 얼굴이 늘 어둡고 인상쓰는 얼굴에서 편안한 얼굴이 되었다는 주위의 따스한 말과, "참, 유~해졌네요!"라는 말을 듣게 되고 매일 바쁜 아침에 식사도 하루라도 못먹으면 아니 한끼라도 못먹으면 죽는 줄 알던 탐식의 습관도 몸에서 거부하니 적당한 식사를 즐길 줄 알게 되었다.

또한 술을 너무도 자주 마시곤(선후배, 동료)하던 내가 술자리를 피하는 나의 모습에 모두들 놀라고 변했다고 하도들 그래서 어쩔 수 없이 술자리는 하더라도 과음은 안하니 내가 생각해도 너무 바뀌었고 세상을 보는 눈이 넓게 보이게 되었다.

세상은 보이는 것만이 다가 아님을 느끼게 했고 보아도 보지 못하는 어리석음이 많은 현대인들 사이에 나의 체험을 밝히면서 삶에 어두운 부분이 해결되길 간절히 바라며 끝으로 최순대 여사님의 힐링의 손길이 늘 하느님의 가호가 있기를 기도드리며 훌륭한 만남을 인도하신 권오형 사범님께도 감사드리며 두루두루 감사하고 감사를 드립니다.

지OO(41세)

2001년 6월 6일 밤10시20분

P.S.

지금 막 이 글을 쓰는데 누님의 친한 친구가 위암 3기라 하여 애석한 마음을 전해왔다. 최여사님을 소개드리고 싶다고 30분을 전화 통화했다. 세상은 너무도 많은 고통이 따르지만 healing의 손길이 닿는 한 무엇이 두려우랴!…

끝으로 내 주위의 일들이 실타래 풀리듯 잘 되고 생각이 바뀌고 웃음이 만연하니, 이 어찌 기쁨이 아니겠으며 아직 이런 경험을 못한 분들께 진정으로 인연이 닿길 빌어봅니다.

● OOO씨는 광화문 대기업의 직장수련팀의 1호 치유사례자로서, 놀라운 육체적, 정신적, 사회적 경험을 한 케이스로, 힐링을 받게 된 이유는 직장상사의 지나친 괴롭힘으로 인해 정신적으로 너무 힘들어서였으며, 더불어서 술로 인하여 나빠진 건강 때문이었다. 힐링 결과, 예상하지 못했던 신체적인 호전 변화와 중요한 것은 그렇게 모질게 굴던 직장상사가 다른 사람이 된 것처럼 호의적으로 변했다는 것이다. 아울러, 승진 및 사업장도 오픈하는 등 좋은 방향으로 변화되는 모습을 보였음.

79. 대인기피증(최OO, 30대, 남)

힐링체험기

처음 한빛도원과 인연을 맺게 된 것은 단전호흡 수련을 하고 나오다 정신세계 웰빙라이프 책자를 보고서였다. 그 책자는 책꽂이에 꽂혀 있었는데 간단하게 훑어보고 재미있을 것 같아서 사범님께 가져가도 되냐고 여쭈어 보고 가지고 왔다.

다음날 자세하게 책을 보는데 "심신정화로 난치병, 불치병 치유"라는 한빛도원을 알리는 반쪽짜리 글을 읽게 됐고 유독 다른 내용들 보다는 흥미가 생겼고 전화를 하고 상담 날짜를 잡았다.

한빛도원을 찾아가기 전에 다른 곳에서 기치료를 받고 있던 중이었는데 자주 못가 병행해서 치료를 받으면 좋겠구나 생각하고 찾아가기로 했던 거였다. 기치료를 받으면 좋아진다는 것을 알고 있어서 찾아가는데 망설임 같은건 없었다.

전철타고 오리역에서 내려 설레는 마음으로 전화를 했고, 수화기에서는 남자분이 전화를 받으셨는데 기다리고 계셨던 것 같았다. 차를 갖고 마중 나오셨을 때 첫인상은 참 얼굴이 깨끗하시구나라는 생각이 들었고, 부럽다라는 생각과 복받으신 분이구나라는 생각이 들었다. 그리고 십여분 후 쯤 원장님을 뵙기 위해서 들어갔다.

들어가서 앉았는데 저를 찬찬히 보시는 것이 마음을 다 보고 계시는 것 같아 좀 불안하기도 하고 한편으로는 숨길게 없다고 생각해서인지 편하기도 했다. 여러 가지가 궁금했지만 질문하려고 생각해 두었던 내용들은 갑자기 생각이 나지 않고 몇 가지만 여쭈어보고 바로 그 다음주에 힐링을 받기로 했다.

힐링을 받게 된 동기는 빠른 시간 안에 치료가 가능하다고 말씀하셨기 때문에 결정하게 되었지 않았나 싶다. 오랫동안 단전호흡 수련을 하면서 느꼈던게 있었다. 오랫동안 수련을 하면 몸이 좋아져야 되는데 별효과가 없었고 더욱더 나빠져서 사회생활을 못할 정도까지 돼버렸다. 사람은 노력도 중요하지만 타고나는 운명도 무시 못하는 것이 아닌가 생각이 들었고 좋은 스승을 만나는 것도 참 중요하다고 생각한다.

가슴이 답답하고 어깨가 누군가 밟고 있는 것처럼 무거웠고 눈이 충혈돼서 사람들과 마주치는 것이 부담스러웠을 정도였다. 처음 수련을 시작할 때 우주와 같은 넓은 마음을 가슴에 담고 약한 몸과 마음을 튼튼하게 하고 싶었는데…

수도없이 되뇌였다. 왜 이럴까? 왜 이럴까? 사회생활을 할 수 없을 정도로 마음 한구석엔 언제나 회사를 그만 두고 쉬어야겠다 라고 생각하며 하루하루를 보냈다. 드디어 일주일이 지나고 힐링을 받으러 갔다. 솔직히 가는 중에도 과연 정말 좋아지긴 좋아질까? 속는건 아닐까? 이런저런 생각이 많이 들었다.

아는 사람이 체험하고 소개해줘서 갔다면 모르겠는데 책자만 보고 찾아갔을 때는 과연 괜찮을까 라는 생각도 들기 마련이다. 처음 힐링은 정말 힘들었다. 전에 기치료하듯이 두드리면서 맞사지하고 지압하듯이 치료를 하는 줄 알았는데 이러다 죽는건 아닐까 생각이 들 정도였다. 그러나 "힘든 것보다 이제는 행복해질 수 있겠구나, 힘들게 치료하고 남은 인생 행복해질 수 있다면 무슨 일인들 못하겠는가." 이를 악물었다.

모든 과정이 끝나고 명상음악과 함께 누워서 고요한 명상을 했다. 갑자기 서러웠다. "왜 태어나서 이 고통을 당해야만 했을까." 그리고 부모님이 한없이 불쌍한 생각이 들었다. 부모님한테 물려받은 몸과 마음 부모님들도 나와 같이 힘들었을까?

오랫동안 나처럼 힘들게 사시지는 않았을까? 눈물이 저절로 나왔다. 그렇게 1차 힐링을 받고 거울을 봤을 때 내 얼굴이 다른 사람처럼 비춰졌다. 거울에 비춰지는 내 모습이 약간은 무섭기도 했고 이젠 끝났다는 편안함과 몸이 많이 안좋았구나라는 생각이 들었다. 집에 와서 푹 쉬면서 부기가 가라앉기를 기다렸다.

다음날엔 부기가 가라앉으면서 눈으로 시퍼렇게 멍이 들기 시작했고 일주일쯤 지났을 때 눈의 멍은 한 쪽만 약간 남고 없어졌다. 그리고 기몸살인지 두 번째 힐링받기 전날 온 몸이 굉장히 아팠다. 그렇게 몸살을 앓기는 몇년 사이에 없었는데…

두 번째 힐링을 받으러 가면서 많이 걱정이 됐다. 첫 번째 처럼 그렇게 힘들진 않을까 하고 근데 두 번째부터는 힘들지 않게 끝났다. 지금은 다섯 번째 받을 차례인데 생활이 편안하다. 한편으로는 조금 일찍 찾아왔더라면 하는 아쉬움도 든다.

눈이 많이 충혈됐었고, 가슴이 답답했었고, 무엇보다도 소화가 안돼서 고생을 무척 했었는데 이젠 거의 나아졌다. 두 번째 날에 원장님이 입이 튀어나왔다고 입쪽을 손바닥으로 두드려 주셨었는데 그후로 잇몸이 얼얼해지면서 점차로 턱에 힘이 들어가가지고 입도 꽉 다물게 됐다.

힐링받기 전에는 입을 꽉 다문다는게 약간 어색했었는데 지금은 자연스럽게 다물어진다. 평상시 무의식적으로 숨을 쉴 때 나도 모르게 입을 약간 벌리고 숨을 쉬게 됐었다. 턱뼈가 약간 틀어졌었던게 아닌가 생각이 든다. 사람이 입을 약간 벌리고 있으면 어딘지 모자란 사람처럼 보이는데 어느 순간부턴지 그렇게 됐었지 않았나 싶다.

정신도 몽롱해지고, 말도 잘 나오지도 않았고 삶 자체가 고통이었었는데 지금은 안정을 찾았다. 거울 속의 얼굴을 보면 손으로 만져보게 된다. 예전엔 얼굴에 주름살이 많았고 병색이 완연했었는데 지금은 내가 봐도 좋아 보인다. 그동안 힘들게 살아온 날들은 잊고 새롭게 즐겁게 살고 싶다.

이젠 걱정하지 않는다. 좋아지고 있고 좋아지리라 확신하기 때문이다. 원장님 감사합니다. 몇차례 치료를 받으면서 좋아지는 제 모습을 보시면서 "많이 좋아졌네." 하시며 웃으시는 모습을 보면서 마음으로 느낄 수 있는 따뜻한 사랑을 느꼈습니다. 저도 머리가 아닌 따뜻한 마음으로 살아가려고 노력하겠습니다.

　감사합니다.

● OOO은 수련을 해서 그런지 힐링을 받아들이는 자세도 긍정적이고 빠르게 문제를 제기한 모든 부분이 치유되었고, 남달리 친근감이 느껴졌으며 원장님 드시라고 백두산에서 채취한 버섯을 선물해준 것이 기억난다. 그는 힐링이 끝난 후에도 가끔 연락이 오기도 했음.

80. 심장 판막 수술 후유증 / 빙의(최OO, 20세, 남)

힐링 체험기

■ 2001년 12월 11일

　제가 이 치료를 받기 전에는 어릴 때부터 심장 수술을 해서 몸도 많이 약하고 혈액 순환도 안되었는데, 신기하게도 치료를 받은 후에 혈액 순환도 되면서 손발에서 땀이 많이 나기 시작했습니다. 그리고 대소변이 잘 나왔습니다. 치료를 받고 나서 답답했던 가슴이 편안해지면서 시원하다는 것을 느꼈고, 기분이 좋았습니다.

■ 2001년 12월 12일

　잠을 깨고 일어나서부터는 몸도 마음도 가벼우면서 덜 피곤하다는 것을 제가 직접 느낄 수 있었습니다. 그리고 기분도 계속 좋습니다. 솔직히 치료를 받을 때 제가 많이 힘들었던 점은 아픈 것 보다도 정신적으로 많이 힘들었습니다.

■ 2001년 12월 13일

　제가 이 치료를 받기 전에는 제 자신도 몰랐던 것이 있습니다. 제가 몰랐던 그것은 바로 제 몸에서 이상한 악취 같은 냄새가 났다는 것입니다. 이 치료를 받고 나자 할머니께서 이제 제 몸에서 냄새가 안난다고 하셨습니다. 이제는 몸에서 악취 같은 냄새도 안날 뿐만 아니라 또 한 가지, 제 눈이 항상 제가 봐도 거울을 볼 때나 아니면 다른 사람들이 볼 때 제 눈이 마치 잠을 오래자고 일어나면 눈이 붓는 것처럼 항상 그렇게 부어보였지만 지금은 그것이 원래 보통사람과 똑같이 변하고 있습니다. 그리고 제가 이마 가운데에 붉은 반점이 넓게 퍼져 있었는데 치료를 받고 나서부터는 오히려 저도 놀랄 정도로 서서히 없어지는 것이 눈으로 확인이 됩니다.

지금은 치료를 받았던 곳이 아프지 않고 몸이 개운하면서 조금 간지러울 정도입니다. 기분은 여전히 좋고 그리고 제가 남들 앞에서 당당하지 못했는데 지금은 제가 남들보다 더 당당한 모습을 보여줄 수 있는 자신감이 생기는 거 같고 목소리도 예전에 비해서 조금 나아진 것 같습니다. 또 무엇을 할 때에 손이 벌벌 떨렸는데 지금은 별로 그다지 안 떨린다는 것에 저는 놀랍고도 신기할 뿐입니다.

● ○○이는 수술 후, 성장기 때에도 지능이 약간 떨어지고 신체적으로도 빈약하고 성인이지만 뭔가 부족한 상태였는데, 힐링 후, 정신연령이 높아지고 거의 정상 상태로 돌아왔으며, 신체적으로 건강을 완전히 회복해서 사회생활을 할 수 있게 되었음.

81. 아파트 층간소음으로 인한 빙의 / 조현병(이OO, 50대, 남)

2021.05.14. 금요일.
조현병. 이OO. 남. 50세.

〈치유 전 증세〉
2008년경 아파트 층간소음으로 시달리다가 몸에 무언가 들어온 느낌이 들고부터는 한달가량 고통속에서 지냈습니다.
전신의 통증으로 스스로 어떻게 할 수가 없었습니다.
그러다가 머리가 멍해지고 환청이 들려서 지금 생각해보니 귀접도(빙의) 있었습니다.
정신과 병원에 갔습니다.
조현병 약으로 몇달 지낸 후 호전되어 다시 간판일을 하게 되었습니다.
그후 지금까지 일을 그만두었다 다시 했다를 3번 정도 반복하면서 어렵게 이끌어 나왔습니다.
그러다가 3개월 전부터 다시 심해져서 지금은 일을 쉬게 되었습니다.
현재 가장 불편한 점은 밤에 잠을 제대로 못자는 것입니다.
자려고 하면 다리가 들썩여서 잠을 잘 수가 없습니다.
(10cm정도 높이로 강시처럼 저절로 움직인다.)
마음적으로는 영가들의 목소리가 들립니다.
화장실이나 식탁에서 밥먹을 때 침대에 누웠을 때 잡념이 심해지고 시력이 흐려집니다.
특히 기도문을 읽을 때 더욱 심합니다.

2008.~현재까지 정신과 조현병 약 복용
저녁 자기 전 1알

※ 2008년부터 현재까지 정신과 약 복용. 저녁에 자기 전 1알.
밤에 잘 때 엑소시스트처럼 두 다리가 10cm정도 들어올려져서 움직여서 잠을 못 자고, 식탁에서도 소파에서도 여러 명의 영가들이 각자 서로 떠들어서 아무것도 할 수 없었음.

〈2021년 5월 20일. 1차 치유. 이OO. 50세. 남.〉
처음 치료를 받고 난 후, 몸이 가벼웠었습니다. 집으로 돌아가니 생각은 있었으나 차츰 줄어들기 시작하였고, 이후 3일동안 계속 비가 내렸는데도 전보다 호전되어 견딜만 했습니다. 전같으면 비오는 날이면 더욱 힘들었습니다. 그리고 잠을 잘 때 다리가 들썩이는 증상은 치료받은 날에는 그랬었으나 그 다음날부터는 그런 증상이 없어졌습니다. 시간이 지날수록 생각이 눈에 띄게 줄어들었습니다. 또한 손과 발이 차가웠었는데 치료 후 많이 따뜻해졌습니다. 생각이 들리는 환청이 거의 많이 줄었습니다. 자신감이 살아나면서 일을 하고 싶은 의욕이 충만해지고 있습니다.

〈2021년 5월 27일. 2차 치유. 이OO. 50세. 남.〉
달라진 점들입니다.
1. 감정의 영향이 줄어들고 있습니다.
2. 잡념이 줄어들고 있습니다.
3. TV를 보게 되었습니다. 조금씩.
4. 지날수록 잠을 잘 자게 됩니다.

5. 책을 편안하게 읽게 되었습니다.
6. 시력이 갑자기 흐려지는 현상이 잦아들었습니다.
7. 잘 때, 다리가 들썩이는 현상도 없어졌습니다.

● 서양에서는 만병의 근원이 스트레스라고 하지만, 필자는 만병의 근원이 빙의라고 생각하는 것이 일맥상통한다는 점은 OOO씨의 경우에도 층간소음으로 인한 심한 스트레스로 번아웃 상태에서 나쁜 영들이 빙의가 되었고, 계속되는 영들의 장난에 스스로 통제할 수 없는 고통을 당한 사례이며, 빙의로 인한 고통은 무엇으로도 해결할 수 없고, 단지 동종요법으로 탁월한 영능력자만이 해결할 수 있다고 하겠다.

OOO씨의 직업은 간판업이고 자기 스스로 불광정사 간판이 낡은 것을 보고 간판을 보시하겠다고 사진을 찍고 도면을 그려서 달아드리겠다고 약속하고 3번째 정화 후 모든 증세가 사라지고 더 올 필요가 없어질 정도로 조현병이 완치 되자, 마침 간판 주문이 연이어 들어오니까 치유를 중단하고 간판일을 하겠다고 하면서 스님 간판은 시간이 없어서 해드릴 수 없다고 했음. 빨리 완치되고 사업이 활기를 띠는 것이 기쁘고 간판은 달리든 안 달리든 관심이 없었는데 인간의 마음이 마치 동전의 앞·뒷면을 보는 듯해서 헛웃음이 나올 뿐이었음.

82. 알러지성 피부염(황OO, 37세, 남)

나의 힐링(Healing)의 체험기(體驗記)

■ 힐링(Healing)을 하게 된 동기(動機)

나는 언제부터인가 원인을 알 수 없는 피부성 알레르기로 고생하고 있는 사람입니다.

이 알레르기는 계속적으로 발현되는 것이 아니고 나타났다가 사라지고 사라지면 또 나타나는 현상이 계속적으로 반복해서 일어난다.

병원에 가도 막상 의사하고 면담을 해도 어떤 뚜렷한 원인을 알 수 없다고 하면서 무작정 병원만 왕래하게 만들었다.

이런 고민을 하던 중에 권오형 사범님한테 우연히 최순대 선생님의 이야기를 듣게 되었고, 물에 빠진 사람 지푸라기라도 잡는 심정으로 힐링을 시작하게 되었습니다.

최순대 선생님을 만나기 전에 단학선원에서 수련을 했고, 수련과정 중에 기(氣)라는 것을 체험을 했기 때문에 기(氣)라는 것을 어느 정도 인정하고 있었습니다.

■ 힐링(Healing) 체험과정(體驗過程)

나는 무작정 아무런 각오도 없이 몸은 가만히 있으면 선생님께서 알아서 기(氣)로서 치유 해주기 때문에 편안히 받을 줄 알았다.

그런데 선생님의 치유가 시작되면서부터 이것은 나의 착각이자 환상이었다고 문득 나의 뇌리 속에 스치는 것이다. 이것은 고사성어 나오는 환골탈태 그 자체이었다.

　선생님의 손이 나의 육체에 닿는 치유가 시작되면서부터 나의 고통은 시작되었고, 시간이 지나갈수록 나의 고통은 한층 더해지기 시작했다.

　나의 고통이 한계점에 다달을 때 고통은 이루 형언할 수 없을 정도로 고통스러워서 선생님께서 참으라고 말씀하셨지만 선생님의 말씀은 이미 내 머리 속에는 더 이상 들어오지 않았다.

　물론 끝까지 참지 못한 내 자신에게 질책도 했지만 치유가 계속되는 순간에는 너무나 고통스러워서 참을 수가 없었다. 그래서 오늘 치유하지 못한 곳을 다음에 하기로 하고 치유를 끝마쳤다.

　치유를 끝마친 다음 가만히 누워 있을 때 왠지 눈가에는 눈물이 고이기 시작했다.

　이 눈물은 너무나 고통스러워서 나온 눈물이 아니라 왠지 아무런 이유도 없이 너무나 서러워서 흘린 눈물 그 자체였다.

　선생님께서는 지금 내가 흘리고 있는 눈물은 지금까지 살아오면서 내재되었던 어떤 육체의 눈물이라고 말씀하셨다.

　치유가 끝나고 옷을 입을 때 내 육체를 본 순간 내 육체는 온통 어혈로 덮혀 있었다.

　선생님께서 찜질방에 가서 찜질을 하라고 말씀하셔서 선생님 말씀대로 찜질방에 가서 찜질을 하기 시작했다.

　찜질을 하면서 얼굴과 내 몸을 한참 바라 보았다. 몸에 어혈이 나온 부분은 옷으로 가리겠지만 얼굴에 나타난 어혈을 어떻게 범인(凡人)들 한테 어떻게 설명할 것인가 문득 고민이 되기도 했지만 한편으로는 신기하기도 하였다. 보통 멍이 들면 닿기만 하여도 고통스러울 텐데 손으로 멍이든 부분을 아무리 건드려도 아무런 고통이 없었다.

선생님 말씀대로 보통 멍이든 부분은 오래가지만 힐링에 의해서 생겨난 멍은 빠른 속도로 없어질 거라고 말씀하셨는데 신기하게도 선생님 말씀대로 빠른 속도로 없어지기 시작했다.

한 주가 지나 치유 받기로 약속된 날짜가 되어 치유하는 장소에 가서 치유를 받기 시작했다.

치유 첫째 날에 나의 참을성 없는 행동 때문에 치유하지 못한 부분을 중점적으로 치유 받기 시작했다. 물론 고통스러웠지만 치유를 처음 받을 때보다는 어떻게 하든 치유를 받아야겠다는 나의 내면적인 감정과 약속을 하여서 끝까지 참았고, 그래서 오늘의 치유를 무사히 받을 수가 있었다.

■ 힐링(Healing)의 효과(效果) 및 결론(結論)

나는 교대근무를 하기 때문에 언제나 머리가 무겁고 가슴이 답답하기도 했다. 또 얼굴에 핏기가 없었다. 그런데 힐링을 받기 시작한 후 부터는 머리는 가벼워지고 가슴이 답답한 것이 차츰 없어지기 시작했다.

어느 날인가 후배를 만날 기회가 있어서 이야기를 나누는 도중에 후배는 나에게 형은 만날 때마다 얼굴에 핏기가 없어서 안타까웠는데 오늘 형의 얼굴을 보니까 핏기가 있어서 좋다고 들었을 때 나도 기분이 너무나 좋았다.

그리고 허리가 약간 구부려졌었는데 힐링을 받을 때마다 치유하기 시작해서 구부러진 부분이 거의 다 회복되었다.

아무튼 최순대 선생님을 만난 것이 인생에 있어서 나에게는 크나큰 행운이었고 계속적으로 만남을 가질 것이다.

● OOO은 알러지 피부질환으로 힐링을 받았지만, 척추만곡증과 주야로 교대근무를 하는 스트레스로 심신이 지쳐있었고, 우울증도 있는 상태

였으며, 권사범의 친한 친구로서 힐링을 권유받고 힐링 후, 문제점이 다 사라졌고 체험사례자가 멍이라고 표현했던 것은 몸 안의 죽은 세포인 어혈이 밖으로 표출된 것이다.

83. 간질환(최OO, 40대, 남)

〈심령 정화 힐링 및 수련 소감문〉

"죽음을 넘어 사랑으로"

나는 그 날 "신이 나를 사랑하신다는 것"을 알았다. 신께서 나 자신보다 나를 "더" 사랑하신다는 것을 알았다. 그리고 우리 인생에서 가장 고통스러운 순간이 가장 아름다운 순간이라는 말이 무슨 뜻인지도 알았다. 신을 대신하는 작은 손을 통해 끊임없이 밀려오는 그 아픔과 고통이 사랑이라는 것도 알았다. 신의 사랑이 아니라면 누가 이렇게 나를 다시 살려내기 위해 온 힘과 온 정성을 다하겠는가? 신이 아니라면 도대체 그 어느 누가 나를 이렇게 혼신의 힘을 다하여 두드리고 어루만지겠는가? 나도 나 자신에게 그렇게 해본 적이 없는데…

숨가쁜 직장 생활 20여 년 만에 모처럼 자신을 되돌아볼 시간을 가질 여유가 생겨 정신세계사 강좌를 기웃거렸다. 처음에는 별 생각 없이. 그러나 무언가에 끌려 최순대 원장님의 공개 강좌를 듣고 네 차례로 이루어진 심령 정화 수련과 힐링을 받게 되었다. 그리고 전혀 예기치 않게 내 자신에 대해 많은 것을 알게 되었다.

지금의 내 자신의 현재 모습이 상당 부분 어린 시절의 한 사건에 뿌리를 두고 있다는 것을 알게 되었다. 그 사건 자체는 나 스스로는 잊었다고 생각했고 적어도 내 인생에서 큰 의미를 가지고 있지는 않다고 생각했었다. 그런데 그렇지 않다는 것을 수련 도중에 자연스럽게 알게 되었다.

어린 시절, 집에 강도가 들었다. 개머리판 없는 칼빈 소총을 든 2인조 강도였다.

지금 생각해도 그때 왜 그들이 우리 집에 들어 왔는지 이해할 수가 없다. 아버지는 당시 육군 대위였다. 우리는 올망졸망하게 서민들이 모여 사는 언덕받이 주택가에서 살았다. 10여 평 정도의 부엌이 딸린 2칸 짜리 월셋방에서 아버지 어머니와 아들 3형제, 모두 다섯 식구가 살았다. 재산은 거의 없었고 가재 도구나 TV는 물론 전화 등등 요즈음 흔히 보는 가전 제품조차 가지고 있지 않았다. 당시 사정으로는 아주 가난한 집은 아니지만 그렇다고 여유가 있는 집은 전혀 아니었다. 요즈음 기준으로 봐도 물려받은 유산 없이 육군 대위가 아들 3형제를 키우고 있다면 대강 수준을 미루어 짐작할 수 있다. 소총으로 무장을 하고 들어가 무언가 빼앗을 만한 집은 전혀 아니었던 것이다.

우리 가족은 풍족하지는 않았지만 행복했다. 인생에서 마지막으로 행복했던 시절로 기억된다. 아버지는 높은 계급은 아니었지만 부하들이 보내 온 생선 상자를 되돌려 보낼 정도로 청렴한 군인이었다. 아버지는 잘 생기고 건강했으며 우리들에게 아주 자상하고 부드러운 존재였다. 아들 3형제가 말썽을 많이 피우고도 아버지에게 혼난 적이 없었다. 어머니는 독실한 불교 신자였다. 신심이 가득했고 결혼한 뒤 아이들을 늦게 본 탓에 우리들을 무척 아꼈다. 우리 3형제는 싸움도 많이 했지만 아무런 부족함이 없었고 공부도 곧잘했다. 집안에 웃음이 넘치고 행복했다.

모든 것이 한 순간에 무너져 내렸다. 그 날 마침 외삼촌이 오셨다. 외삼촌이 윗방에서 우리 3형제와 함께 주무시고 어머니과 아버지는 아랫방에서 주무셨다.(윗방 아랫방이라야 옛날 집들이 다 그랬지만 문을 여닫는 턱으로 분리되어 있을 뿐이고 장지문 하나로 막혀 있어서 숨소리도 들리는 정도였다.) 강도들이 문을 따고(당시의 자물쇠는 철사를 둥그렇게 말아 문고리에 끼우는 엉성한 것이었다.) 들어오는 것을 외삼촌이 알아차리고 소리를 지르셨다. 아버지가 따라 나가다 강도들과 마주쳤다. 그들이 개머리판 없는 소총으로 아버지에게 겨누자 아버지가 돌아 들어오면서 총을 달라고 하셨다. 아버지는 그 날 부대에 비상이 걸려 있던 중이었다. 권총과 실탄이 지급돼 있었다. 아버지가 "총, 총" 하자 어머니가 총을 내주셨다. 총격전이 벌어졌다. 공포의 도가니였다. 고요한 밤하늘을 찢는 총성, 비명 소리와 고함 소리, 거친 숨소리, 몰려드는 경찰, 헌병, 기자들, 구경꾼들. 우리 3형제는 이불 속에 머리를 묻고 있었다. 심장이 오그라들고 숨이 멎는 듯했다. 강도 1명이 아버지가 쏜 총에 맞아 죽었다. 현장에서 죽지를 않고 상당 거리를 도망가다 어두운 골목길에서 시멘트 담에 부딪쳐 죽었다. 한 명은 시외버스 터미널 쪽을 도망쳐 아직까지 잡히지 않고 있다. 날이 밝아 시체가 발견되고 우리 집 앞은 인산인해를 이루었다. 아버지는 잡혀가셨다. 어머니는 아무나 붙잡고 총을 내준 내가 잘못이니 나를 처벌해 달라고 애원했다. 강도의 시체는 내가 학교에 가는 길에 가마니에 덮여 있었다. 나는 먼길로 돌아서 학교를 다녔다. 우리 반의 한 친구가 말하기를 '너희 아버지는 사형 당할 지도 모른다.'라고 말했다. 그 아이의 아버지는 육군 중령이었는데 자기 아버지가 그렇게 말했다고 한다. 나는 학교 뒤에 숨어서 엄청나게 울었다. 학교 다니는 것도 중단해야 했다. 아버지 총에 맞아 숨진 강도의 가족들이 우리 3형제를 죽인다고 도끼를 들고 학교 가는 길에서 기다린다고 했다.

우리 식구는 뿔뿔이 흩어졌다. 나는 아버지 친구 집에 맡겨졌다. 가족들이 너무나 그리웠다. 그리고 참을 수 없는 분노가 치밀어 올랐다. 그 놈들을 찾아서 모두 죽이겠다고 결심했다. 나는 빨리 크기를 간절히 원했다. 그들에게 복수를 하기 위해서…. 신문에 대문짝만하게 기사가 나왔다. 제목은 '한밤 주택가 총격전'이었던 것으로 기억된다. 나는 그 제목이 잘못됐다고 생각했다. 집에 침입한 강도와 가족들을 지키려는 아버지 사이에 총격전이 무슨 총격전이란 말인가?

우리 가족이 다시 모였을 때는 모든 것이 달라져 있었다. 아버지는 제대를 하셨지만 사회에 적응을 하지 못하셨다. 그리고 술을 입에 대기 시작하셨다. 어머니와 싸움도 잦아 지셨다. 집안 분위기는 무거워졌고 옛날 같은 웃음을 찾아 볼 수 없었다. 아버지는 고지식한 분이라 이런 저런 사업을 벌였지만 돈을 벌지 못했고 특히 동업자들에게 많이 당하셨다. 군대에서 월급 받고 규칙을 지키면서 사는 데 적합한 분이 갑자기 사회에 내던져졌으니 적응이 될 리가 없었다. 아버지는 본래 착하고 남에게 내주기를 좋아하는 분이었다. 만나는 사람들마다 모두 아버지를 좋아했다. 모질지를 못한 분이었다. 거친 세상에서 사업을 하기에는 너무나 부적합한 분이었다. 세월이 지나면서 알콜 중독이 되셨다. 어머니에게 술주정이 심해지셨다. 나는 아버지를 미워하기 시작했다. 도대체 왜 술을 저리 드시고 가족들을 못살게 구시는가? 나는 이해할 수가 없었고 이해하려 하지 않았다. 우리 가정은 말할 수 없이 황폐해졌다. 이미 가정의 기능을 상실하고 있었다. 껍데기뿐인 가정이 그나마 유지된 것은 어머니 때문이었다.

술로 세월을 보내던 아버지는 당뇨병을 얻었다. 그리고 19년 전 차디찬 크리스마스 이브에 돌아가셨다. 돌아가시는 순간까지 나는 아버지를 이해하지 못했고 그럴 기회도 없었다. 아버지와 장남인 나 사이에 풀어야 할 많은 일들이 남아 있는 데 그냥 그렇게 속절없이, 예고도 없이 돌아가셨다.

아버지는 뒤늦게 딸을 하나 보셨다. 그런데 그 아이가 중학교 2학년 때인 어느 날, 노트를 들여다보던 나는 깜짝 놀랐다. 글씨가 심하게 떨리고 있었다. 손이 굳고 있었던 것이다. 진찰을 받아 보니 몹시 희귀한 병이라고 의사들이 집단으로 모여 회의를 하고 비디오로 촬영을 하고 난리가 났다. 처음에는 병명도 모른다고 하다가 나중에는 윌슨씨 병이라고 결론이 났다. 간에 구리(CU)가 쌓여 배출되지 않음으로써 수족이 마비되는 병이라고 했다. 그리고 유전성이기 때문에 치료가 불가능하단다. 사람 하나가 그것도 뒤늦게 얻은 귀여운 여동생이 그 어떤 대책도 없이 서서히 죽어 가는 것을 보고 있다는 것은 힘겨운 일이었다. 더군다나 그 곁에 그 애를 돌보는 노모의 고통을 함께 지켜보는 것도 쉽지는 않았다. 그 아이는 꽃 같은 나이에 장미가 환하게 핀 6월 어느 날 태양이 중천에 뜬 가운데 숨을 한 번 크게 몰아 쉬고는 이 세상을 버렸다. 어떻게 풀어볼 수도 없는 업을 우리 가족들에게 남겨둔 채로…

이런 가운데 나는 술을 많이 마시고 아버지를 닮아 갔다. 남 보기에는 그럴 듯한 직장을 다녔지만 때로는 무너지고 때로는 좌절하며 기복이 많은 생활을 했다.

30여 년을 엄청난 양의 술을 마시며 건강을 해치고 정신은 황폐해졌다. 그리고 어느 날 문득 그리고 가끔씩 이 몸을 벗어나고 싶다는 느낌이 강렬히 들곤 하면서 자신을 되돌아보게 됐다.

인연을 따라 수련도 받고 힐링도 받게 됐다. 힐링이라는 것이 무엇인지 몰랐지만 내가 받고 싶은 것이기도 했고 동시에 내가 남에게 해주고 싶은 것이기도 했다.

1차 수련 때 부터 알 수 없는 눈물이 자꾸 흘렀다. 가부장적인 전통속에서 자란 나이 50을 앞둔 중년 남성이 남들 앞에서 눈물을 흘린다는 것은 스스로 받아들일 수 없는 터부였음에도 불구하고 흐르는 눈물은 어쩔 수 없었다. 근무 중에도 갑자기 눈물이 흘러 화장실에 가서 울기도 했고 운전 중에 눈물이 흐르기도 했다.

'해원'하라고 하셨다. 그리고 '제2의 인생을 살라.'고 하셨다. 나는 해원하고 제 2의 인생을 살기로 했다. 나는 비로소 아버지를 이해할 수 있었다. 당신의 느닷없는 좌절, 그리고 분노, 그 아픔, 막중했을 책임감 그 모든 것을 가슴 깊은 곳에서 아버지와 함께 느낄 수 있었다. 당신이 돌아가신지 20년이 지난 지금에서야…… 눈물 속에서 아버지에게 용서를 빌었다. 당신을 사랑합니다. 우리 집에 들어왔다 총 맞아 죽은 강도의 명복을 빌었다. 도망친 또 다른 강도도 용서하기로 했다. 먼저 간 어린 여동생의 극락 왕생을 빌었다. 내가 인생에서 겪은 또 다른 일들도 결코 만만치 않은 사건들이었지만 이 두 가지 일에 비하면 아무것도 아니었다.

가슴이 시원하게 뚫리고 온 몸이 따뜻해졌다.

심령 정화 수련과 힐링을 이끄시는 최순대 원장님은 특이한 이력의 소유자였다. 어릴 적 순진무구하던 시절 진달래꽃 피던 언덕의 첫사랑처럼 생기신 전통적인 미인이신데 편안한 모습과는 달리 영적인 성장으로 인간 세상을 벗어나면서 격통이 있으셨다고 한다. 말씀 곳곳에 그 절절함이 묻어나고 그만큼 다른 사람들의 아픔을 이해함이 크신 것 같았다. 아파 보지 않은 사람이 남의 아픔을 어찌 이해하겠는가? 아마 지금도 물질 세계에 시선이 한정돼 있는 이 사회의 편견으로부터 크게 자유롭지는 못하신 것 같고 인간으로서 너무 무거운 짐을 지고 계신 것 같아 안쓰럽게 보이기도 했다. 어쨌거나 이분으로부터 나는 신의 모습이 어떤 것인지를 알았다. 엄청나게 아프게 때리기와 감미롭게 쓰다듬기, 뼈를 뚫는 날카로움과 한없는 부드러움, 추상같은 호령과 봄바람 같은 속삭임, 때로는 사랑이며 때로는 죽음을 맛보게 해 주는 두려움, 이런 모순의 2중주가 이 세상의 모습이며 동시에 신의 모습이라는 것을 그분은 보여 주셨다. 신은 하늘 저편 구름 위에 앉아서 큰 지팡이를 들고 벼락을 내려치는 흰 수염을 기른 할아버지가 아니었던 것이다. 신은 우리들 한 가운데 살아 있고 우리와 함께 하고 있으며 우리의 인생이고 나날의 일상사인 것이다. 아픔이고 사랑이며 두려움이고 기쁨이며 분노이고 행복이며 동시에 그 모든 것이었다. 나는 이제 아무도 미워하지 않습니다. 그 모든 것을 이해하고 받아들이며 그 모든 것이 되고자 합니다. 이미 당신 자신이 그 모든 것인 최순대 원장님께 감사 드립니다.

ps. 수련 중에 단전 호흡, 단무, 자발 동공, 뇌호흡 등등을 함께 배웠습니다. 모두 도움이 되고 크고 작은 체험이 있었지만 제가 가장 강렬하게 느낀 부분을 위주로 쓰다보니 대부분의 내용이 생략됐습니다. 한때는 아픈 사람이었다는 사실이 도저히 믿어지지 않는 귀공자 같은 얼굴로 수련생들을 편안하게 지도해 주신 권사범님께 감사 드립니다. 또 물질주의에 깊이 물들어 있는 신세대답지 않게 선지식의 어머님을 도와 영혼의 여정을 인도하는 큰길에 나선 원장님의 따님께 경의를 표하면서 수련을 뒷바라지 해 주신데 대해 감사 드립니다.

● OOO씨는 국영기업체의 간부급 인사였는데, 직업상 스트레스로 번아웃 상태가 와서 휴직하고 우리 수련에 참여해서 힐링까지 받은 체험사례자로서, 술을 많이 마셔서 알콜성 간 손상으로 얼굴에는 흑달이 와있었고 신체적, 정신적으로 피폐한 상태였으며, 권사범처럼 얼굴이 맑고 깨끗해졌으면 좋겠다고 상담할 때 말한 것이 기억난다. 그는 내가 하는 일에 대해서 호의적이었고 당사의 홈페이지에 나의 코너를 마련해줄 수도 있고 내가 책을 출판하는 것에도 도움을 줄 수 있다고 말했었는데, 우리 측에서 연락을 적극적으로 하지 못했고, 그는 힐링 후, 빠르게 승진해서 기업체의 사장이 되었고, 또 얼마 후에는 국회의원, 그리고 도지사가 되어서 세 번 연임을 하기도 했다.

84. 일가족 힐링체험기

(황○○, 34세, 남. 이○○, 33세, 여. 황○○, 13개월, 여 - 뉴욕)

일가족 심령치유 체험기

황○○(남편, 34세)
이○희(아내, 33세)
황○○(딸, 당시 13개월)

먼저 커다란 사랑으로 우리 가족을 성심껏 돌보아 주신 최순대 원장님과 한빛심령치유센터의 가족들께 감사드립니다.

처음 정신세계원을 통해 최원장님을 알게 되었을 때만해도 심령치유가 나하고 이렇듯 깊은 관련을 맺을 줄은 전혀 알지 못했다.

우리 가족은 지난 7월 ○○일부터 일주일 간격으로 딸, 아내, 나의 순서로 힐링을 받기 시작했다.

처음에는 딸아이가 아픈 것이 계기가 되었다. 평소에도 자주 감기에 걸려 앓고는 했지만, 이번 감기는 무척 심했다. 근 2개월 가량을 감기를 달고 살았는데, 병원에 아무리 다녀도, 약을 아무리 먹어도 낫기는 커녕 심해져만 갔다. 급기야 밤새 기침에 잠을 못 이루고 괴로워했다.

아이를 키우는 부모라면 모두 같은 심정이겠지만, 이제 겨우 돌을 갓 넘겨 말도 못하는 아이가 아파서 괴로워하는 모습을 보느니 차라리 내가 아픈 것이 훨씬 마음 편할 것이다. 단순한 기침을 넘어서 비명에 가까운 소리를 지르며 몸부림치는 아이를 보고 있자니 불현듯 이것이 그냥 감기가 아닐 것 같다는 예감이 퍼뜩 들었다.

아내에게도 얘기하지 않은 것이지만, 아이가 백일을 지났을 무렵 아이의 눈빛이 무척 낯설고 다른 이인 것 같아 보인 적이 있었다. 그때도 불안했지만, 달리 어쩔 도리가 없고 특별한 증상도 없었기에 그냥 넘어갔다. 아이가 이렇게 아프고 보니 그게 자꾸 마음 쓰였다.

아내도 몸이 약한데다 매일 밤 아이 울음에 잠을 못이루니 신경이 예민해져 떼쓰고 보채는 아이에게 신경질적으로 대했다. 한마디로 집안의 꼴이 말이 아니었고, 아이가 아픈 것만한 우환이 없다는 생각이 들었다. 지옥이 다른 곳에 있는 것이 아니었다.

그러던 중 최원장님께서 아이를 보셨고, 이후에 내가 염려한 것과 비슷한 말씀을 조심스레 하셨다. 그러면서 아이의 증상에 대해 평소 내가 관심을 가지고 보지 못했던 부분들을 말씀하시는 것이었다. 아이가 제 머리를 쥐어 뜯기도 하고, 벽에 머리를 부딪치기도 하고, 소리를 지르며 짜증을 내기도 했는데 그때마다 우리는 아이를 꾸짖기만 했다. 머리 안에서 내압이 차올라 머리가 아파 고통을 표현했던 것인데 그걸 몰랐던 어리석은 부모였다.

7월 OO일 최원장님께서 친히 집을 방문하시어 딸아이의 힐링을 시작했다. 힐링 방법을 잘모르는 아내에게는 나가 있으라 얘기하고, 내가 직접 아이를 잡고 보조했다. 첫날의 작업은 모두에게 무척 힘든 것이었다. 영적인 대수술 과정인데, 이날 몸 속의 나쁜 영들을 빼내어 천도시킨 다음 그 영들이 살던 집을 부수는 작업이다. 이때의 고통은 어른도 견디기 힘든 것이지만, 당시 나로서는 몰랐다. 단지 아이가 힘들어하는 모습에 마음이 아플 따름이었다. 그래도 모질게 아이를 붙잡고 힐링을 마쳤다. 아이의 온 몸에는 어혈 자국이 가득했다. 나는 아이가 힐링 과정에서 정신적 충격을 받지 않았을까 염려되었다. 다행히 금새 안정을 찾는 것 같았다.

놀라운 일은 그날 저녁부터 일어났다. 그렇게 매일 밤새도록 하던 기침이 멈춘 것이었다. 간혹 한두 번 가벼운 기침을 하기도 했지만 금새 멈추었다. 우리 가족은 모처럼 밤에 잠을 이룰 수 있었다. 며칠 힘이 없어 보이던 아이는 빠르게 회복되었고 어혈 자국도 사라져갔다. 일주일 후에는 별 흔적이 남지 않았다.

일주일에 한 번씩 힐링을 받으며 아이는 건강해졌고 이전과 같이 머리를 쥐어뜯거나 벽에 부딪치는 행동을 보이지 않았다. 한 달 정도 경과하자 아이가 부쩍 자란 것을 모두가 느낄 수 있었다. 또 다른 행동의 변화는, 아이가 서재의 책꽂이 특정 부분을 집요하게 어지럽히는 행동이 차차 덜해지다가 거의 사라져버린 것이다.

딸아이가 첫 힐링을 받은 다음주 아내도 힐링을 받았다. 처음에는 멋모르고 "아이도 받았으니" 별 생각 없이 누웠던 아내는 금새 후회했을 것이다. 아내는 힘든 시간을 잘 견뎌내었다.

아내는 몸이 무척 약해 특별한 병명은 없지만 맨날 시름시름 앓는 반환자였다. 차를 오래 타지도 못해 오랜 시간 여행하는 것을 무척 꺼렸다. 몸이 아프니 매사에 신경질적으로 반응하고 자연스레 부부 사이도 원만치 않았다.

힐링 후 나는 아내의 태도가 달라진 것을 느낄 수 있었다. 아이에게도 훨씬 부드럽게 대했다. 그러나 정작 본인은 잘 인식을 못했는지 한동안은 힐링 받으러 다니는 일이 도살장에 끌려가는 소의 심정이었다고 한다. 지금은 본인도 몸이 좋아진 것을 확실히 느끼고 치유 효과를 인정한다. 우선 매일 아침 잠자리에서 일어나지도 못하던 사람이 새벽 같이 요가를 배우러 다니고 있다. 건강을 위해 요가를 배우겠다는 마음을 내고 실천하고 있다는 사실에 나는 높은 점수를 주고 있다. 또 매사에 부정적 태도나 습관이 배어있던 사람이 긍정적이고 여유가 있어 보인다.

그 다음 주는 내 차례였다. 나는 평소 군살이 조금 있는 것 말고는 건강하다고 여기고 있었다. 건강 보다는 심령정화에 더 관심이 있었다. 영적으로 맑게 깨어나고 싶은 기대가 강했다. 막상 힐링을 받아보니 내 건강도 그다지 좋은 편이 아니었다.

나 스스로도 내 몸이 이토록 엉망이었다는 것에 놀랐다. 아버지가 협심증으로 고생하셨는데, 내게도 똑같은 부위에서 많은 어혈이 나타났다. 심장에 많은 탁기가 몰려있었다.

힐링을 받으면서는 얼마나 아픈지 내 평생에 그런 통증을 느낀 적이 있었나 싶었다. 최원장님은 또 어떻게 그리 아픈 곳만 골라서 밟고 두드리는지 궁금할 정도였다. 이런 통증을 딸아이와 아내가 견뎌냈다는 사실이 놀라웠다. 최원장님의 손매는 얼마나 매서운지 사람의 것으로 여겨지지 않았다.

힐링을 마치고 나서 누워있으면서 나도 모르게 눈물이 솟아 올랐다. 정화의 눈물이라는 것을 알 수 있었다. 또 그렇게 큰 힘을 쓰며, 땀을 뻘뻘 흘리며 치유를 해주신 최원장님께 대한 감사의 마음이 솟구쳤다. 또한 내 안에 들어있던 어떠한 감정이 떠나가는 것을 느끼며 오랜 지기와 작별하는 듯한 서운함이 있었다. 그런데 실상 그 감정은 평소에 내가 의식적으로 싫어했던 부정적인 상념들이었다. 그것 조차도 소중한 내 한 부분이었구나 하는 것을 이제 깨달았기 때문에 서운했던 것이다. 그런저런 여러 감정과 생각들이 섞인 가운데 나는 울고 있었다. 최원장님은 나를 안아주시며 위로와 격려의 에너지를 보내주셨다.

나 역시도 힐링을 받으면서 많은 변화를 겪었다. 우선은 몸이 가벼워진 것이다. 체중이 준 것은 아니지만 몸 동작이 훨씬 가벼웠다. 누군가 어깨를 타고 올라 짓누르는 듯한 느낌이 사라졌다. 어깨가 아픈 증상도 없어졌다. 운전을 1시간 이상하면 허리가 끊어질 듯 아팠던 것이 이제는 2~3시간 이상 운전을 하여도 멀쩡하다. 머리 또한 맑고 가벼워졌다. 잠을 전보다 덜 자도 별 피곤함 없이 아침에 일어날 수 있었다. 가장 큰 변화는 역시 마음의 여유와 보다 긍정적인 태도로 주변 사람을 대하게 된 것이다.

사람의 욕심은 끝이 없고, 또 올챙이적 기억을 못한다고 일상 생활에 금방 익숙해져버리지만, 불과 2달 전의 상황을 돌이켜보면 지옥과 천국의 차이라고 할 수 있다. 편안한 잠을 잘 수 있다는 사실과 훨씬 좋아지고 이해의 폭이 넓어진 부부 관계, 건강한 아이와 함께 웃음꽃 피는 화목한 가정이 내게 있다는 것이 그렇게 소중할 수가 없다. 비록 경제적인 부분에서 다소의 곤란을 겪고 있지만, 우리는 예전보다 훨씬 여유로운 태도로 대처하고 있고 만사가 잘 풀릴 것이라는 확신이 있다. 그리고 나는 그만큼 더 열심히 일하고 있다.

무엇보다 가족 구성원 모두가 건강하다는 것 하나만으로도 제일 큰 재산이요, 행복이라 생각한다. 그리고 이러한 인연이 닿게 된 것에 대해 하늘에 감사한다.

힐링을 받을 때는 다소 아프지만 일반적인 치료법에 비해 훨씬 부작용이 적다고 생각한다. 예전에 나는 중이염 수술을 하고 며칠 입원을 한 적이 있다. 만일 그때 마취를 하지 않았더라면, 그 고통은 심령정화 힐링 받는 것보다 훨씬 컸을 것이다.(마취가 풀리고 나서 정말 아팠다.) 그리고 피도 많이 흘렸었다. 게다가 독한 약도 먹어야 했다.(그러고도 여러 번 재발했다.) 반면에 그보다 훨씬 큰 작업인 첫날 영적 대수술을 했을 때 나는 잠깐 누워서 쉬었을 뿐, 입원도 하지 않았고, 피도 흘리지 않았고, 약도 먹지 않았다. 아이도 아내도 그랬다. 다른 사람들도 마찬가지다.

나는 심령치유야 말로 고도의 정신과학이며 앞으로 연구해야 할 21세기의 신의학이 아닌가 싶다. 인간은 미지의 영역에 늘 불안을 느낀다. 심령치유도 의식이 깨고, 용기 있는 사람들이 먼저 인연 닿을 것이라 본다. 부디 최순대 원장님이 사명으로 여기시는 심령치유의 대중화가 앞당겨져 보다 많은 연구와 지원이 이루어지고 전 인류가 그 혜택을 누리기를 바란다.

가족대표 황○○

● ○○○씨는 과거 정신세계원 직원이었을 때의 인연으로, 내가 정신세계원에서 강의를 하는 날에는 항상 협조를 하고 돕는 좋은 인연이었으며, 결혼 후, 딸 ○○이가 뇌수막염으로 두 달간이나 심하게 앓았지만 감기약만 먹이면서 온가족이 고통을 받고 있었을 때, 보니까 아이의 후두부가 붉게 충혈되었고 부어있는 것을 보고, 뇌압이 차서 (원인은 빙의령) 염증이 생긴 것이었으며, 빙의령을 배출하고 죽은 세포를 배출시키니까 아이는 원래의 밝고 건강한 모습으로 회복되었고, 이 가족은 미국으로 이민을 가서 미국 시민권자가 되었고, 1년 전 겨울에는 ○○○씨가 페이스북으로 전화번호를 알려달라고 해서 알려줬더니 갑자기 연락이 와서 찾아뵙겠다고 해서 불쑥 법당으로 들어섰는데. 미국에 가기 전보다 훨씬 사람이 더 커진 것 같고, 미국인처럼 느껴졌다. 넙죽 엎드려 절을 하는 것이 예나 지금이나 사랑스럽기는 마찬가지였다. 그는 미국생활에 잘 적응하고 훌륭한 가장으로 사회인으로 성공한 모습을 보여주고 있다.

85. 전립선, 불안감 – 힐링 체험기(60대. 남)

■ 치유 전 증상
 1. 특별한 병고는 없으나, 몸과 마음이 건강하게 지냈으면 함.
 2. 차관, 국영기업체 사장, 의원을 했으나, 나라를 위해 더 큰 역할을 하고 싶음.(장관, 비서실장, 총리 등)
 3. 자다가 소변 누러 평균 1~2회 감.
 4. 소변 후 잠자기가 쉽지 않았는데(3~4년 전), 요즘은 비교적 괜찮은 편(4~5시간 수면).

■ 치유 후 변화
 1. 소변 누는 횟수, 시간이 개선.
 2. 남성 힘이 좋아졌음.
 3. 눈이 편해짐.
 4. 쥐가 나지 않음(다리).
 5. 상호(얼굴 상)가 바뀜.
 6. 등이 반듯해졌음.
 7. 단전에 힘이 들어감.
 8. 오른쪽 허리가 나아졌음.
 9. 비음(축농증 콧소리)이 없어졌음.

● ○○○씨는 페이스북을 통해 인연이 되었으며, 그가 원한 것은 장·차관, 또는 국무총리를 이번 정권 때 해보고 싶다는 것이었고, 10여 년전, 국

회의원 선거에서 낙선한 후, 고전을 면치 못하고 있던 상황이었으며, 의기소침한 상태로 영하18도의 추운 날씨에도 불구하고 찾아왔었던 기억이 나며, 그의 아들 역시 학창시절 집단따돌림으로 대인기피증과 심한 우울증으로 학업을 이어가지 못하고 있던 중, 두 분이 함께 힐링을 받았고, OOO씨는 새정부 출범 후 국영기업체의 사장으로 발령이 나서 근무하던 중에 전화상으로 고맙다고 인사를 했었다. 그의 아들 역시 많이 좋아져서 잘 생활하고 있다고 했다.

86. 치매(60대, 여) 정화 경과보고

■ 치유 전 증상
 1. 초조함이 있고 무슨 일에 집착함.
 2. 물건을 둔 곳을 잊고 찾지 못하고, 기억을 잃어버림.
 3. 딸과 함께 상담 왔을 때, 둘이서 서로 함께 못살겠다고 큰소리로 싸움.
 4. 사람이 사나워진 것 같았음.
 5. 병원에 입원해서 검사하고 약을 받아왔는데, 검색해보니 치매약이었음.

■ 치유 후 변화
 1. 3차례 정화 결과, 정상적인 생활을 함.
 2. 딸이 엄마 아무 걱정 말고 둘이 함께 잘 살면 된다고 위로하며 지낸다고 함.
 3. 그 후에 다리가 아파서 왔을 때는 정상적인 모습이었음.

● OOO씨는 나의 첫 번째 책, 〈영혼의 힐링〉을 보고 인연이 되었고, 본인은 물론 자녀들도 힐링을 받았었다. 그 후, 사회생활도 잘하고 문제가 없었는데 갑자기 치매증상이 나타나서 자녀들이 병원에 입원을 시켰더니 검사결과 치매 판정이 나서, 치매 약을 받아들고 딸과 함께 불광정사로 쫓아왔다. 당시, 그 모녀는 내 앞에서 서로 다투고 언성을 높여 싸우기에 바빴고, 예전의 교양있던 모습이 아니었다. 힐링 후, OOO씨는 멀쩡하게 옛모습으로 돌아왔고, 현재까지 잘 지내고 있으며, 만약에 재발했다면 밤중이라도 쫓아올 성격이라 여전히 잘 지내고 있으리라고 생각한다.

87. 울프허쉬호른 증후군(3세, 남, OOO)

■ 치유 전 상태
- 체중 7.5kg
- 3세임에도 성장을 못해 신생아처럼 보임.
- 모습이 부분적으로 늑대의 특징과 흡사함.
    1. 성기의 모양 : 반은 남성, 반은 여성의 성기.
    2. 꼬리 부분 : 엉덩이 위로 Y자 형태로 푹 패인 형태.
    3. 허리 부분 : 잘록하게 쏙 들어간 허리.
    4. 코와 입술 사이 : 매우 가깝게 붙어 있음.
- 흉부가 좁고 솟아있었고 심장쪽의 좌측 흉부가 우측 흉부 보다 2배정도로 팽창해 있었음.
- 우측 다리에 간헐적으로 심한 경련이 있었음.
- 척추는 S자로 심한 측만증 상태였음.
- 눈을 위로 치켜뜨며, 검은 눈동자가 위로 올라가면서 흰 자위가 보이는 상태로 눈을 감았다 떴다 함.
- 손과 발이 유난히 가늘고 힘이 없었음.(손과 발이 많이 차가웠음)
- 좌측 뇌, 심장쪽이 불편해 우측으로만 누워 있었음.
- 한 달에도 여러 번 병원에 입원할 정도로 경끼를 심하게 했음.
- 울음을 울 때 입이 동그랗게 되면서 파르르 떨림과 동시에 울음소리 자체도 매우 작고 가냘프게 떨리는 소리가 났음.
- 감기가 자주 걸리고 걸리면 바로 병원으로 가야 했음.
- 양 미간(눈과 눈사이) 인당에 붉은 점이 넓게 자리하고 약간 이마가 돌

출되어 부푼 상태였음.
- 눈에는 특히 좌측에서 눈꼽이 계속 나오고 있었음.
- 우측 다리 길이가 좌측보다 2.5cm 정도 짧았음.(척추 때문)
- 눕거나 뒤집거나 엎드리는 동작만 가능했음.

■ 1차 치유(2002.4.11)
- 좌측 흉부, 등 뒤쪽에서 어혈이 많이 나왔음.
- 양 사타구니 사이 임파선에서 어혈이 많이 나왔음.
- 머리를 치유할 때는 시원해하며 가만히 있다가 오히려 손을 떼고 치유를 멈추면 울었음.
- 다리와 등을 했을 때는 아이가 잠을 잤음.(가슴이 뻥 뚫리는 시원한 기분으로 잠이 들었음. 등을 정화할 때 우드득 소리가 나면서 늑대의 영이 빠지면서 왼쪽 흉부가 심하게 팽창돼있던 것이 풍선의 바람이 빠지듯이 척추가 교정되었고 아이가 갑자기 조용해져서 숨을 쉬고 있는지 확인해 볼 정도였음. 민수 아빠가 입술이 핑크색이라고 괜찮다고 했음)
- 치유 중 우측 다리가 떨리며 진동했음.(회로가 열릴 때 일어나는 현상)
- 약간 소량의 가래가 나왔음.
- 치유 중에 오줌을 쌌는데, 오줌이 여성처럼 밑으로 줄줄 흘러내림.

■ 2차 치유(2002.4.18)
〈1차 치유 후 변화〉
- 부풀어 있던 왼쪽 흉부가 정상적으로 낮게 가라앉음.
- 휘어졌던 척추가 아주 바르게 돌아왔음.
- 양쪽 다리 길이도 비슷해짐.

- 키가 늘어나서 내복이 작아짐.
- 평소에 단 한 번도 기어다닌 적이 없었는데, 혼자서 온 방을 다 기어다니기 시작함.
- 며칠이 지나 아이 엄마가 아침에 기저귀를 갈려고 벗기자 고추가 난생 처음으로 위로 선 것을 목격함.
- 손발에 온기가 돌기 시작함.(손에 비해 발은 차가움)
- 눈 흰자위가 보이면서 검은 눈동자가 위로 올라가며 눈을 감았던 증세가 없어지고 눈이 정상적인 상태로 감김.

〈2차 치유 중〉
- 치유 중 소변을 봤는데 오줌줄기가 위로 솟아 포물선을 그림.
- 오른 다리가 간헐적으로 경련.
- 아이 어머니와 함께 온 사람의 말이 가슴이 많이 부풀어 있었는데 낮아진 것이 참 신기하다고 했음.

■ 3차 치유(2002.4.25)
〈2차 치유 후 변화〉
- 키가 많이 커져서 엄마가 내복을 새로 사 입혔다고 함. 키가 갑자기 커진 것은 휘어졌던 척추가 바르게 펴지고 민수의 본영의 에너지가 활성화 되면서 빠르게 성장을 함. 키가 30cm가 자랐음.
- 1차 치유 후 한 번도 경끼를 하지 않았음.
- 일부러 어머니가 공중으로 아이를 던져 받아도 경끼를 하지 않았고, 또 유모차를 돌부리가 걸리는 거친 길 위에서 끌고 다녀봐도 경끼를 하지 않았음.

- 기운이 좋아지고 힘이 세지며 팔다리를 아주 적극적으로 움직이고 고개도 좌우로 돌림.
- 아이 부모가 예전에는 조그만 충격에도 경끼를 하고 감기도 잘 걸려서 병원으로 달려갔었는데 지금은 병원간 일이 없어져서 좋다고 함.
- 치유 후 우측다리 경련을 1회만 한 것이 목격됨.
- 볼록하게 돌출된 새가슴 같은 갈비뼈 부근 흉부가 많이 낮아지고 잘록했던 허리도 많이 통통해지고 다리에 살이 붙음.
- 몸이 점점 따뜻해지고 많이 편안해 하고 있음.
- 전체적으로 아이가 활발해지고 수성(동물의 영성)이 점차 없어지면서 인성(인간의 영성)쪽으로 전환이 되어가고 있음.
- 입에서 탁기가 빠지면서 고약한 냄새가 계속 나고 있음.
- 왼쪽 눈에서는 아직도 약간의 고름이 눈꼽처럼 눈물과 같이 나오고 있지만 예전에 비하면 많이 맑아지고 양도 적어졌음.

〈3차 치유 중〉
- 5월 3일에 다니던 병원에 약타러 갈 예정이라고 함.

■ 4차 치유(2002.5.3)
〈3차 치유 후 변화〉
- 누나들이 다 감기가 걸려도 O수는 감기를 앓지 않고 지나갔음.(예전에 자주 감기에 걸렸으며, 감기만 걸려도 입원하고 수시로 경끼를 했었음. 치유 후 한 번도 경끼를 안함)
- 키가 많이 자람.
- 창백하고 푸르던 얼굴과 입술이 핑크색으로 바뀜.

- 인당의 붉고 넓게 약간 솟아올랐던 큰 점이 없어지면서 동시에 거의 없었던 눈썹이 양 미간 적당한 위치에 새까맣게 나고 있음.
- 머리카락도 윤기있게 까맣게 많이 자랐음.
- 치유 시작 때 7.5kg의 몸무게가 4주째인 현재 9kg이 됨.
- 처음 치유 당시 소리내어 울지도 못했던 O수가 치유를 받는 과정에서 우렁찬 소리로 감정을 표시하고 옹알이도 하면서 울고 웃고 함.
- 가슴과 복부는 보통아이들의 체형으로 많이 교정됐음.
- 심한 무릎관절염 증세가 사라짐.
- 다리도 종아리까지 토실토실 살이 올랐음.
- 기운이 활발해져서 많이 움직이고 행동의 폭이 커지고 처음으로 온 방을 움직이며 옮겨다녔다고 함.
- 다시 태어난 아기를 바라보는 느낌이라고 함.

〈4차 치유 중〉
- 주정일 교수 참관.
- 처음 울프증후군이라는 진단을 받은 병원의사가 1년을 넘기기 힘들거라고 살아 있는 동안 잘 키우라고 했다고 함.
- 치유 받는 것을 지켜본 참관 일동 모두 O수가 치유되어가며 잘 자라는 것을 지켜보자고 하였음.

■ 5차 치유(2002.5.10)
- 5월 5일 어린이날 아이를 데리고 외출을 했는데 감기몸살이 걸려 5월 9일에는 열 경끼로 병원에 가서 치료받음.
- 2001년 12월부터 병원에서 주사를 놓는 것이 너무나 힘이들어 베테

랑 주사원도 혈관이 잡히지 않아 살을 찢고 2시간동안 힘들게 찾아 놓았었는데, 어제(2002년 5월 9일)는 가자마자 바로 정상적으로 좌측 발에 주사를 한 번에 놓을 수 있었음.
(특히 O수 아버지가 상당히 신기해 함) - 주사를 잘 놓을 수 있었던 것은 다리에 살이 오르고 기혈순환이 잘되어 전체적으로 살아난 것이라는 데에 큰 의미가 있음.
- 고개도 좌우로 잘 돌리고 또릿또릿해짐.

〈5차 치유 중〉
- 특히 가래가 많이 나왔음.
- 치유 중 오줌을 쌈.(역시 힘차게 나옴)
- 울 때 턱이 떨리는 증세가 줄어듬.
- 장운동이 활발해져서 방귀를 계속 많이 끼고 대변을 봤음.

■ 6차 치유(2002.5.16)
- 몸무게를 측정하니 9kg이었음.
- 치유 중 방귀를 끼고 하얗고 끈적한 가래도 수월하게 많이 나옴.

(2002년 8월 현재 18회 치유 중)

■ 33차 치유
[2002년 12월 4일 수요일 현재 총 33회 치유 中]
- 몸무게 9kg(치유 시작 후, 약1.5kg 늘었음)
- 키가 85cm(치유 시작 후, 35cm 이상 자랐음)

- 환하게 웃는 얼굴을 자주 함.
- 손을 입으로 빨고 옹알이를 함.
- 손으로 발을 잡기도 하고 몸을 좌우로 굴리기도 함.
- 양쪽 손 근육이 점차 균형있게 발달하고 있음.
- 안아주면 두 손으로 뺨을 감싸주기도 함.

(2003년 2월 22일 토요일 현재, 2~3주에 한 번씩 치유 중)
- 혼자서 앉을 수 있게 됨.

● 그 후로도 민수는 우리 모두의 귀염둥이로 힐링을 받았는데 부모가 만족하고 중단했으며 2010년에 전화로 확인했을 때 민수 어머니가 밝은 목소리로 민수가 온 집안을 돌아다니고 잘 먹고 잘 지내고 있다고 했음.

이 시기에는 신문사에서 정신세계원에서 수련지도하는 것을 보도했고 방송국에서 와서 촬영해서 방송했고 모방송국에서는 미스터리 컨셉으로 와서 자폐증 치유 사례 부모님들의 인터뷰와 민수 이야기를 녹화를 마쳤지만 이것은 미스터리 흥미 위주로 다루기는 너무 대단한 일이라고 민수 이야기만 2분 40초 정도 방송했고 다음에 제4의학이나 새로운 컨셉으로 방송을 연구해야겠다고 했음. 그때 녹화한 것이 홈페이지에 저장되어 있음. 또한 방송국에서 영적인 궁금증에 대해서 자문을 구하는 전화가 가끔씩 왔는데, 모방송국에서 몰래카메라를 방송한 이후부터 삼가하게 되었음.

88. 자폐 증 / 발달 장애(7세, 남) 치유 경과보고

▷ 병명 : 발달장애(자폐)
▷ 나이 : 7세
▷ 성별 : 남
▷ 기간 : 2002년 8월 6일 ~ 10월 26일(총11회)

■ 치유 전 상태 :
  - 또래 아이에 비해 언어 및 인지능력이 떨어짐.
  - 몇 살이냐고 물어도 대답을 안함.
  - 겁이 많고 불안해 하는 증세.
  - 혈색이 검고 피부색이 어두움.
  - 내성적이고 소극적인 성격.
  - 누워 있기를 좋아함.
  - 학습이 전혀 안되고 읽기나 쓰기를 못함.
  - 한 가지 물체에 집착하는 성향.
  - 갖고 놀던 장난감이나 사물을 입에 넣는 행위.
  - 유아기 상태의 의식 수준과 행동.
  - 엄마에게 지나치게 의존적임.
  - 숫자를 세지 못함.

■ 치유 후 변화 :
  - 언어 및 인지 상태가 매우 호전되어 자유롭게 언어를 구사함.

(할머니를 알아보고 "할머니!" 하면서 달려가 안겨서 할머니가 눈물을 흘리며 좋아했음.)
- 질문을 하거나 대답을 하고, 분위기에 맞는 대화 가능.
- 가슴이 편해졌다고 하고 성격이 자신감있게 변함.
- 불안증이 사라지고 성격이 밝아졌음.
- 혈색이 밝아지고 생기가 도는 모습이 됨.
- 몸이 건강해지고 키도 많이 자랐음.
- 손가락을 꼽으면서 정확히 숫자를 셀 수 있게 됨.

● 대부분의 자폐아들의 부모들은 대형병원의 자폐센터에서 자폐등급을 진단받고 여러 곳의 치유센터를 전전하고 치유쇼핑을 돌아다녀봐도 진전이 없을 때, 우연찮게 나와 인연이 닿게 되고, 중증·경증과 관계없이 치유되는 속도는 각기 다르다. 일반적으로 경증이라고 생각하는 사례도 치유가 더디되는 경우가 있고, 심각한 중증의 사례도 모든 증세가 빠르게 사라지고 인간 본래의 모습으로 회복되는 경우도 많다.

89. 발달 지체(25세, 남) 치유 경과보고

▷ 병명 : 발달 지체
▷ 치유 대상 : OO훈(25세, 남)
▷ 치유 일시 : 2003년 3월 23일 시작(6월 현재, 치유 중)

■ 치유 전 상태 :
  - 가슴 답답, 두통, 배가 아픈 증세.
  - 불안, 초조, 공포증.
  - 걷다가 잘 넘어짐.
  - 눈빛이 흐릿함.
  - 얼굴이 어둡고, 전체적으로 피부가 검은 색.
  - 등과 몸에 하얀 수두 자국이 많음.
  - 잠잘 때 코로 숨쉬는 것이 불편함.
  - 아토피성 피부질환으로 가려움증.
  - 손가락이 항상 긴장 상태.
  - 입냄새가 심하고, 안짱다리.

■ 치유 후 변화 :
  - 가슴이 시원해지고, 두통이 사라짐.
  - 배가 편안해짐.
  - 불안감과 공포감이 줄어들고 안정을 찾음.
  - 넘어지지 않고 산에도 잘 오르내림.

- 눈빛이 또렷해짐.
- 얼굴 혈색이 밝아짐.
- 수두 자국이 거의 없어짐.
- 잠자면서 코로 숨쉬는 것이 편해짐.
- 아토피 피부 상태 호전.
- 손가락이 많이 이완됨.

● 아동치유 전문가, 주정일 교수님에게 소개를 받고 찾아온 OO이는 치유 후, 건강한 청년으로 만족한 상태에서, 주교수님도 함께 OO이가 좋아진 것을 기뻐한 것이 기억난다.

90. 자폐증(9세, 남) 치유 경과보고

▷ 병명 : 자폐증
▷ 나이 : 9세
▷ 성별 : 남
▷ 기간 : 2002년 11월 15일 ~ 12월 21일(총6차)

■ 치유 전 상태
  - 아토피 증세.
  - 다리를 끌면서 걷는 증세.
  - 팔짝팔짝 뛰는 동작을 함.
  - 우측 옆으로 눈이 돌아가는 증세.
  - 소리에 매우 민감하고, 조금만 큰 소리가 나도 손으로 귀를 막음.
  - 침을 계속 흘리고, 너무 많이 흘려서 새옷을 입힐 수 없을 정도였음.
  - 손뼉을 치거나 손을 털 듯이 흔드는 동작.
  - "엄마" "아빠" 단어 이외에는 전혀 말을 못함.
  - 근골격이 변형된 상태.
  - 양쪽 눈 사이의 간격이 유난히 넓음.

■ 치유 후 변화
  - 1차 치유 후, 침을 흘리는 증세가 없어짐.
  - 아토피 증세 호전.
  - 걸음걸이가 많이 호전되어 다리를 끌며 걷지 않음.

- 뛰는 동작이 거의 사라짐.
- 눈 돌리는 증세가 호전됨.
- 손뼉을 치거나 손을 털면서 흔드는 동작이 없어짐.
- 5차 치유 후 우유를 찾으며 냉장고 문을 열고 "없다." 하고 말하면서부터 말문이 열림.
- 양 미간에 눈썹이 새로 자라나서 눈과 눈 사이의 간격이 정상화됨.
- 인지상태가 호전되고, 상호작용(의사소통)이 이루어짐.

● ○○이 부모님은 거제도에 살면서, ○○이가 자폐증 진단을 받은 후부터 아이의 치료를 위해 전국의 좋다는 곳은 다 찾아다녔고, 나에게 오기 전에는 부천에 침을 잘 놓는 스님이 있다고 그 먼 거리를 매주 찾아다니면서 아이의 온 몸과 혀에도 침을 놓는 치료를 오랫동안 해왔지만, 변화를 느끼지 못하던 중, 나와 인연이 되어서 찾아온 사례로, 비바람이 몰아쳐도 거제도에서 새벽 1시에 출발해서 분당까지 차를 몰고 아이를 데리고 두 부부가 찾아왔었던 정성을 기억한다. 특이한 점은, ○○이가 처음 왔을 때 침을 너무 많이 흘려서 옷이 물에 젖은 것처럼 축축하게 젖어있었던 것이, 치유 후, 한 번만에 그 증세가 사라졌고, 부모가 너무 놀라워했던 것이 기억난다.

91. 신체 장애 / 뇌수막염 후유증(31세, 여) 치유 경과

▷ 병명 : 신체 장애 / 뇌수막염 후유증
▷ 나이 : 31세
▷ 성별 : 여
▷ 기간 : 2002년 12월 26일 ~ 2003년 3월 28일(총11회)

■ 치유 전 상태
 - 왼쪽 다리가 오른쪽에 비해 짧음.
 - 왼쪽 팔꿈치와 손가락 관절 이상.(뒤로 젖혀짐)
 - 온 몸이 전체적으로 검고 탁한 색.
 - 좌측 발가락이 밖으로 휘어짐.
 - 왼쪽 다리가 더 가늘고, 왼쪽 발목 인대에 이상이 있음.
 - 어릴 때 뇌와 소장을 호스로 연결하는 수술을 받았음.
 - 부모는 물론 타인에게 욕을 함.
 - 발 뒤꿈치가 심하게 갈라지고 굳은 살이 박힘.
 - 목소리가 남성처럼 탁하고 거친 말투와 폭력적이고 과격한 행동을 함.
 - 나이에 비해 지능이 떨어짐.(초등학교 저학년 수준)
 - 오른쪽 청력과 시력 불량.
 - 손발 기능이 저하되고, 좌우 불균형.
 - 걸음걸이가 절뚝절뚝거림.
 - 콜라, 커피, 핏자, 맥주 등등 몸에 해로운 음식을 즐김.
 - 좌측 어깨에서 몸을 움직일 때마다 뚝뚝 소리가 났음.

- 배가 아프다고 복통을 호소했음.
- 언행이 난폭하고 꼬집거나 입으로 물거나 때리는 공격 성향이 강했음.
- 좌측 발목이 수시로 탈골됨.

■ 치유 후 변화 :
- 부모에게나 또는 타인에게 대하는 태도가 많이 부드러워짐.
- 갈라지고 굳은 살이 박힌 발바닥이 정상적으로 변함.
- 혈색이 밝아지고 얼굴 상이 여성스러워짐.
- 목소리가 매우 여성스럽고 부드럽게 변함.
- 말투나 행동이 조신하게 변하고 태도가 안정됨.
- 좌우 다리의 굵기 차이가 많이 줄어듬.
- 탁기살이 많이 빠지고 몸매가 예쁘게 변함.
- 걸음걸이가 아주 많이 호전되어 계단을 순식간에 뛰어서 올라갈 정도임.
- 치유 기간동안 부모와 동행했었는데, 치유 시작 5개월 후인 현재 혼자서 분당 한빛 영의학 연구소로 찾아올 정도로 인지능력이 호전되었고, 그룹 홈이나 교회에도 혼자서 다님.
- 좌측 어깨 관절에서 나던 뚝뚝 소리가 없어짐.
- 좌측 발목 탈골 횟수가 현저히 줄어듬.
- 주변 사람들이 두렵고 싫어서 피했었는데 지금은 보고 싶어 하고 기다려진다고 하는 등 관계가 극과 극으로 바뀜.

● OO는 필자가 관찰할 때, 정신적, 육체적으로 심한 장애를 동반하고 있었고, 장애인들이 다니는 그룹홈에 다닐 정도의 지적 수준이었다. 힐링 후, 신체적, 정신적, 사회적 전반적으로 정상인의 수준으로 좋아졌으며, 상

당히 경제적으로 윤택한 집안의 딸로서 경제적인 면으로 집안의 몫을 감당할 수 있는 정도로 좋아졌음.

92. 정신질환 / 경끼(19세, 여) 치유 경과보고

▷ 병명 : 정신질환 / 경끼
▷ 나이 : 19세
▷ 성별 : 여
▷ 기간 : 2003년 3월 4일 ~ 4월 24일(총3회)

■ 치유 전 상태 :
- 알아들을 수 없는 말로 혼자말을 중얼거리는 증세가 점점 심해짐.
- 묻는 말에 엉뚱하게 동문서답을 함.
- 두통이 심하고 불쑥불쑥 갑자기 화를 냄.
- 자신의 얼굴이나 뺨을 때림.
- 아기 흉내를 많이 냄.
- 감기에 걸릴 때 특히 경끼가 심함.
- 허리와 배에 통증.
- 그림 그린 수준이 유아기 수준.

■ 치유 후 변화
- 1차 치유 후, 혼자말을 중얼거리는 증세가 없어짐.
- 두통이 사라지고, 몸과 마음이 편안해짐.
- 아기 흉내 내는 일이 줄어듬.
- 2차 치유 후, 그림을 그렸는데 사람 얼굴에 눈썹과 콧구멍을 정확하게 그려넣는 등 사물을 인지하고 그림으로 표현하는 의식 수준이 높아짐.

- 정서적으로 안정되고 상호작용이 호전되어 의사소통이 원활해짐.

● 아동치유 전문가, 주정일 교수님의 소개로 온 체험사례자로, 힐링 후, 주교수님도 함께 참관 하셨고, 놀랄 정도로 좋아진 것을 함께 기뻐했음.

93. 만성 피로 / 발기부전 / 다크써클(53세, 남) 치유 경과보고

▷ 병명 : 스트레스성 만성 피로(발기부전)
▷ 나이 : 53세
▷ 성별 : 남
▷ 기간 : 2001년 치유 시작

■ 치유 전 상태 :
- 두통, 견비통, 뒷목이 뻣뻣하고 통증이 있었음.
- 등이 굽은 상태.
- 혈색이 검고 눈주위가 매우 어두움.
- 등과 배 쪽으로 땀띠처럼 오돌토돌하게 붉은 점이 났음.
- 소화 불량, 복부 팽만, 항상 속이 더부룩함.
- 10년간 발기부전.
- 화가 잘 나고, 감정 조절이 잘 안돼 대인관계에 지장이 있을 정도였음.
- 전체적으로 근경락이 경직되어 있는 상태.

■ 치유 후 변화 :
- 두통이 호전되고 어깨가 가벼워짐.
- 목이 부드러워지고 통증이 완화됨.
- 척추가 바르게 펴졌음.
- 혈색이 좋아지고 눈주위의 깊게 패인 듯한 검은색이 없어짐.
- 피부가 깨끗해지고 맑아짐.

- 발기부전이 치유되고 부부금슬이 좋아졌음.
- 편안해지고 화가 줄어들고 감정조절이 가능해졌음.
- 전체적으로 근경락이 부드러워지고 많이 이완됐음.
- 뜻하는대로 주변의 어려운 상황이 해결되고 더 나은 곳으로 발령받음.
- 몸이 건강해지고 박사학위를 취득하여 사회적인 위치가 향상되었음.

● OOO씨는 고위직 공무원이었으며 직장 상사로부터의 괴롭힘으로 인해 너무나도 스트레스를 받고 번아웃된 상태에서 신체적, 정신적, 사회적, 가정적으로 힘든 생활을 이어가던 중, 직장수련팀 사범이었던 권사범의 권유로 힐링을 받았으며, 힐링 후, 다음주에 2차 힐링을 위해 수련장에 왔을 때, 권사범에게 함박웃음을 짓는 얼굴로, "아~ 텐트가 쳐졌어요~."라고 말하며 좋아했는데, 나는 그 말이 무슨 뜻인지 몰라서 물어보니까, 둘이서 웃으면서 "아, 그런게 있습니다."라고 말했다. 나중에 알고보니, 1차 힐링을 받고서 발기부전이 완치가 되었던 것이었다. 그는 그 후, 승진도 하고, 자신이 일하는 분야에서 박사학위를 받고 부부사이도 원만해지고 성공적인 삶을 살고 있다.

94. 루게릭(60세, 여) 치유 경과보고

▷ 병명 : 루게릭 / 정맥류
▷ 나이 : 60세
▷ 성별 : 여
▷ 기간 : 2002. 12. 19 2003. 1. 9(총4회)

■ 치유 전 상태
 - 식사 할 때 팔을 못 올림.
 - 우측 팔을 사용 못함.
 - 머리 감을 때 팔을 들지 못함.
 - 다리에 정맥류.
 - 척추 만곡증.
 - 목과 어깨 부분이 경직되었음.
 - 비만(턱기살).
 - 혈색이 어둡고 피부가 탄력이 없이 축 쳐짐.
 - 혼자서 옷을 못 입을 정도임.
 - 병원에서 1년 시한부 진단.

■ 치유 후 변화
 - 1차 치유 후, 이마 좌우 중앙으로 큰 혹과 같은 어혈이 제거됐음.
 - 정맥류 해결.
 - 척추 만곡증 완화됨.

- 목과 어깨 부분이 많이 부드러워짐.
- 탁기살이 빠짐.
- 혈색이 좋아지고 피부가 좋아졌음.
- 2003년 6월 현재 생존.
- 2010년 5월 현재 생존 2017년쯤 사망.

● OOO씨의 아들이 어머니의 루게릭이라는 난치병을 고치기 위해 직접 기치료사가 되기도 하고, 여기저기 안해본 치료법이 없고, 집에는 옆에서 돌보는 전담 한의사와 전담 가정부가 있을 정도로 온갖 노력을 다 해왔었고, 발병 후 5년차로 의사가 1년 후에 마음의 정리를 하라고 했을 정도였으나, 힐링 후, 16년 가까이 맑은 정신과 집안에서 전동차로 자신이 직접 거동을 하고, 의사소통과 하고 싶은 말을 다 하고, 비교적 다른 루게릭 환자에 비해서 건강한 삶을 유지했다고 함. OOO씨의 아들은 현재까지도 좋은 유대관계를 이어오고 있음.

95. 정신분열증(31세, 남) 치유 경과보고

▷ 병명 : 정신분열증
▷ 나이 : 31세
▷ 성별 : 남
▷ 기간 : 2002년 7월 26일 ~ 9월 6일(총6회)

■ 치유 전 상태
 - 아침에 일어났을 때 죽고 싶은 심정.
 - 칼을 보면 칼로 죽이고 싶은 충동.
 - 집에서 갑자기 나가고 싶은 충동.
 - 갑자기 화가 나거나 남을 밀어서 죽이고 싶은 충동.
 - 우울증, 매증, 급성 지방간염으로 입원 병력.
 - 꿈을 꾸어도 어머님을 죽이려고 하는 꿈에 시달림.
 - 현실과 꿈을 구분 못할 때가 있음.
  (상상으로도 정말 현실로 착각하여 죽이는 충동을 느끼면 본인이 죽었다고 생각하게 됨)
 - 무기력하고 자신감이 없고 전체적으로 혈색이 어두움.

■ 치유 후 변화 :
 - 총 6회의 치유 후, 정신과 전문의로부터 정상 판정.
 - 죽이고 싶은 충동, 죽고 싶은 충동, 꿈과 현실을 혼동하는 증세가 사라짐.
 - 의욕이 생겨나고, 혈색이 많이 좋아짐.

●정신분열증이란, 말그대로 정신상태가 온전하지 못하고, 다른 영이 지배하여 자신과 의식이 분열되고 빙의령이 주도권을 가지고 사악하게 온갖 나쁜 교란을 하는 상태로, 정신과 약물로 통제될 수 없는 상황에서는 상당히 심각하고 사회적인 문제가 될 수 있고, 나쁜 사건 사고의 원인이 될 수도 있다. 힐링을 통해 정화되고 나면, 온전하고 준수한 본래의 모습을 되찾는 것에 대해서 환희심을 느낄 때가 많다.

96. 자폐증(8세, 남) 정화 경과보고

[OOO-가명(8세, 남) 자폐증 치유경과]

▷ 2003년 5월 21일~11월 1일(총19회)

■ 치유 전 상태
  - 말을 못함.(약간 따라하는 말 몇마디 정도)
  - 인지 능력 부족.
  - 빙글빙글 도는 행동.
  - 아토피 증세.
  - 산만하고 분주하게 돌아다님.
  - 얼음처럼 차가운 것을 좋아함.
  - 변비.
  - 혈색이 없고 생기가 없음.
  - 호흡 시에, 콧바람 소리가 심하게 남.
  - 특정한 소리에 민감하여 귀를 막는 행동.
  - 눈빛이 이상함.
  - 사회성 결여.

■ 치유 후 변화
  - 따라하는 말이 많이 늘었음.
    (예를 들어, 부르면 "네" 하고 대답하고 인사할 때 "안녕"이라고 말함)

- 말귀를 알아들음.(예를 들면, "돌아누워" 하면, 돌아누움)
- 싫은 것에 대한 반응을 함.
- 빙글빙글 도는 증세가 많이 없어짐.
- 아토피 증세와 산만함이 매우 호전됨.
- 옹알이를 하기 시작.
- 변비가 많이 해소됨.
- 혈색이 좋아지고 생기있게 변함.
- 호흡 시에 콧바람 소리가 거의 없어짐.
- 두 손으로 귀를 막는 횟수가 줄어듦.
- 눈빛이 편안해지고, 눈을 맞춤.
- 사회성이 좋아지고, 형과도 어울리려고 함.
- 키가 자라고 살이 많이 올랐음.

● 아동치유 전문가, 주정일 교수님의 소개로 찾아온 OO이는 경증이었음에도 치유 속도가 더딘 편이었고, 일반적으로 남자아이는 여자아이에 비해서 치유가 잘 되는 편인데도, OO이는 호전되는 속도가 느린 편이었지만, 그래도 힐링 후, 부모가 만족하였고, 내가 원했던 것은 다른 아이들처럼 극적이고 확연한 치유효과를 보는 것이었으나, 그래도 많은 발전을 보여주었다.

97. 류마티스 관절염(57세, 여) 정화 경과보고

▷ (김OO, 57세, 여) 류마티스 관절염 치유경과
▷ 2003년 6월 11일 ~ 8월 29일(총 11회)

■ 정화 전 상태 :
- 20년간 우측 손목에 혹처럼 불룩한 류마티스 관절염을 앓아온 상태.
- 담배를 피움.
- 두통.
- 좌측 옆구리의 통증.
- 좌측 다리가 불편한 상태.
- 팔에 힘이 없음.
- 목과 어깨에 통증.
- 얼굴 혈색이 어두움.

■ 정화 후 변화 :
- 불룩했던 손목이 호전됨.
- 양쪽 팔에서 심한 어혈이 나왔으며, 치유 후 팔에 힘이 생김.
- 담배를 끊게 됨.
- 두통이 호전됨.
- 좌측 옆구리의 통증이 완화됨.
- 좌측 다리의 불편함이 완화됨.
- 목과 어깨의 통증이 호전됨.

- 얼굴 혈색이 좋아지고, 표정이 밝아짐.

● OOO씨는 담배 중독 뿐 아니라, 알콜 중독도 있었고, 일본에 가서도 못고쳐서 류마티스 질환으로 고생하던 중에, 힐링을 받게 되었고, 오른쪽 팔이 시들어져서 검푸른 색깔의 마른 나뭇가지처럼 근육이 다 소멸된 상태였는데, 힐링 후, 죽은 나뭇가지에 물이 차오르듯이 팔에 손가락 끝까지 근육과 신경이 살아나면서 정상적인 팔이 되었다. OOO씨는 경제적으로 상당히 부유한 상태였으나, 가정적으로는 부부관계가 불행해지는 사건들을 겪으면서 독일로 가서 심리상담사 자격증을 취득하여 국내에서 심리상담을 하고 있던 중이었고, 모 알콜중독자들 모임에서 나에게 힐링을 받고 술을 끊었다는 체험사례자의 발표회 발언을 듣고 연락처를 받아서 나에게 찾아온 것이었다.

98. 갑상선 기능 저하증(34세, 여) 정화 경과보고

▷ 2003년 6월 18일 ~ 12월 5일(총 9회 치유, 현재 치유 중)

■ 정화 전 상태 :
 - 신경이 매우 예민함.
 - 쉽게 피곤해짐.
 - 의욕이 저하되고 화를 잘 냄.
 - 추위를 잘 타고, 수족 냉증.
 - 특히 여름에 손톱과 발톱 무좀.
 - 다리 저림.
 - 손목이 쑤시고 저린 증세.
 - 두통.
 - 어깨 통증.

■ 정화 후 변화 :
 - 마음이 많이 편안해짐.
 - 피곤함이 줄어듬.
 - 의욕이 생기고 화를 덜 내게 됨.
 - 몸이 더워지고 추위를 이겨냄.
 - 손발이 따뜻해짐.
 - 다리 저린 증세와 손목 통증 호전됨.
 - 두통 완화.

- 어깨 통증 완화.

● 갑상선 질환은 대부분 목에 영이 빙의돼서 전신적으로 영향을 미치는 것으로, 목의 빙의령을 제령을 하고 전신에 작용하던 빙의령의 영체, 즉 어혈, 임파액, 가스 등을 배출시키면 내부 장기의 기능은 물론, 피부까지 좋아지고 신체적, 정신적, 영적으로 건강한 상태로 전환된다.

99. 만성 피로(48세, 남) 정화 경과보고

▷ 2003년 7월 11일 ~ 9월 6일(총 8회)

■ 정화 전 상태 :
 - 만성 피로.
 - 무기력.
 - 손발 냉증.
 - 우측 눈 시린 증세.
 - 과음으로 인한 지방간.
 - 혈색이 검은 흑달 증세.
 - 장이 굳은 상태.
 - 가슴 위쪽의 통증.
 - 불안 증세.
 - 숙면을 취하지 못함.
 - 머리띠로 조이는 듯한 두통.
 - 어깨 통증.

■ 정화 후 변화 :
 - 피로감이 사라짐.
 - 삶의 의욕이 생기고 활기차게 변함.
 - 정화를 통해 깨달음을 얻고 고정관념이 사라짐.
 - 긍정적인 의식으로 변화됨.

- 간기능 호전.

- 혈색이 밝아지고 환해짐.

- 장이 많이 풀림.

- 술을 적게 먹음.

- 가슴 위쪽 통증이 호전됨.

- 불안감 감소.

- 불면증이 호전됨.

- 두통 완화.

- 어깨 통증 호전.

● ○○○씨처럼 대부분의 빙의 환자들은 우리가 눈사람을 만들 때 처음에는 한 주먹의 눈을 뭉쳐서 굴려서 점점 더 크게 눈덩이를 만들어서 커다란 눈사람을 만들 듯이, 우리 몸도 마찬가지로 태초에서부터 살아오면서 업력이 쌓이고, 그것을 유전자라고 할 수 있고, 또한 태어나면서 살아오면서 갖은 스트레스와 번뇌로 인해 알게모르게 지치고 병들어오는 것이라고 보면 되겠다. 그 무엇으로도 부술 수 없는 장벽을 나는 영적인 에너지로 단숨에 몸에서 정화시키고 치유할 수 있으며, 결과는 건강, 행복, 풍요로움 등으로 나타난다.

100. 우울증(35세, 남) 정화 경과보고

▷ 2003년 8월 4일 ~ 8월 16일(총 3회)

■ 정화 전 상태 :
 - 두통(약복용).
 - 멀미증세(구역질).
 - 무기력.
 - 안면경련.
 - 대인공포증.
 - 간기능 저하.
 - 알레르기 증세.
 - 소화불량.
 - 가슴답답.
 - 어깨 결림.
 - 뒷목, 등 통증.
 - 안구건조증.

■ 정화 후 변화 :
 - 두통 완화.
 - 소화력 호전.
 - 가슴답답 완화.
 - 어깨, 뒷목 등 통증 완화.

- 간기능 호전으로 얼굴색이 밝아짐.
- 전체적으로 상태 호전.

● OO씨는 누나가 정신세계원 소식지를 보고 남동생의 치유를 의뢰한 사례로, 힐링 후, 정신분열증 증세가 사라지고, 몸, 마음, 정신이 정상적인 상태가 되어 사회적으로도 무난하게 활동할 수 있게 되었고, 임용고시에 합격한 그는 원하는 직장에 출근할 수 있을 것이라고 좋아했다. OO씨의 가족들은 한빛센터 직원들을 OO씨의 자택으로 초대하여 대가족이 함께 식사대접을 해주었고, OO씨의 어린 조카가 피아노를 치고, OO씨의 아버지인 화백 OOO씨가 그림을 보여주었고, 멋진 서예 글씨를 선물로 주어서, 한빛센터에 표구해서 걸어두었음.

101. 척추 측만증(43세, 남) 정화 경과보고
   (모종교단체의 지도자)

▷ 2003년 8월 1일 ~ 9월 1일(총 5회)

■ 정화 전 상태 :
 - 목(경추) 이상으로 말을 하기 힘든 상태.
 - 흉추 측만.
 - 우측 견갑골 통증.
 - 장기간 단식으로 인한 체력감소.
 - 척추 이상으로 인한 장기능 약화.

■ 정화 후 변화 :
 - 목(경추) 상태 호전.
 - 굽어있던 흉추가 바르게 펴짐.
 - 우측 견갑골 통증 완화.
 - 기감(氣感)이 더욱 좋아짐.
 - 척추가 회복되면서 장기능 좋아짐.

● ○○○씨는 모 종교단체의 상위 지도자로, 일본에서 활동하던 중, 척추질환으로 음식을 삼키기 힘들고 말하기조차 힘든 심각한 통증으로 고통받다가, 부부가 함께 찾아왔을 때, 체질식을 도시락으로 싸들고 다니며 철저히 절제된 생활을 하는 모습을 보였는데, 아무튼, 그는 체력이 떨어지고

지치고 힘든 상태에서 첫 번째 힐링 후, 척추가 반듯해지고, 그렇게도 괴롭히던 목의 통증이 사라지고, OOO씨는 매우 감격해서 기뻐하며 감사해 하였으며, 만족해 하는 모습을 보였다. 영적인 종교단체이기 때문에 그는 누구보다도 이 치유에 대해서 완전히 긍정적이었으며 깊은 감사를 표현했음.

102. 알러지성 비염(25세, 남) 정화 경과보고

▷ 2003년 9월 20일 ~ 9월 28일(총 2회)

■ 정화 전 상태 :
- 근육이 심하게 굳은 상태.
- 요통 및 어깨 결림.
- 알러지성 비염, 콧물이 계속 나옴.
- 불면증(새벽 늦게 잠들고 오전 늦게 일어남).
- 변비 증세.
- 두통이 자주 일어남.

■ 정화 후 변화 :
- 근육이 전체적으로 유연해짐.
- 요통과 어깨 결림이 완화됨.
- 콧물이 흘러나오지 않음.
- 정상적인 수면 상태로 변화(밤에 일찍 잠들고 아침 일찍 일어남).
- 변이 잘 나오고 매일 변을 봄.
- 두통 증세가 호전됨.
- 힐링 후 표정도 밝아지고 몸상태가 좋아짐.
- 피부색이 맑고 투명해짐.
- 힐링을 받고 난 얼마 후 취직도 되고 금전문제도 해결되어 마음이 편안해짐.

● 대부분의 빙의 환자들에게서 나타나는 전반적인 질병 유형이며, 빙의령이 빠지면 정화되어서 몸, 마음, 정신의 건강은 물론, 사회적인 건강 및 경제적인 건강도 좋아져서 평화로운 상태로 전환이 됨.

103. 아토피성 피부염(3세, 여) 정화 경과보고

▷ 2003년 10월 17일 ~ 11월 29일(총 6회)

■ 정화 전 상태 :
 - 피부가 가려워 긁은 부위에 딱정이가 생김.
 - 눈빛이 강하고 밤에도 불을 켜고 잠.
 - 산만한 모습.
 - 흉추가 부푼 상태.

■ 정화 후 변화 :
 - 심폐와 머리 쪽에서 특히 어혈이 많이 나옴.
 - 산만한 특성이 줄어듦.
 - 눈빛이 편안해짐.
 - 피부가 매우 깨끗해지고 딱쟁이가 사라짐.
 - 탁기가 빠지면서 부풀어 있던 흉부가 가라앉음.

● 아토피나 그 외의 습진, 알러지성 피부질환은 대부분 먹는 약물과 바르는 연고 등으로 치료하는 것이 일반적인데, 일시적으로 호전되었다가 재발되는 경우가 다반사이다. 원인을 알고 근본적인 치유를 하게 되면, 완치가 되는 것을 종종 볼 수 있으며, 원인은 빙의령으로 인해 몸 안에 냉기가 차고 흐르지 못해 어혈과 습담이 독소로 쌓이며 대변, 소변, 땀, 가래 등으로 배출이 되어야 되는 것이 몸 안에 쌓여있음으로 인해서 독소가 모공으

로 빠져나오면서 염증을 일으켜 가렵고 따끔거리고 쓰린 병변을 만들어, 긁으면 딱지가 앉고 퍼지거나 갈수록 심해지고, 특별한 항산화 요법이 없는 이상은, 심해지는 것이다. 해결 방법은, 원인을 제공하는 빙의령을 제령하고 빙의령의 영체인 어혈과 독소를 몸 밖으로 배출하면 남녀노소를 막론하고 아기처럼 맑고 투명하고 고운 피부를 되찾을 수 있다.

104. 갑상선 기능 항진증(24세, 여) 정화 경과보고

■ 정화 전 상태 :
 - 생후 2개월 반 무렵, 갑상선 진단을 받음.
 - 목부위에 계란만한 혹과 밤톨만한 혹이 덩어리처럼 튀어나와 불룩했고 말할 때마다 꿈틀꿈틀 움직이는 상태.
 - 목소리 이상과 발음 문제로 전화통화 어려움.
 - 감정조절이 잘 안됨.
 - 스트레스를 쉽게 받으며 우울증 심각.
 - 머리카락이 푸석푸석하고 얼굴에 핏기가 없음.
 - 밤에 창문을 열어놓고 잠.
 - 발육 저하 및 저체중.
 - 부정적인 생각과 집착을 반복적으로 하며 계속 말함.
 - 아주 미미한 단기기억상실증세인듯 같은 질문을 반복함.
 - 화를 잘 내고 아르바이트를 시작하면 사흘을 넘기지 못함.
 - 매일 죽고 싶다는 말을 하고, 자살충동이 빈번함.

■ 정화 후 변화 :
 - 목부분에 튀어나왔던 덩어리가 사라짐.
 - 목소리가 부드러워지고 발음이 호전됨.
 - 자신감이 많이 증가했고 말하는 속도가 비교적 빨라짐.
 - 골반이 바르게 교정됨.
 - 체중 저하 상태가 호전되어 살이 오름.

- 피부색이 하얗게 변하고 혈색이 좋아짐.
- 정화받은 후 취직이 되어 한 달 이상 근무.
- 피해의식에서 많이 벗어나고 표정이 밝아짐.
- 반복적인 내용의 말을 되풀이하는 증세가 완화됨.
- 긍정적인 생각으로 전환되고 전화통화에 전혀 무리 없음.

■ 2004년 12월 현재, "의사 선생님이 목이 많이 들어갔네요."라고 진단. 일찍 일어나야겠다고 마음 먹거나, 오전에 할 일이 있으면 아침 6시에 기상. 마음이 안정되고 성격이 차분해졌으며, 상황이나 분위기에 적합하게 말하고 대화를 할 때 상대방의 말도 잘 들어주고, 목소리가 여성스럽고 예뻐짐. 머리결도 좋아지고 모든 면에서 자신감을 되찾게 됨. 공부도 열심히 함. 상대방의 말 한마디에 너무 예민하고 감정적으로 받아들이는 면이 없어지고, 쉽게 동요되지 않고, 감정기복이 심하던 성격이 사라짐.

■ 2005년 6월 현재, 취직이 확정되어 대기 중임. 대인관계에 있어서도 무조건 일방적으로 집착하는 상태가 사라지면서 점차 상호교류적인 태도로 변하고 있음. 이유없이 우울해지거나 조그만 일에도 분노가 생기던 증세가 조금씩 사라지면서 화가 일어나는 횟수가 줄어들고 포용력 있고 온순하게 변해감. 무엇보다도, 수술자국이 없이 나왔다는 점이 가장 큰 특징. 아버지의 말로 몇 년 후 결혼해서 딸을 둘 낳고 잘 산다고 했음.

● 정신세계원 송원장님의 지인인 모 일간신문사 기자의 자녀로서, 2세 때부터 20여 년간 무슨 치료를 안해봤을까 싶을 정도로 치료를 했지만, 전혀 차도가 없었고, 첫 번째 힐링 후, 목에서 움직이는 두 개의 혹이 눈앞에

서 바로 감쪽같이 사라졌음. 원인인 빙의령의 영체인 혹이 빙의령이 빠지면서 치유 후에 영체가 사라지면서 흔적없이 소멸된 것이다.

105. 학교폭력 트라우마 – 치유 경과보고(20대. 남)

■ 치유 전 증상

1. 과거 학교폭력.(초등3~6학년, 중학교)
2. 도와준 친구 3명. 부모님에겐 걱정끼칠까 상담 못함.
3. 이런 문제가 최근에 일어나는 것처럼 자꾸 회상이 됨.
4. 계속 기억하고 싶지 않은데 기억이 나니 힘듦.
5. 연세대학병원. 트라우마 및 해리성 장애. 다닌지 4년.(2017년)
    (예를 들면, 집에서 샤워하다가 초등3학년 때 담임선생님이, 집어던진다던가, 4학년 때 청소하다가 축구공에 맞았는데 김OO, 김OO, 박OO 3명이 '넌 참 뭐라고도 못하니 병신같다'라고 말했던 것이라든가, 초등 3학년 김OO가 '넌 좀 없었으면 좋겠다' 등등, 5학년 때 선생님께 학폭 및 수업시간에 지우개나 머리 뒤통수를 때린다든가, 그런 일들을 의뢰했지만 걍 놔두심. 자립심인가, 맞서 싸워야 한다고 같이 일진들이랑 자리 배치하심. 한OO는 4~6학년, 중학교 내내 괴롭힘. 이런 것들이 계속 지금까지 계속되는 것처럼 느껴짐.)
6. 시력 난시, 안경 안 끼면 잘 못봄.
7. 숨쉬기 힘들고 가슴답답함. 분노.
8. 학업을 계속하지 못하고 가족과 함께 살지 않고 고교 친구랑 동거중.

■ 치유 후 변화

1. 왕따와 학교폭력으로 트라우마를 겪으며 치료 중, 많이 나아졌음.
2. 빨리 나아서 학업 재개해서 취직하고 결혼해서 행복하게 살았으면 함.

● ○○이는 아버지가 먼저 힐링을 받고나서 좋아진 것을 인정하고 아들도 힐링을 받으면 좋아지겠다는 확신에, 아들 ○○이를 아버지가 데리고 와서 힐링시킨 경우이다. 아버지의 전언으로는 ○○이가 많이 좋아졌다고 만족해했음.

106. 자폐증(6세, 남) 정화 경과보고

▷ 2004년 2월 15일 ~ 3월 26일(총 7회, 현재 치유 中)

■ 치유 전 상태
 - 산만함.
 - 의미없는 말.
 - 상호작용이 안됨.
 - 인지능력 부족.
 - 감각이 없어 아파도 울지 않음.
 - 높은 곳에 올라감.
 - 까치발로 걸음.(2세 때부터)
 - 특정한 물건에 집착.(허리띠, 시계 등등)
 - 특정한 소리를 냄.
 - 뭔가 부탁하거나 요구할 때 손을 끌어 표현함.
 - 소근육 퇴화.(손가락에 힘이 없음)
 - 울 때 켁켁 소리를 냄.(목소리가 잘 안나옴)
 - 세발자전거를 타지 못함.
 - 넷째 발가락 기형.
 - 특정한 음식을 좋아함.(고등어, 갈치, 생선류)
 - 대소변 시에 변의를 표현함.
 - 오줌을 지림.

- 왼쪽 검지와, 우측 엄지 손가락이 붉게 부르틈.
- 걸을 때 안짱다리처럼 우측 다리를 안쪽으로 향하게 걸음.
- 성장발달이 느림.
- 가위질을 못함.
- 연필을 못잡음.
- 요추 변형된 상태.

■ **치유 후 변화 :**
- 높은 곳에 올라가지 않음.
- 갈색 소변이 나왔음.
- 까치발 행동이 없어짐.
- 아빠에게는 가까이 가지 않았는데 아빠한테 가서 안김.
- 식당에서 "앉자" 하면 꼼짝 않고 앉음.
- 사납던 눈빛이 부드럽게 변하면서 맑고 밝아짐.
- 얼굴 상이 바뀜.
- 기침이 없어짐.
- 우는 소리가 커지고 아이다워짐.
- 이모와 상호작용이 가능해지고 눈을 오래 맞춤.
- 야단을 치면 어느 정도 알아들음.
- 방에만 들어가면 무조건 양말을 벗던 행동이 사라짐.
- 싫으면 고개를 좌우로 흔들고, 좋으면 끄덕끄덕 하며 표현함.
- "같이가!"라는 말을 하기 시작.
- 오줌을 지리지 않음.
- 소변이 마렵지 않으면 화장실에 데리고 가도 따라가지 않음.

- 가슴 두근거림이 없어짐.

- 호흡 시에 콧소리가 줄어듬.

- 놀이터에서 줄을 잡고 올라가는 등등 근육이 발달됨.

- 혼자서 그네에 올라가 그네를 탐.

- 공을 정상적으로 가지고 놀며 책을 보기도 함.

- 목욕을 할 때 엄마를 보면서 "엄마"라고 반복해서 노래하듯 부름.

- 손가락을 계속적으로 심하게 구부리던 행동이 호전됨.

- 바나나 껍질을 혼자서 벗김.

● OO이는 심한 자폐증이었는데도 빠르게 호전되었고, 부모의 적극적인 치료 동참으로 자폐센터에서 정상이라는 판정을 받고 치유를 중단했음.

107. 유사 자폐 [치유 경과보고] (오OO, 5세, 여)

▷ 2004 .4 .1 ~ 6. 4, 총 10회 현재 치유 中

■ 치유 전 상태

1. 까치발처럼 발끝으로 걷는 증세.
2. 또래 아이에 비해 체구가 작음.
3. 목과 등이 앞으로 굽어져 있는 상태.
4. 눈 맞춤을 못함.
5. 야채나 감자나 면류는 좋아하나 밥을 안먹는 등 편식을 함.
6. 목소리가 작고 목에 뭔가 걸려 있는 듯 '캄~!' 소리를 자주 냄.
7. 좋아하는 행동이나 사물에 집착이 강함.
8. 혈색이 없고 눈을 사납게 노려보며 깜박거림.
9. 또래 아이에 관심이 없는 등 사회성 결여.
10. "OO야" 하고 부르면 "네"라고 대답하지 않고, "OO야, 네!"라고 대답함.
11. 자발적인 언어가 매우 부족함.
12. 가래를 뱉지 못하고 종종 난폭하고 신경질적으로 변함.
13. 제자리에서 우측으로 빙글빙글 도는 행위.
14. 발목을 안쪽으로 접어서 걸음.
15. 제자리에서 뛰는 행위.
16. 간헐성 사시 때문에 수술은 받은 상태.
17. 상호작용 및 인지능력 부족.

■ 치유 후 변화

1. 까치발 증세가 없어짐.
2. 키가 부쩍 커지고 급격히 성장함.
3. 앞으로 굽어졌던 목과 등이 바르게 펴짐.
4. 사람들과 눈을 맞추는 것이 호전됨.
5. 국수와 같은 면류를 좋아했는데 면류를 잘 안먹게 됨.
6. 목소리가 많이 커지고 좋아짐.
7. 집착이 없어지고 혈색이 어린아이답게 매우 좋아짐.
8. 또래 아이에게 관심을 갖게 됨.
9. "이게 뭐야?" 하고 물으면, "눈, 코, 입, 귀, 발." 등등 정확히 대답을 함.
10. 산만함이 없어짐.
11. 목이 답답한 듯 "캄, 캄." 하고 켁켁거리는 회수가 현저히 줄어듬.
12. 녹음기처럼 말을 따라했으나, 따라하는 말이 줄어듬.
13. 상황에 맞거나 필요에 의해 자발적으로 단어를 조합한 2음절 이상의 언어를 구사함.
14. 감기에 걸려도 약을 먹지 않고 회복됨.
15. 노래(곰세마리 등등)를 비교적 정확한 발음으로 절반 이상 따라 부름.
16. 가래를 뱉을 수 있게 됨.
17. 사람들이 하는 말을 거의 다 알아듣고, 자신의 의사표시도 함.
18. 눈을 사납게 노려보며 깜박거리는 증세가 없어짐.
19. 제자리에서 도는 행위가 없어짐.
20. 난폭함이 사라지고 온순하고 귀여운 소녀로 변함.
21. 뛰는 행동이 없어짐.
22. 상호작용이 가능해지고 인지상태가 매우 호전됨.

● 그동안의 사례들로 봤을 때, 자폐아들 중 90% 이상이 남자아이들이고, 여자아이들은 극소수 중에 한 명이었으며, 여자아이를 힐링했을 때는 치유효과가 더디게 나타나는 경향이 있었는데, OO이는 첫 번째 치유 후, 엄청나게 많은 양의 담음을 쏟아내었으며, 집에 가서도 많은 양의 구토를 했었는데, OO이 아버지가 의사였기 때문에 일반적인 위액과는 다르다고 지켜보자고 하였으며, 많은 양의 가래를 뱉었는데도 탈수증세나 몸이 나빠지지 않았고, 빠르게 자폐증세가 사라지고 신체적으로는 물론, 행동장애가 사라지고, 부모가 만족한 상태로 일반유치원에 갔다고 했음. 필자 스스로도 OO이의 힐링에 대해서 만족하고, 기쁨을 느낀다.

108. 빙의 두피전체 탈모 [정화 경과보고] (조OO, 35세, 여)

▷ 2004 .3 .11 ~ 5. 28, 총 8회 현재 치유 中

■ 치유 전 상태
 1. 신경성 탈모증으로 머리카락이 거의 없는 상태.
 2. 호흡곤란 및 가슴답답한 증세.
 3. 감정의 기복이 매우 심함.
 4. 대인기피증.
 5. 생각하기를 싫어하고 흐릿한 의식 상태.
 6. 아랫배가 차갑고 묵직함.
 7. 어깨가 눌리는 듯한 견비통.
 8. 허리 통증 및 생리통.
 9. 생리 기간이 짧고 양이 적음.
 10. 아무리 많이 먹어도 포만감을 느끼지 못하는 폭식증.
 11. 처음 만나는 사람에게도 본의 아니게 기분 나쁘게 대함.
 12. 본인의 의지가 아닌 빙의된 남동생 영가의 의지대로 행동함.
 13. 몸과 정신이 따로따로 움직임.
 14. 결혼하는 것을 싫어함.
 15. 명치 끝이 아픈 증세.
 16. 거울보기를 싫어함.
 17. 혈색이 없음.

■ 치유 후 변화

1. 치유 후 머리카락이 새로 자라나기 시작함.
2. 호흡이 편해지고 가슴도 편안해짐.
3. 불규칙한 감정이 조절됨.
4. 대인기피증세가 없어짐.
5. 시야가 밝아지고 의식이 또렷해짐.
6. 아랫배 통증이 완화됨.
7. 어깨 통증과 허리 통증이 사라짐.
8. 생리통이 완화됨.
9. 식사량이 조절이 됨.
10. 사고가 긍정적으로 바뀌고 여유있어짐.
11. 본인의 의지대로 행동하고 몸과 정신이 일체화 됨.
12. 빙의된 남동생 영가의 의지대로 유아적인 발상과 말과 행동을 하던 것이 사라짐.
13. 자신의 의지대로 정상적으로 사고하는 능력이 생김.
14. 명치 부분의 통증이 완화됨.
15. 혈색이 좋아지고 더 예뻐지고 생기가 돌기 시작함.

● OOO씨는 머리카락이 전체적으로 한 올도 없는 상태로 찾아왔고, 분열된 상태로 횡설수설 하는 정신적인 문제와 신체적인 고통을 호소하였었고, 힐링 후부터 육체적인 고통이 사라지면서 머리카락이 나기 시작했는데, 머리 전체에 골고루 나는 것이 아니라, 수박처럼 줄무늬를 친 듯이 삐뚤삐뚤한 선으로 머리카락이 자라기 시작했다. 한참이 지난 몇 년 후, OOO씨는 필자를 다시 찾아왔으며, 부족했던 사례금을 마저 드리고 싶다

고 했고, 당시에 머리카락을 길러서 뒤로 길게 묶고 왔던 것이 너무 신기했던 기억이 난다. 이로써, 머리카락 한 올 조차 나지 않게 하는 빙의의 독은 너무 강하고 무섭고 독하다는 것을 새삼 느낀다.

109. 빙의 [정화 경과보고] (박OO, 60세, 여)

▷ 2004 .4 .27 ~ 6. 3, 총 6회 현재 치유 中

■ 치유 전 상태
  1. 빙의령으로 인해 육체적·정신적으로 도저히 견딜 수 없을 정도의 상태.
  2. 불안감과 공포감 때문에 정상적인 생활을 할 수 없는 상태.
  3. 빙의령에 대한 정보처리가 안된 상태.
  4. 빙의된 영가가 자신에게 죽으라고 하는 등등 혼란스럽게 하고 괴롭힘.

■ 치유 후 변화
  1. 마음이 편안해지고 육체적인 불편함이 해소됨.
  2. 치유 후 보호령과의 부조화된 상태에서 조화로운 상태로 전환됨.
  3. 보호령의 메시지를 받고 교류가 가능해졌으며, 영적 정보처리가 이루어짐.
  4. 보호령으로부터 삶의 지혜를 받게 되었으며, 영적 성장을 이루기 시작함.
  5. 보호령과의 관계가 조화로운 상태로 전환되면서 정상적인 생활이 가능해짐.
  6. 의식이 밝아짐.
  7. 피해의식이 사라지고 자신감이 회복됨.
  8. 보호령과의 조화과정을 통해 타인을 배려하는 마음을 배우고 실천하게 됨.

9. 영적 세계에 대해 인정하게 되고 깨달음도 얻게 됨.

● 앞의 내용 중, 60번 '빙의에서 깨달음까지'를 참조하기 바람.

110. PTSD / 우울증(30대, 여, 강남구) [정화 경과보고]

▷ 2004. 6. 5. ~ 10. 26. 총 18회 현재 치유 中

■ 치유 전 상태

(결혼식 하자마자 신혼여행에서 헤어짐. 외국유학에서 성폭행 트라우마)
1. 얼굴빛이 어둡고 피부에 탄력이 없음.
2. 잔뜩 겁을 먹은 듯한 표정.
3. 위축된 행동.
4. 눈치를 보면서 말하고 때론 공격적인 성향.
5. 자신감이 없는 상태.
6. 마른체형인데도 조금만 먹으면 배가 나옴.
7. 일관성 없는 말을 계속적으로 함.
8. 가슴이 작고 답답한 증세.
9. 허리와 엉덩이에 탁기살이 많은 편.
10. 돌출행위와 피해의식.
11. 사고력이나 판단력이 부족한 편.
12. 수면을 너무 많이 취하는 편.

■ 치유 후 변화

1. 얼굴 표정이 밝아짐.
2. 행동이 자연스럽고 자신감있게 변함.
3. 부모, 특히 엄마에게 의존적인 면이 줄어듦.

4. 배부르게 먹어도 배가 안나오고 허리가 들어감.
5. 상대방과 자연스럽고 적절하게 대화를 나눔.
6. 혈색이 돌고 피부가 탄력적으로 변함.
7. 때때로 공격적이던 성향이 사라짐.
8. 가슴이 커지고 시원해짐.
9. 복부와 엉덩이, 허리의 탁기살이 빠짐.
10. 사고력과 판단력이 좋아지고 돌출행위가 사라짐.
11. 수면시간이 줄어들고 몸이 가벼워짐을 느낌.
12. 피해의식이 현저히 줄어들고 정신적으로 매우 안정됨.
13. 처음으로 스스로 돈을 벌어서 살아보겠다는 생각을 하게 됨.
14. 부족함 없이 곱게 자라왔는데 사회생활을 시작하면서 더욱 밝아지고 본인도 만족스러워 함.

● OOO는 프랑스 유학 당시 흑인에게 성폭행을 당하고 외상 후 스트레스 장애로 정상적인 생활을 할 수 없을 정도로 몸, 마음, 정신이 피폐해져 귀국해서 그 어머니가 무속인에게 데리고 가서 생활을 같이 하기도 했으며, 여러 가지 대체요법 등, 그 어머니가 수지침을 딸을 치료하기 위해 배울 정도였음. 어머니가 정신세계원 회원이어서 월간 소식지를 보고 힐링을 받게 된 사례이고, 힐링 도중 도와주는 사범 및 남자들만 보면 공격하고 쥐어뜯고 때리고 했었는데, 힐링 후, 온순해지고 차분한 숙녀의 모습으로 바뀌고, 처음에는 언니, 오빠, 형부 등이 모두 의사들이어서 반대가 있을까 봐 어머니가 OOO를 차에 태워서 1주일 정도를 집에 들어가지 않고 지냈다고 했음. 모든 증세가 사라지고 안정될 즈음, OOO는 수퍼마켓에서 아르바이트를 시작했고 한달 후, 월급을 받아서 그 어머니께서 너무 기뻐서

OOO와 함께 속초항까지 가서 살아있는 대게를 원장님께 대접한다고 많이 사와서 우리 센터는 대게잔치를 벌인 적도 있었다. OOO는 상당히 재력가의 집안의 여식으로 그 어머니의 바램은 자신의 생활을 독립적으로 하고 돈관리 정도라도 하면 더 이상 바랄 것이 없겠다고 했으며, 힐링 도중, 아파트를 사주어서 독립적인 생활을 하며, 공과금, 관리비 등을 스스로 지불하고 가게를 이끌어가는 생활 연습을 하고 있는 모습을 보여주었다. 모두 만족하는 사례였음.

111. 소화불량, 과민성 대장증세(40대, 남) 경과보고

▷ 2004. 5. 21. ~ 10. 9. 총 13회 현재 치유 中

■ 심령정화 전 상태
 1. 만성 위염, 위 무력증.
 2. 소화불량.(음식물 섭취가 어려울 정도)
 3. 눈이 아픈 증세.
 4. 머리에 여드름처럼 붉은 반점이 나타남.
 5. 과민성 대장 증세.
 6. 허리 통증.
 7. 갈수록 성격이 급해짐.
 8. 얼굴 및 혈색이 검고 어두움.
 9. 몸이 전체적으로 굳어 있고 특히 우측 고관절이 매우 심하게 굳어 있는 상태.

■ 심령정화 후 변화
 1. 만성 위염, 위 무력증 증세가 사라짐.
 2. 소화 불량 증세가 사라지고 위장기능이 호전됨.(음식물 섭취 자유로워짐)
 3. 안압이 줄어들면서 눈이 아픈 증세가 없어짐.
 4. 머리의 탁기가 빠지면서 붉은 반점이 사라짐.
 5. 과민성 대장증세가 호전됨.

6. 허리 통증이 해소됨.
7. 급한 성격이 완화됨.
8. 얼굴과 전체적인 혈색이 생기가 돌고 밝은 색으로 변함.
9. 뻣뻣하던 우측 고관절이 다소 부드러워짐.
10. 몸이 전체적으로 많이 유연해짐.

● 대부분 스트레스 장애로 번아웃 상태가 되면, 빙의현상이 일어나는데, 예를 들어, 내 몸 안에 나 아닌 또다른 생명체가 내 몸에 겹쳐서 들어있다고 생각을 해보면, 가장 쉽게 이해가 될 것이며, 그 존재는 머리끝부터 발끝까지 지배하고 같이 움직이는 것 같지만, 의식의 장애도 일으키며 각 기관 장기마다 스트라이크를 일으키며 병증과 통증으로 나타난다. 해결할 수 있는 방법은, 우주의 치유에너지를 끌어다가 그 영을 뽑아내고 영체를 허물어서 모든 그 영이 일으킨 독소와 노폐물, 어혈을 몸 밖으로 배출하고 흐르게 하면, 원래의 밝고 건강한 자신의 모습을 되찾게 되는 원리이다.

112. 만성 두통(30대, 남) [정화 경과보고]

▷ 2004. 5. ~ 10. 16. 총 19회 현재 치유 中

■ 심령정화 전 상태
 1. 소화 불량.
 2. 가슴 답답함.
 3. 눈이 충혈되고 아픔.
 4. 만성 두통.(뒷골이 땡김)
 5. 정신이 몽롱함.
 6. 얼굴 흑달.
 7. 피부색이 전체적으로 검붉은색.
 8. 얼굴에 잔주름살이 많고 언뜻 보기에도 병색이 완연함.
 9. 어깨 통증.
 10. 무의식적으로 입을 약간 벌리고 숨을 쉼.

■ 심령정화 후 변화
 1. 소화불량이 해소됨.
 2. 가슴이 시원해짐.
 3. 눈이 편해지고 안압 통증이 해소됨.
 4. 두통이 해소됨.
 5. 정신이 맑아지고 의식이 또렷해짐.
 6. 검은 얼굴색이 밝아지고 살색으로 돌아옴.

7. 잔주름이 많던 얼굴에 탄력이 생기면서 주름살이 사라짐.
8. 어깨통증이 사라지고 몸이 가벼워짐.
9. 입을 꽉 다물어도 어색하지 않고 자연스럽고 생기있는 표정.

● 빙의 현상으로 여러 가지 통증을 일으켜서 힐링을 통하여 전반적인 문제점이 해소된 점은 다른 빙의 환자들의 치유 원리와 대동소이 하고, 주름이 펴지고 얼굴에 탄력이 생긴 것은, 피부에 죽은 세포가 떨어져 나가지 못하고 딱딱하게 굳어있고 골이 파져 있던 것이, 죽은 세포 및 어혈이 빠지면서 원래의 자신의 피부로 돌아와서 주름이 없고 탄력이 생기며 맑고 아름다운 피부로 바뀌며 그 어떤 성형수술로도 해결할 수 없는 부작용 없이 완전한 성형이라고 할 수 있다.

113. 허리 디스크, 다크 써클(40대, 남) 정화 경과보고

▷ 2004. 1. 20 ~ 5. 17. 총 8회 정화

■ 심령정화 전 상태
 1. 허리 디스크 증세.
 2. 얼굴 턱이 한쪽으로 약간 돌아간 상태.
 3. 사고로 인해 흉부와 기타 몸전체가 좌우 비대칭.
 4. 과민성 대장 증세.
 5. 하복부 냉증.
 6. 눈 밑에 검은 다크써클.
 7. 쉽게 흥분하고 화가 잘 나는 편.
 8. 척추 만곡 상태.
 9. 피부와 얼굴색이 검붉고 어두운 기색.

■ 심령정화 후 변화
 1. 허리 통증이 호전됨.
 2. 돌아간 얼굴 턱이 똑바르게 됨.
 3. 몸의 좌우 균형이 맞춰짐.
 4. 과민성 대장증세가 호전됨.
 5. 냉한 하복부가 따뜻해짐.
 6. 눈 밑의 다크써클이 없어짐.
 7. 화가 많이 줄어들고 마음이 차분해지고 여유로워짐.

8. 과거 병력이었던 대상포진으로 인한 몸 내부의 흔적이 몸 밖으로 드러나면서 빠졌음.
9. 어두운 얼굴이 밝아지고 피부가 맑아지고 좋아짐.

● OOO씨는 힐링 후, 신체적, 정신적, 사회적으로 건강해지고, 승진과 함께 경제적으로도 윤택해지고, 그 자택에 센터 식구들을 초대하여 식사 대접을 했으며, 그 당시 약간의 제물을 준비하여 기도를 올렸고, 그날 밤부터 OOO씨는 언제 그랬냐는 듯 숙면을 취할 수 있었고, 그의 아들도 힐링을 받았고, 이후 좋은 대학에 입학해서 잘 지낸다는 소식을 들었고, 그의 조카딸도 힐링을 받아서 뇌전증이 완치되었다.

114. 불면증(21세, 남) 정화 경과보고

▷ 2004. 2. 22. ~ 8. 15. 총 10회 정화

■ 심령정화 전 상태
  1. 무기력함.
  2. 혈색이 없음.
  3. 눈빛에 힘이 없고 기운이 없어보임.
  4. 불면증.(잠이 드는 일이 힘겨울 정도)
  5. 주체적인 면이 떨어짐.
  6. 우측 눈에 수술을 했으나 눈이 피로한 상태.
  7. 시력이 나쁜 편임.
  8. 좌측 목에 통증.
  9. 가슴 답답한 증세.

■ 심령정화 후 변화
  1. 의욕이 생김.
  2. 혈색이 살아나고 피부에 탄력이 생김.
  3. 눈빛이 정상으로 돌아옴.
  4. 불면증이 없어지고 숙면을 취함.
  5. 자발적인 성격으로 바뀌고 스스로 하는 일이 많아졌음.
  6. 목표를 갖고 공부를 시작하게 됨.
  7. 항상 피로하던 눈의 상태가 매우 호전됨.

8. 목 부위로부터 몸 내부에 자리잡고 있던 정체된 다발이 구슬처럼 밖으로 빠져나옴.
9. 답답한 가슴이 시원해짐.

● 빙의령이 어느 부위에 어떻게 기생하며 영향력을 미치느냐에 따라서 환자가 느끼고 고통받는 증세는 각기 다르다. 불면증은 목과 머리 쪽으로 영의 압력으로 인해 순환이 안되며 수면 호르몬인 멜라토닌 생성도 부족하고 호흡 불량 등, 안압으로 인해 눈이 피곤하고 눈에 힘이 없는 등, 여러 가지 증세를 일으키지만, 빙의령이 배출됨으로써 일시에 증세가 호전이 되고 독소와 압력과 어혈이 빠지면서 몸은 본래의 건강한 상태로 돌아간다.

115. 스트레스성 비만(22세, 여) 정화 경과보고

▷ 2004. 5. 8. ~ 9. 19. 총 12회 심령정화

■ 심령정화 전 상태
 1. 스트레스성 탁기로 인한 비만 증세.
 2. 축농증.
 3. 허리 통증.
 4. 혈색이 없음.
 5. 두통.
 6. 약간의 이명 증세.
 7. 한번 감기에 걸리면 쉽게 잘 낫지 않는 편.
 8. 고집이 매우 세고 내성적인 성격.

■ 심령정화 후 변화
 1. 얼굴, 목, 복부, 허벅지, 어깨 등의 탁기살이 빠짐.
 2. 체형이 좋아지고, 옷을 줄여 입거나 싸이즈를 바꿀 정도로 살이 빠짐.
 3. 누런 색의 코와 가래가 배출되면서 축농증이 매우 호전됨.
 4. 감기에 걸리는 횟수가 현저히 줄어들고 걸려도 빠르게 호전되어 나음.
 5. 허리 통증이 완화됨.
 6. 피부에 탄력이 생기고 혈색이 좋아짐.
 7. 두통이 호전되고 집중력도 높아짐.
 8. 이명 증세도 호전됨

● 비만이라고 표현했지만, 일반적인 많이 먹어서 살이 찐 것이 아니라, 몸 안에 또다른 영의 사이즈가 들어있었다고 생각하면 이해하기 쉬울 것이다. 아버지가 OO를 데리고 왔으며, 누워서 힐링을 받던 중, 솟아있던 한쪽 어깨의 탁기가 나가면서 금방 그 자리에서 다른 한쪽 어깨와 차이가 나면서 고무풍선에서 바람이 빠지듯이 팔이 가늘어지는 것을 보고 모두 놀랐고, 힐링하던 필자도 놀랐던 기억이 난다. 이렇듯, 몸 안에서 다른 영에 의한 압력은 풍선처럼 몸을 부풀리고 뇌압도 올리고 안압도 올리고 그로 인해 허리통증, 축농증, 생리통 등등, 여러 가지 몸의 병변을 일으키며, 빙의가 해결되면, 원래의 맑고 정사이즈의 아름다운 몸매와 피부와 건강상태로 돌아온다.

116. 자폐증(6세, 남) 정화 경과보고

▷ 2004년 12월 9일 ~ 2005년 3월 4일 (총 13회, 현재 치유 中)

■ 치유 전 상태
 - 침을 손에 발라 바닥이나 물체에 묻혀서 비비는 행동.
 - 혀로 바닥이나 가전제품 또는 가구에 침을 바르고 핥는 행동.
 - 칭얼대며 소리를 지름.
 - 의미없는 웃음.
 - 척추 만곡증.
 - 엎드려 있는 경우가 많고 누워있기를 좋아함.
 - 매우 산만함.
 - 까치발 증세가 간헐적으로 있음.
 - 변비 증세.
 - 피부가 어두운 누런 색이며, 혈색이 없고, 아토피 증세가 있음.
 - 말을 전혀 못함.(엄마이름 "OOO", "동생" 정도는 말함)
 - 불러도 대답이 없음.
 - 물체를 이로 깨무는 습관.
 - 가끔씩 뛰고 소리를 지름.
 - 상대방과 눈맞춤이 잘 이루어지지 않음.

■ 치유 후 변화 :
 - 손에 침을 발라 바닥이나 물체에 묻혀 비비는 행위가 없어짐.

- 혀로 바닥이나 가전제품 또는 가구에 침을 바르고 핥는 행위가 없어짐.
- 칭얼대는 것이 줄어들고 얌전해짐.
- 지시어에 따르고, 말을 알아들으며, 칭찬을 해주면 좋아함.
- 척추가 바르게 펴지고, 편 상태로 오랫동안 앉아 있는 것이 가능해짐.
- 엎드리거나 누워있는 시간이 줄어들었음.(등을 기대어 앉는 경우는 있음)
- 산만한 행동이 줄어들고 얌전해지고 조용해짐.
- 까치발 증세가 사라짐.
- 심한 변비증세가 완화됨.(5일에 1회 → 1~2일에 1회)
- 얼굴 혈색이 좋아지고 피부가 아이처럼 뽀얗고 생기있게 변함.
- 부르면 돌아보고 오래 눈맞춤을 하는 것이 가능해짐.
- 아토피 증세가 호전됨.(탁기가 빠지는 기간동안은 긁는 증세 있었음)
- 물체를 이로 깨무는 습관은 아직 남아있음.
- 뛰고 소리지르는 행위가 거의 사라짐.
- 눈빛이 맑아짐.
- 몸무게가 늘고 키도 커짐.

● OO이도 대부분의 자폐증 아이들과 마찬가지로 동물의 영이 빙의되어 동물의 영이 지배하고 있었기 때문에, 발달과정에서 동물의 모습에 가깝게 신체적, 정신적으로 발달해서 여러 가지 성향과 생활습관, 대근육, 소근육의 발달장애, 눈빛이 다르거나 눈을 못 맞추는 등, 장애가 있었으나, 힐링을 거듭할수록 동물의 영이 빠지고 인간 본래의 모습을 회복하여 정상아에 가깝게 치유되며, 부모가 만족할 때까지 치유받았음.

117. 자폐증(6세, 남) 정화 경과보고

▷ 2005년 1월 26일 ~ 3월 4일(총 7회, 현재 치유 中)

■ 치유 전 상태 :
- 간헐적으로 흘겨봄.
- 제자리에서 도는 행동.
- 손가락 근육이 약함.
- 엄마와 떨어져 있으면 매우 불안해함.(분리불안증)
- 혈색이 없고 생기가 없음.
- 또래에 비해 성장발육이 뒤떨어짐.(키, 몸무게, 근육 상태)
- 인지 상태가 떨어지고 상호작용이 안됨.
- 말을 잘 못하고 의미있는 합성어를 만들지 못함.
- 상황에 맞는 말을 하지 못함.
- 목욕을 하기 싫어함.

■ 치유 후 변화 :
- 흘겨보는 행위가 줄어듬.
- 제자리에서 도는 행위가 없어지고 문제행동이 없어짐.
- 분리불안증이 매우 심했으나 치유 후 호전됨.
- 혈색이 좋아지고 생기 있게 변함.
- 몸에 탄력이 생기고 살이 붙고 키가 커짐.
- 상황에 맞는 말을 하고 요구사항을 알 수 있도록 표현함.

(아빠와 말타기 놀이를 하고 싶으면 아빠에게 말타는 자세를 요구함)
 - "구급차" 등의 단어밖에 말하지 못하다가 "초록 풍선" 등의 합성어나 "○○ 주세요." 등의 문장을 말할 수 있게 됨.
 - 간단한 지시어에 따르며, 인지상태가 매우 호전됨.
 - 간헐적으로 본인이 원하는 바를 상황에 맞게 스스로 말함.
 - 누런 코가 나올 때, "코, 코, 수건 줘."라는 말을 했음.
 - "의자 줘." 하면서 의자를 찾으며 탐색하는 행위를 했음.
 - 아기 변기에 누지 않고, "똥, 똥." 하면서 욕실로 가서 대변을 봤음.

● 처음 봤을 때는 도저히 인간이라고 할 수 없을 정도로 불러도 돌아보지도 않고 한 방향으로만 끝없이 가기도 하고 찻길에도 물속에도 뛰어 들고 하던 아이들이, 힐링을 통하여 못하던 말도 하고 위험행동은 절대로 하지 않고 지시어에 따르고 학습이 되고 사람의 모습으로 천사처럼 바뀌어 가는 것을 볼 때마다 항상 느끼는 환희심은 무엇으로도 표현할 수 없는 기쁨이다. ○○이는 정상 판정을 받고 치유를 중단했음.

118. 조울증(35세, 여) 정화 경과보고

▷ 2005. 1. 11. ~ 2. 18. 총 6회 정화

■ 심령정화 전 상태
 1. 가슴 답답함.
 2. 조울증 증세.(기분이 매우 좋았다가 갑자기 바닥으로 떨어지는 것이 반복됨)
 3. 늘 근심하고 불안해함.
 4. 예민하고 자다가도 몇번씩 일어나는 일이 많음.
 5. 밤에 자다가 소변을 자주 보는 편임.
 6. 악몽을 많이 꿈.
 7. 소화 불량.(음식이 맛있다고 생각해본 적이 없음)
 8. 비염이 심함.
 9. 편도선이 자주 붓는 편.
 10. 몸살이 자주 나는 편.
 11. 혈색이 어둡고 피부도 대체로 검고 누르스름한 편.
 12. 작은 일도 큰 일로 확대해서 걱정을 함.
 13. 얼굴에 주름살이 있음.
 14. 몸 전체적으로 약하게 보이고 마른 편.
 15. 턱관절 부위에서 딱딱한 것을 씹으면 소리가 나고 아픈 증세.
 16. 잇몸 부위가 죽은살처럼 까만 색.

■ 심령정화 후 변화
1. 답답하던 가슴이 시원해지고 희망적으로 생각하게 됨.
2. 삶의 의욕이 생김.
3. 마음이 편해져 근심과 불안이 줄어들게 됨.
4. 사물들이 밝게 보임.
5. 숙면을 취하는 것이 가능해짐.
6. 이전보다 많이 먹게 되고 음식이 달고 밥맛이 좋아지고 소화도 잘됨.
7. 몸이 가벼워지고 몸살이 안나고 컨디션이 좋아져 지치지 않음.
8. 검었던 피부가 맑아지고 혈색이 밝게 살아남.
9. 감정조절이 호전되어 모든 것을 부정적인 상태에서 긍정적인 상태로 바라볼 수 있게 됨.
10. 얼굴의 주름살이 펴졌음.
11. 몸 전체적으로 마른 편이었는데 살이 오르면서 탄력적으로 변함.
12. 음식을 씹으면 턱관절에서 소리가 나고 아프던 증세가 사라짐.
13. 검은 편이던 잇몸 부위가 원래의 살색으로 되돌아감.

● 빙의령은 몸에 들어와서 그 몸과 마음, 정신까지 지배하고, 마음껏 휘두르고 그 죽은 영의 성향대로 몸을 변화시키고, 꼭 좀비처럼 세포와 혈색이 죽어가고 어혈과 노폐물로 몸을 탁하게 만들고, 여기저기 병변을 만들어서 고통을 주기도 하고 희노애락의 모든 여탈권을 쥐고 흔들기 때문에, 원래의 자신은 휘둘리며 고통받고 아파할 뿐이다. 결과적으로, 영능력자에 의해 정화받고 빙의령이 배출되고 죽은 세포, 어혈, 압력이 빠져야지 원래의 생기발랄한 모습으로 돌아올 수 있다.

119. 알콜 중독(37세, 여) 정화 경과보고

▷ 2004. 11. 18. ~ 12. 18. 총 5회 정화

■ 심령정화 전 상태
1. 알콜 중독으로 정상적인 생활이 어려움.(술에 대한 절제력이 매우 약함)
2. 생리전 증후군이 심해 정신적으로 고통.
3. 자궁염 상태.
4. 간기능 저하로 몸의 피로감이 심함.
5. 정상적인 대사가 이루어지지 않는 상태.
6. 얼굴에 생기가 없으며 피부에 탄력이 없음.
7. 흡연.
8. 얼굴에 탁기살.

■ 심령정화 후 상태
1. 술에 대한 절제력이 생기게 되었으며 정상적인 생활을 할 수 있게 됨.
2. 생리전 증후군이 호전됨.
3. 자궁염 상태가 호전됨.
4. 몸이 가벼워지고 피로감이 줄어듬.
5. 신진대사가 원활해짐.
6. 얼굴에 생기가 돌고 피부에 탄력이 생김.
7. 담배를 끊게 됨.
8. 탁기살이 빠지면서 턱선이 살아나고 얼굴형이 전체적으로 살아남.

● 지방 도시의 약국 국장으로, 낮에는 약국 근무를 잘 하다가 밤만되면 알콜을 섭취하고 대로변의 도로 한가운데를 갈지자로 활보할 정도의 알콜 중독자였으며, 알콜을 끊기 위해 여러 가지 방법을 시도했다고 했음. 힐링 후, 체험사례자가 말한 것처럼 모든 것이 좋아졌고, 술과 담배를 끊고 건강한 생활을 할 수 있게 되었음.

120. 자폐증(4세, 남) 정화 경과보고

▷ 2004년 3월 4일 ~ 4월 30일(총 6회 치유)

■ 치유 전 상태
- 자해 행위.(바닥에 머리를 박음)
- 화가 날때 물건을 뺏으면 더욱 더 세게 박음.
- 언어 지체와 인지상태 지체.
- 산만함.
- 빙글빙글 도는 행위.
- 높은 곳에 올라감.
- 대소변 못가림.
- 까치발로 걸음.
- TV전파에 민감함.(TV를 켰다 껐다 함)
- 누워서 지내는 시간이 많음.
- 집착이 강함.(특히, 병을 흔들어 거품나는 현상에 대해 집착이 강함)
- 신경질적이고 요구하는 물건에 집착이 강해 소유할 때까지 울고 떼를 씀.(예, 자일리톨 껌통, 각종 음료수 병)
- 침을 흘림.
- 얼굴에 생기가 없음.
- 눈맞춤 시간이 짧고 상호작용이 안됨.

■ 치유 후 변화
 - 이마를 자해하는 행위의 회수가 현저히 줄어듦.
 - 제령 후, 우측 옆뒤머리 '물혹'(물컹물컹하고 야구공이 퍼진듯한 덩어리)이 넓게 생김.
 - 1주일 후에, 이 물렁물렁한 물혹이 사라짐.(물혹이 생긴 1주일간 잘 놀고 열도 나지 않았음)
 - 산만함이 줄어듦.
 - 인지상태가 호전됨.
 - 빙글빙글 도는 행위가 없어짐.
 - 자일리톨 하면, '자일'이라고 하고, 뜨거운 것을 대면 '앗 뜨'라고 말을 함.
 - '우유' 하면, '우'라고 말을 함.
 - 밖에서 엄마 손을 꼭 잡고 다님.(치유 전에는 손만 놓으면 도망갔음)
 - 까치발 증세 없어짐.
 - TV 전파에 대한 민감한 반응(집착)이 줄어들었음.
 - 누워서 지내는 시간이 줄어듦.
 - 집착이 줄어듦.(병을 흔들어서 거품이 나는 현상을 즐겨보던 집착이 줄어듦)
 - 집착이 줄어들면서 울고 떼쓰는 것이 줄어들고 순해짐.
 - 침을 안흘림.
 - 얼굴색이 맑아짐.
 - 눈을 맞추는 시간이 늘어남.(오랫동안 눈을 맞춤)

● OO이는 힐링 즉시, 편안해 했으며 자해행위가 없어지고 행동장애가 많이 사라졌다. 1주일 후에 다시 오기로 한 OO이 엄마가 밤에 전화가 와

서 아이의 머리에 커다란 혹이 생겼다고 하면서 다음날 병원에 갔지만, 병원에서 특별한 말이 없었다고 했고, 그 혹은 실은 빙의령의 영체였으며, 빙의령이 빠지며 영체가 밖으로 빠져나와서 소멸되는 과정인 것이고, 그와 함께 OO이를 괴롭히던 증세가 사라지고, 아이는 편안해졌으며 차츰 모든 장애가 사라지고 정상아이로 돌아왔음.

121. 자폐증(12세, 남) 정화 경과보고

▷ 2003년 4월 24일 ~ 8월 29일(총 12회 치유)

■ 치유 전 상태
 - 산만한 행동.
 - 난폭한 행동.(동생에게 폭력적임)
 - 과식으로 비만 상태.
 - 종종 멍한 상태가 지속될 때는 한 발자국도 움직이지 않고 제자리에 서 있음.(멀쩡한 날도 간혹 있음)
 - 무기력한 행동.
 - 자해 행위.
 - 혼잣말을 함.(중얼거림)
 - 학습이 어려우며 부진한 상태.
 - 게임에 몰두할 때는 강한 집중력을 발휘함.(게임에 질 경우, 난폭해지며 흥분을 함)
 - 쉽게 잠들지 못함.
 - 혼자 자는 것을 두려워 함.
 - 덩치는 큰데, 손에 힘이 없음.
 - 누워 있기를 좋아함.
 - 눈빛이 이상함.(상호작용이 일반적이지 않기 때문)
 - 엉뚱한 말을 많이 함.
 - 말의 표현이 강함.

- 언어소통의 경우, 자기가 필요한 말만 함.
- 글씨체는 7세 정도 수준.

■ 치유 후 변화
- 산만함이 줄어듦.
- 난폭성이 줄어듦.
- 탁기살이 빠지며 몸이 전체적으로 날씬해짐.(목살, 뱃살, 허리살, 다리살)
- 치유전 61.5kg에서 57.5kg으로 4kg 감소.
- 멍한 상태가 점점 줄어들면서 걸음걸이가 가벼워지고, 움직이는 행동 속도도 빨라짐.
- 무기력한 상태가 호전되어 기력을 되찾음.(생기 있어짐)
- 자해 행위가 줄어듦.
- 혼잣말 하는 횟수가 줄어듦.
- 대답을 잘 하고, 움직일 때까지 시간이 많이 걸렸었는데(수십 초 ~ 수분), 대답하고 행동에 옮기는 시간이 줄어들고 움직임이 빨라짐.
- 잠드는 것이 수월해짐.
- 신진대사가 좋아지고 소근육이 살아나면서 손에 힘이 생김.
- 누워 있는 시간이 줄어들고 활동시간이 늘어남.
- 눈빛이 많이 편안해지고 순해짐.

● ○○이는 이모가 정보를 알고 데리고 온 사례이며, 힐링 후, 빙의령이 빠지고 행동장애와 정신지체 및 난폭함 등의 모든 것이 편안해지고 정상적인 상태로 회복되었음.

122. 우울증(39세, 여) 정화 경과보고

▷ 2005년 3월 26일 ~ 6월 현재 치유 중

■ 치유 전 상태
 - 가슴 답답함.
 - 호흡 곤란.
 - 눈이 침침함.
 - 알러지성 비염.
 - 어깨와 목이 뻐근하고 굳은 상태.
 - 소화 불량.
 - 만성 피로.
 - 두통 증세.
 - 등 부위 통증.
 - 방광염.
 - 변비 증세.
 - 불면증 때문에 깊은 잠을 못잠.
 - 우울증 증세.
 - 정신과 약 복용 중.

■ 치유 후 변화
 - 가슴이 후련해짐.
 - 호흡이 다소 편해짐.

- 침침했던 눈이 다소 호전됨.
- 알러지성 비염 호전.
- 뻐근하고 굳어있던 어깨와 목이 다소 풀림.
- 정화 후, 본인의 의지로 스트레칭을 병행하고 있음.
- 피로감이 줄어듦.
- 변비 증세 완화.
- 불면증 다소 완화.
- 우울증 증세 다소 완화.
- 복용 중인 정신과 약을 정화 후 줄였음.

● 빙의로 인해 정신과 약에 의존하고 몸, 마음, 정신이 깊게 병들어 있는 상태였으며, 힐링 후, 점차 질병 상태에서 벗어나며 약물 의존도가 낮아지고 삶의 질이 높아지고 건강한 상태로 회복되었음.

123. 척추만곡증(14세, 여) 정화 경과보고

▷ 2004년 5월 29일 ~ 9월 19일(총 6회 치유)

■ 치유 전 상태
 - 척추 만곡 증세.
 - 목 상태가 나쁨.
 - 두통.
 - 빈혈 증세.

■ 치유 후 변화
 - 구부러진 척추가 바르게 펴짐.
 - 목 상태가 부드러워지고 좋아짐.

● OO이는 척추가 심하게 굽어있었으며, 부모는 병원에서도 치유가 되지 않자, 많은 걱정을 하던 중, 인연이 되어 찾아왔고, 힐링 후, 척추가 반듯하게 교정이 되었고, 왜소했던 아이의 몸 상태도 기혈이 순환되면서 활기차게 건강상태가 좋아지자 그 부모가 필자의 몸에 좋다는 식재료를 사오는 등, 정성을 들였고, 아이는 완전히 회복되었다.

124. 갑상선 기능저하(10세, 여) 정화 경과보고

▷ 2004년 5월 29일 ~ 9월 19일(총 6회 치유)

■ 치유 전 상태
- 눈이 자주 충혈됨.
- 신경질적이고 동생에게 소리를 잘 지름.
- 양쪽 눈밑에 다크써클 상태.
- 어릴 때부터 비염으로 치료를 많이 받아온 상태.
- 비위가 약해 소화불량이 잦고, 잘 체함.
- 자동차를 타면 멀미 증세.
- 머리(우측 뿔자리) 다소 돌출된 상태.
- 얼굴형이 좌우 비대칭.

■ 치유 후 변화
- 자주 충혈되던 눈의 증세가 호전됨.
- 소리지르고 신경질적이던 성격이 사라지고 동생과 사이좋게 지냄.
- 양쪽 눈 밑 다크써클이 없어짐.
- 알러지성 비염 상태가 호전됨.
- 우측 머리옆쪽의 탁기가 빠지면서 돌출돼 있던 머리가 제자리로 들어감.
- 얼굴형이 좌우 균형이 잡히면서 얼굴 외곽선이 살아나면서 이뻐짐.

● ○○이의 부모님이 먼저 힐링을 받은 후, 일반적인 시각으로는 아무 문제가 없는 아이였지만, 힐링을 받고 난 후에 부모의 입장에서 바라보자, 아이들에게도 문제가 있다는 것을 의식을 하고, 아들 딸 모두 힐링을 받게 했던 사례이다. ○○이의 몸에는 파충류의 영이 들어있었고, 머리에서 엄청난 어혈 덩어리가 솟아났었다. 그 후, ○○이는 키도 자라고 공부도 잘하고 장학생으로 잘 성장해서 서울대 박사학위를 취득하고 곧 결혼을 앞두고 있는 장원이다.

125. 알러지성 비염(7세, 남) 정화 경과보고

▷ 2005년 2월 27일 ~ 현재 총 회 치유 중

■ 치유 전 상태
 - 양쪽 엄지손가락을 빨면서 잠을 잠.
 - 몸을 숙이듯이 꼬면서 안장다리로 걷는 행동을 자주 함.
 - 알러지성 비염 증세.

■ 치유 후 변화
 - 머리와 얼굴의 탁기가 빠지면서 맑아지고 부드러워짐.
 - 비염 증세가 호전됨.

● ○○이는 124번 체험사례자인 ○○이 남동생으로, 역시 부모가 힐링을 받은 후, 아이들도 힐링시킨 경우로써, 건강하고 밝게 성장하여 군필하고 대학을 졸업하고 곧 취업을 할 예정임.

126. 간질 / 정신분열증(24세, 여) 정화 경과보고

▷ 2004년 12월 28일 ~ 현재 총 회 치유 중

■ 치유 전 상태
- 84년, 간질 발작을 시작으로 1회에 10분 정도 온 몸이 경직되면서 침을 흘리고 의식을 잃는 상태.
- 99년, 정신분열증 시작으로 집안의 집기 비품을 파괴하고 식사를 거부하며 대소변 가리기를 거부하고 의사소통이 안됨.
- 말을 잘 안하며, 목소리가 개미목소리처럼 매우 작게 짧은 말만 "네, 아니오."로 하는데, 말소리를 거의 못 알아들을 정도임.
- 피부(얼굴)가 검고 20대임에도 훨씬 나이 들어 보임.
- 얼굴이 거의 무표정하며, 무기력하고 멍한 상태.
- 삶의 의욕도 주체성도 잃어버린 상태.
- 정상적인 생활이 불가능한 상태.

■ 치유 후 변화
- 간질 발작 증세가 호전됨.
- 목소리가 다소 커짐.
- 묻는 말에 대답할 정도이나, 자발적인 말은 아직 많이 하지 않음.
- 검은 피부와 얼굴빛이 밝아지고 생기있어짐.
- 항상 구부정하게 웅크리고 앉은 자세였는데 허리가 펴지면서 다소 바르게 앉음.

- 2005년 여름 현재, 복용하던 정신과 약을 끊었음.

● ○○이는 친척의 소개로 왔으며, 정신병동에서 입퇴원을 반복하는 심한 정신병 환자였으며, 가정 내에서도 우환의 대상이었다. 힐링 후, ○○이는 많은 호전반응을 보였고, 가족들의 결정으로 힐링을 중단하였음.

127. 과대망상, 환청(30대, 여) 치유 경과 보고

■ 치유 전

피부발진(아토피), 우울증, 만성 피로, 자율신경 실조, 불면증, 과대 망상, 갑상선 저하증, 안압, 조울증, 환청, 분열증, 남자 기피, 왼쪽 수족 통증, 어깨 후두부 심장 통증, 정수리와 이마 탈모.

■ 1차 치유

2012. 2. 7. 엄청난 가래와 기침이 나왔음. 1시간 정도 눈물과 울음으로 해원했음.

항상 어깨가 무겁고 짓누르는 것 같았는데, 가벼워지고 눈과 얼굴과 뒷머리가 시원해졌음. 힐링 끝나고도 손이 전기 오는 것 같았음. 점심식사를 많이 했음.

■ 2차 치유

2012. 2. 14. 기몸살이 나고 일주일 내내 기운이 다운되고 힘들었지만, 예전과 다른 가벼운 느낌이었으며, 오기 전날 가슴에서 회오리치듯 환희심이 일어났으며 너무 기분이 좋아 잠을 설쳤음. 얼굴이 맑아지고 혈색이 돌아왔음. 1시간의 상담과 힐링을 통해 부친의 죽음으로 인한 스트레스와 폭행으로 인한 빙의, 어머니와 동생에 관한 증오심을 표출했음. 손끝하나 까딱할 수 없는 무기력상태가 호전되었음.

■ 3차 치유

2012. 2. 21. 생리통이 평소에는 2주 전부터 심하고 주기가 늦어졌는데, 이번에는 일주일 당겨지고 생리통도 가벼워지고 악몽의 고통이 줄어들었음. 어머니와의 관계가 조금 좋아졌고 기운이 나고 가슴이 시원해지고 증오심이 완화되었음. 울음이 많이 줄어들었음.

■ 4차~12차

2012. 3. 14. 화요일에 생리통이 심해서 못 오고, 수요일에 왔음. 지난 한주에 미국친구와 전화로 다투고 생리통 시작하고, 옛날 직장동료와 과음하고 프로포즈 받고, 지인의 모친상으로 대신 요가 지도하고, 힘든 일주일을 보냈음. 음주로 인해 몸상태가 다운되고 생리와 함께 우울해져서 왔음. 어머니에게 폭언을 하고 싶은걸 억지로 참고 1시간 정도 울다가 왔고, 부정적인 생각으로 가득차서 왔음.

1시간 정도 상담과 힐링으로 밝아져서 돌아갔음. 힘든 일들을 겪으며 그대로 바닥으로 떨어지지 않고, 잘 이겨내고 있다는 것을 스스로 느낌.

■ 13차 치유

2012. 5. 28. 부처님 오신날. 총13번 치유 현재, 모든 문제가 해결되었으며 어머니와 좋은 모녀사이로 바뀌고 좋은 인연이 생겼으며 몸은 언제 어디가 아팠는지 기억할 수 없을 정도로 좋아졌음. 믿을 수 없는 기적이 일어났음.

● OO이는 파충류의 영이 빙의되어 척추가 길게 늘어져서 흐늘흐늘한 상태였고, 피부는 검고 늙은이처럼 가슴이 축 늘어져 있었고, 부정적이고

히스테릭한 모습을 보였으며, 특히, 어머니에 대한 증오심이 폭발적이어서 한집에 살면서도 같이 식사를 한다든가 모든 생활을 공유하지 않는 등, 방에 누워서 지내고 밖에 나와서 음식물을 사서 따로 섭취하는 생활을 하던 중, 10년동안 OO이의 고통을 함께하며 힘들게 뒷바라지를 해주었던 남자친구가 있었지만, 첫 번째 힐링을 예약했던 전날 밤에 외국에서 유학 중이던 공학박사학위를 받은 남성과 채팅을 한 적이 있었는데, 힐링을 받던 중에 서로 호감을 갖게 되었고 그 남성이 귀국하자마자 만나서 결혼을 하여 딸을 낳고 행복한 결혼생활을 하고 있다고 소식을 전해왔다.

128. 파킨슨병(50대. 남. 서울 강남구)

한빛심령정화센터 영의학 연구소.
2019. 12.

파킨슨병의 원인과 해법의 고찰.
50대. 남. OOO.

그는 K원장을 만나기 위해 절에 왔다가 정보를 듣고 정화를 받았다.
　(10년 전 파킨슨 진단을 받았으며, 그동안 안해본 것이 없이 모든 치료 수단을 이용했으나 효험이 없었다고 했으며, 병은 깊어진 상태였음.)
　병원약을 안 먹으면 심한 경련과 고통을 견디기 힘든 상태였음.

■ 증세
　- 가장 먼저 호소한 것이 뇌압두통이 심하고 몸이 무겁고 차다.
　- 목이 저절로 좌, 우로 돌아가고 움직임.
　- 등, 허리가 굽어있고 통증이 심한 상태.
　- 안압이 높아서 눈이 피곤하고 아프고 눈물이 흐름.
　- 외관상 안구가 돌출되고 눈이 불안하다.
　- 모든 근육이 소실되고, 안면근육도 굳어 있고, 말할 때 발음이 정확하지 않음.
　- 계단 오르내리기가 힘들고 다리가 뻣뻣함.
　- 온몸이 차디차고 특히 팔다리가 심하게 차갑고, 미이라처럼 가늘고, 힘

이 빠지고, 피부색은 푸르고 핏기가 없음.
  - 손을 내밀어서 보여주며 피부색과 가늘어진 근육 때문에 사업상 악수를 할 때 불편하다고 했음.
  - 어지럼증과 소화불량, 변비, 남성 성기능 약화를 호소했음.

■ 1차 치유 후 경과
  - 머리 압박 없어졌음.
  - 몸이 가벼워졌음.
  - 얼굴이 맑아지고 편안해졌음.
  - 소화 잘 되고 변도 좋아졌음.
  - 눈물이 많이 났었는데, 눈물이 안나고 편해졌음.
  - 몸이 따뜻해졌음.

■ 3차 치유 후 경과
  - 목이 돌아가는 증세 사라짐.
  - 마비 증세, 왼팔이 자유롭고 힘이 들어감.
  - 어눌한 발음이 좋아지고 머리 압박감 없어짐.
  - 얼굴이 훤하고 밝아졌음.
  - 몸이 차고 시린 것이 없어짐.
  - 가슴이 편안해짐.
  - 굳었던 근육이 스폰지살로 바뀌고 근육이 살아남.

■ 4차 치유 후 경과
  - 목이 저절로 돌아가는 증상 해소.

- 팔에 힘빠지는 증상 조금 개선.
- 눈이 편해짐.
- 머리에 압박은 없어지고 왼쪽에 조임이 느껴짐.
- 다리 왼쪽에 힘이 빠지는 증상 처음보다 많이 나아짐.
- 소화 잘됨.
- 계단 오르내리기가 편해짐.
- 손발 냉기가 많이 없어짐.
- 오늘은 어혈은 안나옴.

■ 5차 치유 후 경과
- 고개 흔들림 없어지고 왼팔 힘없는거 30% 좋아졌음.
- 등, 허리 아프고 굳어진 것 많이 좋아짐.
- 왼쪽다리도 처음보다 많이 좋아짐.
- 소화 잘됨.
- 얼굴 탁기가 빠지고, 말할때 발음이 정확해지고, 맑고 준수해졌음.
- 탁기살이 빠지고 혈색이 돌아오고, 근육이 생기고 좋아지고 있음.

■ 6차 치유 후 경과
- 다리에 힘이 아직 덜들어감.
- 등, 허리는 많이 풀림.
- 팔 많이 좋아짐.
- 고개는 뻣뻣함이 남아있음.
- 걸을 때 다리 뒷쪽이 댕김.
- 경부관절 가동범위 증대.

- 누웠을 때 베기는 증상 개선.
- 방광경이 굳어 있어, 서서 아래로 숙이는 동작 연습.

〈파킨슨병. OOO. 50대. 남. 서울 강남구〉

그는 상담시에 호소했던 모든 신체적 정신적 증세가 사라졌고, 일부는 호전되었으며, 목이 돌아가지 않고 경련이 일어나던 증세가 사라지고, 팔다리에 힘이 생기고, 안압이 사라지고, 눈이 편해지고, 눈물이 계속 흐르는 증세가 사라졌다.

팔다리 상체의 근육이 살아나고, 계단을 힘들지않게 뛰듯이 내려가고, 특히 성기능이 회복, 향상되어 매우 만족함.

어지럼증, 두통, 소화불량 사라지고, 얼굴의 피부가 좋아지고, 표정이 밝아지고, 자신감을 회복하고, 대인관계가 좋아지고, 타인으로부터 좋아졌다는 말을 듣는다.

특히 그가 만족하는 것은 남성 성기능이 회복되었다고 하며, 그것만 해도 어딥니까? 하면서 웃었다.

거북목처럼 굽어있던 척추는 반듯하게 교정 되었다.

코로나 바이러스가 확산되고있는 명절연휴에 그는 인도네시아에 다녀왔다고 하면서, 얼굴과 무릎이 벗겨진 상처를 입고 왔다. 넘어졌다고 했다.

몸상태는 좋아졌고 대부분 만족한다고 했으며, 정화를 받은 후 코로나가 진정되면 오겠다고 했으며, 그후 1년이 지난 지금도 코로나는 더욱 기승을 부리고 그는 오지 않았다.

● OOO씨는 비슷한 증세로 치유를 받고 있던 의사인 K원장의 환자였으며, K원장이 좋아지는 것을 보고 찾아왔으며, 치유과정에 K원장이 참관

해서 함께 지켜보았으며, 치유사례를 검증하였음. OOO씨는 총9회 치유로 그가 간절히 원하던 성기능이 개선되었고, 만족한 상태로 전반적으로 건강이 정상인에 가깝게 좋아졌다. 힐링 후, 계단을 가뿐히 뛰어내려가는 모습에 나도 신이 났다. OOO씨는 거액의 상품권을 선물해 주었고, 강남의 호텔 뷔페 식사권도 주어서 여럿이서 함께 식사를 하기도 했다. 그런데, OOO씨가 힐링 전에 지나가는 말로 약속했던 사찰을 지어준다는 얘기는 온데간데 없었다. 나는 OOO씨가 자신의 카톡사진에 올린 모습처럼 건강을 회복하여 변화된 모습으로 지금도 잘 지내고 있으리라고 생각한다.

129. 중풍(60대. 남. 송파구) 치유경과보고

〈중풍의 예지와 해법의 고찰〉

직장 수련장에서 분당으로 이사를 가서 개원식을 했을 때 그간의 치유사례자들과 정신세계원 수련생들과 지인들이 동참해주었다. 그 가운데 내가 하는 일에 7년간 동참했던 권사범의 지인 S사범이 있었다. S사범은 당시 60대 초반이었는데, 처음 만난 순간 내 눈에는 S사범이 이미 중풍환자인 것이 보였다. 그후 권사범에게 "권선생, S사범 곧 중풍이 올 것이니 빨리 와서 힐링을 받으라고 하세요."라고 말하니, 권선생은 멀쩡한 사람에게 어떻게 그런말을 하겠습니까 라고 말하고 그냥 지나쳤다. 그후 2개월이 지나서 구정 명절이 왔고, 그때 S사범이 중풍이 왔다고 했다. S사범은 병원, 한의원, 대체의학, 알고 있는 치유법을 모두 경험 후에, 한쪽 수족이 늘어지고 얼굴도 마비된 채로 찾아왔다.

모두들 중풍이 나으리라고는 반신반의 믿지 않았다. 아시다시피 중풍환자는 반신이 죽은 몸이나 같다. 일반인보다 훨씬 더 많은 에너지가 소모되었고, 치유시간도 길어서 치유 후 기진맥진한 상태로 힘들었다.

S사범은 힐링 후 집에서 24시간동안 고개를 들 수 없을 정도로 어지러워서 누워있었고, 어지럼증이 가라앉았을 때 딸이 끓여준 광어매운탕을 먹고 기운을 차렸다고 했다.

그후 1주일에 한 번씩 여러 차례 치유 후에 S사범은 중풍 오기 전보다 훨씬 건장한 몸과 마음을 갖게 되었고, 수련단체 내에서도 더욱 활발한 활동을 하게 되었다.

　그후 어느 날, 식사대접을 한다고 초대해서 잠실 석촌호숫가 큰 횟집에서 권선생(권사범)과 나의 딸(김실장)과 함께 가서 식사를 하는데, S사범은 소주와 맥주를 섞어서 많이 마시고, 음식도 많이 먹는 것을 보고, "S사범님, 그렇게 먹고 마시다가 또다시 터지면, 그때는 나한테 오지마세요."라고 말했다. 그후에도 교류가 있었지만 아직 중풍 소식은 없다. 치유사례자 중 대부분은 몸나이가 훨씬 젊어진다.

　이로써 수행을 오래해서 영안이 열리면, 상대방의 병고액난은 물론 길흉화복을 알 수 있게 되며, 빙의된 영가를 볼 수도 있게 된다. 그러나 단지 볼 수 있을뿐 문제를 해결할 수 없다면, 절대로 천기누설은 금물이다. 때때로 매스컴에 귀신을 쫓는다고 복숭아 가지로 때리고 여러 가지 종교의식으로 사람이 상하는 것을 볼 때 안타깝게 생각한다. 수행을 더 깊이 해서 의통의 단계로 진입하길 바라는 마음이다.

2021. 03. 16. 도원.

　● S사범은 힐링 후, 완치되어 건강하게 지도자 생활을 하고 있다라는 소식을 전해들었음.

130. 견비통 – 극심한 어깨통증(50대. 여)

극심한 어깨통증

50대 초반의 그녀는 직업이 간호사이며 30대 초반에 이미 갑상선 저하증을 비롯해서 우울증 등, 생활하기 힘들정도의 빙의 증세로 정화받고나서 현재까지 직장생활을 잘해오던 중에 2년쯤 전에 갑자기 팔이 움직일 수 없을 정도로 아프다고 그녀의 남편이 연락을 했다.

팔의 각도는 15cm이상 움직일 수 없고 병원에서는 다나을 때까지 아무것도 하지 말고 병원치료와 물리치료만 하라고 해서 처방대로 했지만 차도가 없어서 큰병원으로 간다고 하면서 어쩌면 좋으냐고 하소연했다.

만약 그렇게되면 문제가 커지게되서 데리고 오라고 했다. 당연히 병원일은 그만두고 있었다. 참고로 그 가족 4명 모두 15년 전에 정화를 받았다. 그녀는 팔이 너무 아프니까 두렵고 힘들어했다.

팔을 힐링 후 들어올려 보라고 하니까 팔이 45도로 올라갔고 덜 아프다고 하면서 베시시 웃는 것을 볼 수 있었다. 일주일만에 그들의 집에 가서 한 차례 더 힐링 후에 만세해보라고 하니까 양팔이 거침없이 올라가서 만세를 서너 차례 부르고 그날 저녁에 뜬금없이 다른 병원에서 일해 달라고 연락이 와서 다음 주 월요일부터 출근하겠다고 했으며 2년이 지난 지금까지 직장생활 잘하고 있다.

2021. 06. 도원.

● 만약에 그때 대형병원에 갔었다면 더 빨리 고쳤을지 모르지만 내가

한 일은 오그라붙은 어깨의 막힌 기혈을 풀어서 팔을 원래의 상태로 돌려놓았을 뿐이다. 원래의 팔은 멀쩡하고 건강하다. 다만 무리한 사용으로 문제가 생긴 것이다.

131. 빙의 / 만성통증 / 위 무력증(50대. 여. OOO. 경기도) 치유경과보고

(빙의로 인한 위와 장이 굳어져서 기능을 멈추고 심한 변비와 전신의 만성통증 증세)

2022. 3. 8.
LOO 만56세 여성 체중 44kg 키 170㎝
30세 때쯤 강력한 악령의 공격을 받은 후부터 갑자기 정신이 혼미하고 잘 수 없고 먹을 수 없고 온몸의 에너지가 없어진 것 같은 느낌이 수주 동안 지속 정신과 병원에 입원하여 체질에 맞는 약을 찾은 후 약기운으로 진정되고 잠을 잘 수 있었음.
39세쯤 위가 점점 움직이지 않게 되어 1년정도 먹지 못했음.
위가 안 움직인다고 하니까 의사가 믿지 않고 검사 소견으로 정상이라고 하며 계속 안먹으면 위를 자를 수도 있다고 하며 삶은 계란을 무슨 약품 처리를 해서 먹고 2~3시간 동안 검사를 해도 계란이 안움직이니까 그제서야 위가 움직이지 않는 것을 인정했음. 그후 # 10년간 계속 위가 반복적으로 나빠짐 # 먹지도 못하고 심한 변비로 말할 수 없는 고통 병원에서는 위 무력증이라고 소화제 처방 # 죽도 못먹을 때 되서는 입원치료~영양제 주사맞음 한 번 입원하면 두 달만에 나오고 회복에 5~6개월 걸림. 입원을 4~5차례 하였고 7~8년 전부터 많이 몸이 좋아졌으나 3개월 전부터 다시 재발하여 2개월간 미음 조금씩 밖에 못먹었음. # 영가가 빙의 되었으면 보내고 위가 다시 튼실하게 되고 힘이 좀 나면 좋겠고 다시는 빙의되지 않고

싶습니다.

불면증이 심하여 계속 정신과에서 약을 먹어야 겨우 잠듦. 우울증도 심하여 정신과에서 약을 먹고 있음.

아토피로 긁어서 온몸에 딱지가 져있었음.

명치에서부터 장 전체가 통나무처럼 딱딱하게 굳어 있었음.

어깨 등 허리 극심한 통증 (왼쪽 엉덩이) 고관절 5~6개월째 풀리지 않고 통증이 심함 #상담 후 보니까 심한 척추만곡증으로 등이 굽은 것이 심한 저체중으로 인해 공룡의 등 뼈처럼 척추 마디마디가 돌출되었고 미이라처럼 빈약했음.

오래살 수 없다고 생각하고 다음 생을 위해 영적인 깨달음을 간절히 원하고 8년 동안 이뭣고 수행 간화선 요가수행을 할 때는 몸이 정화되야 된다고 허약한 몸으로 매일 오체투지 108배를 한 것은 끔찍하다고 회상했고
동서고금의 철학적 영적 예언서를 많이 읽고 곧 지구의 종말이 온다는 것을 확신하고 신체적 정신적으로 죽음을 받아들이는 자세를 가지고 있다가 (나는 퇴마사였다) 책을 읽고 인연이 되었음.

1차 정화: 정화 후 손발이 저리고 축축하게 냉기가 빠지는 느낌. 위가 조금 나아진 느낌이 들고 엉덩이는 계속 아프고 등이 많이 아팠고 이틀은 기몸살 아토피 가려움증 사라졌음.

2차정화: 소화는 조금 또 나아지고 식사량도 조금 늘고 장도 좀 움직이는 것 같고 변비도 좀 나아짐. 기운은 여전히 없고 손발이 좀 따뜻한 느낌.

엉덩이 아픈 것도 많이 좋아져서 거의 아픈 걸 못 느낀 것 같음.

어깨는 아프지 않음.

긁어서 딱지가 앉은 피부가 가렵지 않고 딱지가 사라지고 부드러운 피부로 돌아왔음.

\# 4월 첫주: 전보다 기력이 많이 좋아졌고 위도 많이 좋아져서 먹을 수 있는 음식이 다양해지고 한 번 먹는 양도 늘었음.

변비는 완전히 낫고 설사가 나옴.

\# 5.3. 9차정화: 아직 소화가 아주 잘 되지는 않지만 다른 몸의 통증들은 거의 없어졌음.

단전 명문호흡은 계속.

온몸의 에너지가 느껴짐.

정화받으면서 가장 좋은 점은 먹을 수 있게 되고 통증도 없어졌지만 몸을 정화시키고 차크라를 열어주시고 앞으로 수행. 수련으로 큰 영적 성장을 이룰 수 있게된 점이 가장 기쁘고 좋음.

몸이 너무 안좋아 길어야 10년쯤 살 줄 알았는데 이제 새몸으로 바꿔서 100세까지 건강하게 살며 좋은 일 많이 해서 공덕을 쌓을 수 있을 것 같아 너무 기쁨.

지구의 종말이 온다는 예언을 믿고 살았는데 절대 아니라고 하시니 그런 쓸데없는 생각으로 우울해 하지 않게 되었다.

\# 5.25.현재: L선생은 12회차 정화와 특별수련을 진행중이며 체중이 2kg 늘어서 아름다움으로 빛나며 스스로 몸나이는 아프지 않았던 20대로 돌아간 듯 하다고 스님이 생명을 새로 주셨다고 함.

소원대로 영적인 완성을 돕기 위해 최선을 다하겠습니다.

이로서 모든 인류가 영적인 존재라는 가정하에 빙의를 치유하는 것은 우주 본질의 치유에너지(약사여래불의 원력) 만이 가능하다고 볼 수 있습니다.

팔정도의 바른 수행으로 나쁜 에너지에 노출되지 않으시길 기원합니다.

● L선생은 총24회차 힐링 후, 완벽한 아름다움과 건강한 신체, 영적인 깨달음을 얻고 행복한 가정생활을 하며 연로하신 부친을 모시는데도 힘이 들지 않아서 기쁘다고 연락이 왔음. L선생은 올 때마다 최고급의 온갖 반찬을 커다란 반찬가방에 가득가득 들고 왔었고, 여러 가지 과일이며 신상 케잌들과 특이한 떡이며 각종 디저트 등의 공양물을 올리는 정성을 들이는 모습을 보여주었다.

132. 뇌암 수술 후유증(71세, 여) 정화경과보고

▷ 2005. 2. 17. ~ 2006. 12. 26. 총 12회 정화

■ 심령정화 전 상태

1. 현대의학(의사), 동서양의학(한의사), 대체의학(침, 뜸, 약물, 대체요법) 등의 모든 방법을 동원하여 시술해도 낫지 않음.
2. 병원에서 뇌수술 2회.
3. 온갖 약을 다 써보아도 상태에 변화가 없음.(병원에서 마약을 처방했으나 1회 먹은 후 상태가 나빠져 이후로 먹지 않았음)
4. 병원에서 더이상 가망이 없다며 장례 치를 준비를 하라고 해서 장례 준비를 다 해놓은 상태였음.
5. 10년 동안을 누워있었음.(휠체어에는 앉을 수 있음)
6. 골반(엉치) 부분은 욕창이 생겨 눌러 앉음.(흉터가 크게 있음)
7. 스스로 일어나거나 앉을 수 없는 반신불수로 우측의 팔, 다리, 손이 마비된 중풍 상태.
8. 척추가 S 자로 휘어진 심한 측만 상태.
9. 우측 가슴이 돌출된 상태.
10. 목소리가 약하고 힘이 없음.
11. "엄마"라는 말만 함.(어린 아이의 의식 상태)
12. 말수가 적고, 긴 말은 할 수가 없음.
13. 먹으면 토하는 증세.
14. 밤에 잠을 자면서 "아야~ 아야~." 하는 소리를 내서, 함께 자는 사람

이 매일 자장가로 생각하고 잠을 잘 정도로 고통스러운 상태였음.
15. 깊은 호흡이 되지 않고 호흡이 얕은 상태.
16. 온 몸에 검은 반점이 있고, 특히 복부에 많음.
17. 누워있는 시간이 거의 대부분이고 앉아 있는 시간은 극히 짧음.
18. 앙상한 마른 나무가지처럼 살이 별로 없고 마른 상태.
19. 머리 형태가 뇌암 수술로 인하여 울퉁불퉁한 기형적인 모양.
20. 피부가 비교적 흰 편이나 혈색이 없고 눈빛이 약하고 기운이 없음.
21. 스스로 변을 볼 수 없어서 1주일에 1회씩 관장약을 넣어서 변을 제자스님들이 손으로 빼내야 해서 힘든 상태.

■ 심령정화 후 변화
1. 1차 치유 후, 좌측 후두부의 암(종양) 어혈이 주먹만하게 부풀어 나왔으며, 1주일 후에 가라앉았음.
2. 불룩하던 우측 가슴이 가라앉아 제자리를 찾아들어감.
3. 측만 상태의 척추가 바르게 펴지면서 호전됨.
4. 어린 아이의 의식 상태에서 본래의 의식으로 회복되어 감.
5. 제령 직전, 최순대 원장님에게 "엄마"라고 했고, 제령 직후에는 매우 감사하고 기뻐하며 "깨물어주고 싶어요"라고 말함.
6. 2차 치유 후, 나이를 물어보니 "60살"이라고 말함.
   (누워있었던 지난 10년간의 기억이 없는 듯함)
7. 말수가 많아지고, 말이 길어져 긴 문장으로 말함.
8. 목소리에 힘이 생기고 커짐.
9. "감사합니다." "사랑합니다." 등의 감정을 말로 표현함.
10. 눈빛이 총총해지고 맑아짐.

11. 피부에 탄력이 생기고 세포가 살아나듯 혈색이 좋아짐.
12. 온 몸이 살아나면서 근육이 생기고 살이 붙음.
13. 우측 팔과 다리, 그리고 손발은 아직 움직이지 못하지만, 우측 손가락에 힘이 들어가기 시작함.
14. 호흡이 많이 깊어짐.
    (가슴과 명치의 탁기가 빠지면서 아랫배가 많이 편안해짐)
15. 휠체어에 앉아 있는 시간이 늘어나고, 먼저 앉혀달라고 말함.
16. 하루에 6~7번을 먹어도 토하지 않고 소화가 잘 됨.
17. 밤에 아프다는 소리를 내지 않고 잠을 잘 잠.
18. 머리 형태가 균형있는 모양으로 변하며, 상태가 빠르게 호전되고 있음.

(제5회 ~ 제7회) [정화 경과보고]

1. 4회차 치유 중에 팔을 정화하였는데, 1주일 후인 5회차 치유 때에는, 가늘던 우측 팔뚝이 굵어지면서, 딱딱하게 굳은 상태가 지속되고 있는 상태. (보통, 어혈을 뺀 후 1주일 정도면 어혈이 사라지면서 통증이 완화되는데, 신진대사가 원활하지 않아서인지 2주 후까지 굵고 딱딱하게 굳은 상태가 지속됨)
   7회차 치유부터 굳어있던 팔의 상태가 완화되어 점차 부드러워짐.
2. 휠체어에 앉아 있는 시간이 3 ~ 4시간으로 많이 늘어난 상태.
3. 말을 하려고 할 때 바로바로 단어가 나오지 않아 생각하는 시간이 조금 지체되는 편이었으나 지체시간이 점차 줄어들면서 대화를 할 때 말하는 속도가 빨라짐.

4. 자의적으로 변의를 느끼게 되었고, 5일에 1회 배변을 하게 됐음.(정화 전에는 7일에 1회 배변을 보았는데, 약물을 사용해 인위적으로 변이 배출되도록 유도하여 물리적 요법을 동원해서 배변작업을 해왔음)
5. 눈썹이 없었는데 자라났음.
6. 살이 계속해서 오르고 있음.(머리부터 어깨로 팔로 가슴으로 하체부분으로, 몸의 윗부분에서부터 아랫부분으로 내려오면서 살이 점차적으로 차오르고 있음)

(제8회) [정화 경과보고] – 2005. 4. 7.

1. 둔부에 집중적인 정화(치유)를 하였는데, 곧바로 멘스를 하듯 마치 고여 있던 물이 흘러나오듯 피가 배출됐음.
2. 다른 특별한 사항은 없지만 시간이 갈수록 점차 건강을 비롯하여 모든 상태가 좋아지고 있음.

(제9회) [정화 경과보고] – 2005. 4. 14.

1. 영아 정도의 언어수준에서 벗어나 갑자기 어휘가 많이 늘어나고 언어 표현력이 좋아짐.
2. 정신이 돌아오면서부터 '반야심경'을 한 글자도 틀리지 않고 끝까지 이어서 독경함.
3. 호흡이 길어지고 근육에 힘이 생김.
4. 왼팔로 벽의 장애인용 보조대를 잡고 당겨서 몸통을 우측으로 돌릴 수 있음.(심령정화 힐링을 받기 전에는 왼팔을 움직일 수는 있었으나 몸통은 전혀 움직일 수 없었음)

5. 스스로 왼팔을 사용하여 티슈로 타액(가래)을 닦아냄.

(제10회) [정화 경과보고] - 2005. 4. 21.

1. 힐링(심령정화)받기 이전의 어린아이와 같은 의식상태에서 점점 깨어나면서 시자나 스님들이 어려워할 정도로 의식이 매우 회복된 상태.
2. 의식이 깨어나면서 현재 불편한 몸상태를 느끼게 되고, 현실감각이 다시 생겨나게 되면서 "죽고싶다."라는 감정표현을 나타냄.
3. 힘이 많이 생겨 왼팔로 보조대를 잡고 당겨서 몸통을 우측으로 돌리는 것이 한결 수월해짐.

****

"스님(주지)과 스님을 모시는 OO스님은 경기도 J사찰에서 '경북 Y읍 OO사'로 거처를 옮기셨음."

(제11회) [정화 경과보고] - 2006. 12. 6.

1. 잠정적으로 심령정화를 중단한 상태여서 그동안 쌓인 가래(찌꺼기, 노폐물, 영의 배설물)가 많아 입을 열고 숨쉴 때마다 '그러렁 그러렁' 하는 소리가 남.
2. 정신은 완전히 돌아왔으며 여러 사람들의 대화내용도 알아듣지만, 말을 건네도 거의 대답을 하지 않음.
3. 기력상태나 인지상태 등은 정상으로 보였으나, 근육이 굳은 편이며 특히 가슴부위의 기혈이 원활하지 않았으며, 무엇보다도 스스로 하려는 (가래를 뱉거나, 식사를 하거나, 심지어 말을 하거나) 의지가 없는

상태임.
4. 다른 스님의 말에 의하면, "스님께서 아무말도 안하시다가 정확하게 (발음) "억울하다."라는 한마디"로 자신의 감정을 표현했다고 함.
5. 심령정화 과정에서 다량의 가래가 나왔으며 피부색이 맑아지고 뽀얗게 변하고 푸루죽죽했던 입술 색깔이 건강한 붉은 색으로 변함.
6. "스님, 다음에 힐링 또 하까요?" 하자, "네…"라고 대답하며 손을 꼭 잡음.
7. 스님을 모시는 다른 스님들 왈… 오래 안먹고 놔둔 원두커피 깡통이 있어서 먹어도 되네 안되네 서로 얘기를 나누고 있었는데, 스님께서 (정확한 발음으로) "원두커피도 유통기한이 있다!"라고 말하셨다 함.

(제12회) [정화 경과보고] - 2006. 12. 26.

1. 스무날 만에 다시 찾아가니 스님이 이제 알아보시는 듯한 표정을 보였고, "누군지 알아보시겠어요?" 하자, "응." 하고 대답함.
2. 가래가 훨씬 덜 나왔고, (여전히 타인이 닦아주어야 했음), 기력이 많이 좋아졌음. (손을 잡자, 꼭 잡고 놓아주지 않았고, 기침을 할 때도 힘이 많이 생겼음.)
3. 여전히 휠체어에 태워드리고 밀어드리고, 죽을 떠먹여드리고, 목욕을 시켜드리고, 옷을 입혀드리고 (기저귀 착용), 가래도 닦아드려야 하는 상태이지만, 휴지를 손에 쥐어드리고 입으로 손을 가져가며 "가래 입으로 밀어내시고 휴지로 닦으세요."라고 말하자, 일시적으로 스스로 팔을 움직여 가래를 닦으려 하다가 다시 행동을 멈춤.
4. "스님, 감사합니다 라고 해보세요." 하자, "감사합니다"라는 말도 하

셨음.
5. 죽끓일 때 고기(육류) 갈아서 끓이고 이유식도 같이 드시게 하시라 하고 옴.

*"스님을 모셨던 제자 스님들이 한결같이 주지승들이 되시고 진학을 하시고 더 나은 사찰로 가시게 됐음."

****

* OO스님께서는 2007년 4월에 입적[入寂]하셨습니다. 이후, 수일 간격으로 OO스님의 모친 스님께서도 입적[入寂]하셨다고 합니다.

● OO스님을 모시고 상담을 왔을 때는 시자(제자)스님들이 OO스님을 아기처럼 안고 찾아왔으며, OO스님의 모습은 마치 미이라처럼 보였었다. 스님 절의 신도가 운영하는 모 호텔 객실에서 한 층 전체를 비워서 힐링장소를 제공해줘서 첫 번째 제령 힐링을 했었고, 힐링하는 도중에, OO스님의 척추에서 우두둑 하는 소리가 나서 모두다 깜짝 놀라 사색이 되었었는데, OO스님의 푸르죽죽한 입술이 선홍빛 핑크색으로 바뀌고 얼굴에 생기가 돌기 시작하며 척추가 반듯하게 교정이 되어서 키가 커진 느낌이었다. 또 한 가지 놀라운 것은, 변을 손으로 빼냈었는데, 어느날 OO스님을 힐링할 때 지독한 냄새가 나서 제자스님들이 반신반의하며 살펴보니 OO스님이 스스로 변을 본 것이어서 또한번 모두가 놀랐다. 그리고, OO스님은 힐링 후, 의식이 완전히 깨어나고 말을 자연스럽게 하게 되었고, 염불도 잘 하게 되고, 10년 전의 돌아가는 절의 경제상태를 질문하자, 10년이 지난 후 모든 것이 변해있었고, 권력도 무상하니, OO스님은 다소 좌절한 듯 했다. 그 후, OO스님은 거의 입을 열지 않고 우울한 상태로 지내다

가 지방의 아주 깊은 산골에 있는 사찰로 제자들이 모셔갔고, 그 후, 두어 번 정도 그 사찰에 가서 힐링을 했는데, 아주 조용한 백송 숲속의 시설이 좋은 사찰이었는데, 멀지만 추운 날씨에도 따뜻하게 잘 묵고 왔었던 기억이 난다. 이후 몇 년이 지나고 나서 입적하셨다고 연락이 왔었음.

133. 자폐증(10세, 남) 정화 경과보고

▷ 2017년 6월 17일 ~ 7월 OO일(총 6회 치유 중)

■ 치유 전 상태
- 도로를 달리는 차를 향해 뛰어들려고 함.
- 산만한 행동을 반복적으로 함.
- 악수, 가위바위보 등을 하지 못함.
- 의사소통이 불가능하고 말을 하지 못함.
- '쉭~ 쉭~ 쉭~' 하며 큰 한숨을 계속 몰아쉼.
- 제자리에서 콩콩콩 뛰면서 알 수 없는 동물소리를 냄.
- 이름과 나이를 물으면 아주 작은 모기 목소리로 "OOO.", "아호사."라고 말함.
- 법당 부처님전 다기물에다가 마지그릇의 쌀과 향로에 담긴 흙을 퍼서 집어넣는 행동을 반복함.
- 절방석 쌓여있는 곳 위로 올라가서 걸어다니는 행동.
- 양초를 손톱으로 긁어서 바로 입으로 가져가 먹는 행동.
- 마지그릇의 쌀과 향로의 흙을 손으로 퍼서 씹어먹다가 뱉어서 불전함 주변에 뿌리는 행동.

■ 치유 후 변화
- 치유 즉시, 한숨을 빠르게 계속 몰아쉬는 행동을 멈춤.
- 매우 차분해짐.

- 목에서 어혈이 많이 나옴.
- 아이를 데리고 대중교통은 물론 외출 시에 다니기 버거웠는데, 식당에서 밥을 먹어도 비교적 마음 편히 식사를 할 수 있게 됨.
- 절방석 쌓여있는 곳에 올라가는 행동이 현격히 줄어들었음.
- 딱딱하던 종아리가 많이 풀렸음.
- 정화 중에, "그만해요."라고 작은 목소리로 말함.
- 얼굴색 및 피부색이 맑아지고, 키가 자라고 다리가 길어짐.
- 하이파이브 여러 번 가능.
- 손바닥을 살짝 깨무는 자해 행동을 두 번 했음.
- 그룹홈에서 다른 친구나 선생님을 손바닥으로 때려서 지적을 받았다고 함.
- 4차 치유 때는 스스로 정화를 받으려고 자리에 가서 자발적으로 눕는 모습을 보임.
- 까치발 전혀 없고, 손가락이나 손을 반복적으로 까딱거리는 행동 현격히 줄어듦.
- 산만함이 줄어들고 많이 차분해짐.
- "OO이, 시원해?"라고 물으면, "안시원해."라고 정확하게 말함.
- 6차 치유 때, 머리 부분을 집중적으로 치유하자, 이마 부분보다 양쪽 측면 부분에서 어혈이 많이 나옴.
- 치유 직후에 매우 차분해진 상태에서, 출입문 앞에 주저앉아 있어서, "집에 가고 싶어요?" 하고 묻자, "네~!"라고 큰 소리로 말하였고, 또 한 번 더 묻자, 이번에도 또 "네~!"라고 큰 목소리로 대답함.
- 양초 가루나 향로의 흙을 입에 넣지 않고, 향을 다기물에 집어넣으며 서 부러뜨리는 반복적 행동을 제지하면 멈춤.

- 부처님 상단에 다리를 꼬고 걸터앉았다가, "내려오세요." 하면, 바로 내려옴.
- 반복적으로 직선거리를 주로 법당의 모서리 부분에서 왔다갔다 하기를 반복적으로 함.
- 공양미 쌀포대가 쌓여있는 위로 올라갔다 내려왔다를 반복하다가, 제지하면 바로 내려옴.
- "애~ 애흐~ 캬~! 아히~!" 같은 의성어 또는 동물소리를 내며 기분좋아함.
- 스님한테 안기고, "뽀뽀."라고 하면 볼에 뽀뽀를 함.
- 1차 치유(제령) 후, 아이의 상태가 좋아지자 부모가 바로 정신과 약을 먹이지 않았는데, 처방은 의사의 지시에 따라 결정된다는 것을 부모에게 주지시킴.

(2017년 7월 현재, 총 6회 심령정화 중)

● OO이는 힐링 횟수가 경과함에 따라서 자폐증의 돌발행동 및 장애들이 사라지고 부모가 만족한 상태까지 힐링을 받다가 아이의 어머니가 원해서 중단하였음.

134. 틱장애 파킨슨(50대, 여) 정화경과보고

　제목 : 스님, 살려주세요.

　지난해. (2018) 4월 중순. 옥상의 채마밭에 흙을 고르는 작업을 김실장과 앙드레선생과 셋이서 하고 마무리하는 것을 보고 내려왔다. 그날은 잔뜩 흐린 하늘에 진눈깨비가 내리는 춥고 을씨년스러운 날씨였다.

　계단을 내려오니 3층 법당앞에 며칠전 〈나는 퇴마사였다〉를 읽고 같이 왔던 2명 중 한 분이 초조하게 서있었다. 그녀는 50대 초반의 여성이다.

　흙이 묻어 젖은 내손을 잡고 "스님, 살려주세요"라고 말하는 그녀의 모습은 애처로웠다.

　그녀는 목에서 끊임없이 켁켁대고 컹컹하는 기침을 하고 얼굴은 아름답지만 눈이 충혈되고 안면홍조가 심했다. 마주앉아서 상담을 할 때도 계속 몸을 움직이며 목에 이물질이 걸린 것처럼 힘든 소리를 내고 있었다. 그리고 밤에 잘 때는 다리와 몸이 움직여서 잠을 깬다고 했다. 가슴이 답답하고 불안증도 있다고 했다.

　그녀에게 질문했다. 혹시 유산한적 있느냐고. "예. 여섯 명을 유산했습니다." 예상한대로였다. 낙태를 했을 때 아기의 몸은 밖으로 꺼내지만 그 영혼은 어머니의 몸을 자기들의 몸처럼 함께 살면서 성장하고 공존하는 과정에 영가들이 빙의된 위치와 움직임에 따라서 틱장애가 생기고 여러 가지 영·육간의 장애를 일으킨다.

그녀의 성이 정씨이기 때문에, 정선생이라고 칭한다. 정선생은 10년 전부터 지장기도를 주력으로 하는 사찰과 인연이되어 영가천도를 위해 백일기도 천도재 등. 년중을 기도로 정성을 들였다고 했다. 10년을 지장기도를 했지만, 아무런 효험이 없던 차에 인연이 되어 찾아온 것이다. 또한 정선생은 심각한 아들의 정화도 원했다.

우선 정선생부터 먼저 정화를 한 후에 얘기하자고 하며, 곧바로 제령의식을 시작했으며, 정화가 끝난 후 그녀의 목에서 나는 소리가 완전히 사라졌다.(틱장애) 결과적으로 몸안에서 계속 나가고 싶어서 움직이는 태아령들을 업장소멸과 함께 제령 천도 시킨 결과 그녀는 죄의식에서 벗어나고 수자령들은 좋은 곳에서 다시 태어날 수 있는 영계로 천도가 된 것이다.

정선생은 밤에도 더 이상 몸뚱이가 움직이는 틱장애에 시달리지 않고, 얼굴은 맑고 눈도 편안해지고 그 후에 몇번 더 정화과정을 거치면서 그녀는 밝고 환한 아름다운 모습으로 환골탈태를 했다고 할 수 있다.

사례자들은 말한다. 화장실 들어갈 때와 나올 때가 다른 것처럼, 그렇게 밖에 말할 수 없다고. 탁기가 정화되어 정기로 전환되었을 때, 그 주변의 모든 일들도 함께 좋은 쪽으로 잘 이루어진다.

지난 20여 년의 행원의 결과로, 영적인 장애를 일으키는 것의 해법은 동종요법으로서 강력한 영적 에너지를 가진 영능력자만이 해결할 수 있다고 본다.

-2019. 2. 심령정화사 도원 씀-

● OOO씨는 자신의 힐링도 중요했지만, 조울증과 뇌전증을 앓고있던 아들의 힐링이 더 급해서 걱정하던 차에, 아들이 힐링을 받은 후, 조울증, 뇌전증이 치유된 것은 물론, 운동하다 다쳐서 수술 후유증으로 왼팔이 오른팔보다 13cm정도 오그라든 것이 치유되어 양쪽 팔의 길이가 거의 똑같아지는 기적의 가피를 받았다. OOO씨는 올 때마다 맛있는 전을 부쳐서 가지런히 싸와서 부처님께 공양을 올리는 정성을 보였다. 이후, 딸이 결혼 전에 집을 사주는 경사가 생겼다.

135. 조울증/뇌전증(20대, 남, OOO) 정화경과보고

제목 : 팔이 길어졌어요.

'스님, 살려주세요.'의 아들의 사례이다.

지난 2018년 8월, 세상이 타들어가는 폭염에, 열사병으로 사람들이 죽어가는 더위에, SM이는 검은 마스크를 하고 그 어머니와 함께 왔다.

'마스크는 더운데 왜 했니?'라고 물으니, 입주변에 피부병이 심해서 썼다고 했다.

심한 조울증과 간질(뇌전증)을 앓고 있었다.

정선생은 자신과 아들의 병을 고치기 위해, 지장기도를 주력으로 하는 사찰에서, 10년동안 천도재, 백일기도, 등등, 생업을 포기할 정도로 그곳에서 하라고 하는 기도를 계속했으나, 차도가 없던 중에, 그 포교당의 법사님이 '나는 퇴마사였다' 책을 읽고, 같이 왔었다. 그 인연으로 어머니 정선생은 틱장애 치유를 받고 완치되고 난 후에 아들을 데려왔다.

SM이는 정신을 잃고 쓰러졌다가 깨어나면 아무것도 생각나지 않고, 1~2개월 정도 집안에서 밖에 나가지 않고, 누워있고, 음식을 먹어대다가, 또 두어달은 운동도 하고 밖에 나가는 것을 반복적으로 거듭하고, 사회생활을 하지 못한다고 했다.

27세의 젊은이의 얼굴은 악귀가 씌여있는 모습이다. 대학 체육과에서 운동하다 쇄골이 부러져서 수술 후에 왼쪽팔이 12~13cm 정도 짧아졌고, 왼쪽 팔뚝, 어깨, 목이 너무 아프다고 했다. 또한, 진땀을 온몸으로 흘리고 기절한다고 했다.

첫 번째 제령 후, SM이는 기분이 좋고 편안하다고 좋아했으며, 1주일 후에 왔을 때, 간질발작을 하지 않았고, 진땀도 더이상 나지 않았다고 했다. 마스크를 벗고 왔는데, 얼굴이 준수하고 깨끗해졌다. 입주변의 피부질환은 여드름과는 다르다. 탁기로 인해 생긴 독소가 피부로 나오는 것이다. 몸속의 탁기가 빠지면서 자연히 피부는 깨끗해진다.

몇차례의 세션이 진행되는 동안, SM이는 간질이 사라지고, 조울증이 좋아지면서, 카페에서 아르바이트를 한다고 했다.

'SM아, 이제 팔을 내놔봐라. 양손을 앞으로 나란히 해봐라' 하니까, 왼팔이 가늘고 시들어져 있으며, 왼팔의 길이가 12~13cm 정도 짧았다. '지금부터 팔을 치유하겠다. 아마도 팔이 길어질 수도 있을 것이다.'라고 말하니까, 그 어머니도 SM이도 믿지 않았다. 그러나, 앞으로 나란히를 하니까 10cm 정도 팔이 길어졌다. 두 모자는 신기해하고 고마워했다.

다음 주에 나머지 부분을 치유 후에, 앞으로 나란히를 했을 때, 두 팔의 길이가 똑같아졌다. SM이는 그 어머니와 함께 좋아서 어쩔줄 모른다. 내가 'SM이, 좋아?' 하니까, SM이가 '네.' 했다. '뭐가 좋아?' 물으니, '팔이 길어진거요.'라고 말했다.

팔이 길어진 원리는 간단하다. 수술할 때 의사는 완벽하게 했지만, 피부를 열고 피와 노폐물이 흐를 때, 오물에 파리가 붙듯이, 탁기가 침범하고, 병소에 죽은 피와 노폐물이 흐르지 못하고 굳어있을 때, 손끝까지 혈액순환이 되지 않기 때문에, 수술 후유증이라는 새로운 병이 생기고, 팔이 시들어진 것이다. 내가 한 일은, 그곳에 붙어있는 탁기를 제거하고, 노폐물과 어혈을 흐르게 했을 때, 막혔던 둑이 무너지듯, 피가 손끝까지 뻗치면서 순식간에 팔의 길이가 양손이 똑같아진 것이다.

● 지금까지 27여 년간 치유활동을 하면서, 자폐증, 소아마비 등, 특별한 병으로 인해, 근육의 이상으로 대근육, 소근육의 발달장애로 인한 것은 수없이 치유해왔지만, 사고 후유증으로 인해서 짧아진 팔이 길어진 것은 처음 경험했다. 고무풍선을 일부 묶어놓고 공기를 주입했을 때, 끝까지 바람이 가지 않다가, 풀어주는 동시에 끝까지 공기가 들어가는 원리라고 생각하면 된다.

이로써, 영적 치유는 가장 완벽하고, 자연적이며 과학적이라고 말할 수 있다. 매번 다른 케이스로 기적을 만난다. 이 모든 것은 우주 본질의 치유에너지를 이 몸을 통해서 적절하게 인연따라 쓴다는 것이다. 약사 유리광여래불의 크신 원력에 감응할 뿐이다.

나무 약사 유리광여래불.

136. ADHD 과잉행동장애(5세, 남) 정화경과보고

▷ 주의력 결핍. 과잉행동장애. ADHD.
▷ 2020년 5월 10일.
▷ O지성, 5세. 남.

지성이 어머니가 문제점으로 제시한 항목.
1. 언어가 조금 늦다.
2. 발음이 부정확해서 의사소통이 안 됨.(부모도 소통불가)
3. 너무 산만하고 의욕이 넘침.
4. 또래보다 과격한 움직임.
5. 놀이에 집중하면 쉬지않고 움직임.
6. 어휘력은 좋으나 발음때문에 의사소통 어려움.

지성이가 처음 왔던날, 나는 첫눈에 ADHD라고 직감했다. 우리 법당에는 내가 운동에 사용하는 커다란 짐볼이 2개 있다. 지성이는 오자마자 짐볼을 양손에 1개씩 공을 치며 법당을 돌아다녔다. 어른도 힘든 동작인데 멈출줄 몰랐다.

몸을 이동하는 것도 체조선수처럼 덤블링을 하고 웃고 소리지르고 잠시도 가만히 있지를 못했다.

아이는 또래보다 신체적으로 크고 힘이 세고 때때로 욱하는 성질이 있다고 했다.

아이 할머니 말로는 집에서는 옷장 안에서 놀 때도 있다고 했다. 어두운 공간에서.

지성이 어머니는 오직 아이가 말을 제대로 못하는 것이 걱정이고 언어치료실에 오래 다녔지만 별다른 효과를 보지 못하던중에 오랜 지인인 할머니의 권유로 오게 되었다.

오후 3시쯤 지성이를 정성껏 정화했다. 빙의령이 빠지는 순간 아이는 조용해졌다.

역시 목 주변에 나쁜 영이 작용하고 있었으며 뇌와 몸전체에 영향을 미치고 있었다.

1주일 후에 다시 왔을 때, 더이상 짐볼을 치며 뛰지 않았고, 덤블링도 안하고 엄마 옆에 보통 아이들처럼 조용히 앉아 있었다. 먹는 양이 현저히 줄어들었고, 잠잘 때 엄마와 함께 자지않고 한쪽 구석이나 어두운 곳에서 잤었는데 엄마 옆에 붙어서 자고, 전혀 하지 않던 엄마에 대한 애착이 심해져서 보통 아이들처럼 엄마를 좋아한다.

총 3번의 정화 후에, 지성이는 주위에서 알아볼 정도로 발음이 좋아져서 말을 잘하게 되었고, 특이한 점은, 말로 표현할 수 있으니까 유치원에서 당장 여자친구가 생겼다고 해서 우리 모두는 통쾌하게 웃었다.

또한, 낮에 있었던 일들을 저녁에 아빠에게 모두 일러바쳐서 엄마가 난처할 때도 있다고 했다.

이로써 과잉행동장애는 빙의로 인한 현상이고, 빙의가 제령된 후부터 아이를 흔들고 뛰고 하던 행동이 사라지고, 과식과 언어장애도 사라진 것이다. 불과 1주1회씩 3주만에 일어난 놀라운 결과는, 빙의령을 제령한 결과이다.

ADHD는 다양한 형태로 나타난다. 과잉행동장애에 틱장애를 동반하는 경우도 많다. 요즘은 매스컴을 통해서 ADHD에 대한 인식이 전반적으로 보편화 되고 있고, 아이의 문제점을 인식하는 부모가 많아져서 다행이다.

자라면서 사라지는 경우도 있다고 하지만, 성인이 될 때까지 그대로인 경우도 많다. 나의 저서, "나는 퇴마사였다"에서 소개된 중학생 정진이의 사례는 또다른 심각한 사례였지만, 다행히도 정화 후에 정상적으로 돌아와서 아마도 지금쯤은 학업을 마치고 군복무도 마쳤을 것이다. 정진이 어머니가 아이가 학교생활을 잘해서 너무 행복하고 아무 걱정이 없다고 연락이 왔었다.

● 이로써 병원에서 원인을 모르고 때로는 여러 가지 병명으로 분류되지만 치료가 안되는 일부는 빙의를 의심해봐야 된다는 주장에 다시 한번 힘을 실어주게 되었다.

2020. 10. 19.

137. 자폐 스펙트럼(8세, 남) 정화경과보고

■ 2015년 8월 24일 (월), 1차 치료. OO이 아빠

　OO이는 현재 만7세 1개월이고, 초등학교를 1년 유예하고 있다. 작년 가을에 OO이의 상태를 보면 도저히 초등학교에 입학시키지 못할 것 같아 입학을 유예시켰다.

　OO이는 1년 전 자폐장애 1급을 받았고, 발화가 된 시기는 3년 전 쯤으로 기억하고 있다. 사실 발화가 됐다는 표현은 사설치료실에서, 가리키는 말을 그냥 따라하는 수준을 말한다. 하지만, 최근들어 물을 달라는 표현을 "물" 하고 간단히 말하는 정도, 몇 가지 단어를 말할 수 있게 되었다. "안녕하세요", "안녕히 계세요" 정도는 먼저 말해주면 띄엄띄엄 복창하듯 말한다.

　우리 아이들을 양육하고 있는 부모님들은 잘 알고 있겠지만, OO이도 뭔가 이상하다 싶을 시기부터 여러 사설 치료실을 전전하고 있었다. 또한, 각종치료를 병행하고 있다. 예를 들어 킬레이션 치료, 고압산소 치료, 영양제 요법 등등 많은 치료를 실행해왔다. 그러나 시간이 흘러감에 따라, 나는 최근 들어 뭔가 근본적인 원인을 찾아 그것을 해결해주어야 OO이의 두뇌가 발전하리라 생각했다. 마침, 나는 기(氣)의학 분야에 관심을 갖고 있어는데, 인터넷 자료를 검색하던 중, 우연히 도원스님의 책을 찾게 되었다. 며칠 후, 도원스님과 직접 면담할 수 있었고, 스님이 갖고 계신 능력으로 OO이를 치료해 보기로 하였다.

　오늘이 치료하기로 약속한 날인데, OO이는 아침부터 분주하게 움직였다. 오전에 대학병원의 예약이 잡혀있었기 때문이다. 병원에 가는 목적은

OO이가 1달 전부터 자폐증을 진정시키는 정신과 약물을 복용하고 있었고, 그 약물의 용량을 증량시키기 위함이었다. 이 약물은 흥분상태를 진정시키고 집중력을 개선시키는데 효과적이라고 한다. OO이도 약물의 효과를 약간 느끼고 있었으나, 용량이 부족한 느낌을 갖고 있었다. 아무튼 병원에서 처방을 받은 뒤, 오후에 도원스님을 만나 처음 치료를 하게 되었다.

사실, 일반인들이 생각하기에 기의학, 퇴마, 천도 등 이러한 신비스러운 측면은 부정할 수도 있다. 믿지 않는 사람들이 더 많을 것이다. 하지만, 최근에 나는 기 의학에 관심을 갖고 개인적으로 기 수련을 하고 있었을 뿐 아니라, 시간이 많지 않다는 것을 알고 있다. 가장 중요한 사실은 중요한 아동기를 지나면, 그대로 장애가 굳어진다는 사실이다. 따라서 나는 아직 희망을 갖고 있다. 더욱이 도원스님은 OO이에 내재한 영혼의 천도와 치료를 하면, 지금보다 나아지는 것은 틀림없다고 말씀하셨다. 어느 정도까지 바라는지 물어보셨을 때, 나는 OO이가 사람들과 영혼의 대화를 할 수 있다면 좋겠다고 대답하였다. 사실 단순히 말을 따라하는 것이 아닌 영혼의 대화를 할 수 있다면, 자폐증에서 정상으로 회복됐다고 할 수 있을 것이다.

OO이를 데리고 선원에 들어서자 나는 약간 긴장하였고, OO이는 어쩔 줄 몰라 흥분상태에 있었다. OO이는 자신의 의사가 제대로 전달되지 않거나 답답하면 자신의 머리를 때리는 모습으로 보이는데 한 차례 머리를 때리고 울기 시작했다.

이윽고 치료가 시작되고 스님은 "이제까지는 OO 본인이 아니었다."라고 하시며, 대퇴부를 발로 밟기 시작하였다. 다시 배를 밟고 명치를 발끝으로 누르자 OO이는 괴로워하고 난리를 쳤다. OO이와 나는 땀으로 범벅이 되었다. 스님은 OO이의 목을 엄지로 누르고 돌리셨는데, OO이가 "켁켁" 소리를 지르자 "나온다, 나온다."라고 하셨다. 아마 몸속에 있는 다른 영혼이 나오는 모양이었다. 어쨌든 아주 힘든 첫 번째 치료가 종료되었다. 돌아오는 차 속에서 OO이는 힘이 빠져 가만히 앉아 있었다.

■ 2015년 8월 25일 (화). OO이 아빠

퇴근하고 집에 돌아와서, OO이가 치료실에서 어떻게 행동했는지 집사람에게 물어보았다. 언어를 담당하고 있는 선생님은 지금까지 수업 중, 제일 잘했다고 칭찬받았단다. 예전보다 수업 시 집중을 더 잘하는 것 같고, 무엇을 선택하라는 지시에 선택과 대답을 더 잘하는 것 같다고 하였다. 하지만, 공교롭게도 어제 저녁부터 정신과 약물을 0.5mg에서 1.5mg으로 증량한 시점이라 집사람이나, 치료실 선생님들은 약물의 영향으로 믿고 있다. 어쨌든 기분 좋은 것은 사실이다.

■ 2015년 8월 26일 (수). OO이 아빠

OO이는 오늘 수업 중에 눈치껏 행동하는 모습을 보였단다. 또래 OO가 혼나는 것을 보고 자신에게 불똥 튈까봐 그림 맞추기를 빨리 끝내고 가만히 앉아 있었다고 한다. 그리고 집에 돌아와서 설거지 하는 엄마 옆에 와서, 먼저 "공부해"라는 말을 건넸다고 한다. 기특하다. 서서히 나아지고 있다고 생각하니 기분이 좋다.

■ 2015년 8월 27일 (목), 2차 치료. OO이 아빠

시간이 없어 월요일에 이어 오늘 2차 치료를 하기로 하였다. 1차 치료와 같은 방법으로 시작하셨는데 1차 때 보다는 시간이 짧았다. 그리고 OO이도 비교적 1차 때보다 난리치지 않고 차분하게 치료를 잘 받았다.

■ 2015년 9월 5일 (토), 3차 치료. ○○이 아빠

　도원스님을 만나러 오후에 선원에 도착하였다. 스님은 ○○이의 얼굴을 보자마자 얼굴이 많이 달라졌다, 혈색도 좋아지고, 지난 번 보다 얌전해졌다고 하셨다. 이것이 약물의 증량 때문인지, 스님의 염력 때문인지 아직까지는 명확하게 알 수 없지만, 나날이 좋아지고 있다는 사실이 중요하고, 처음에 바라듯 ○○이가 사람들과 영혼의 대화를 할 수 있도록 발전했으면 좋겠다. 앞으로도 도원스님의 치료가 기대된다.

■ 2015년 9월 7일 (월). ○○이 아빠

　○○이는 3차 치료 다음날부터 감기에 걸렸다. 무더운 여름이 지나고 갑자기 서늘해지는 기온 때문에 콧물을 흘리더니, 기침을 하고 체온이 올라갔다. 그런데 치료실 수업에서는 아주 잘했다고 한다. 컨디션이 좋지 않은 상황에서 수업을 잘했다니, 무척 다행이었다.

■ 2015년 9월 9일 (수). ○○이 아빠

　○○이는 아직도 감기에 몸살 기운이 있다. 밤에 잠을 잘 자지 못하고 땀을 흘리며 자주 깨고 있다. 하지만, 치료실 수업에서는 아주 잘하고 있단다. 예를 들면, 어떤 상황에서 몇종류의 말을 물어보면 선택해서 말을 한단다. "빨간색 자동차를 줄까?" "노란색 자동차를 줄까?" 그러면, "노란색"이라고 대답하는 형식이다.

　종아리의 딱딱함도 없어진 것 같고, 8월 24일 대학병원에서 신장을 쟀을 때보다 키도 큰 것 같고 몸무게도 늘어난 것 같다. 혼자 중얼거림도 약간 줄어들었다.

■ 2015년 9월 10일 (목), 4차 치료. ○○이 아빠

아직도 ○○이는 감기가 낫질 않았다. ○○이가 스스로 머리를 때리는 자해현상은 본인이 답답하거나, 화가 났을 때 나타나는 현상이나, 최근에 화가 많이 난 상황이 없었기 때문에 머리 때리기 자해현상을 볼 수 없다.

오늘 4차 치료가 약속된 날이다. 그런데 오늘은 선원에 들어서자마자 흥분하더니, 나를 잡아끌고 밖으로 나가려고 하였다. 강제로 눕히니 반항이 심하였다. 약 15분간 치료가 진행되었는데, ○○이가 최근에 얼마나 힘이 세졌는지, 붙잡느라 땀으로 범벅이 되었다.

■ 2015년 9월 12일 (토). ○○이 아빠

○○이 엄마 말에 의하면 일시적으로 눈빛이 정상 아이들과 비슷한 것 같았다고 하였다.

■ 2015년 9월 17일 (목), 5차 치료. ○○이 아빠

○○이와 같이 도원스님 선원을 방문하였다. 4차 치료 때와 같이 치료하지 않겠다고 반항하였다. 또 다시 15분 여간의 치료시간 동안, ○○이와 나는 땀으로 범벅이 되었다.

■ 2015년 9월 24일 (목), 6차 치료. ○○이 아빠

5차 치료를 끝낸 지난 주 목요일부터 오늘까지 ○○이는 인지와 언어 측면에서 별다른 변화를 보여주지 못했다. 오히려 최근 자주 코피를 쏟고, 소변을 바지나 팬티에 묻히는 행위를 보였다. 도원스님께 말씀드리니, 반드시 매주 발전하는 모습을 보이지는 않을 수 있으며, 코피를 흘리거나, 소변이 지리는 것은 일단 본 힐링과 관련이 없다고 말씀하셨다.

■ 2015년 9월 28일 (월). ○○이 아빠

　○○이와 저녁식사를 할 즈음, 나의 말을 따라하는 대답이었지만, 처음으로 "나도 사랑해"라고 붙여서 말했다. 너무 기뻐서 아내와 나는 ○○이를 안아주었다.

■ 2015년 10월 8일 (목), 7차 치료. ○○이 아빠

　○○이와 정사를 방문하여 14분 여 동안 힐링 치료를 받았다. 최초 1회 치유를 받았을 때보다는 힐링 시간이 약간 짧은 느낌이 있다. 처음 1차 치료를 했을 때 보다는 단어를 연결(두 단어)하고 말을 하고 있으나, 따라해 보라는 말을 그저 똑같이 따라 할 뿐이다(그것도 마지막 단어만).

■ 2015년 10월 14일 (수). ○○이 아빠

　○○이는 엄마와 시장을 갔다 온 모양이다. 시장에서 엄마가 물건을 사는데, 멀리서 자기가 사고 싶은 물건을 집더니 사도 되냐는 식으로 들어 보이더란다. 또한, 밖에 잠깐 나갔다 올게 했더니 엄마랑 떨어지는 줄 알았는지 울더란다. 목요일 아침에는 아빠와 같이 밖을 나가는 것을 아는지 수요일인데도 아침에 빨리 출근하라고 문밖으로 떠밀고 있다(목요일에 도원스님을 만나 힐링을 하고 있으니까).

■ 2015년 10월 15일 (목), 8차 치료. ○○이 아빠

　오늘 치료는 처음으로 아주 얌전히 잘 받았다. 물론 얼굴과 머리를 만질 때 심하게 거부하긴 했지만, 오늘 최고로 잘 받은 것 같다. 집에서 저녁에 계속 공부를 엄마와 함께 하고 있는데, 몇 가지를 한 번 가르쳐주면 외워서 다시 말했다고 한다.

눈빛도 약간 달라진 것 같고 집중력도 생긴 것 같고, 반응에 잘 대응해진 것 같다. 기분이 좋았다.

■ 2015년 10월 16일 (금). ○○이 아빠

쇼핑몰의 식당에서 식사 중, 자신의 주장이 받아들여지지 않자 다시 손으로 자기머리를 때리기 시작했다. 야단을 많이 쳤는데, 계속 안 좋은 행동이 다시 나와 속이 상하다.

■ 2015년 10월 19일 (월). ○○이 아빠

퇴근하고 집에 돌아와 ○○이는 오늘 어땠냐고 물었더니, 오늘은 최악이었다고 한다. 인지, 언어치료실 안에서 수업할 때 소리 지르고 난리를 쳤다고 한다. 마음이 무겁다.

■ 2015년 10월 22일 (목), 9차 치료. ○○이 아빠

도원스님께 자신의 머리를 때린다든지, 언어치료실에서 난리를 쳤던 것을 말씀드리니, 그런 날도 있을 거라고 말씀을 하신다. 때문에 오늘은 천천히 25분 정도 힐링해 주셨다. ○○는 얌전히 있었으나, 머리만질 때 난리를 쳤음.

■ 2015년 10월 28일 (수). ○○이 아빠

최근에 상황에 맞게 대답하는 경향이 생겼다. 예를 들어, ○○이가 "잘래!"라고 얘기하여, "왜 또?"라고 답해주니, "졸려!"라고 대답했단다. 하지만, 언어수업시간에 소리 지르고 난리치는 것은 여전하다. 저녁에는 숟가락과 젓가락으로 스스로 김치를 찢는다. 돈가스, 감자튀김(감튀라고 말함),

고기 뭐든 다 사달라고 조른다. 몸무게와 키가 느는 것 같다. 그런데 오늘 저녁에는 자신의 주장이 받아들여지지 않자 또 머리를 때린다. 엄청나게 야단을 쳤다.

■ 2015년 10월 29일 (목), 10차 치료. ○○이 아빠
  언어수업시간에 소리 지르고 난리치고, 머리 때리고 하는 행동에 대하여 도원스님께 말씀드리니, 아직 남아있는 반응이랄까 그럴 수도 있다하신다. 20분 동안 꼼꼼히 힐링을 해주신다. ○○이는 얌전히 잘 받았는데 또 머리 만질 때만 난리를 친다. 도원스님은 본인이 머리를 때리니까 괜찮지 다른 사람이 때리면 장기나 뭐나 다 파열된다고 하신다. 염력, 에너지파워 이런 것을 말씀하시나 보다.

■ 2015년 10월 30일 (금). ○○이 아빠
  ○○이는 언어, 인지수업시간에 잘했다고 한다. 선생님은 약간의 의사소통이 가능하다고 했고, 기억력이 좋아졌고, 자기가 하려고 했던 것은 잘 기억한다고 한다. 예를 들면 돈가스 사달라고 했을 때, 수업 끝내고 사준다고 대답하고 수업을 끝내면 시간이 지나도 다시 돈가스 사달라고 말하는 것이다. 하지만, 감각통합 수업에서는 다시 소리 지르고 난리를 쳤음. 고집이 엄청나게 늘었다.

■ 2015년 11월 5일 (목), 11차 치료. ○○이 아빠
  15분간 힐링을 해주셨고, 머리를 만질 때만 난리를 쳤음.

■ 2015년 11월 12일 (목), 12차 치료. ○○이 아빠

　지난 한 주는 별로 변화가 없었다. 정체되어 있는 느낌이 든다. 도원스님은 긍정적인 면을 생각하라고 하신다.

■ 2015년 12월 10일 (목), 13차 치료. ○○이 아빠

　지난 몇 주 목요일은 다른 스케줄이 있었고, ○○이가 감기 몸살에 걸렸다. 1년에 한 번씩은 감기 몸살 때문에 고생을 하는데, 이번에는 특히 심하다. 도원스님에게는 3주만에 들러 힐링을 받았다. ○○이는 감기 몸살에 걸리면, 모든 기능(행동과 언어)이 저하된다. 따라서 지난 몇 주는 부모 모두 아주 힘들었다. 오랜만에 힐링을 했는지 오늘은 힐링 받을 때 저항이 심했다.

■ 2015년 12월 14일 (월), ○○이 아빠

　사과를 먹더니, "사과 맛있다"라고 했단다. 상황에 맞는 말을 처음 했다는 것이 기쁘다.

■ 2015년 12월 15일 (화), ○○이 아빠

　조금씩 자기표현을 하고, 잘 설명해주니 화도 내지 않는다고 한다. 예전엔 잘 설명해주어도 일단 화를 내는 경우가 많았다. 약간 참을성이 생긴 것 같다.

■ 2015년 12월 17일 (목), 14차 치료. ○○이 아빠

　○○이는 계속 감기와 몸살이 지속되고 있다. 계속 기침과 미열이 있다. 이번 감기는 한 달 이상 계속되고 있다. 오늘 힐링은 가만히 누워서 잘 받

았고, 스님께서 토닥토닥 가슴과 폐를 쳐주시니, 더해달라고 스님 손을 끌어 자기 가슴에 갖다 대는 동작을 하였다.

■ 2016년 1월 19일 (화), ○○이 아빠

연말과 연시는 조금 바빠서 약 한 달 동안 정사에 들리지 못했다. ○○이는 지난 14차 치료까지 기능들이 낮아지지는 않았지만, 더 이상 발전하지는 못하고 정체되어 있는 느낌이다. 스스로 말을 잘하고, 또래 아이들과 잘 놀았으면 좋겠는데, 아직 상대방과 노는 방법과 대화하는 방법을 모른다. ○○이를 집으로 데려오기 위하여 어린이집에 가보면 혼자 있는 모습을 보고 하는데 가슴이 아프다.

■ 12月 17日

평소 사과를 좋아하는 ○○이는 사과를 3개째 먹고 나서 "사과 맛있다."라고 두 단어를 이어서 문장을 만들어 말을 했다고 했다. 처음 왔을 때는 반복적인 교육으로 인해 상황에 맞지 않는 몇몇 단어를 말할 정도였다.

● 행동장애가 거의 사라지고, 상호작용이 되며, 눈맞춤 등, 자의식대로 행동하고, 상황에 맞는 말을 하고, 키고 크고, 영리하고 준수한 미소년으로 바뀌었다. 행동장애는 처음에 찍은 동영상으로 판별할 수 있다. 이로써, 자폐증은 영적인 차원에서 접근해야함이 다시 확인되었다.

○○이의 모든 스케줄은 엄마가 관리하고 목요일 오후에만 아빠와 자유 시간이라서 몸에 독소가 빠지는 강력한 힐링은 아내가 알면 안된다고 해서 완벽한 힐링을 할 수 없었음. 에너지 강도에 비해 빠른 효과를 보여주었음. 아쉬운 점은, 아이의 어머니가 힐링에 참여하지 않아서 아이 아빠가 몰

래 아이를 데리고 와서 힐링을 받았기 때문에, 영적인 에너지를 100% 쓸 수 없었던 점이 아쉬웠고, 미리 아이 아빠에게 그 점에 대해서 말을 하니, 어혈이 나오는 흔적이 남으면 안된다고 해서, 50% 정도의 에너지를 썼음에도 불구하고 OO이가 많이 호전된 점은 만족하게 생각한다. 만약에 부모가 함께 와서 긍정적으로 힐링을 받았다면 완치되었을 것이다.

138. 일가족 힐링체험기(50대. 여)

 2020년 9월 4일. 치유 전 상태. 자궁근종 수술, 왼쪽 하지정맥류, 치아와 잇몸이 안좋았음. 관절과 무릎이 안좋았음. 두통이 있었다. 어깨가 무거웠다. 소화기계통이 안좋았음.

 처음 정화를 복부와 자궁쪽을 받았는데, 하루 이틀 날이갈수록 몸의 가벼움을 느꼈고, 두 번째 가슴쪽 정화를 받고 나서는 그동안 내 안에 쌓여있던 알 수 없는 미묘한 감정들이 떨어져나가는 느낌을 받으면서 가슴속에 응어리들이 풀어졌다.

 9월 18일. 세 번째 정화를 받았다(등부분). 예전에 식당에서 일할 때 무리가 갔던 등 오른쪽이 정화받을 때 무척 아팠다. 그런데, 정화받고 하루 푹 쉬고났더니 그부분이 하나도 아프지 않고 가벼웠다. 그리고 이번에는 얼굴과 몸 전체에 뾰루지가 여기저기 올라왔다. 심하진 않았지만 가려웠다. 그리고 코속에서도 이상한 냄새가 한번씩 나고, 지난번보다 기침과 가래가 더 나왔다. 항상 소화가 잘 되고 몸 전체에 에너지가 많아졌다.

 9월 25일. 네 번째 정화를 받았다(허리, 엉덩이). 정화를 시작하면 스님께서 몸을 발로 밟아서 여기저기 탁기를 빼주시는데, 이번에는 지난 번보다 복부와 자궁부분이 편안하고 몸 전체가 시원했다. 허리와 엉덩이 부분을 받고나서도 다른 부위에 비해서 어혈이 일찍 없어졌다. 그런데, 시간이 갈수록 눈이 약간 가렵고 코에 코딱지가 심하게 생겼다. 그리고, 정화받지 않은 하체쪽이 많이 무겁고 운동할 때도 종아리부분이 힘들었다.

※ 이선생님과의 인연은, OO양을 치유하기 위해서 방법을 찾던 중에 '나는 퇴마사였다' 책을 읽고 오셔서, 온가족의 병고액난이 사라지고 경제적으로 풍족한 축복을 받았으며, 간절했던 마음처럼 스님을 섬기는 지극한 정성으로, 현재 6년째 좋은 음식과 밑반찬(음식솜씨가 좋음), 그때그때 좋은 공양물과 보시로 상생하는 좋은 인연입니다.

엄마 OOO 힐링 체험기(50대, 여)

우리 가족은 스님을 만나기 전에 너무도 세상과 동떨어진 삶을 살았다. 세상이 어떻게 돌아가는지 아무것도 들리지 않고 관심도 없었다. 그냥 죽지못해 산다는 것이 그런 삶이었을 것이다. 살아있어도 기쁨이 없는 삶, 그래도 다행인 것은 가족들이 서로 의지하고 서로 사랑과 배려로 견디었다는 것이다. 그래서 스님을 만나게 된 것이 아닐까 싶다.

스님을 만나 뵙고 우리 가족은 몸과 마음이 얼마나 지쳐있고 심각한지를 알게 되었다. 스님을 처음 만나뵙게 된 날은 2019년 6월 15일날이었다. 스님께서 자필하신 "나는 퇴마사 였다"란 책을 서점에서 우연히 접하고 스님께 연락을 드려서 예약날짜를 잡고 서울에 올라와서 만나뵙게 되었다. 우리는 그때 전남 광주에서 살고 있었다. 우리딸은 그날 승복을 입고 스님을 뵈러 왔었다. 우리딸은 그때 무속인으로 살다가 스님을 한다고 머리를 밀고 승복을 입고 다닐 때다. 그때는 그길이 우리가족이 살 수 있는 길이라 믿고 살아가고 있었다.

스님을 처음 뵈었을 때 우리는 어쩌면 두려움반 새로운 희망을 안고 스님을 만나러 왔을 것이다. 하지만 스님과의 만남은 우리에게 두려움보다 살 수 있다는 또다른 삶에 대한 희망을 주셨고 우리는 그렇게 스님과의 좋은 만남으로 시작되었다.

스님께 정화를 받고나면 딸아이가 무속인의 길도, 스님의 길도, 가지 않고 평범하게 자기의 삶을 살 수 있다는 말씀을 듣고 얼마나 기쁘고 울었는지 모른다. 그렇게 스님을 뵙고 내려와서 우리는 모든 것들을 정리하고 대전으로 이사를 했다. 그리고 스님께 정화를 받기 시작했다.

첫 정화를 받을 때는 가족들이 전부 같이 왔다. 스님의 정화가 시작되고 우리는 스님께서 딸 몸에 있는 탁기를 빼실 때 충격을 받았다. 딸아이는 너무 아프다며 살려달라고 몸부림을 쳤다. 그렇게 한참을 목과 얼굴을 정화받고 우리가족은 스님과 차 한잔을 마시면서 스님께서 정화를 받고나서 어떤 변화가 있고 정화를 어느 정도 받아야 하는지에 대해서 자세히 들을 수 있었다.

처음 정화를 받고 딸아이는 두려움과 아픔에 치를 떨었다. 그래서인지 그 다음날부터 기몸살과 독감이 함께와서 병원 응급실에 갔다와야 했다. 하지만 병원에서 하루를 보내고 집에서 쉬면서 하루하루가 달라지기 시작했다. 그렇게 일주일이 지나고 우리는 다시 두 번째 정화를 받기 위해 기차를 타고 서울에 왔다. 첫 번째와는 다르게 딸아이는 정화를 받으면서 힘든 과정을 잘 참아내고 있었다.

정화를 받는 횟수가 늘어갈수록 딸아이의 몸과 마음은 안정을 찾아가고 몸에 변화가 눈에 띄게 좋아졌다. 특히 스님께서는 딸아이의 모든 이야기에 귀를 기울여 들어주시고 작은 것에도 기뻐해주셨다. 그렇게 스님께서 사랑하는 마음으로 안아주시고 진실된 마음과 정성으로 치료를 해주셔서 딸아이는 조금씩 마음을 열어가고 마음에 상처를 치유하고 있었다. 옆에서 같이 있던 내게도 스님의 따뜻한 말씀과 정말 우리를 사랑으로 받아주시고 챙겨주시는 마음이 전해져서 내마음도 어느새 안정되고 충만한 사랑으로 채워져가고 있었다.

딸아이의 정화 전 증상과 힐링을 받은 후의 변화를 요약해봤다.

■ 증상
  1. 두통이 심했음.
  2. 망상이나 헛생각이 많았음.
  3. 우울증이 심했었음.
  4. 심장이 저리듯이 아프거나 갑자기 숨을 못 쉴 정도로 아플 때가 있었음.
  5. 생리통이 심했음.
  6. 잔기침이 심했고 기침이 시작되면 손이 마비가 되었었음.
  7. 다한증이 있었음.
  8. 대인기피증이 있었음.
  9. 산만한 증상이 조금 있었음.
  10. 잡생각이 많았음.
  11. 비염이 심해서 귀도 간지러웠음.
  12. 목이 붓는 증상이 있었음. 비만이 심했음.
  13. 소화가 잘 되지 않았음.
  14. 어깨가 많이 뭉치고 목 뒤쪽이 볼록하게 올라와 있었음.

■ 힐링 후
  1. 두통이 사라졌음.

2. 잡생각이 사라지고 마음이 편해졌음.
3. 심장통증이 사라졌음.
4. 생리통이 거의 없어졌음.
5. 다한증도 사라졌음. 목이 가늘어지고 비만이 사라지고 닭살이 없어지고 피부가 고와짐.
6. 대인기피증이 없어지고 자신감이 생김.
7. 비염도 사라져서 잠을 잘자게 되었음.
8. 소화가 잘됨.

다음은 나에 대한 정화 전 증상들과 힐링 후 변화된 내용을 요약한 것이다.

2020년 9월 4일 (자궁과 복부)

■ 증상
1. 항상 윗배가 불룩하게 나왔었음.
2. 자궁쪽이 무겁고 냉이 있었음.
3. 자궁에 물혹이 있어서 한 번 수술을 받은 적이 있고 손으로 자궁쪽을 누르면 손으로 덩어리같은 것이 만져졌음.

■ 힐링 후
1. 배가 들어가고 편안해졌음.
2. 자궁쪽이 가볍고 덩어리가 없어짐.
3. 냉이 없어짐.
4. 가슴에서 울컥하는 무언가가 올라오고 눈물이 나면서 마음과 속이 시원해졌음.

2020년 9월 12일 (가슴)

■ 증상

  1. 마음이 답답하고 항상 불안함이 있었음.

  2. 머리가 무겁고 우울증이 있었음.

  3. 눈이 흐릿하고 많이 건조했음.

■ 힐링 후

  1. 방귀가 잦음.

  2. 머리가 맑고 눈꼽이 많이 낌.

  3. 소화가 잘됨.

  4. 마음이 편안해지고 주위에 좋은 일들이 생김.

2020년 10월 1일 (등)

■ 증상

  1. 어깨가 무겁고 개운하지가 않았음.

  2. 잠을 잘 못잠.

  3. 겨드랑이가 습하고 가려움.

■ 힐링 후

  1. 오른쪽 어깨가 가벼워짐.

  2. 잠을 잘 잠.

  3. 겨드랑이의 습하고 건조함이 덜함.

2020년 10월 24일 (목)

별다른 증상은 없었고, 힐링 후 가래가 많이 나오고 뒷목쪽이 편안함.

2020년 12월 10일 (겨드랑이)

■ 증상

  1. 습하고 가려움증이 계속 있고 반점이 나타남. 팔쪽까지 번졌음.

■ 힐링 후

  1. 가려움증이 많이 없어지고 반점이 사라짐.

2021년 1월 30일 (얼굴)

■ 증상

  1. 주름이 많이 있었음.

  2. 턱밑이 항상 건조하고 가려웠음.

  3. 팔자주름이 깊게 파여있었음.

  4. 피부톤이 어두웠음.

  5. 볼살이 처져있었음.

■ 힐링 후

  1. 주름이 펴짐.

  2. 턱밑의 건조함이 없어지고 팽팽해짐.

  3. 가래가 많이 나옴.

  4. 볼살이 위로 올라감.

  5. 얼굴색이 밝아짐.

  6. 눈이 맑아짐.

2021년 2월 28일 (어깨 양쪽과 겨드랑이)

  오른쪽 어깨부분이 아프지 않고 겨드랑이 가려움증이 많이 없어짐. 반점이 없어짐.

2021년 3월 6일 (종아리, 오금)

■ 증상

1. 하지정맥이 있었음.
2. 다리가 무겁고 발목이 아프면서 무릎이 아팠음.

■ 힐링 후

1. 다리의 혈관이 퍼지면서 종아리가 매끈해짐.
2. 다리가 가볍고 발목과 무릎이 안아픔.

2021년 4월 4일 (허벅지 뒤쪽)

■ 증상

1. 뒷쪽이 당기는 느낌이 들었음.

■ 힐링 후

1. 다리 뒤쪽이 편안하고 더 가벼워짐.
2. 많이 걸어다녀도 피곤하지 않음.

여기까지가 우리 모녀가 지금까지 받은 정화를 받고 힐링이 된 것들을 정리해 본 것이다. 현재 우리딸은 정화를 다 받고 자기가 하고 싶어했던 동물관련된 학교에 들어가서 자기 꿈을 이루고자 열심히 공부하고 몸과 마음도 건강해졌다. 우리아들은 부사관이 되어서 열심히 일하고 시간될 때마다 정화를 받으러 다닌다. 우리 애들아빠도 정화받으면서 새롭게 시작한 사업이 잘돼서 바쁜데도 전남 순천에서 시간을 내서 치료를 받기 위해 서울로 올라온다. 우리딸이, 우리가족이, 새롭게 태어나서 새로운 삶을 살아갈 수 있게 해주신 도원스님의 무한한 사랑과 감사함에 고개를 숙인다. 많은 사람들이 우리 도원스님과 인연이 돼서 정화를 받고 새로운 삶을 살

앉으면 좋겠다.

- 사랑하는 스님. 항상 저희 가족을 위해서 늘 기도해 주셔서 감사합니다. 오늘 OO이 장기복무 발표하는 날이라고 합니다. 항상 열심히하는 OO이 꼭 오늘 좋은 결과있기를 기도 부탁합니다. 항상 감사합니다. 고맙습니다. 사랑합니다. _()_

- 사랑하는 스님. OO가 스님께 드린 손편지글을 읽고 스님께서 정말 우리OO를 몸과 마음 정신까지 치료하셔서 세상에서 제일 예쁜 보석으로 만드셨습니다. 다시 한번 감사드립니다. 하루하루 변하는 날씨에 건강 조심하십시요. 사랑합니다. 감사합니다. 고맙습니다. _()_

- 사랑하는 스님. 스님께서 집필하신 책을 많은 사람들이 사서 읽고 새로운 몸과 마음의 힐링을 간접경험 할 수 있으면 좋겠네요. 감사합니다. 고맙습니다. 사랑합니다. _()_

- 사랑하는 스님. 생신을 축하드립니다. 오늘 장어 도착할 것입니다. 그리고 OO아빠가 스님통장에 감사한 마음으로 입금했다고 합니다. 항상 건강하시고 행복하시고 실장님과 아드님과 함께 즐거운 주말 보내십시요. 사랑합니다. ^^_()_

- 사랑하는 스님. 스님으로 인해서 많은 사람들이 축복된 삶을 사네요. 정말 우리스님께서는 귀하신 분이십니다. 저도 오늘 오래간만에 어머님뵈러 갑니다. 날씨가 너무 더워서 어떻게 지내시는지 걱정돼서요. 스님께서도

더운 날씨에 건강조심하세요. 사랑합니다. 고맙습니다. 감사합니다. _()_

- 사랑하는 스님. 스님께서 올리신 글을 볼 때마다 스님의 놀라우신 정화력으로 많은 사람들이 힐링되고 행복해하는 것들을 볼 때면 스님의 놀라운 치유력에 경외심마저 듭니다. 요즈음 같이 힘들 때 많은 사람들이 행복하게 살면 좋겠습니다. 그리고 제가 매실을 보냈습니다. 이번주 안에 도착할것 같습니다. 스님 힘들게 하는 것은 아닌지 모르겠습니다. ^^ 항상 건강하시고 행복하세요. 사랑합니다. 감사합니다. 고맙습니다. _()_

- 사랑하는 스님. 모든 것들이 스님께서 만들어주신 기적이라 믿습니다. 항상 존경하고 사랑합니다. 그리고 OO이 오늘부터 일주일간 훈련있다고 합니다. 항상 기도해 주시지만 무고무탈 건강하게 훈련마치라고 기도 부탁 좀 드리겠습니다. 항상 건강하세요.^^_()_

- 저는 스님께서 행하시는 모든 것들을 믿습니다. 스님의 치료를 받고 제가 경험하고 우리가족의 변화된 모습을 볼 때 스님께서는 신인이 맞습니다. 힘든 사람들 도와주시는 것도 좋지만 추운 날씨에 감기 걸리시지 않도록 조심하십시요. 사랑합니다. _()_

- 사랑하는 스님. 또 한 사람을 살려주시느라고 얼마나 힘드셨어요? 스님과 좋은 인연으로 다시 살아가는 많은 사람들이 다 행복했으면 좋겠습니다 건강하시고 행복하세요. _()_

- 사랑하는 스님. 저희가족도 어머님 모시고 형제들과 조카들 오랜만에

한자리에 모여서 즐겁고 행복한 설을 보냈습니다. 지금의 모든 행복들이 스님의 덕분임을 압니다. 앞으로도 그넓고 가득한 사랑 잊지 않고 살아가겠습니다. 감사합니다. 고맙습니다. 사랑합니다. ^^_()_

- 사랑하는 스님. 저희 가족이 스님께 크나큰 은혜를 입어 가족들 모두가 스님께 해드릴 수 있는 것들을 진심을 다해 하고 있습니다. 작은거에도 이렇게 소중하게 생각해 주시는 스님께 감사하고 고마운 마음에 몸둘바를 모르겠습니다. 앞으로도 스님에 깊은 사랑 잊지 않고 살아가겠습니다. 명절에 실장님과 아드님과 행복한 시간 보내십시요. 저도 어머님 모시고 명절잘 보내고 오겠습니다. 감사합니다. 고맙습니다.
사랑합니다. _()_

남편 OOO - 치유경과보고(50대, 남)

2019년 12월 21일

■ 증상

1. 머리가 편두통처럼 아픔.(어지럽고)
2. 가슴이 벌렁거리고 통증이 있음.
3. 심장이 불규칙으로 뛴다.
4. 가슴에서 목으로 부어있는 느낌(뜨거운 것 먹을 때처럼).
5. 온몸에 힘이 빠진다.
6. 손발이 갑자기 차지면서 어지럽다.
7. 눈이 흐리고 머리카락이 많이 빠진다.
8. 어깨가 무겁고 아프다.

9. 소화가 안되고 위가 아프며, 변을 잘 못본다.
10. 푹 자고 일어나면 두드려 맞은 것 같다.
11. 팔다리가 말라들어가고 조이는 듯 혈관이 파고들어가는 것처럼 저리고 아프다.
12. 다리가 무겁고 특히 종아리가 아프다.

■ 힐링 후

※ 일가족 4명 정화사례의 가장이며, 복부가 돌처럼 단단하게 굳었으며, 변비가 일주일씩 간다고 했고, 경제적으로 무엇을 해도 하는 일마다 실패하고 온가족이 병고액난으로 최악의 상태에서 오셨으며, 1차 체령 후, 몸 상태가 회복됨은 물론, 집에 가자마자 큰 공사를 수주해서 너무 바빠서 일년동안 2차 치유를 받으러 오시지 못했음. 일년 후에 오셨을 때는 가세가 회복되고 다음해에는 전년대비 배로 공사를 수주했고 건강도 회복했고 2024년 현재 금년은 수십억 공사 수주와 함께 온가족이 정화를 받고 극빈층에서 아파트와 좋은 차, 골프로 운동을 즐기는 풍족하고 행복한 가정을 이루었으며, 틈나면 정화받으러 오시고 스님을 위한 공양물과 보시를 살펴서 하시는 좋은 인연입니다.

아들 OOO 힐링 체험기(20대, 남)

■ 증상

1. 손과 발이 차다.
2. 기름기 묻은 밀가루 음식을 먹으면 얼굴에 붉게 트러블이 난다.
3. 공기가 건조하면 금방 코가 막힌다.

4. 소화가 잘 되지 않는다.

5. 튀긴 음식이나 기름진 음식 섭취시, 다음날 설사를 함.

6. 어떤 일에 대해서 걱정을 많이 함.

7. 가끔씩 무기력함.

8. 무엇을 하고자 할 때, 자신감이 떨어짐.

9. 나의 입장과 다르면 기분이 쉽게 안좋아짐.

10. 무엇을 할 때, 남의 시선을 많이 의식함.

11. 지방종(오른쪽 견갑골) 7cm 혹, 체중 57kg, 키 173cm.

■ 힐링 후

2020년 1월 29일.

1회차.

1. 쓸데없는 걱정을 하는 횟수가 줄어들었다. 혹여나 쓸데없는 걱정을 하게 되더라도 단시간에 긍정적으로 생각하게 되었다.

2. 밀가루 음식을 먹으면 속이 살짝 답답하고 더부룩한 느낌이 들던 것이 좀 줄어들었다.

3. 얼굴에 트러블이 올라오는 정도가 좀 줄어들었다.

4. 다른 사람들의 시선을 신경쓰는 것이 줄어들었다.

5. 자신감이 좀 생겼다.

2회차.

1. 얼굴빛이 많이 환해졌다.

2. 얼굴표정이 자연스러워졌다.

3. 다른 사람을 의식하는 게 좀 더 줄어들었다.

3회차.
1. 어깨를 움직일 때 치료 전보다 많이 부드러워졌다.
2. 손과 발이 차가운게 좀 나아졌다.

4회차.
1. 음식물을 섭취하고 나면 명치 쪽이 답답하고 약간의 통증이 발생하였는데, 가슴 쪽 치료 후, 음식물을 섭취하면 소화도 잘되고 명치쪽의 통증도 사라졌다.
2. 기존에는 어깨를 움직일 때 무엇인가 걸린 듯 뻐근 하였는데, 치료 후에는 부드럽게 움직이고 무엇인가 걸린 듯한 느낌도 사라졌다.

5회차.
1. 기름기 있는 음식을 섭취하면 다음날 무조건 설사를 하였고 밀가루 음식을 먹으면 복부에 가스는 찼는데 배출은 잘되지 않아 힘이 들었다. 하지만, 치료 후, 기름기 있는 음식을 먹어도 무조건 설사를 하지 않게 되었고, 밀가루 음식을 먹어도 가스가 복부에 잘 남아있지 않고 자연스레 배출이 되었다.
2. 과대망상, 피해망상 같은 정신적인 부분들로 인해 인간관계에 있어서 스스로 스트레스를 많이 받고 힘이 들었는데, 치료 후 그런 부분들이 많이 개선이 되었고, 나아가 말과 행동에 자신감이 붙게 되었다.

● OO군은 7차 치유 후, 모든 증세가 사라지고 오른쪽 견갑골에 테니스공 만한 지방종이 흔적도 없이 사라지고, 아토피 증상도 사라지고, 부사관 시험에 합격해서 잘 복무하다가, 2024년 금년에 장기복무 확정이 되어서

너무 기쁜 일이고, 쇠약하고 병증이 있던 몸이 역삼각형의 늠름하고 훤한 연예인처럼 미남이 되어서 스님도 행복하고 승진하고 승승장구하기를 기도합니다.

　- 도원스님 작지만 설날 전에 기도비 보내드렸습니다~ 항상 저희 가족을 위해 진심으로 기도해주시고 사랑의 마음으로 대해주셔서 감사드립니다. 그리고 누나 통해서 저희 챙겨주신 용돈 잘 받았습니다. 너무 감사합니다 ㅠㅠ 좋은 곳에 쓰겠습니다.
　2024년 새해에도 항상 건강하시고 행복한 시간들만 가득하셨으면 좋겠습니다. 다음에 꼭 시간내어 새해 인사드리러 가겠습니다.^^ 사랑합니다. _()_

　- 도원스님 하루가 지났지만 늦게나마 생신축하드립니다. 요즘 정신없이 지내다보니 마음의 여유를 잃고 사는 것 같습니다. 바쁘다는 핑계로 자주 인사드리지도 못하고 기도비도 자주 못보내드리지만 항상 저희 가족을 위해 진심을 다해 기도해 주셔서 감사드립니다. 그래도 정신없는 와중에 치료를 받은 처음 순간부터 지금까지 저희 가족 살려주신거에 대해서는 항상 가슴깊이 감사하며 지내고 있습니다. 이번주 부터 장마가 시작된다고 하는데 항상 건강하시고 행복하셨으면 좋겠습니다. ^^ _()_

　- 훈련 중이어서 이제야 답변드립니다. 도원스님 일년 생일기도 연등공양 감사드립니다. 스님의 치유와 사랑으로 저희 가족이 다시 한번, 험난하지만 그래도 저승보다 나은 이승에서 이렇게 웃으며 지낼수 있게 된 것 같습니다. 다시 한번 기회를 얻어 삶을 살아감에 있어서 아버지, 어머니, 누

나 그리고 저까지 4명 모두 지금의 저희 가족의 상황들에 대해서 당연하게 생각하는 것이 아닌 마지막 기회라 생각하고 항상 감사한 마음 잃지 않으며 주변 사람들에게 선한영향력 끼치며 살아가겠습니다. 다시 한번 감사 드리고 항상 건강하셨으면 좋겠습니다. ^^

- 도원스님 이번에 참모님의 배려로 연휴 때 휴가를 나올 수 있게 되었습니다. 그런데 연휴다 보니 이동시간이 많이 소요되어 직접 찾아 뵙지는 못할 것 같습니다. 그래서 기도비 보내드리고 좀 있다는 운전중으로 인해 연락을 드릴 수 없을 것 같아 이렇게 문자로라도 인사드립니다. 행복하고 편안한 추석되셨으면 좋겠습니다. 다음에 나올 때는 꼭 찾아 뵙겠습니다. ^^_0_

- 저희 가족처럼 힘들었던 시간속에서 스님을 만나 다시 새로운 삶을 살아가는 분의 소감문을 읽으니 감회가 새로운 것 같습니다.

- 도원스님, 그리고 요즘 제가 잠을 못잔다거나 쓸데없는 걱정을 한다거나 그러지는 않으나 2020년 직업군인이 되고나서 열심히 잘 해보려고 에너지를 많이 사용해 모두 소진하여 그런지는 몰라도 빈 깡통처럼 잘하고 열심히 해보고자 하는 마음이 예전보다 많이 없어진 것 같은 기분이듭니다. 그래서인지 업무를 할 때도 잘 하고자하는 의욕이 크게 없습니다. 과거 힘들었을 때를 생각하면 감사하게 생각하며 열심히 살아야하는데 머리로는 아는데 마음이 잘 안따라주는 것 같습니다.

- 도원스님 큰 돈은 아니지만 2022년 설날 기도비 보내드렸습니다. 어

려웠던 시간 도원스님을 만나 도원스님의 사랑과 치유로 저희 가족이 불과 2년 전만 해도 상상조차할 수 없었던 생활들을 현재 하고 있는게 한번씩 생각하면 정말 신기한 것 같습니다. 그렇기에 그때 힘들었던 기억들을 평생 잊지 않고 겸손하게 살아야할 것 같습니다^^

올 한해에도 항상 건강하세요. _()_

● 완벽한 힐링 만족한 작품

요즘은 20~40대의 건강이 노년층 보다 부실하고 사회활동을 못할정도로 심각한 경우가 많다고 합니다 .

지난 토요일에 사랑스러운 OO양과 OO군 남매가 오랫만에 정화받으러 왔는데 영화배우가 온 줄 알았습니다.

처음 정화 받을 때 상태는 온몸이 말라 있고 흉부는 새가슴이라고 하는 가슴이 안으로 협착이 심하고 변비가 심하고 보약을 먹어도 기운이 없고 식욕이 없고 운동을 아무리 해도 팔다리는 말라들어가고 오른쪽 견갑골엔 테니스공처럼 혹이 나 있었고 온몸이 차고 아토피가 심하고 불안증 염려증 세상 걱정을 혼자 다하는 듯 망상증이 끊임없이 이어져서 불면증도 있고 애처로운 상태였는데 주1회씩 총 7회를 정화하는 동안 거의 모든 증세가 좋아지고 근육도 튼튼히 살아나고 정화 받을 때 아프다고 해서 '너 나중에는 시원하다고 할 것이다.'라고 하니까 안믿었다고 했습니다.

치유 중에 군대 부사관 시험에 합격해서 근무하다 가끔씩 와서 정화받고 지난 토요일에 보니까 가슴도 완벽하게 정상적으로 돌아와서 역삼각형의 멋진 몸이 되었고 스님께서 시원하다고 하신 것 정말로 하나도 안아프고 시원하다고 웃으며 어깨 팔뚝을 보여주며 이제 운동 안해도 근육이 이렇게 생긴다고 자랑했습니다.

온몸이 최고의 스폰지 근육으로 복근도 장이 튼튼한 복근으로 피부는 깨끗하고 혹은 사라졌고 얼굴에 여드름 아토피도 복숭아 빛으로 빛납니다.
　육체적 정신적 사회적 경제적으로 가장 만족한 작품입니다. 2024년 12월 현재, OO군은 중사로 승진해서 만족한 군생활을 하고 있음.
　서사장님께서 멋진 자동차를 아들 OO군에게 선물해서 햅쌀 10kg, 이선생님께서 각종 밑반찬 너무나도 맛있는 동치미 맛있는 찌개, 병진군이 홍삼 1상자, 차가 있으니까 더많이 실어보내신 공덕으로 윗대선조님들을 비롯해서 자손만대까지 무량대복으로 회향되시길 기도합니다.

딸 OOO 힐링 체험기(20대, 여)

　20살 때 중국으로 유학가서 1년정도 후에 몸이 점점 아파졌고, 교통사고를 당했어도 몸 어디 한 군데 안다친 곳이 없었고, 그 후로 계속 기침과 몸의 마비증상이 계속되어 휴학을 결정하고 한국으로 들어와 일을 하면서도 가슴통증이 계속되었고, 화순으로 건너왔을 때는 더 심해졌고 우울증도 무척 심해 항상 우울감이 있었습니다. 그렇게 어느날 OO비구스님(도원스님을 만나기 전에 알던 스님)을 만났고, 신내림을 받아야 된다 하셔서 받기 전에 테스트 식으로 향을 앞에 두고 휘파람을 부니 몸이 만응하여 확신을 갖고 신내림을 받고나서는 아픈 증상이 괜찮아졌습니다.

■ 증상
　어지럼증, 두통(누가 치는 듯함), 비염, 호흡곤란, 불면증, 기침, 마비증상, 등, 허리, 가슴 통증, 우울증, 생리불순, 비만, 산만함, 피부닭살(검은 털), 허벅지 고관절 등의 근육이 베겨서 잠잘 때 통증(목욕탕에서 씻을 때도 아팠음).

■ 힐링 후
2019년 12월 14일
첫 번째 정화 후.
1. 목이 가벼워지고 숨쉬기 편해짐.
2. 몸이 가벼워짐.
3. 우울한 감정이 조금 사라짐.
4. 얼굴크기가 조금 줄어듦.
5. 피부가 좋아짐.
6. 가족끼리의 분위기도 좋아짐.
7. 어지러움이 사라짐.
8. 머리통증도 사라짐.
9. 비염 증세가 조금 사라지고 숨쉬기가 편해짐.

두 번째 정화 후.
1. 기침이 거의 가라앉음.
2. 얼굴이 확실히 작아짐.
3. 붓기가 점점 사라짐.
4. 몸이 조금씩 가벼워짐.
5. 정신적으로 편안해짐.
6. 몸 전체가 균형이 맞아감.

세 번째 정화 후.
1. 기침이 확실히 줄어듬.
2. 가슴 통증과 답답함이 사라짐.
3. 판단력이 좋아짐.
4. 잡생각이 많이 사라지고 편안해짐.
5. 코막힘이 거의 없음.
6. 가래가 많이 사라짐.
7. 자신감이 생겨남.

네 번째 정화 후.
1. 귀 가려움
2. 소변에서 냄새가 조금 났음.
3. 콧물이 계속 나옴.
4. 속이 편안함.
5. 손, 발에 땀이 계속 났음.
6. 눈꼽이 낌.
7. 눈 가려움.
8. 이가 아픔.
9. 배가 가벼워짐.
10. 밥먹고 설사는 여전히 함.(많이 줄어들고는 있음.)

여섯 번째 정화 후.
1. 배가 가벼워짐.
2. 코막힘, 귀 가려움은 아직 남아있지만, 많이 좋아짐.

3. 기침이 안하고 있다는 것을 인식못할 정도로 줄었음.
4. 몸 전체가 가벼워짐을 느낌.
5. 다리 쥐나는 느낌이 많이 사라짐.
6. 자신감이 더 회복되어감.
7. 잠을 푹 잠.
8. 한 번씩 손, 발에 땀나는 것은 아직 있음.
9. 허리통증도 훨씬 없어짐.

일곱 번째 정화 후.
1. 가래가 더 잘나옴.
2. 팔이 가벼워짐.
3. 숨쉬는 것이 훨씬 편해짐.
4. 잠을 너무 잘잠.
5. 안좋은 생각이 많이 줄어들었음.
6. 긍정적으로 변해가는 것 같음.
7. 내 자신의 존재의 이유에 대해서와 필요성을 찾아가게 됨.
8. 가족이 모두 행복해져 가는 모습이 눈에 띰으로써 흐뭇하고 뿌듯함과 행복을 느끼는 중임.

여덟 번째 정화 후.
1. 기침이 많이 줄었음.
2. 다리가 많이 가벼워져서 걷는 것이 덜 힘들었음.
3. 우울함이 점점 없어짐.
4. 운동 시, 몸이 가벼움.

아홉 번째 정화 후.
1. 온몸에 열이 많아져서 땀도 많이나고 더웠다가 가라앉았다가 함.
2. 몸이 훨씬 가벼워짐.
3. 무엇을 하든 용기가 많이 생김.
4. 자기 자신을 이뻐하고 있음.

〈딸 OOO. 20대, 여, 힐링체험기〉

몸의 병보다 마음의 병이 더 커서 사람을 늘 무서워하고 눈좌도 마주치지 못하던 제가 정화를 받고나서 점점 눈을 볼 수 있게 되었고, 생리통이 심해서 학교도 잘 다니지 못하고 약에 의지했지만, 약을 먹지 않아도 잘 지나갈 수 있게 되었습니다.

웃는 것을 좋아했지만 눈치보는 것이 더 익숙해져갔고 하고 싶은 말이 있거나 싫고 좋고 표현이 필요할 때는 착한 사람인척 성격좋은 사람인척 웃으며 넘어갔지만, 지금은 분명히 내 주장을 표현하는 사람이 되었습니다.

돈계산이 어려워 계산을 할 땐 늘 자신감이 떨어지고 겁을 먹었지만, 조금씩 천천히 저만의 방법을 찾아 계산도 할 수 있게 되었고, 내 자신 말고는 가족조차도 그 누구도 내편이다라는 생각을 하지 않았고 불만도 많고 불평도 많았지만, 가족의 소중함 가족은 영원한 나의 편이라는 것을 느꼈습니다.

평소 어렵고 어색했던 아버지와 신기하리만큼 가까워졌고, 무엇을 하든 당당해지고 제 자신을 사랑하게 되었습니다. 온 몸이 돌덩이 마냥 무겁게 느껴졌어도 살이쪄서 그런 줄 알았지만, 정화 후에 너무 가볍고 시원해서 다시 태어났다고 생각합니다.

생각지도 못하게 좋은 사람들을 만나게 되고, 무엇보다 제 자신이 하고 싶은 일이 있고 그것을 이룰 수 있다는 것이, 더 이상 아프지 않아도 된다는 것이, 너무 행복합니다.

항상 좋은 생각, 행복한 생각만 나고, 살아가는 것이 좋다는 걸 느꼈습니다. 아직 표현이 많이 서툴지만, 스님, 너무 감사하고 또 감사하고 사랑합니다.♡

저는 그동안 옛 상처에 갇혀 그저 아직은 위로가 필요하고 치료가 필요하다 보상이 필요하다라는 생각으로 저 스스로를 가두고 있었던것 같습니다. 스님께 치유를 받았음에도 그것과는 다르게 제 마음은 아직 겁을 내고 있었던 거에요. 하지만 자의든 고의든 용기를 내어 세상밖으로 나가보니 저는 사람을 무서워하기는 해도 사람들과 소통하는 것에서 힘과 에너지를 얻는 사람이라는걸 다시 느꼈습니다. 사회에 나가는 연습을 조금씩 하면서 자신감도 생기고 어떠한 상황에서 당황하지 않고 헤쳐나가면 되는지를 배우고 있습니다. 스님께서 주신 큰 사랑과 에너지, 복을 여러사람들에게 나눠주고 그 사람들이 행복하게 식사를 하고 가는걸 보면 참 뿌듯합니다. 제 자신을 되찾기까지 오래걸렸습니다. 정말 너무너무 감사드립니다. 제일 큰 재산은 건강인것 같아요 육체적, 정신적 그 중에서도 정신이 안아파야 육체가 지배를 안당한다라는것을 몸소 깨달았습니다. 절 다시 이 세상에 이 사회에 필요한 사람이라는 것을 느낄 수 있게 움직일 수 있게 해주셔서 감사합니다. 비록 큰 금액은 아니었지만 제가 다시 태어나서 처음 벌은 돈은 스님께 꼭 드리고 싶었습니다. 기쁜마음으로 제 마음을 알아주시고 받아주셔서 감사합니다. 늘 건강하시고 행복만 드릴 수 있도록 노력하겠습니다. 사랑하고 또 사랑합니다 스님.♡

● OO양 모녀가 처음 상담을 왔을 때 모습이 생생히 기억납니다. OO양이 머리를 밀고 승복을 입고 들어왔을 때, 나이보다 앳된 모습에 두려움에 떨며 눈을 못마주치고 고개를 숙이고 있는 모습이 가련했고, 어머니 역시 만고풍상을 겪어 지치고 병든 모습에 금방이라도 머리가 터질 것처럼 보였음.

OO양에게 "머리깎은거 좋아?" 하니까, "아니요.", "승복입은거 좋아?" 하니까, "아니요."라고 겨우 대답해서, "그러면, 지금당장 옷 갈아입고 모자쓰면 되겠네." 하니까, "정말 그래도 돼요?" 하면서, 재빨리 이모가 사온 사복으로 갈아입고 그제사 표정이 조금 밝아졌음.

원인은 중국으로 유학가서 친구 오토바이 뒤에 타고 사고가 나서 몸이 튕겨나가는 중상을 입었는데, 외상은 없으나 내부에 너무 큰 충격으로 혼이 달아나고 백이 흩어지는 혼비백산 상태로 모든 신체와 영체가 충격을 받아 제자리를 이탈해서 첫째, 생리통로가 막혀서 생리불순이 와서 생리를 매달 했지만 밖으로 배출되지 않고 온몸에 고무풍선처럼 어혈이 쌓여서 온갖 통증과 비만, 목둘레가 머리만큼 굵고, 정신적인 고통, 육신의 고통, 남모르는 고통과 궁핍한 삶으로 얼마나 처참했을지 이해하고, 이 아이를 깨끗이 정화하리라고 다짐하고, 첫날 제령 후부터 바르게 양파껍질 벗기듯이 깨끗하고 아름답고 맑은 정신, 맑은 마음의 보석이 나타났습니다.

그동안에 대학을 서울에서 졸업하고 현재는 부모님과 함께 순천에서 풍족하고 만족한 삶을 살며, 사회생활에 적응하는 아름다운 숙녀가 되었습니다.

- 스님과 저의 인연은 벌써 5년이 넘어가고 있지만 제가 치유가 다 되었음에도 스님이라는 단어는 지금도 늘 듣기만해도 뭔가 쿵하는 기분이 있

다보니 스님께 감사함을 전해드리고 싶어도 잘 되지 않았는데 그 마음을 스님께서는 알아주시고 이해해주시고 기다려주셔서 너무 감사합니다. 제게 스님은 표현을 다 못할만큼 감사한분이시고 몸과 마음을 건강하게 해주시고 저희 가족을 드라마틱하게 바꿔주신분 입니다. 지금도 이 생활이 믿기지 않을정도로 행복합니다 지금처럼 아프지마시고 함께 계셔주셨으면 좋겠습니다. 너무너무 감사드리고 사랑합니다. ♡♡

- 스님 날씨가 많이 더운데 백중보내시느라 고생하셨습니다. 매년마다 스님께서 정성을 다해 준비하시고 기도도 해주셔서 모든 중생들이 잘지내는것 같습니다. 지금은 덥다덥다해도 곧 시원해지기도 하겠지요? 아프신 곳 없이 잘 지내고 계신것 같아서 다행입니다. 언제나 늘 감사하고 사랑합니다. ♡♡♡

- 스님 병진이 기도해주셔서 감사드립니다.
몇년을 묵혀져있던 걱정이 내려간것 같습니다. 너무나도 감사드리고 비가 많이 오면 위험하오니 조심하셔요. ♡ 사랑합니다. ♡

- 스님 제가 절에 가서 부처님께 인사드릴 때마다 옛 일이 생각이 나지만 그래도 저는 불교를 좋아하고 인연이 된 것에 후회가 없습니다. 가장 힘든 순간에 함께 해주신 분이시고 가장 행복할 때에도 함께 해주시고 계셔요 스님과의 인연도 이미 예정되어 있었다고 생각합니다. 어제는 부모님과 저녁을 먹다가 문득 그 순간이 너무나도 행복하고 소중하다고 느껴져서 매일 있는 시간임에도 평소보다 더더 행복했습니다. 스님 덕분에 깍두기 하나가지고 밥먹던 저희 가족이 여러 반찬을 두고 하하호호 웃으며 편

안한 식사시간을 가질 수 있습니다. 늘 기도해 주시고 옆에 계셔주셔서 저희 가족뿐 아니라 많은 사람들을 위해 힘써 주셔서 감사합니다. 제가 행복을 다시 느낄 수 있게 해주셔서 감사합니다. 오늘을 무사히 보내고 내일 스님께 달려가겠습니다! 사랑합니다. ♡♡♡♡

- 사랑하는 스님. 서울에 살 때에는 2시간 가까이의 이동도 멀다고 느껴졌었는데 여기로 내려와서 올라가보니 스님과 너무도 떨어져 있다는게 실감이 났습니다. 제가 꿈을 꾼 얘기를 했을 때마다 신기하다고 생각 했었는데 이번에는 더 스님과 가까워진 기분이었습니다. 스님과 제가 보이지않는 무언가의 인연의 끈으로 연결이 되어있다는 게 몸으로 느껴졌었습니다. 제가 특별하고 대단하고 복이 많은 사람이라는 자부심을 가지고 항상 밝게 지내겠습니다! 감사합니다. 스님 사랑합니다. ♡

늘 답신을 바로 주셨었는데 무슨일 있으신건가 하고 걱정을 하였지만 스님께서도 바쁘시면 못보실 수 도 있으실거 같아서 기다리고 있었습니다! 제가 뜨개질하여 부처님전에 12지신이 채워질 때마다 뿌듯하고 스님께 해드릴 수 있는게 있다는것에 감사하니 고생이라 생각하지 않습니다. 스님께서도 명절 잘 보내고 계시지요?
  스님의 사랑 덕분에 행복하고 따뜻한 명절인것 같습니다. 빛날 수 있는 존재로 만들어 주셔서 감사합니다. 새해 복 많이 받으세요 사랑하고 또 사랑합니다. ♡♡

- 저는 스님과 처음 만났을 때를 잊을 수가 없습니다. 유학가기 전만 해도 나름 자신감이 있었어요. 하지만 세상은 쉽지 않았고 마음부터 망가지

니 몸은 말할 것도 없었습니다. 좌절이라는것을 그때 처음 느꼈는데 그 뒤로 한국에 돌아와 다시 일어서 보려했지만 더 망가져갈뿐 회복되지 않았습니다. 아빠가 무너지니 집이 기우는건 한순간이었고 저희는 모든 중심을 아빠한테 두었음에도 나아지지 않았고 제가 그일을 해야겠다라고 다짐했을땐 이미 전 제 자신을 잃어버렸다 생각했습니다. 그렇게 4년을 고통속에서 버텨가며 그저 아빠와 우리가족을 위해 빌었습니다. 그래도 후회는 없습니다. 제 마음이 바램이 부처님께 닿았고 누군가 절 구해주길 바랬는데 정말 이뤄주셨습니다. 그때의 4년보다 지금의 지난 5년이 아팠지만! 솔직히 아팠지만! 그래도 후회없고 행복은 더할나위 없으며 스님과 함께했던 순간 순간들은 결코 잊지못합니다. 처음엔 그저 무섭게 느껴지던 스님이 지금은 저에게 엄마이자 할머니이자 인생의 스승님이십니다. 스님이 계셔주셔서 전 제가 겪었던 모든 일도 부정당하지 않고 아픔도 추억으로 만들어주셔서 감사합니다.

　스님이 주신 사랑 행복 건강 고이간직하며 열심히 살아가겠습니다. 아프지마시고 건강하시고 행복하셨으면 좋겠습니다! 제가 스님께 행복이 될 수 있게 해주셔서 감사합니다. 사랑합니다 스님. ♡♡

　- 스님 벌써 또 새로운 해가 되었습니다. 스님 덕분에 제가 새해를 행복하고 설레는 마음으로 받아드릴 수 있게 된 것 같습니다.
　평범하게 살아간다는 것은 쉬우면서도 어려운 것 같습니다. 스님과의 인연으로 어두웠던 제 삶에 빛이 생기고 생기없던 마음의 밭에 새싹이 돋아나 이전에는 보지 못했던 행복의 꽃을 피울 준비를 할 수있습니다. 스님 늘 감사하고 사랑합니다. 아프지 마시고 행복이 가득하시길 기도하겠습니다. 사랑합니다. ♡♡♡♡

- 스님 제가 나이에 맞게 젊고 건강한 생활을 할 수 있게 해주셔서 감사합니다. 제가 봐도 요즈음 젊은이들은 아픈 곳도 너무 많고 정신적으로 힘든 친구들이 많은 것 같습니다. 전 스님 덕분에 세상의 주인공이 제가 되어 살 수 있습니다. 아프지 마시고 건강하시어 늘 행복하셨으면 좋겠습니다. 스님께도 행복을 드리기 위해 잘살아가 보겠습니다! 사랑합니다 스님. ♡♡

- 스님. ♡ 스님께서 그런 말씀 안해주시는 분이신걸 알고 있었지만 제가 이번에 너무너무 답답해서 여쭈어본 것인데 방향을 알려주셔서 감사합니다. 바다 한가운데에 떠있다가 섬을 만났지만 그 섬에서 무엇을 하며 살아야할지 막막했는데 나침반을 주셔서 감사합니다. 스님의 사랑을 제가 다 보답해 드릴 수 있게 열심히하고 건강하게 살아가도록 하겠습니다. 묵혀있던 고민이 해결되면 나중엔 또 다른 고민에 직면하겠지요. 하지만 스님께서 주신 믿음과 자신감을 믿고 앞으로 쭉쭉 나아가겠습니다. 늘 풍족한 간식도 주시고 행복을 주셔서 감사합니다. 아프지 않고 오래오래 계셔주세요! 감사하고 또 감사하며 사랑합니다 스님. ♡♡♡♡♡

- 스님 문득 창문밖을 보다가 무지개를 보았어요! 처음 본거라서 신기하기도하고 너무 예뻐서 스님께도 보여드리고 싶었습니다. 항상 기도해주시고 응원해주셔서 감사합니다. 스님의 사랑으로 하루하루 행복하게 보내고 있습니다. 감사드리고 사랑합니다 스님. ^^♡♡♡♡♡

- 스님 이번에 정화를 받은 뒤로는 더더더 행복하고 기쁨이 넘치고 힘이 났습니다. 스님께서도 정화를 해주실 때면 마음이 좋지 않으실텐데 겁이 많은 중생이라 스님 앞에 서면 겁을 먹게 되는 것은 저도 모르게 되는 일이

라 많이 죄송합니다. 스님의 사랑을 받고 난 후에 매년 행복한 생일을 보낼 수 있게 되었습니다. 저희 가족 다 같이 있을 수 있게 해주셔서 감사합니다. 날씨가 많이 더우니 조심하셔야해요. 스님께서 제 옆에 계셔주셔서 행복합니다. 사랑합니다 스님. ♡♡♡♡

- 스님 벌써 또 새로운 해가 되었습니다. 스님 덕분에 제가 새해를 행복하고 설레는 마음으로 받아드릴 수 있게 된 것 같습니다.
평범하게 살아간다는 것은 쉬우면서도 어려운 것 같습니다. 스님과의 인연으로 어두웠던 제 삶에 빛이 생기고 생기없던 마음의 밭에 새싹이 돋아나 이전에는 보지 못했던 행복의 꽃을 피울 준비를 할 수 있습니다. 스님 늘 감사하고 사랑합니다. 아프지마시고 행복이 가득하시길 기도하겠습니다. 사랑합니다. ♡♡♡♡

- 스님 2일날 졸업식겸 졸업파티가서 졸업증서 받았습니다. 생각지도 못하게 모범상까지 받았습니다. 제가 이렇게 무사히 졸업이란 것을 하고 모범상까지 가질 수 있게 건강하게 만들어주셔서 감사합니다. 스님을 만나지 못했다면 지금쯤 저는 공부고 꿈이고 다 포기한채 사기꾼스님이라는 소리를 들으며 지냈을거같아요. 그런 생각하면 너무 감사하고 지금의 모습이 더 꿈같습니다ㅎㅎ. 2년이라는 시간이 무척 긴시간이라 생각했는데 벌써 졸업을 하였다는게 믿기지가 않습니다. 스님이 곁에 계셔주셔서 해낼 수 있었습니다. 절 도와주시고 살려주시고 힘을 주셔서 감사하고 감사합니다. 저희 가족 행복을 다시 찾아주셔서 너무 감사합니다. 항상 건강하시고 좋은일 행복한 일만 가득하시길 기도드릴게요! 다시 한번 감사하고 사랑합니다 스님. ^^♡♡♡♡♡♡

스님 올해에 저는 작년보다 더 열심히 살도록 해보겠습니다. 스님께서 주신 사랑이 너무 넘쳐 제 일도 잘되고 좋은 사람도 만날 수 있게 해주시리라 믿고 있습니다. 항상 꿈같은 이 행복을 스님으로 인해 제가 느끼고 살듯이 다른 사람들에게도 이 행복을 나눠주며 이제는 무슨 보살 무슨 스님이 아닌 ○○라는 이름으로 당당하게 살 수 있게 해주셔서 너무 감사드립니다. 설전에 찾아뵈었어야 했는데 이렇게 문자로만 연락드려 죄송합니다. 올해에도 스님께서 건강하시고 지금처럼 웃으시며 보내셨으면 좋겠습니다! 감사하고 또 감사하며 스님 사랑하고 존경합니다. ♡

● 2021년 10월 18일 현재
　　○○양은 처음 왔을 때의 모든 증상이 소멸되고 밝고 활발해지고 아름다운 여대생으로 원하던 수의간호학과에 진학하여 현재 만족하게 수업중이고 수의학관련 자격증을 2종류를 합격했다는 쾌거를 이루었고 명랑쾌활하게 대학생활을 잘하고 있으며 앞으로의 비전도 확실하게 가지고 노력하는 모습이 너무 사랑스럽고 아름답다.

● 이 가족은 정화 후에 모든 것이 다른 차원으로 순간이동 된 것처럼 건강, 경제, 의식이 높아지고, 경제적으로 윤택해짐은 물론, 사업이 번창하고, 건물 매입과 집 마련과 고급 외제차를 타고 골프를 치며, 자녀들도 직업에 충실하고, 부인은 요가 수련으로 건강관리를 하고 있으며, 현재 6년째 온 가족이 스님을 정성으로 공경하고 있으며, 가끔 관리 차원에서 정화를 받으러 오고 있다. 항상 무고무탈, 사업번창, 가화만사성 하시길 기도합니다. 사랑합니다.

139. 척추측만증, 공황장애 - 치유경과보고(40대. 여)

▷ 2019년 7월 13일

■ 치유 전 증상

1. 가슴보형물이 딱딱해지고 아래로 내려옴.
   (10월초에 병원에서 조직검사 후 빼기로 함.)
2. 척추측만증으로 골반통증.
3. (머리가 많이 빠져서) 이마 머리카락 심음.
4. 어깨 뭉침.(20년간 지속된 만성 통증)
5. 스트레스로 가슴 답답, 명치 답답 & 머리 복잡.(어지럼증)
6. 눈이 흐리흐리하고 항상 피로감이 느껴지고 저녁쯤 되면 핸드폰 화면이 잘 안보임.
7. 왼쪽 엉덩이, 허벅지 뒤쪽 라인이 자주 저리고 왼쪽 종아리가 자주 뭉침.
8. 턱관절 증후군(왼쪽 심함) 딱딱 소리나고 가끔 어긋나고 아주 가끔 통증.
9. 왼쪽 엄지와 연결된 하완 근육이 자주 뻐근하고 통증.
10. 건망증이 심해지고 생각이 잘 정리가 안됨.
11. 4년간 지속된 우울증 & 불안장애 & 공황장애.
12. 얼굴(두개골) 비대칭.
13. 자궁선근증 & 근종.
14. 대장 용종 5개 제거.(2018년도)

■ 치유 후 변화

　심했던 척추측만증이 반듯하게 교정됐음. 동행했던 남편이 놀라워했음. 몇 차례 치유 후, 모든 증세 사라지고 몇 년 지나서 1년 전쯤 절에 방문했을 때 너무 밝고 아름다워져서 누군지 몰라봤음. 제주도서 사업 시작해서 잘 되고 있다고 했음.

　● ○○씨는 남편의 권유로 힐링을 받았으며, 권유했던 남편이 놀라워했을 정도로 완벽하게 건강하고 아름다운 모습을 되찾았다. 몇 년 후, 상황이 좋아졌다며 인사드리겠다고 와서 식사대접을 했을 때는, 처음에 만났을 때와는 달리 전혀 다른 사람이 되어 밝고 명랑하고 아름다워져서 누군지 몰라볼 정도로 변화되어 있었다.

140. 당뇨 합병증, 시력장애, 당뇨발, 척추측만증
   (김OO, 40대, 남)

▷ 46세, 남, 2021 12 12

당뇨합병증 힐링체험기(40대. 남)

2021년 12월 12일
■ 치유 전 증상 〈작성자 : 아내〉
1. 2007년, 어머니 별세하시고 몸의 물기가 빠져서 체중이 많이 줄어듦.
2. 이후 논문 등이 이해가 잘 됨(전문가 수준으로), 의식이 열림.
3. 초상 현상 등이 똑같이 경험한 것과 같이 이해가 되고, 신비한 인물들을 많이 만나서 앞날에 대해서 이야기 해줬고, 실제로 앞에서 발생함.
4. 몸이 많이 아프게 되었는데, 홍채 염증이 먼저 오고 전립선 염증이 생겨 소변 보는 것이 불편했고 병원에서 고통스러운 치료를 받게 됨.
5. 쇼크가 와서 병원 갔더니 저혈당으로 쇼크가 왔다고 하여 당뇨 진단을 받았음.
6. 당뇨 진단 이후에 몸의 기능이 떨어졌고, 병원 치료가 효과가 없었다. 그 이후, 또 신비로운 인물들을 통해서 이 아픔은 영적으로 풀어야 한다고 했으나 어떻게 해야될지 몰랐다.
7. 심장이 안좋아져서 병원에 갔고 심부전으로 진단을 받았다.
8. 영어 강사와 음악을 하는 일을 했다.
9. 3년 전에 심장이 아퍼서 병원에 입원을 했었고, 이후에 심장관련해서

좋아졌었으나 예수 석가처럼 어려운 사람들을 만나 그들의 문제를 해결해주려고 했다.
10. 종교는 무엇인가 등을 깨우치고 진리를 스스로 깨달았다.
11. 현재는 육체적으로 눈이 많이 힘들다. 망막 수술(왼쪽)을 했으나 아예 안보임. 오른쪽 눈도 지금은 거의 안보임.
12. 당뇨 수치상으로는 괜찮다. 심장은 많이 좋아졌고 신장 기능이 많이 떨어졌으나 지금은 조금 괜찮습니다.
13. 마음의 불안함은 없다. 상담도 하고 일상 생활은 잘 하고 있고 수면도 잘 하고 있습니다.
14. 자다가 한번은 꼭 일어나서 화장실에 간다. 소변은 일반인처럼 시원하게 보지 못하지만 그래도 괜찮다.
15. 귀가 돌발성 난청이 있었는데 병원 치료를 통해서 청각은 괜찮은데 진공상태와 같다.
16. 눈은 '당뇨로 인한 망막변색증이다'라고 진단을 받았다.
17. 높은 차원의 질문들을 신들에게 했으나 다 답변을 해서 믿게 되었다.
18. 본영을 만났고 다 짜여져 있어서 그대로 가면 된다고 했다.
19. 법신을 만났고 법신이 너는 너무 따진다, 따지지 말고 그대로 해라.

● 오른쪽 다리가 4cm정도 짧았고 심한 척추측만증, 심한 거북목, 꼭 고슴도치가 웅크린 것 같은 체형. 처음 왔을 때, 아내가 두 손을 잡고 걸음을 잘 걷지 못했음.

완전한 장애인 상태였음. 영하 17~18도의 추운 겨울날인데도 양말을 신지 않고 맨발로 차가운 계단을 올라왔으나, 발에 감각이 없어 발이 시린 줄도 모르는 상태였음.

2021년 12월 19일

■ **치유 후 변화** 〈작성자 : 아내〉

1. 처음 치료 후, 4cm정도 차이난 오른쪽 다리 길이가 교정됨.
2. 다리가 가벼워지고 몸도 가벼워짐.
3. 치료 후, 눈에 빛이 흰색이었고, 그 후 다시 어두워짐.
4. 치료 후, 소변이 나오지 않았으나, 하루 후 좋아졌음.
5. 심리적으로는 치료 전에도 괜찮았음.
6. 척추는 바르게 펴짐.
7. 손가락이 펴졌고, 식사 후에 손가락과 발가락으로 저는 느낌이 더 세진 것 같음.
8. 2차 치료 받으러 오기 2시간 전에 기분이 좋았으나, 30분 전에 많이 기분이 다운돼서 오기 힘들었음.
9. 심장과 신장 검사하러 한달에 한번 병원에 감.
10. 귀가 돌발성 난청은 병원 다녀와서 괜찮으나, 이명은 계속됨.
11. 영적인 소통은 이미 했고, 명상도 잘 하지 않음. 특별히 더 하는 것은 없음.
12. 명상을 하지 않으니까 꿈을 많이 꿈.
13. 눈에 빛은 조명은 보여짐.(천장의 조명 3개 보임)
14. 식사는 잘했음.
15. 한의학의 체질을 확인(태음인).

2021년 12월 26일

■ **치유 후 변화** 〈작성자 : 아내〉

1. 이명은 70% 정도 괜찮다. 압력은 느껴지고 자고 일어나면 괜찮아질

때도 있음.

2. 등하고 허리가 원상복구된 느낌이었고, 다시 압력을 느껴지고 불편하다. 어깨가 처음 받았을 때는 일자 같았는데, 오른쪽 어깨가 더 올라와 있는 것 같다.
3. 8~9시 사이에 일어난다. 9시에 일어나 아침밥을 먹는다. 지금은 먹여줌. 식사 후에는 동영상을 주로 본다. 명상한다. 공상한다. 12시에 점심을 먹는다. (고구마, 과일, 빵) 식사 후에는 동영상을 주로 본다. 명상한다. 공상한다. 저녁때는 같이 밥을 먹는다.(밥 먹으면서 같이 드라마도 보고 이야기함)
4. 정화를 받기 전에는 몸을 타고 있는 정보체들이 망치려고 한다는 생각을 해 본 적이 없는데, 받은 후에는 나를 망치려고 한다는 생각을 했다. 내 몸을 진짜 문제 있게 만들 수도 있겠다라는 생각이 든다.
5. 눈을 뜨려고 지금은 노력하고 있는데 한 주간은 어려웠다.
6. 제 몸에 5령이 존재한다. 할아버지령이 내 몸을 만지고 있어서 심장이 힘들고 걷기가 힘들었다. 스님 뵙기 전에. 스님 뵙고 난 후에는 나를 해치려는 존재가 있다는 사실을 깨달았고 나를 해쳐서 원하는 게 뭔지를 생각하게 됐다.
7. 앞에 부처님 상의 불빛이 보인다. 위의 조명의 개수가 있는 것 같은 빛이 있다는 것이 느껴진다.
8. 소변 양이 많아지고 잔뇨감이 없고 시원하게 봄.

2022년 1월 2일

■ **치유 후 변화 〈작성자 : 아내〉**

1. 오른쪽 눈은 눈물(진물)이 안나고 조금 따끔거린다.

2. 힐링 전에 진물이 많이 나왔는데 힐링 후 덜 나온다.
3. 불빛은 어쩔 때는 많이 들어오고 어쩔 때는 잘 안보이나, 점차적으로 잘 들어오는 것 같습니다.
4. 귀 안이 먹먹한 부분은 괜찮은데 강철 소리 같은 소리가 더 많아짐. 들리는 것은 잘 들리는데 압력과 쉭쉭소리(이명)가 같이 나서 듣기 불편한 부분이 있다.
5. 견갑골 부분이 돌리면 아프다든지 함.
6. 걷는게 자연스러워졌다.
7. 허리와 척추가 자연스러워졌다.
8. 잠은 잘 자고 있습니다.
9. 소변은 양이 많아졌고 냄새가 안남. 잔뇨감이 없다.
10. 음식을 가리지는 않았음.(아프기 전에)
11. 힐링 전에는 손가락이 안펴졌는데, 힐링 후에는 손을 폈을 때 저항감이 있다.
12. 식사는 스스로 했다.
13. 누워서 다리를 들면 적당히 무거웠고 발끝 부딪히기와 엉덩이 들기 운동을 했다.
14. 다리에 감각이 살아남.

2022년 1월 9일

■ **치유 후 변화 〈작성자 : 아내〉**

1. 머리는 괜찮다.
2. 눈은 지난 주 힐링 후에 빛이 왼쪽은 사방에서 들어오고 진물이 많이 났음.

3. 귀가 굉장히 예민하다. 귀에서 소리(이명)는 먹으면 나는데, 자고 일어나면 괜찮다.
4. 양손, 양발은 저리지만 감각은 살아나고 있다.
5. 첫 번째 힐링 시, 다리의 힘이 가장 많이 들어갔고, 저번 주 힐링 후에는 조금 힘이 없었다.
6. 잔뇨감은 없었다. 소변은 잘 나왔다.
7. 사람을 만나지는 않았다.
8. 식사는 스스로 했다.
9. 치아는 문제 없다.
10. 전체적으로 감각이 살아나니까 등뼈, 허리뼈가 불편하게 느껴졌다.
11. 처음 들어올 때는 눈에 빛이 많이 들어왔으나, 조금 앉아 있으니 빛이 조절되어 보인다.
12. 오래 앉아있으면 일어나가기도 했다.
13. 이번주는 많이 졸렸다.
14. 먹고나면 손가락의 혈관과 발가락 혈관이 빳빳해지는게 느껴진다.
15. 잠잘 때 땀이 흠뻑 나서 옷을 갈아입은 적이 여러 번 있다.
16. 잠을 낮과 밤에 푹 잤다.

2022년 1월 16일

■ **치유 후 변화 〈작성자 : 아내〉**
1. 잔뇨감은 없지만, 지난주보다 소변양은 조금 줄어든 것 같음.
2. 얼굴 붓기가 빠진 것 같음.
3. 오른쪽 고관절이 아프다. 누워있을 때는 아프지 않고, 가부좌 틀고 앉지 못하겠다.

4. 눈은 천장의 불빛이 보이긴 하다.
5. 오른쪽으로 누우면 오른쪽 팔쪽이 조금 아프다.
6. 손끝하고 발끝은 여전히 음식을 먹으면 찌릿함. 힘이 많이 안들어감.
7. 먹으면 다리가 부었다가 빠지는데 시간이 걸리고, 조금 가벼워진 느낌이다. 통증(발)은 많이 느껴지지 않는다.
8. 검사결과 신장만 1%로 떨어지고 나머지(심장, 콜레스테롤 등)는 좋아졌다.
9. 자다가 땀나는 것은 괜찮다.

● 손바닥의 황달이 거의 사라졌음. 당뇨발, 발바닥 등, 전체에 물집이 생겨서 터져있음. 부분적으로 피부 속에 염증이 자리잡고 있음.

2022년 2월 6일
■ 치유 후 변화 〈작성자 : 아내〉
1. 황달이 없어졌다.(손에)
2. 운동 하면서 몸이 틀어져 있는 것을 알게 되었다.
3. 발에 물집은 생기지 않았다.(2주 동안)
4. 발에 감각이 생겼다.
5. 걷는 걸음걸이가 장애인 같지 않고 자연스럽다.
6. 눈 뜨는 것은 자연스러웠다.
7. 손가락에 힘이 많이 들어감.
8. 당뇨 증상이 요 근래에 좀 생김.
9. 갑자기 입냄새가 남.
10. 식사 후에 오한 증세가 있다.

● 첫날 제령 직후에, 다리 길이가 같아졌고, 척추가 교정되었으며, 자세가 반듯해졌고, 걷는 것이 들어올 때는 부인이 두 손을 잡고 완전히 맹인 장애인 같았으나, 힐링 후에 한 손만 잡고 법당을 자연스럽게 한바퀴 돌았고, 다리가 가볍고 몸이 가볍다고 했음. 양쪽 눈이 완전히 검은색 암흑이었는데, 하얀색으로 빛을 보게 되었고, 스님이 손을 내미니까 손가락은 보이지 않고 실루엣이 보인다고 했으며, 나갈 때 상단의 부처님의 형상을 보고 무엇이냐고 아내에게 물었고, 부처님이라고 하니 고개를 끄덕였다. 계단을 내려갈 때는 난간을 잡고 조심스럽게 내려갔다.

지인의 소개로 너무나도 추운날 양말도 안신고 아내가 앞에서 양손을 잡고 이끌고 환자는 등이 S자로 굽고 목은 거북목 90도 정도 굽고 머리카락이 너무 길어서 얼굴이 안보이고 한쪽 다리가 짧아서 절뚝거리면서 들어왔는데 외관상으로 고슴도치 같았습니다.

홍체염증이 먼저오고 전립선염증으로 불편했고 고통스런 병원치료 받고 쇼크로 병원에서 당뇨 진단 이후에 몸이 더 나빠졌고 병원치료가 효과가 없었다. 심부전 진단을 받았음. 3년 전에 심장이 아파서 입원을 했습니다.

그 이후 영적인 깨달음을을 얻었는지 예수님 부처님처럼 진리를 다 알게 된 것처럼 다른 신들과 대화를 하게 되었음. 정신적인 문제 오른쪽 다리가 4cm정도 짧았고 심한 척추측만증 심한 거북목 꼭 고슴도치가 웅크린 체형 시력장애 발바닥에 메추리알처럼 물집이 여기저기 생기고 꼬집고 때려도 감각이 없고 푸른 반점이 있었음. 잡고 인도하지 않으면 보행을 못함. 눈이 완전히 안보일 때 병원에서 망막변색증 수술을 했는데 피가 멈추지 않고 흘러서 눈이 푹 꺼지니까 무슨 오일을 넣어서 눈이 살아났지만 계속 눈물 콧물이 줄줄 흘리고 귀는 돌발성난청 진공상태와 같음. 무슨 약을 넣어서 소리가 나고 힘들다고 했음. 높은 법신을 만났고 시키는대로 하면 된다고 합니다.

첫날 정화받고 다리길이가 같아졌고 척추측만증 교정되었고 자세가 반듯해졌고 걷는 것이, 들어올 때는 부인이 두 손으로 잡고 맹인 장애인 같았으나 정화 후에 부인의 한손만 잡고 법당을 자연스럽게 한바퀴 돌고 몸과 다리가 가볍다고 했음. 굽었던 목도 척추도 반듯해졌고 양쪽 눈이 암흑이었는데 불빛을 보고 하얀색은 뭐냐고 물어서 전등이라고 하니까 좋아하고 스님 손은 보이냐고 하니까 손가락은 안보이고 왔다갔다 실루엣이 보인다고 했음. 발바닥의 물집이 사라지고 감각이 살아나서 꼬집고 때리면 아프다고 했고 저리고 시리다고 했음. 손가락이 힘이 없어서 아내가 밥을 먹여줬는데 다음 주부터는 직접 먹고 첫 번째 정화 후에 다리에 힘이 많이 들어갔다고. 잔뇨감 없고 소변은 잘 나온다. 먹고 나면 손가락 발가락 빳빳하게 힘이 들어간다. 밤낮으로 잠을 푹잔다.

직업은 일타 영어 음악강사(휴직) 긍정적이고 밝고 목소리가 낭랑하고 자신이 말한 것처럼 높은 차원의 의식들과 교류하고 그들의 지도를 받는다고 사람들을 만나서 영적 상담을 해준다고 했음. 아마도 당뇨가 오기 전부터 빙의 증세가 있었다고 보이고, 정화는 총7회 스님이 한 것은 병명과 상관없이 빙의령을 제령하고 기혈을 순환시킨 결과입니다. 병원에서 검사 결과 신장1% 떨어지고 다른 것은 다 좋아졌다고 합니다. 정말 괴물같은 사람도 정화를 하고 나면 천사입니다. 모두의 내면에는 부처님께서 들어계

시기 때문입니다.

　OO씨는 7차 힐링 직후, 지방에서 당분간 머물겠다고 하면서 잠정적으로 힐링을 중단했음.

141. 턱관절, 상기증 – 치유경과보고(30대. 남)

■ 치유 전 증상

 1. 상기증, 부비동에 압력, 후두, 머리 회로가 막힌 느낌.
 2. 턱 관절 통증(턱에 핀 박혀있음).
 3. 우울감.
 4. 몸, 마음이 막힌 느낌.
 5. 복부 팽만감, 위 비장 팽만감.
 6. 몸에 긴장이 많음.
 7. 얼굴 회로 막힘.
 8. 가슴 통증
 9. 어깨 통증.
 10. 허리, 신장이 좋지 않다.
 11. 목 차크라 막힘.
 12. 단전에 힘이 없음.

■ 치유 후 변화

 2019년 6월 13일. 1회 세션 후, 달라진 점.
 1. 맑아진 느낌.
 2. 부비동 압력 경감.
 3. 얼굴 편안해짐.
 4. 스트레스 줄어들었다.
 5. 마음 급한게 사라짐.

● OO씨는 의사인 K원장의 소개로 힐링을 받게 되어 수차례 정화 후, 몸 마음 정신이 맑아지고 가수로 데뷔해서 현재 유튜브 채널도 개설하고, 치유센터를 오픈하여 활발히 활동하며 국제적으로 활동하는 모습을 보이고 있음.

142. 파킨슨(60대, 여, 문OO)

〈파킨슨 문선생 보호자 작성 글〉

▷ 문OO (57년생)
- 1986년 2월. 허리 추간판 탈출증. 수지침으로 낫음. 그후, 매년 겨울에 허리 아픔.
- 1990년. 서울대병원. 허리통증. 다리가 불편. 변비 시작.
- 1996년. 위장 장애. 침선생님 찾아감. 온몸 부항. 5~6년.
- 2006년. 부친 사망.
- 2007년. 분당서울대병원. 파킨슨병 진단. 3년간 약 안먹고 요가. 단식.
- 2010년. 서울대병원. 신경과. 파킨슨약 복약 시작.
- 2019년 말. 약 중, 아판타딘 부작용으로 복약 중단. 이상운동증 시작. 자주 넘어짐. 뇌심부자극술.(DBS수술) 권유.
- 2020년. 8월. 난소제거 수술. 황반변성 증세.
- 2021년 현재. 외출 자제. 자주 넘어지는 증세. 왼쪽 다리 힘이 없고, 오래 누워있으면 굳어짐. 왼쪽 뺨이 찬 기운 굳은 느낌. 균형이 안맞음. 오래 앉아있으면 왼쪽 골반부터 힘이 빠진다.

■ 1차 치유 후, 보호자 작성 글
얼굴이 맑아졌음. 춥다는 느낌. 이후에 감기 증상이 있어서 콧물을 많이 풀었음. 코로 공기가 더 많이 들어오는 느낌이 있음. 등이 펴지고 걸음걸이가 유연해짐.

■ 2차 치유 후, 보호자 작성 글

　왼쪽 뺨의 굳은 느낌이 많이 풀려서 좋아졌습니다. 왼쪽 팔과 왼쪽 다리가 힘이 빠지는 느낌을 많이 받습니다. 감각이 살아나는 것이 아닌가 생각합니다. 걸음걸이가 자연스러워졌습니다.

　왼팔이 심하게 흔들리던 것이 거의 멈추었음. 걸음을 시작할 때 발자욱이 자연스럽게 떨어지고, 누웠다 일어날 때 재빨리 일어나는 모습을 보였고, 말하는 모습이 자연스럽고, 몸을 좌우 앞뒤로 흔드는 것이 진정되었음.

〈파킨슨 문선생 치유사례〉

● 2021년 이른 봄에 정신세계원 송순현 대표님으로부터 전화가 와서 반갑게 받으니, 학창시절 친한 친구 부부와 제주도에서 식사를 하는데, 친구 부인의 건강이 심상찮아, 얘기 중에 파킨슨병이 오래되었다고 해서, 대표님은 바로 "나는 퇴마 마사였다" 책을 보여주며 도원스님에게 가면 좋아질 거라고 추천을 하셨고, 환자 부부는 다음날 전화를 하고 찾아오셨는데, 60대 후반의 여성 환자는 문 입구에서 남편의 부축을 받으며, 오른손으로 왼손을 잡고 허리를 뒤로 빼고, 한자리에 멈춰서서 걸음을 옮기지 않고 서 있었다. 몇 분 동안 멈췄다가 겨우 한 발자국 간신히 옮기는데, 법당을 한 바퀴 돌아보라고 하니까, 남편이 붙잡고 허리를 뒤로 빼고 천천히 걷고 왼쪽 손목을 잡고 있는 오른손을 놔보라고 하니까, 갑자기 왼팔이 개업식의 고무풍선 인형 팔처럼, 사방으로 휘저어서 깜짝 놀랐음. 상체도 앞뒤 좌우로 오뚜기처럼 저절로 움직였고, 얼굴부터 왼쪽 수족이 중풍처럼 굳어서, 돌처럼 단단하고 마비 증상이 있고, 언어 장애로 발음이 정확하지 않고, 셋째딸 결혼식에 참석하는 것이 소원이라고 했음. 셋째딸 출산 후부터 아프

기 시작했다고 제왕절개 왼쪽 안면 수족 굳은것은, 출산 후 왼쪽으로 누워서 혈액이 왼쪽으로 고여서 굳으면서 중풍 증세가 온 것 같은 느낌. 치유중 중풍 증세는 사라졌음.

첫 번째 정화 후, 얼굴이 펴지고 언어가 정상적으로 돌아오고, 휘젓던 팔이 멈추고, 앞뒤 좌우로 흔들던 몸이 멈추고, 법당이 떠나갈 것처럼 소리 내어 울면서 그동안 힘들고 억울했던 것을 토해냈음. 울음이 끝나고 진정되니 수고하셨다고 하며, 법당을 한 바퀴 걸어보라고 하니 남편의 부축없이 등과 허리가 교정되어 반듯하게 걸으면서, 부처님께 반배하면서 잘 걸었으며, 다른 사람이 된 것 같았다.

주1회 총7회 치유하는 동안, 거의 정상적인 모습으로 돌아왔고, 자신감이 생기고 얼굴이 밝아지고, 올 때마다 패션이 달라지고, 새 원피스를 사입고 와서 예쁘다고 하니까, 스님도 입어보시라고 원피스도 사오셨다. 아이고 스님이 어떻게 꽃무늬 원피스를 입냐고 하니까, 그럼 주무실 때 입으라고 하면서 상당히 기분이 업되어 있고, 남편분은 그동안 아무 데도 못 갔는데 이제는 어디든지 업고 다니겠다고 좋아하셨다. 7번 치유 결과로 만족하셨는지 이제 병원에 가서 약을 조절해야 된다고 하셨다. 약을 먹으면 저절로 쫘당쫘당하고 넘어간다고 했다. 남은 여생을 두분이 행복하게 잘 지내시길 기원합니다.

중증의 파킨슨 환자가 만족하게 치유되어서 기쁩니다.

봄꽃들이 아름답고 따뜻한 날씨에 좋은 인연 모두 건강 행복하시길 기원합니다.

143. 김실장(비서)의 힐링체험기(김OO, 46세, 여)

　최순대 도원스님의 친딸로 태어난 것은 나에게 있어 일생일대의 행운이다. 우리 엄마도 다른 어머니들처럼 헌신과 희생으로 자녀를 낳아서 기르셨지만, 특별히 자식에 대한 사랑이 지극정성으로 각별하시다. 그만큼 다른 사람들에 대한 사랑도 크시기 때문에, 엄마를 따르는 사람들이 많은 것 같다. 그 크신 사랑으로 나를 포함한 참 많은 사람들을 치유해 주시기도 했다. 그래서 엄마는 치유사, 힐러, 심지어 퇴마사라고도 불리어진 분이시다.
　엄마의 남다른 치유능력은 밥은 먹고살만할 정도로 물질적인 부분을 해결해주었지만, 남들이 부러워할 만한 부유함은 채워주지 못했다. 게다가, 엄마는 제자를 양성하지 않으셔서 권력이나 시스템을 가지지 못하셨다. 그래도 엄마는 수많은 사람들이 각자 건강을 되찾게 치유해주셨고, 그로인해 하는 일이 잘되어 형편이 나아지고 문제가 해결되고 가정이 화목해지는 결과를 얻도록 해주셨다.
　엄마를 찾아오는 분들은 어느정도 경제력과 인맥과 정보에 능통한 경우가 많아서, 잘될 수 밖에 없었다고 할 수 있겠다. 그래도, 어느 한사람 문제없거나 아픈곳이 없는 사람은 없었기에, 저마다 입소문으로 소식을 듣고 엄마를 통해 건강해지고 문제를 해결하려고 찾아왔다. 그리고, 그들은 나처럼 엄마의 치유를 통해 다시 태어난 것 같은 느낌을 가질 수 있었고, 집중력이 향상되었으며, 아픈 곳이 낫고, 몸과 마음과 영혼이 건강해질 수 있었다.
　우리 엄마, 최순대 도원스님은 나의 왼쪽눈을 깜박이는 틱장애를 고쳐주셨고, 여드름과 습진 피부염을 낫게 해주셨으며, 척추만곡증과 자궁내막증을 낫게 해주셨다. 병원에서 고치기 힘들거나 치료과정이 까다로운 질환들이다. 만약 누군가가 어디서 고치는게 나을까요, 라고 물어본다면, 나는 우리 엄마라서가 아니라, 당연히 최순대 도원스님한테서 치유를 받으세요, 라고 대답할 것이다. 선택은 본인이 하는 것이지만, 수많은 사람들의 건강해지고 성장하는 모습을 지켜본 나로서는 오히려 알고도 가만히 있는 것이 미안한 일이다.

다행히, 엄마는 유명인이 되어서 보디가드가 필요하다거나 너무 알려져서 구설수에 오르거나 하지는 않으셨다. 평범하게 사는 것이 가장 바람직한 것 같다는 생각이 든다. 벌써 엄마의 나이는 은퇴하시고도 남을 나이가 되셨지만, 운동과 음식 섭취 등등 건강관리에 힘쓰셔서 아직 십수년간은 거뜬하실 듯 하다. 그만큼 이 치유에 대한 체험자들이 될 수 있는 기회를 잡는 분들이 앞으로도 많을 듯 하다.

나를 포함한 많은 체험자들과 그 가족과 지인들도 신기해 하지만, 우리 엄마 스스로도 당신의 치유 능력을 신기해 하신다. 엄마의 건강과 체력이 허락하는 한, 더많은 분들이 이 치유의 놀라움을 경험해 보실 수 있도록 엄마가 오래오래 사셨으면 하는 바람이다.

● 마스터 김서연(김효진) 나의 딸 김서연은 딸로 태어나서 양육하는 동안에는 온갖 기쁨과 행복으로 힘든 삶을 이어오는데 즐거움을 제공하였고 딸이 대학 3학년 아들이 고등학교 3학년 때 나는 영적인 전환점을 겪는 중에 아이들은 새로운 인격체의 엄마에게 적응하느라 힘들었는데도 묵묵히 엄마 곁을 지금까지 지키고 단 한순간도 놓치지 않고 모든 사례와 강의실에서 강의 자료 준비를 하고 파워포인트 비디오 영상 자료를 준비하고 홈

페이지 관리 논문준비 등등 힐링 할 때는 경과보고 및 자료수집 특히 자폐증 발달장애 같은 아이들 케어는 힘든 일이지만 전공도 대학원도 한학기 남기고 취업도 않고 묵묵히 엄마가 하는 모든 일이 제 일인 양 처음부터 지금까지 모든 것을 동참했으며 나에게는 딸이며 도반이며 또한 내 영적 스승이신 조부님께서 유일하게 신성을 드러내셔서 소통하시는 존재다.

내가 출판한 '영혼의 힐링', '나는 퇴마사였다' 역시 손글씨로 많은 분량을 써서 딸이 컴퓨터 작업을 하며 수정하고 스스로 이미 선지식의 의식으로 이해하고 공감하고 딸이 없었다면 내가 한 일들이 자료로 지켜지지 않았을 것이다.

정신세계원에서 활동할 때는 너무 많은 난치병 환자들이 몰려왔고 주1회 강의를 하는 강행군에 급기야 탈진했고 갱년기와 함께 나는 긴 안식년에 들어가니 주변의 그렇게 많던 사람들이 썰물처럼 빠져나가고 (몇몇의 경우 아직까지 좋은 인연으로) 최종적으로 아이들이 나를 지키고 아들은 엄마를 위해 직장을 포기하고 돌보고 아이들이 희생한 것을 고맙고 미안하게 생각한다.

이 책을 세상에 내보내는 것은 내 선조님 대대로 내려오신 선업과 의성과 친조부님께서 의통과 영통이 열리셨는데도 영남유생으로서 선비로서 삿된 기운을 물리치는데 죽을 고비를 넘기시고 일본에서 사업을 하시다가 해방 후 귀국하셨고 내가 15세 때 돌아가시자마자 나를 선택해서 내몸으로 들어오셔서 온갖 병명없는 고통 중에 그 가운데 소중한 우리 아이들을 얻은 것은 예정된 일이었던 것 같다.

내 선조님들의 영력과 내 일생의 모든 고통이 학습이고 사랑하는 내 아이들이 희생하면서 엄마를 돕고 내가 가진 모든 능력 에너지 물질을 아낌없이 이 일에 쏟아부었으며 나는 하늘과 땅 위에 사는 고통받는 인류에게

이 정보를 제공해서 미래 인류에게 갈 방향을 제시하고 연구자료로 쓰여지길 간절히 바라는 마음이다.

  그동안 정화받은 좋은 인연 모두에게 축복을 축원하고 사랑하는 김실장과 내 아들 너무나도 고맙고 사랑해.

144. 영적 장애(OOO, 42세, 남)

〈영적장애(빙의)로 고통받던 현직의사가 심령정화를 받고 힐러로 거듭난 깨달음의 여정〉

▷ K원장의 사례

힐링체험기(영적장애. 42세. 남. 강남구)

도원스님을 처음 뵙게 된 것은 2018년 겨울 즈음이다. 당시에 페이스북이라는 매개를 통해, 여러 영성인들을 알게 되었고, 도원스님도 그 중의 한 분이었다. 약사여래 원력으로 치유를 한다는 부분이 본인에게는 흥미로웠다. 왜냐하면, 의사로서 약사여래 12대 서원에 크게 감명받았고, 약사여래와 관한 영적 체험이 있었기 때문이다.

2018년에 그동안 금기시해온 대마에 대한 인식을 개선하고, 그 작용과 원리를 연구히고자 한국카나비노이드협회가 설립되었고, 본인은 협회장을 맡았다. 지금도 그렇지만, 당시에 대마 성분으로 치료해보고 싶어하는 난치병 환자들의 문의가 있었다. 현실적으로 법적인 제약이 있었기 때문에, 이론적으로는 확신이 있어도 시도를 해볼 수 없는 여건이었다. 그래서 그러한 난치병 환자들에 대한 대안을 고민하던 참이었다.

게다가, 본인도 2015년 겨울에 쓰러졌다가 회복하는 과정에 있어서 아주 건강한 상태는 아니었다. 스스로를 치유하고 회복하기 위해서, 기능의학, 식이요법, 명상, 기공, 에너지 힐링 등 다양한 것들을 시도하였다. 도원

스님을 만나기 이전에도 여러 영적 치유와 에너지 힐링 기법을 받아보고, 배우고, 터득한 상태였다. 그럼에도 뭔가 답답하고 막힌 부분이 있었다.

도원스님과 약속을 하고, 둔촌동에 있는 불광정사를 찾아뵈었다. 살짝 허름한 건물의 외관에서, 숨겨진 노포의 아우라가 느껴졌다.

짧은 몇 마디 속에 내공이 느껴졌고, 그날 본인이 직접 치유 세션을 받기로 했다.

치유를 받는 동안, 그때까지 경험하지 못 했던 강력한 정화를 경험했다. 눈에 보이지 않게 씌워진 결박이 해체되고 자유로워지는 느낌이었다. 그리고 그 날 돌아가서 명상을 하면서 깊은 체험을 했다.

인체는 파동으로 이루어져 있고, 그 파동을 동양에서는 기(氣)라고 부른다. 파동에너지는 출력의 강도와 주파수의 높낮이에 따라 다른데, 도원스님이 치유를 위해 방출하는 파동은 고출력, 고주파수의 에너지라고 할 수 있다.

치유자의 몸은 치유를 받는 이에게 에너지를 전달하는 매개체이다. 치유자, 힐러는 꾸준한 자기관리와 수행을 통해 자신의 몸과 마음을 좋은 매개체로 유지하여야 한다. 그래야 치유를 하는 동안, 치유를 받는 이의 몸과 에너지를 정화하고, 정렬하고, 밝힐 수 있다. 치유는 단순히 치유하는 동안의 행위로 이루어지는 것이 아니라, 치유자의 수행력과 내공으로 이루어지는 것이다.

도원스님께 치유를 받는 것은, 레이키나 다른 에너지힐링과는 사뭇 다르다. 물리적으로 접촉이 있다는 점이다. 이 과정에서 본인은 물질적인 육체, 에너지체, 영체가 어떻게 연결되어 있는지를 느꼈으며, 영적인 존재들이 어떻게 육체에 영향을 주는지를 파악할 수 있었다.

어떤 영이 몸에 붙어있는 경우에는 그 영이 기생을 하면서 통증을 유발하기도 한다. 치유를 받으면서, 붙어 있던 영이 떠나면서 통증이 없어지는 것을 느꼈다. 참으로 신기하였던 점은 그 영이 떠나기 직전에 고통을 크게 느꼈는데, 그 고통이 실은 나의 것이 아니었다는 것을 알아차린 것이다.

육체는 영혼이 3차원 현실을 체험하는 도구이자 매개체이다. 치유를 통해 고출력/고주파 에너지가 유입되고, 육체가 그에 맞게 재조정되면서 '기몸살'이라는 과정을 겪는다. 기몸살과 더불어 현실에서도 큰 변화가 일어난다. 병고(病苦) 자체와 더불어서, 병고의 원인이 되는 혹은 악화시키는 라이프스타일과 환경이 더불어 바뀐다. 대부분의 사람들이 병을 고치기 위해 병원을 다니거나 약을 찾아먹는 등, 증상에 대한 방편만을 찾는데, 그 이전에 근본적으로 병을 유발하는 여러 가지 원인들이 있다. 식이 및 주거 환경 같은 눈에 보이는 것들도 있고, 카르마 혹은 심적, 영적 문제들도 있을 수 있다. 원인들이 해소가 되어야 진정한 치유라고 할 수 있다.

본인이 치유를 받으면서, 그에 확신을 가지게 되었고, 다른 이들을 소개하고 그 경과를 보았다. 자폐증 치료를 위해 캐나다까지 가서 대마오일을 처방받았던 S양, 가족들 몰래 혼자 마음을 졸이며 파킨슨병 투병을 하던 J씨, 우울증이 심하고 빙의로 고생하던 K씨 등 다양한 이들이 도원스님의 치유를 받으면서 좋아지는 모습을 보았다. 당사자들은 수년간 병원을 다니고 약을 먹고 다양한 방법을 시도해보았지만 이렇다할 차도가 없던 이들이었다.

한 사람의 의사로서, 힐러로서, 그리고 각종 질병의 위험에 노출된 현대인으로서, 도원스님과의 여정은 흥미로운 수행이다. 현대의학으로 해결할 수 없는 질병들이 치유되는 것을 목도하며, 의학과 영성을 합리적으로 연결하고 이해하려는 노력을 하고 있다. 도원스님과의 인연과 약사여래의 가피에 감사드린다. 나무약사유리광여래불.

● K원장은 현직 의사로서 자신의 빙의 상태로 인해서 속수무책으로 힐러를 찾던 중에 인연이 되어서 몸 마음 영혼의 정화가 빠르게 이루어졌으며 지식과 상식적으로 체험을 전문가답게 기술한 것을 높이 평가하며 다른 모든 빙의 난치병 환자들에게도 동일한 정화효력이 나타나지만 체험담을 기록하는 방법은 각각의 느낌을 표현하는 방법이 다르지만 위대한 사례들이다.

또한, K원장은 이 치유를 받은 후, 몸, 마음, 정신의 건강이 좋아졌음은 물론, 힐러로서 활동하고 있으며, 필자가 이 책을 쓴다고 한 마디하라고 하니까, 지금까지 의사로서 공부하고 수행하고 체험한 것을 객관적으로 기술한 내용을 함께 게재하고 대중들이 K원장이 쓴 글의 내용을 참고해서 이 치유를 이해하는데 도움이 되었으면 하는 마음으로 공저자로 싣기로 했으며, K원장의 치유에 대한 일반적인 힐러들에 대한 언급과 달리, 필자는 수행 중, 그 어떤 약물이나 도구도 사용하지 않았음을 밝힌다.

145. 한빛의 탄생과 함께한 체험 나눔(한빛센터 권오형 사범)

1. personal story

　80년대 소설단이 나오면서 단전호흡에 대한 관심이 커질무렵 이듬해 대학2년 휴학기간중 김천 청암사 백련암에 공부할 목적으로 들어가게 된다.
　암자에서 1년간 기거하면서 예불도 하고 참선도 하면서 지내는 중 단전호흡을 어떻게 구체적으로 하는 것인지 알고 싶어 책을 구입하게 되고 스스로 혼자 책의 내용대로 호흡수련을 진행하게 되었다.
　그당시 의식으론 '일체유심조'를 뇌이며 물질이 없어도 오직 마음만으로도 충분히 먹지 않아도 생활할 것이라는 큰 믿음을 갖고 있었다.
　또한, 익혀먹지 않고 날 것을 중하게 여겨 한 숟갈 정도의 밥만을 먹으며 한 달 이상 호흡수련에 열중하였다.
　그러는 가운데 육체적으로 기감을 느끼며 평소엔 상상도 못할 정도의 몸 내부의 움직임과 변화를 느끼며 정말 이러한 것이 바람직한 방향으로 잘 진행되고 있는 것인지 궁금했다. 잠도 안오고… 안자도 피곤하지 않고… 다른 사람의 기가 느껴지고 도무지 정리가 되지 않아 저자에게 전화를 걸어도 연결이 되지 않아 불안하기도 하고 두렵기도 했다. 하단전에 집중만 하면 저절로 배가 움직이고 해서 딴 생각을 할려고 애쓰기도 했다. 좀 시간이 흘러 몸무게가 10kg이상 빠진 것도 알게 되었다.
　이렇게 1년동안 육체적으로 정신적으로 체험하면서 지속적으로 의식적으로 단전호흡을 하지 않고 다시 일상생활로 돌아왔다.
　졸업을 하고 직장을 다니는 중 어느 날 기침을 하는데 피가 나왔다. 각혈을 한 것이다. 너무 놀랐고 아프다는 것을 알릴 수도 없었다. 가족이나 친구동료에게도 알리지 못했다. 어머님 누님 제외하곤 아무도 회사에서도… 결혼 전이라 결격사유가 될 것 같은 두려움에 알릴 수 없었다.

그리고 병원결핵약을 1년간 복용했다. 약이 너무 독해 간까지 안좋아져 몸이 너무 무겁고 항상 피곤하고 힘들었다. 간기능검사를 해보니 GOT GPT수치가 정상수치의 몇배가 높아 있었다.

회사생활을 하면서 회사앞 헬스장을 등록해 2년 6개월간 운동을 하고 있었다. 그러던 어느 날 저녁 헬스를 마치고 샤워하고 나오는데 너무 마음이 공허하고 찜찜했다. 발은 공중전화 BOX를 향하고 있었고 114에 단전호흡하는 곳을 물어 보고 있었다. 그렇게 해서 수련을 시작하게 되었다.

마치 물고기가 물을 만난 듯 너무 기쁘고 편안하고 좋았다.

어떠한 일이 있어도 이젠 내 몸과 마음이 더 죽을지경이었으니 다른 것이 문제가 되지 않았다. 저녁시간이면 우선 수련장으로 향했고 수련에 심취하기 시작했다.

몸은 점점 좋아졌고 삶이 즐거워지기 시작했다. 수련을 통해 어느 정도 자신감을 얻을 수 있었고 생활에 지장을 못 느끼고 즐겁게 생활하게 되었다. 점점 심취하면서 회사생활은 점점 호구지책이외엔 큰 비젼을 못 느끼게 되었고 급기야 업을 바꾸게 된다. 몸이 아파 시작했던 수련인데 오히려 아픈 분들을 도와주는 지도자의 입장으로 바뀐 것이다. 정말 재미있게 진행했다. 그리고 즐거웠다. 내가 좋아 내가 하니 돈이 문제가 되진 않았다. 한국통신과 국립중앙박물관 수련지도를 하면서 또한 기업체 건강강의를 진행하며 생활하고 있는 즈음 행사장에서 최원장님(그당시 '최도우님'이라고함)을 다시 만나게 되었다.

2. 최원장님과의 만남

① 첫만남

 수련을 하고 있었을 당시 수련장에 오신 최원장님과의 처음 만남을 기억한다. 온몸과 얼굴이 전체적으로 부어 80kg정도 나가는 거구(?)였다. 의사의 처방으로 오셨다고 했다. 몸이 안좋아 수련장에 오시는 분들이 대부분이었기에 그런줄로 알았다. 수련을 빠지지 않고 참 열심히 하셨고, 수련체험이 남달라 잡지에 기사가 나가기도 했다. 많은 변화를 지켜보았다. 수련을 함께 하면서 너무 맑고 투명하여 입으로 '후' 하면 날아갈 것 같은 모습이었다. 개인적으로 호감을 갖고 있었고 그냥 좋았다.('기운이 통한다'는 느낌을 갖고 있었다)

② 재회

 행사장에서 만나서 너무 기뻤고 의통했다는 말을 들으니 더욱 기뻤다. 그때 모시고 있던 S님께 인사를 시키게 되었고, 그때부터 지속적인 인연이 시작되었다.
 그당시 완전한 정리가 되지 않았던 상태로 기억을 하고 있고 과도기상태라고 생각되어진다. 돌아보면 의통이후 치유과정 중엔 매우 힘들어 보였다. 살도 빠져있었다. 낮엔 치유하고 오후엔 영적사투하는 시기였기 때문이다.
 보면서 안쓰럽기까지 했다. 내가 어떻게 할 순 없지만 왠지 도와야겠다는 마음이 일어났다. 천제 때에도 그렇게 참석했다. 참석하는 것만으로도 내가 할 수 있는 도움의 힘이라고 생각했다. 그리고 즐거웠다.
 '영통'이다. 조부님이라고 하셨다. 얼굴도 많이 갸름해졌고 돈으로 점을 본다고 했다. 2개월 이후면 희안한 일이 생긴다고 했다.

돌아보면 2개월 이후부터 영적조화과정에 들어 가신 것이다. 치유활동을 중단하고 영적비지니스(도자기 컨설팅)를 진행하면서 영적스승과의 조화과정을 거치신 것이다.

영적조화과정 전 나의 생각은 참으로 연민의 정을 느낀 것 같다.

본영이 지배를 받아 오히려 스스로 성장해 나가지 못하고, 빙의령의 목적달성을 위해서 몸이 쓰여지니 얼마나 자유롭지 못하고 구속된 삶인가하고 생각했다. 실제 영톨초기 조부님의 기운대로 몸이 쓰이고 주체할 수 없었을 때 너무 괴로워 했으리라.

물 넣으면 약수가 되는 도자기가 있단다. 일어나고 있는 일들에 대해 정보를 잊지 않고 주셨다.

③ 힐링모습을 보며

정신세계원에서 〈심령치료. 빙의치료〉 발표회가 있단다. 2000.9.9/9.30 두 번에 걸쳐서 모두 참석했다.

발표회 첫날 모습을 생생히 기억한다. 그때는 공개시연을 즉석에서 진행했는데 '공개시연 받을 분 나오세요' 하니까 어느 한 분이 나오셨다. 그러나 그분을 나오시라 하지 않고 다른 분을 가르키며 '이 분을 도와드리고 싶네요' 하면서 가르킨 분을 나오시라 하고 그 분을 공개시연을 했다.

그 분은 팔에 혈관 수술을 해 마치 정맥류처럼 푸른색으로 꿈틀꿈틀 흐르고 있었고 간을 시연하면서 어혈이 나오기 시작한 모습을 보았다. 그 당시 치유모습을 실제 처음보게 되었고 놀라왔다. 말로는 계속 듣고 있었지만 실제로 보니 대단했다.

④ 광화문 힐링기

그 후 내가 수련지도하는 회원을 소개하게 되었고 소개 받은 회원이 좋아지면서 연결연결되어 치유활동이 본격적으로 광화문수련장에서 진행이 되었고 내가 소개한 분들이 좋아지니 나도 기분이 좋았다. 그러면서 2000. 11월호 정신세계 월간지가 기사화되면서 적극적으로 알리기 시작한 것 같다.

나도 '힐러'가 되고 싶어 기공수련, 카이로프락틱, 수지침, 힐러양성과정을 경험한 터라 이 치유의 POWER를 느끼고 있었다. 치유가 거듭되면서 경험해 보지도 못한 듣지도 알지도 못했던 질병들이 참으로 많았다.

그 병들에 대한 호기심을 가지고 지켜 보았고 정말 팔다리만 성해서 걸어다니는 것만으로도 감사함을 느껴야 한다는 생각도 가졌다.

이렇게 광화문 수련장에서 많은 질병에 대한 임상이 나왔다.

3. 치유임상을 지켜보며

그 때는 직접 환자 집으로가서도 제령을 했다. 함께 동행하면서 참으로 즐거웠고 재미있었다. 어린아이부터 어른까지 남·여 각기 증상이 다른 질병을 경험하면서 치유에 대한 믿음과 확신이 커지기 시작했다.

개인적을 아시는 분도 있고 모르는 분도 계신데 치유를 해 나가면서 한가지 공통적인 것은 이러한 치유는 처음이기 때문에 아이를 맡긴 부모도 당사자도 시간이 지나면 분명 좋아질텐데 좋아지기 전까지 믿음과 확신이 부족하기에 본인의 기대치(빨리 완치되었으면 하는 바램)에 못 미칠 때 이 치유를 계속 진행하는데 굉장히 많은 갈등을 하는 못습을 보면서 안타깝게 생각했다. 이러한 갈등 때 많은 대화를 나누고 믿음과 확신을 주기 위한 노력을 하면서 그 고비고비를 넘기면서 치유를 지속해서 조금 더 좋아진 모습을 보면 그것이 보람이 되었다.

치유 받는 사람들은 본인의 상태가 어떤지 잘 모른다. 심한상태인지도 잘 못 느낀다. 그러나 심한상태일수록 이 치유는 치유 후 명현현상이 더욱 크고 치유시간도 오래 걸리는데 누구든 빨리 낫기를 희망하기에 그 기대치에 조금이라도 미치지 못하면 지속적 치유에 대해 갈등하는 그러한 모습을 통해 이 치유는 정말 살고 싶은 치유받고 싶은 낫고 싶은 간절한 마음과 이 치유에 대한 믿음과 확신이 체질 중요하다고 생각이 된다. 그래서 치유받고자 하는 분에게는 (어린이는 제외) 이 두 가지 질문을 꼭 드리고 싶은 것이다.

또한 치유를 하면서 난치병·불치병들이 많기에 이 치유를 받기 전까지 병원이나 한의원 다른 대체요법을 통하여 경제적 소진 후 치유 받는 경우가 참으로 많은 것 같다. 이럴 때 가장 안타까운 마음이 든다. 그리고 한편 다행이라는 생각도 든다. 이곳이 더 이상 다른 곳을 가지 않아도 되는 마지막 치유센타이기를 희망하기에…

이런 경우도 있다. 자폐아를 둔 부모의 경우인데 분명 자폐아임에도 불구하고 본인의 자녀가 남들이 자폐인지 밖에 데리고 나가면 잘 모른다 하면서 치유를 하지 않거나 왜 자신에게 이러한 불치병 자식이 왔는지 한탄하는 경우인데 오죽 답답하면 그러겠느냐만 이 경우를 보면서 '어쩔 수 없구나'라는 생각도 했다.

이것을 통해 이생에서 누구나 전부 다 똑같이 성장하고 때를 벗을 수 없다는 생각을 하게 된다.

4. 가족힐링을 받고

　치유를 진행하는 즈음 나도 치유를 받았다. 첫날 제령을 받을 때 '숨이 넘어가는 순간이 느낌이 니러한 것이구나'라는 느낌을 가졌다. 폐와 간을 두드릴 때 잊혀졌다고 생각했던 과거의 기억과 그 순간의 감정이 일어나기 시작했다.

　아팠던 기억도 업이 살고 있었는데… 폐를 앓으면서의 기억과 감정, 약을 먹고 간이 안 좋았을 때의 모든 정보들이 되살아나기 시작했다. 세포 하나하나에 있던 모든 정보들이 되살아나며 아픔이 없어지기 시작했다. 세포 하나하나가 새롭게 살아나는 것이다. 치유가 끝난 후 왠지 모를 눈물이 흘렀다. 감사하다. 안 좋았던 부위에서 나온 검붉은 어혈을 확인할 수 있었다. 어혈은 일주일 경과할 즈음 색이 변하며 없어졌다.

　시간이 흐른 후 wife를 치유받게 했다. 가장 가까이 있는 사람이지만 치유받게 하는데 시간이 많이 필요했다. 쉽지 않았다. 이 치유에 대한 믿음과 확신이 들어야 결정을 내리기 때문이다. 꾸준하게 얘기를 했다. 받으라고.
　드디어 치유를 받기로 했고 기뻤다. wife는 아토피여서 피부를(특히 오금, 다리) 긁는 증상을 가지고 있었고 가슴답답한 증상도 아울러 가지고 있었다. 치유 직후 이마가 부어오르고 얼굴 전체가 퉁퉁부었다. 시간이 지나며 부기가 빠지고 맑아지기 시작했다. 그리고 치유 전에는 찜질방이나 뜨거운 곳에는 들어가지 못했고 들어갈 생각도 안했는데 치유 후 함께 찜질방에 데리고가 실내에서 연단도 하면서 오랜 시간을 보낼 수 있었다.
　wife는 어느 순간 긁지 않는 자신의 모습을 발견할 수 있었고 답답하던 가슴도 시원해지고 하는 일도 잘 될 것같은 마음이 든다고 했다.

그 다음은 둘째아이다. 둘째아이는 돌 전후 수두예방접종을 맞기 전에 수두를 앓았다. 면역력이 약해서 그런가 생각을 했다. 약을 처방받고 수두는 해결이 되었다. 둘째아이는 첫째와 달리 유난히 엄마보다는 아빠를 따랐다. 그래서 자다가 기저귀 가는 것, 우유먹이는 것은 내 차지가 되었다. 그리고 늦게 집으로 들어가면 아빠를 찾았고 잠도 아빠가 두드려 재웠다. 둘째아이가 아토피였기 때문에 자면서도 긁었다. 긁고 난 후 피부가 헐고 딱정이가 지고… 안타까웠다. 그리고 중이염도 앓았다. 나는 꼭 치유를 받게 해 주고 싶은데 wife는 받으면서도 망설였다. (원래는 아이와 함께 치유를 할 생각이었다) 치유시 받는 아픈 고통을 어린아이가 감당할 수 있을지 고민하는 것 같았다. 치유를 받으며 믿음과 확신이 생겼는지 아이도 하기로 결심했다.

그당시 17개월 밖에 안되었고 치유하는 중 최연소 아이였다. 첫날 제령을 하였고 치유횟수가 거듭 할수록 피부가 깨끗해지고 아토피 증세가 사라지기 시작했다. 그리고 또한 큰 변화는 아빠에게 오기만을 고집했던 아이가 엄마에게 간다는 사실이다. 나는 서운함(말도 안되지만)보다는 해방감(?)마저 느낄정도로 아이가 엄마를 찾는다. 어쩔 때는 서운하기도 하다. ('요놈이 아빠를 배반을 해' 하고 웃으면서 말이다.)

온 가족이 치유를 하며 정리가 된 것은 정말 부부간의 인연, 부모와 자식간의 필연적인 인연의 사슬, 거짓말할 수 없는 너무나 정확한 인연법에 대해 질서에 대해 깨달은 것이다. '업'에 대해서 '원죄'에 대해서 얘기를 많이 하는데 조상으로부터 그대로 물려 받았고 우리 몸에 그 모든 정보가 다 내려와있고 또한 자식에게 그대로 이어져간다는 진리를 말이다. 한치의 오차도 거기엔 없다.

'100일이면 아이를 다 데리고 오라'고 한 말씀이 이해가 되었다.

질병이라고 하는 것이 본인이 자각하거나 드러나 생활함에 불편함을 느낄때 보통은 진단을 받거나 치유를 하거나 어떤 조치를 취하게 된다.그러나 누구에게나 잠재되어 있는데 내부적인 조건(생체리듬, 긴장, 음식… 등)이나 외부적인 환경(공해, 갈등, 스트레스상황… 등)에 의해 내제되어 있던 질병이 드러나는 것일 뿐이라 생각되었다.

따라서, 치유를 받고 난 후에는 누구든지 겉으론 멀쩡하게 보여도 다 정리(치유)를 받으면 좋다는 확신을 가지고 있다.(가까운 사람이라도 변화시키기가 이해시키기가 더욱 쉽지 않은 것 같다.)

이 치유는 많은 사람들이 상담을 하지만 정말 치유에 대한 간절함이 있는 분이거나 영적인 세계에 대한 믿음과 확신을 갖고 계신 분들이 인연을 맺고 치유를 받게 되는 것 같다.

5. 첫 심령정화 기수련을 준비하며

광화문에서 수련회원을 시작으로 구전으로 소개받고 2000.11월호 정신세계 월간지를 보고 연락온 분들을 치유를 해 나가면서 많은 임상사례들이 나왔으며, 이런 임상사례를 발표하며 개인치유가 아닌 다중치유에 대한 제안을 받아 정신세계사에서 '심령정화기수련'을 시작하게 되었다. 처음 심령정화기수련이 8주코스로 진행되었는데 수련을 진행하기 전 공개워크샵을 2001.8.22 갖게 되었다.

공개워크샵을 준비하면서 많은 사람들이 이해를 잘 할 수 있도록 잘 해야하는데 참으로 많은 고민이 되었다. 있었던 사실을 활자로 옮겨 표현하는것도 쉽지 않은데 치유원리를 알기 쉽게 전달하는 문제 '심령정화기수련의 원리와 8주간 수련내용' 등 처음 틀을 만드는 것이 쉽지 않았다. 하지만 그동안 느끼고 체험한 것을 토대로 또한 최원장님의 체험나눔을 토대로 원리와 사례들을 정리할 수 있었고, 1차워크샵 때에는 치유받으신 분들이 바쁜 일정에도 불구하고 우정출연해 사례발표를 해 주었다.

  다음주부터 8주간 수련이 진행되었고, 처음엔 수련지도를 안해보셨기 때문에 수련이 잘될 수 있을까도 처음엔 생각을 했었다. (그러면서도 잘 될 것이라고 마음속으론 믿음을 갖고 있었다) 그러나, 수련을 기수별로 진행을 해나가면서 많은 수련체험과 수련효과를 볼 수 있었고, 안정된 모습을 볼 수 있었다.

  참여하는 분들이 다방면에서 유능하신 분들이 많았고, 공부가 많이 되신 분들이 많았다. 각기 다른 상황의 분들이었지만 안타까웠던 것은 유능하실수록 체험하기 어렵고, 수련에 깊게 들어가 몰입하시는 게 어려웠다는 것이다. 왜냐하면 그분들은 전부 머리로써 분별을 하고 있었기 때문에 그러했다. 오히려 수련이 무엇인지 모르고 처음 접해보는 분들이 오히려 많은 체험을 하며 변화하는 것을 본다. 아마도 순수하게 받아들이고 믿었기 때문이리라. 수련은 처음 8주에서 5주로 그리고 4주로 일정이 단축되었다.

  첫날 제령을 하는데(아마도 기옥수련에서는 없는 것으로 안다.) 스스로 해결 못하는 영적문제를 해결해주고 수련에 들어가게 된다. 보통은 호흡수련을 하면서 명치가 치르듯 아프거나 가슴답답하거나 상기증세를 일으키기 쉬운데 이러한 현상을 일으키지 않도록 제령을 통하여 회로를 열어주는 것이다.

  그러기에 제령 후엔 호흡수련을 하면서 제 혼자 스스로 해도 부작용이 없다. 그리고, 4주간 짧은시간이지만 수강자들은 많은 체험을 하게 되는 것이다. 많은 공부를 하셨다는 분들의 경우에도 '몸'을 쓰지 않고 하였기에 육체적인 장애를 호소하는 분들을 종종 본다. 공적인 위치에서 일을 하고 타인의 인생을 상담해주고 삶을 다루는 분들의 경우 참으로 답답하겠다고 생각이든다. 스스로 모든 것을 해결하면 좋겠지만 해결이 안되는 문제가 발생을 할 때 문제해결을 받을 만한 스승이 없다면 얼마나 답답하겠는가?

누군가가 해결을 해 줄 수 있다는 그러한 믿음이야말로 얼마나 삶을 살아가면서 든든하고 큰 안심이 되게 하겠는가? 또한 현 위치에서 더욱 성장하고픈데 임계치가 되지 않아 정체되었다고 생각이 들 때, 더 이상 진도가 나가지 않는 답답함을 느낄 때 언제든 문을 두드리라고 권하고 싶다.

6. 힐링 후 변화(자가정화 생활화)

회로가 열리면서 막혔던 기혈이 잘 순환되면 모든 시스템이 정상화된다. 우리 몸이 자연과 가까워지면서 자연치유력이 극대화 되는 것이다. 몸에 이로운 음식이나 환경을 찾게되고 해로운 음식이나 환경을 저절로 피하게 된다. 우리 몸에 들어가는 모든 것들은 걸러져 소변, 대변, 땀, 가래, 콧물, 눈물, 침 등으로 나온다. 치유 후 온몸이 살아나면서 모든 세포, 혈들이 각성이 되어 내 몸속에 탁기가 있는 위치에 들어오고 나감을 정확하게 감지할 수 있게 되었다. 내 몸속에 있는 탁기를 의도적으로 빼 낼 수 있게 되었고, 이젠 일상생활의 일부가 되었다. 매일매일 끊임없이 먹고 마시는 가운데 이렇게도 많이 생길 줄이야…

먹는 것이 조절이 되고 몸에 좋이 않은 해로운 것이라도 감당할 정도만큼 먹게 된다. 먹으면 빼야한다는 것을 느끼기에… 또한 음식에 따라서 생기는 탁기의 정도가 감지가 된다. 몸이 있는한 몸이 땅으로 가기까진 몸에 유익한 행위를 지속적으로 꾸준히 정성을 쏟아야 한다. 그것이 바로 수련을 통해 스스로 해 나가야 한다.

회로를 열어도 스스로 자정할 수 있는 힘이 되지 않았을 때에 다시 내·외적인 상황(기후에 따라서도)에 힘들어 하는 경우를 보곤한다. 따라서 이 치유를 받다가 조금 호전되었다고 치유를 중단하는 경우를 보는데 안타까운 일이다. 조금만 더 인내하고 받는다면 더욱 좋아질텐데… 하는 생각을 한다.

7. 한빛심령치유센타 탄생

치유를 받은 광화문수련생들의 많은 협조를 통하여 (힐링임상사례와 컴퓨터 등 제반 환경) 정말 빛나는 한빛이 탄생할 수 있는 배경이 되었다. 무엇보다 조금이라도 도와줄려고 하는 그런 마음이 따뜻하고 고마웠다. '한빛'이라는 명칭을 지어주신 분은 결국 송원장님이시지만 이름을 무엇으로 만들까 고민도 함께 하고 시간과 정을 나누었던 그 과정이 참으로 기억에 남는다.

모든게 소중하게 생각된다. 그리고 감사하다.

8. 비젼을 향한 새로운 시작

10개월 여 동안의 한국통신 광화문수련장 힐링을 뒤로하고 분당으로 자리를 잡으면서 새로운 한빛의 역사가 시작되었다. 힐링, 정신세계원 심령정화기수련 진행, 정신과학학회 주제발표 등등 한빛 영의학연구소로 명칭 변경하기까지 더 많은 임상사례와 동영상을 통한 자료제작, 홈페이지 업데이트, 일간지나 TV, 잡지를 통한 기사화 등을 통하여 많은 준비가 이루어졌다.

힐링을 함께 하면서 또한 임상과 경험을 보면서 만남을 통하여 우연같지 않고 뭔가 알 수 없는 운명같기도 하다. 개인적으로 워낙 한의학을 배우고 싶었고 보이지 않는 경락을 다루며 사람의 질병을 치유하는데 기운이 끌렸고 활공이나 기공, 카이로프락틱, 힐링센타 과정을 통하여 왠지 모르게 이러한 분야로 연결되는구나 하고 생각했고 큰 삶의 흐름속에 큰 배움의 과정이라고 생각되었다. 수련을 통하여 확실한 '기'체득과 '기'공부를 하였지만 '영적'인 화두는 나를 가만히 내버려두질 않았다. 실제 체험을 한 분이 옆에 계시고 가까이서 치유를 확인할 수 있으니 이 얼마나 좋은가? 더군다나 메시지와 사명부문에서 개인적으로 이상향으로 설정하고 있던 터 충분히 공감하였고 우연인지 필연인지 그 내용도 상이하지 않았다. 지구환경, 인류의식성장, 밝히고 살리는 일, 물질과 영혼의 조화, 천지인의 조화… 머리론 정리가 되어 있었고 정신적지도자를 마음에 품고 움직이고 있었다. 그러나, 현실속에서 조화롭게 실천하기엔 쉽지 않았다. 그러나 그것을 행하는 분을 만났기에 감사하다.

어떤 것이든 옳은 것은 처음엔 많은 부정이 있게 마련이다. 잘 모르기 때문에… 많은 사람이 참으로 보진 않지만 참은 그 자체로 참이다. 시간이 흐르면 많은 사람들이 인정하고 긍정할 것이라고 확신한다. 아니 이미 많은 분들이 긍정하고 있다. 이 과정에서 내가 해야 할 역할들이 있을진대, 비전과 사명을 항상 잊지 않고 점검하면서 생활을 잘 해 나가는 일이 아닐까 생각한다.

9. 최원장님의 객관적 조명

다음사항은 최원장님과 함께 하면서 객관적으로 지켜본 내용을 비록 일부분이긴 하지만 적어본 것이다.

① 분배의 원칙에 철저
… 물질이든 돈이든 들어오는 순간 항상 분배를 먼저 생각하고 실행에 옮긴다.
노력한 댓가만큼 공평하게 분배한다. 한 가지 예를 들자면 힐링을 한 사람 한 사람 할 때마다 S원장님 공로의 몫으로 일정부문을 항상 적립해 두셨다가 드리는 경우를 보았는데 결국 S원장님께서 돈을 받지는 않았지만 상응하는 물건으로 답례드리는 모습을 보며 놀랐다. 매사에 모든 분에게 노력한 만큼 분배율에 입각해서 꼭 나누어 준다.

② 세상에 공짜는 없다 - 철저한 거래의 법칙 이행
… 몸을 써서 일한만큼 대가를 얻는다. 공돈은 그냥 주어도 받지 않는다. 그러나, 철저하게 대가에 보답한다. 일을 진행함에 있어서 도움을 받는 일이 생길 때 일을 도와주는 분들에게 반드시 상응하는 대가를 지불한다. 역시 매사에 그러하다.

③ 남에게 줄 때는 최상품을 준다
… 김천엔 친가가 있는데 배와 포도 복숭아 등 과일을 재배한다. 매년 재배한 과일을 남에게 줄 때는 최상품을 준다. 다른 물질도 마찬가지다.

④ 비즈니스에 있어선 추진력이 있다
… 일에 있어서는 강한 목적의식과 추진력이 있다. 받으신 사명이 있기 때문이리라. 어렵고 힘든 상황이라 하더라도 장애를 극복하고 일을 성사

시킨다. 일을 추진함에 항상 전문가에게 상담하며, 일이 이루어지도록 각 분야의 전문가에게 위임한다. 항상 메시지를 받으며 일이 이루어지도록 한다.

⑤ 일심(一心)
… 사명에 대한 확고한 비젼과 사명감을 가지고 한결같은 마음으로 변함없이 진행해 가는 모습에서 미래의 모습을 본다.

⑥ 약속 철저 이행
… 일처리에 있어서의 약속이나 시간약속은 철저히 지킨다. (항상 사전에 미리 준비를 철저히 하고, 약속시간 전 도착)

⑦ 리더쉽이 있다
… 직접 행하며 보여주어 솔선수범 하며 상대방에 대한 배려가 깊으며 카리스마를 가진 리더라고 표현하고 싶다.

⑧ 갖고 있는 능력이 드러나지 않는다
… 평소엔 보통사람으로 보이지만 에너지를 쓸 땐 바로 초인이 된다.

⑨ 환자에게 사랑으로 최선을 다한다
… 환자나 환자가족에게 사랑으로써 최선을 다하는 모습을 본다.

⑩ 사람에게 투자한다
… 일을 할 수 있는 사람은 그 가정을 힐링해 주며 그 사람에게 투자한다.

조직을 만들려고 하지 않는다. 그러나 각 분야의 다양한 전문가들과의 인맥을 소중히 여긴다.

⑪ 속에 있지만 속을 떠나 있다

… 외형적으로는 속세에서 범인과 같이 생활하고 있지만, 실질적으로 가정과 과거의 인연(전생이라 함)을 뒤로하고 오로지 사명완수를 위하여 일을 하고 있다.

단지 두 자녀와 노·조모와의 생활만이 속과 연결되어 있을 뿐이다.

활선을 하고 있다고 할 수 있다.

⑫ 자녀에 대한 애착

… 두 자녀(큰딸, 작은 아들)가 있는데, 무엇보다 자녀에 대한 애착이 남다르다.

아니 무엇보다 큰 것 같다. 다른사람들은 살리고 성장시키고 하는데, 자녀들을 그리 못해서야 되겠는가?라고 하는 맘도 없지 않겠지만, 그보다 안타까움 때문이 아닐까 한다. 놀라운 변화에 대한 자녀의 부정은 더욱 마음이 아팠을 것이란 생각이 든다. 큰따님의 경우 가지고 있던 육체적 질병도 힐링을 통하여 낫게 하고, 영적성장을 통하여 현재 비젼을 향하여 함께 일을 하게 되었다. 아드님이 남았으나 제령을 받은 상태이고 남은 변화는 시간이 해결할 것 같다. 어쨌든 속의 모든 것을 놓았으나 자녀에 대한 애착은 지극히 크다.

10. 마무리

　글을 정리하며 다시금 느끼는 것은 참으로 시간은 빠르다는 것을 느낀다. '시작이 반이다'라는 말을 이해할 수 있을 것 같다. 최원장님을 처음 만나면서 들었던 말대로 하나하나 이루어져 가는 모습을 본다. 이것은 분명 비전의 힘이 아닐까? 왜냐하면 인류를 위해 유익기하기 때문에… 이루어질 수밖에 없음을 확신한다. 또한 느끼는 것은 긍정적에너지의 파워다. 사랑의 치유에너지의 파워. 이 에너지를 통하여 한 사람 한 사람이 살아가는 모습을 보았다.

　이 에너지는 크기만 다를 뿐 누구에게나 있다고 생각한다. 그러나 이러한 큰 에너지는 정말 인류를 위하여 크게 쓰여져야 한다고 믿는다. 그리고, 이 큰 비젼에 동참하는 분들이 많이 생길 것으로 믿는다. 똑같은 형식이 아니더라도 정말 인류를 위해 유익한 일을 하는 개인이나 단체가 현재에도 있지만 앞으로 더욱 많아질 것도 믿고 개인이나 단체 모두 서로 상생하는 차원에서 공존할 것도 믿는다. 서로 연결되길 희망한다.(치유부문에선 협진)

　또한 영의학분야가 생소한 것이 아니고 보편적인 분야로서 현재 아프면 병원에 가듯 영적진단을 받는 날이 오리라 믿는다.

　마지막으로 이러한 영적인 해결도 몸을 통하지 않고는 해결할 수 없음을 느꼈다.

　몸은 정직하다. 땀흘리고 정성들이는 만큼 반드시 정확한 보답을 한다. 이 글을 정리하며 다시 한번 나자신에게도 더욱 정성을 쏟겠다는 다짐을 해본다.

　그리고, 이러한 소중한 체험과 경험의 기회를 갖게 해준 최원장님과의 소중한 만남과 가르침에 감사함을 표한다.

146. 외증조 할아버지, 엄마, 그리고 스승
(한빛센터 김서연, 효진 실장)

　많은 사람들이 영통 이후의 엄마를 만나 뵙고 난 후에 경이로워하고 찬사를 아끼지 않았으며, 종교적인 존경심을 표했고 자신들의 변화에 대해 감사했다. 선지자들이나 영적인 사람들은 저마다 각계각층에서 종교적 사상과 각 분야의 지식을 나누어 주거나 진심으로 격려해주며 주의와 당부로 걱정해 주기도 했다. 엄마의 영능력을 체험한 사례자 중, 거의 대부분의 사람들이 자기가 알고 있는 지식이나 경험을 토대로 인지하여 긍정하며 포용하였다.
　내가 자라면서 바라본 엄마는 언제나 아픈 사람이었다. 시장에서 물건을 살 때도 자식들밖에 모르고, 생활력이 매우 강하며 열정적인 사람이었으나, 이 책의 내용에 언급되어 있듯이 어느 날부터인가 평범한 삶에서 벗어나 영적인 치유사로 활동하게 되었다.
　모든 엄마들이 그렇듯이, 나의 어머니 역시 장녀로서 맏며느리로서 늘 가족이나 친척들과 북적대며 바쁜 삶을 살아왔지만, 언제나 외롭고 힘들어하는 모습이었다. 지금 생각하면 너무 불쌍하고 애처로운 삶을 살았지만, 특별히 어느 누구 하나 엄마를 진심으로 위해주거나 말 한마디 귀 기울여준 사람이 없었던 것 같다. 만약, 엄마가 인간관계가 넓었다거나 종교생활을 했었다면 다가오고 있던 인생의 전환점과 같은 크나큰 변화에 좀 더 담담하고 편안하게 대응할 수 있었을 것이다. 그 크나큰 변화라는 것이 차라리 피를 흘리거나 어디가 부러지거나 하는 고통이었다면, 엄마는 그나마 주위의 관심과 간호를 받으며 덜 힘들었을 것이다.

내가 대학교 3학년 겨울방학 때, 엄마는 남동생과 나의 동의를 구한 후에 이혼을 하고 집을 떠나 혼자서 지내게 됐는데, 얼마 후 부터는 외할머니가 엄마를 돌봐주며 곁에서 함께 지내셨다. 대학교 4학년 여름방학 때, 나 또한 짐을 챙겨 엄마 집으로 옮겨서 3대가 함께 살기 시작했다. 엄마는 그 무렵 영통이 되신 직후였고, 이미 주변 사람들이 "할아버지."라고 부르던 때였기 때문에, 나는 딸이라기보다는 증손녀로서의 사랑을 듬뿍 받으며 지낼 수 있었다. 나는 세 살배기 꼬마처럼 외증조 할아버지의 존재와 특성을 서서히 느끼며 은연중에 관찰자도 되고 증인도 되고 제자도 되었다.

엄마는 다니던 교회에 나를 데리고 가서 세례를 받도록 하고 거의 1년 이상을 매주 그 교회에 데리고 가셨다. 지금은 개발이 되었는지 모르겠지만, 한적한 시골마을에 위치한 그 교회의 영적인 믿음만큼은 정말 신실하다고 지금도 기억하고 있다. 당시에는 성경 구절이 머리로는 전혀 이해도 되지 않고 귀에 들리지도 않았으나 괜히 눈물이 흘러내리고 코끝이 찡한 때가 많았다.

엄마는 단전호흡을 하는 수련단체나 사찰에서도 항상 열린 마음으로 함께 조화를 이루며 긍정적인 자세로 임하셨고, 그렇다고 한쪽에 치우치거나, 맹목적으로 자아를 상실한다거나, 컨트롤하지 못해 위축되거나 하는 일은 절대 없으셨다.

각 종교에서 이름이 난 사람들은 그만큼 영적으로 능력이 있는 사람들이며, 충분한 능력이 있음에도 조직을 형성하지 않는 분들도 많다. 하지만 영적 능력으로 어느 정도 이름이 나면 마치 성지순례처럼, 수많은 사람들이 찾아들고 세계적으로 유명인사가 되어, 보이지 않는 공동체의 핵심이 되는 것 같다.

나는 특히 딸이었기에, 급격하게 변화되는 엄마가 혹시 무속인이 아닐까 하는 의혹을 수년간 떨쳐버릴 수가 없었다. 무당 혹은 무속인이라는 직업은 복채를 받고 점을 봐주거나, 부적을 비롯한 물품을 팔아 생계를 이어가는 것이 고작이라고 알려져 있지만, 옛날에는 각 고을의 실질적인 결정권자로서 권력이나 재산을 쌓는 것은 시간문제였을 것이다. 일반인들이 알 수 없는 것을 알아맞히고, 지나간 일을 알아내기도 하며, 다가올 일을 예견할 수 있으니 말이다.

하지만 엄마는 점을 보는 일이나 풍수지리 같은 일에는 능력이 있으되 관심을 두지 않으시고, 오로지 병들고 지친 사람들을 구제하는 일에 전념하셨다. 나는 너무 가까이에 있었기에 함께 겪으면서도 엄마가 얼마나 대단하신 분인지를 알아 모시지 못한 채 세월을 보냈다. 한편으론 남들처럼 잠깐잠깐 엄마를 만나보는 대신 줄곧 함께 지냈기에, 나는 엄마의 영적인 능력이 무한함을 보다 폭넓게 깨달을 수 있었다.

나는 우리 역사의 뿌리인 단군왕검 시대 이니류 태초의 능력이 발현된 것은 아닐까 하는 추론도 해보았지만, 아무리 생각해도 엄마는 미래 인류의 모습을 미리 나타내시는 것이라는 믿음이 있다. 나는 다가올 미래에 우리 모든 인류가 영적인 능력이 성장하고 진화되어 엄마를 단군왕검처럼 기억해주기를 간절히 소망한다. 또한, 엄마가 행(行)으로 보여주신 것처럼 인류가 건강을 회복하고 본성을 되찾으며 영성이 깨어나는 모습 그대로를 사랑한다.

영적인 능력을 가진 엄마가 수많은 치유사례를 통해 대체의학의 여러 분야 가운데 한 획을 그은 업적과 그 가능성을 인정받은 것이 너무나 기쁘다. 내가 수행했던 업무는 엄마의 비서실장 역할이었다. 엄마를 외증조 할아버지로, 스승님으로, 그리고 원장님으로, 스님으로 모시면서, 정말 따라다니기가 바빴고 정신이 하나도 없었으나, 크나큰 어른을 모시는 감회를 느낄 수 있었다. 바로 코앞에서 연극을 본 것 같기도 하고, 출동한 소방차에 올라타고 사이렌을 울리며 달리는 듯한 속도감을 느끼기도 했다. 논문을 준비하고 소책자를 만들며 그동안 내가 보고 내가 듣고 내가 느꼈던 모든 일들은 마치 영화 한 편처럼 기억 속에 남아서 평생 잊지 못할 것 같다. 엄마는 무(無)에서 유(有)를 창조하신 분이고, 모두를 안아서 사랑하시며, 행(行)으로써 유토피아 그 이상의 세계를 보여주신 분이다.

관련 기사
내용 및
논문 내용

〈나는 퇴마사였다〉 "어둠은 빛을 이길 수 없다"

도원스님, 인생고백록이자 힐링보고서 '나는 퇴마사였다' 출간
"환갑의 나이에 출가…'영의학' 통해 부처님의 광명 펼치겠다"

2015-05-09 (토) 13:22
이학종 기자 | urubella@naver.com

"나는 퇴마사였다"라고 고백하는 한 비구니 스님의 책이 출간됐다. 보기에 따라서는 도발적이기도 한 이 책의 제목은 〈비구니 도원, 나는 퇴마사(退魔師)였다〉(한빛서원)이다. 그러나 이 제목에는 비구니 도원 스님의 자신감이 내포되어 있다. 과거에는 퇴마사였지만, 지금은 '특별한' 능력을 통해 부처님의 자비광명을 세상에 전하는 '항마사(降魔師)'가 되었음을 선언한 것이다.

이 책의 저자 도원 스님은 현재 한국불교태고종 소속의 불광정사 주지스님이다.

평범한 가정주부였던 그가 기 수련가로, 영적 치유가로, 그리고 이제는 불가의 수행자로 변신을 거듭하면서 영(靈)의학을 매개로 한 자비의 세계를 열어가고 있다.

사실 불교계에서 영(靈), 또는 영성(靈性)이라는 용어는 여전히 생경하게 받아들여진다. 주로 심리학이나 마음학을 공부하는 학자들 사이에서 종종 사용되고 있고, 지금은 그 사용빈도가 늘어가는 중이다. 영성이라는 용어를 불교계, 특히 불교학계에서 사용해도 되는가를 놓고 지난해에는 금강대에서 '영성은 불성인가?'라는 주제로 국제학술대회가 열리기도 했다.

갑론을박이 있었지만, 영성이라는 용어의 사용은 시나브로 사용이 불가피해진 측면이 있고, 일본의 저명한 선사 스즈키 다이셰츠가 서양에 선을 전할 때 불성과 영성을 같은 것으로 소개하면서 국내 학계의 학자들보다 외국에서 유학한 학자들에 의해 이 용어가 확산되는 경향이 있는 게 현실이다.

아무튼, 도원 스님은 그동안 어둠을 물리치는 퇴마사로서 빙의로 고통받는 수많은 사람들에게 치유의 빛을 전해주었다. 그러니까 이 책은 3년 전까지는 퇴마사로 있다가 비구니가 된 도원 스님의 인생고백록이자 영적 힐링의 보고서인 셈이다.

도원 스님의 특별한 인생은 15살 소녀 때 탁월한 영적 능력과 치유능력을 가졌으나 그 능력을 널리 활용하지 못하고 세상을 뜬 조부가 몸에 깃들면서 혹독한 시련과 수련의 과정을 거치면서 시작됐다. 장구한 세월 동안 온갖 질병을 수반한 고난과 고통의 삶을 직접 겪으며 칠흑 같은 어둠의 세계를 체험한 것은 그 어둠을 이기는 빛의 존재로서 다시 태어나기 위한 과정이었던 것 같다고 도원 스님은 털어놓는다.

"최근 바티칸에서도 빙의 문제를 공식적으로 거론하며 퇴마사를 공식 인정하고 있지 않느냐."고 되물은 그는, 이제 우리 불교에서도 의학적으로 원인을 찾을 수 없는 정신적 고통을 받는 수많은 빙의 환자들을 불보살의 특별한 위신력으로, 어둠에서 빛의 세계로 인도하는 것에 대해 인식을 새로이 해야 한다고 역설한다.

"앞으로는 영의학의 시대가 열릴 것입니다. 저는 이 책을 통해 영의학의 시대를 대비하고, 그 불교적 대안을 앞당기는 역할을 한다고 생각합니다. 거기에 큰 자부심을 갖고 있습니다. 영적 건강의 시대를 만들어가야지요."

'어둠은 빛을 이길 수 없다'는 확신으로 똘똘 뭉친 도원 스님은 당당하다. 기자들을 향해 질문이 있으면 어떤 것이든 질문하라고 말한다. 그만큼 자신의 치유능력에 대해 확신을 갖고 있는 듯했다.

"지난 2012년 가을, 환갑이 다 된 나이에 삭발을 하고 비구니가 되었습니다. 득도 이후 저는 부처님 도량에서 수행정진하면서 대광명인 불성의 빛으로써 모든 세상 사람들이 진정으로 병든 영혼을 치유하고 참 행복의 길로 나아가기를 기원하며, 또 인도하고 있습니다."

뒤늦게 불문에 귀의하다보니 불교에 대한 공부가 모자라 열심히 불교공부를 하고 있다. 교리에 대한 깊은 공부는 물론 특히 마음에 대한 가르침인 유식학 분야에 대해 깊은 관심을 갖고 강의도 듣고 관련 책을 읽었다. 이따금씩 불교계에서 열리는 마음이나 심리, 영성 관련 세미나에는 열 일을 다 제치고 참석하는 것도 자신이 가고 있는 길이 학술적으로도 의미가 있다는 것을 확인하고자 하는 몸짓 중의 하나다.

스님은 지난 1998년에 의통, 1999년에 영통이 이루어졌다고 밝혔다. 그 후 정신세계원에서 강의를 하면서 잠재적 영적에너지를 깨우쳐주는 수련회를 10여 년간 진행했고, 사단법인 정신과학회에 '심령치유의 원리와 실제'라는 제목의 논문을 발표하기도 했다.

책을 쓴 동기는 정신세계원에서 3시간의 워크샾을 해보니, 사람들이 강의한 내용을 다 잊어버리고, 다시 원점으로 돌아가는 것이 안타까워서였다.

도원 스님이 처음 치유를 한 대상은 일본인 자폐아였다. 한 번 시도를 해보니까 놀랍게도 치유의 효과가 나타났다. 그 후 자폐, 빙의, 우울증, 파킨슨, 루게릭 등의 현대의학으로 치료가 어려운 증세들을 주로 치유하게 되었다. 그 종류만도 150여 가지가 넘는단다.

스님은 어떤 사람의 몸 안에 있는 모든 것이 치유되는 것을 느낄 때는 자신의 몸과 정신도 맑아지는 것을 체험했다. 그 과정에서 인체가 소우주라는 것을 체득했다고 한다. 무인의 길 대신 출가를 한 이유는 천태종 대광사 불교대학에 입학해서 권기종 교수의 금강경 강의를 경청한 것이 계기가 되었다. 그 때까지는 교회에 나갔는데, 권 교수의 강의에서 연기법과 여래장 사상에 대한 설명을 듣는 순간, 강단에서 환한 빛이 일어나는 것을 체험하고, 발심하여 출가를 하게 되었다는 것이다.

"저는 원래 기독교인이었습니다. 그러나 앎이 시작되면서, 초월적인 것을 알게 되면서 공통된, 본질적인 우주의식을 깨닫는 순간, 그리고 부처님의 가르침을 접하는 순간, 이것이구나 하는 확신이 들었지요. 비록 가는 길이나 방법은 다르지만 제가 가고자 하는 이 길도 부처님의 자비광명을 세상에 펼치는 것이라고 생각합니다."

도원 스님은 그 후 환희심으로 더 큰 불법광명으로 상구보리 하화중생하는 차원에서 아주 만족스럽고 환희심나게 수행을 하고 있는 중이다.

"저를 찾는 분들은 대부분 현대의학, 대체의학 등을 다 해보고 오는 분들입니다. 쉬운 분들이 없지요. 그러나 우주본연의 에너지로 치유할 수 있는 것입니다. 저는 제가 가진 이 능력이 부처님의 가피력이 아닌가 생각합니다. 다 아는 이야기겠지만 불성은 누구나 가지고 있습니다. 다만 누가 먼저 그 경지에 가느냐, 누가 자신 안에 부처님과 만나느냐가 중요하지요. 앞으로 이것을 깨우치는 수행 프로그램을 운영할 계획입니다."

도원 스님은 현재, 서울 강동구 둔촌동 66-1번지(길동사거리)에 소재한 작은 상가빌딩 3층 불광정사에 주석하고 있다.

'나는 퇴마사였다' 296쪽 15,000원

psihealing.net

영의학의 학부 과정

　내가 질병상태로서 병고액난의 고통과 시달림을 받다가 정신건강의학과 김경식 원장님의 단전호흡 4글자와 전화번호를 주셔서 다음날부터 등록하고 수련장에 입문한 것이 영의학에 입학해서 수련을 통해 우주본질의 치유에너지와 접속되어 스스로를 정화하고 명상과 기에너지를 통해 고출력의 자율진동과 백회와 차크라가 불꽃놀이처럼 터지고 온갖 기적 신체적 정신적 영적인 의식의 전환과 명상으로 선계를 보고 내부의 장기를 은은한 불빛 속에서 관찰할 수 있었던 것은 영의학의 학부 과정이었다고 생각한다.

영의학의 석사 과정

　초기 의통이 열려서 수련장에서 소문이 나고 많은 환자들이 몰려왔고 환자들을 보기만해도 저절로 내면의 심리상태를 관심법으로 알아내고 아픈 곳마다 내손이 청진기처럼 찾아냈고 그 부위마다 나쁜 기운이(영들이) 빙의 되어 있었고 그 영들은 각각의 생명을 가지고 환자가 섭취하는 영양을 뺏어먹고 몸안에 집을짓고 노폐물을 배설하며 영체를 가지고 죽은피가 정체된 임파액 독소를 만들고 죽은세포가(좀비세포?) 뭉쳐서 냉기와 각종 질병과 신체적 정신적으로 장애를 일으키며 사회적으로 경제적으로 영적으로 교란상태와 고통과 피해를 주고 있으며 이때의 해법은 동종요법으로 특별한 영능력자만이 빙의령을 잘보내주고 빙의체(영이 살던 집)를 해부해서 힐링을 통해 죽은피(어혈) 죽은세포 독소 죽은 임파액을 배출시키고 기혈순환이 잘되면 근원적인 치유가 이루지는 건강한 상태로 바뀌는 수많은 임상을 통해서 병의 원인과 치유의 결과를 알고 사례들이 업데이트 되는 것을 영의학 석사 과정이라고 생각한다.
　이때는 환자의 몸에 붙어있는 영을 떼내면 그영이 환자에게 붙어있던 위치에 내몸으로 와서 붙어서 그환자와 똑같은 병변과 고통을 느끼게 했고 나는 미칠것 같은 고통을 느끼다가 집에 와서 밤새도록 귀신을 떼내느라고 내몸을 치유하고 영을 떼내면 가지 않고 다시 내몸으로 들러붙으려고 하고 가라고 소리치면 휙 달아나는데 그 속도는 빛의 속도이고 검고 탁하며 에너지체를 크고 작게 조절하고 사람에게 덮치는 속도와 위력은 엄청나고 단숨에 사람을 제압하고 빙의환자로 만들 수 있다. 이 단계를 통해서 내 몸도 완전히 정화되고 치유되었다.

 이때의 의식은 우주본질의 치유에너지를 연결해서 치유하는 것을 깨닫지만 채널을 통해서 보호령인 영적 가이드(대천통 · 영통)를 만나지 못한 상태다.

영의학의 박사과정

대천통 영통 신인 합일체로서 새로운 인류의 탄생.

　내 안에 오랫동안 잠재되어 있다가 수련과 호흡을 통해 기에너지로 깨어남과 동시에 몸안에서 음의 에너지와 양의 에너지가 접속되어 기통이 되고 온몸의 통로를 활짝 열어 우주본질의 치유에너지와 접속되어 전문의 과정을 함께 수행해왔던 의문의 눈동자 그밝은 빛의 존재가 마침내 모습을 드러내서 내몸과 합일이 되는 순간 내몸은 마치 기차역에서 기관차의 선로가 바뀌듯이 머리부터 발끝까지 철커덕 소리를 내며 흩어졌던 척추와 뼈들이 새로 맞춰지듯이 몸이 교정되었고 순간적으로 커다란 기운이 내몸의 전면에 나타나서 인격을 드러내신 순간이 내 안에서 나와 함께 하셨던 영적인 스승이신 조부님께서 채널러 및 영적인 가이드로 나와 함께 합일체로서 대우주와 통하는 대천통, 영통을 이룬 것이다.
　예언으로 앞으로 나아갈 길을 인도해 주신다는 것과 사명과 비젼 거래의 법칙과 함께 사명완수를 하는 과정에서 스승님의 역할은 영계에서 네트워크로 구축되어 있는 치유 영적인 컨설틴트 교육 등 모든 에너지를 연결하는 채널역할을 맡고 필자는 입과 몸과 정보를 처리해서 행하면 된다고 하셨고 정화와 합일의 과정을 거쳐 어느덧 신과 함께 우아일체 우리는 따로가 아닌 새로운 인격체의 신인류로 거듭났고 능력도 업데이트 되어서 아날로그에서 AI로 바뀌듯이 약사여래불의 12대원을 동시에 이루는 불보살님의 크신 원력의 가피를 받았다고 할 수 있다.

사람들을 보면 즉시 운명과 희노애락을 점칠 수 있고 병을 진단하고 초기의통 때 몇개월 걸리던 빙의 치유가 단숨에 머리부터 발끝까지 제령천도를 이루고 제령된 영을 정화해서 영계로 보내고 환자는 업을 소멸하고 몸 마음 정신의 병고를 치유하고 영력의 에너지로 그 환자의 영혼을 교육시켜 의식이 점프되고 주변의 탁하고 어두운 기운이 정화되고 밝고 맑은 에너지를 연결하여 삶의 질이 높아지고 거짓말같이 재물이 늘어나고 경제적으로 윤택해진 것을 볼 수 있다.

이때부터 정신세계원과 연계되어 송순현 원장님의 요청으로 심령정화 기공수련을 7년동안 강의하며 난치병 치유를 병행했으며 원인과 치료방법이 없는 자폐증 발달장애 간질 분열증 공황장애 울프증후군 파킨슨 중풍 치매 등등 수많은 난치병이 치유되는 놀라운 사례들이 업데이트 되면서 정신세계원 워크샵에서 발표를 거듭하고 정신과학학회에 (심령치유의 원리와 실제)를 주제로 연세대학교 박민용 교수님의 심사로 논문을 발표했으니 이것으로 영의학의 박사 과정을 수료했다고 보겠다.

차의과대학 대체의학 학장님이셨던 전세일 박사님께서도 식사를 모시는 자리에서 우리는 분야는 다르지만 같은 의료인이라고 말씀하셨다.

신인(神人)이라는 진단

　2024년 구정무렵 나에게 단전호흡을 처방하셨던 김경식 박사님께 수십년만에 문안인사를 전화로 나마 올리니까 10여 년전과 변함없이 건강하신 음성으로 안부를 전하고 사람을 손발을 사용해서 고치는 것 말고 새로운 능력이 생기지 않았는지 물으셔서 박사님 저는 너무 이상하고 기적같은 일들이 일어나서 신기합니다. 병고액난이 소멸되는 것은 물론 병고중생들이 치유됨은 물론 극빈자가 오면 병이 낫고 삶의 질이 높아지고 거짓말같이 재물이 늘어나고 부자가 됩니다. 기적같은 일이 일어났습니다.라고 말씀드리니까, 자, 제말을 똑똑히 들으세요. 저는 지금부터 신인이라고 부르겠습니다. 신인님께서 하시는 일은 기적도 아니고 이상한 일도 아니고 과학적으로 이미 다 밝혀진 것입니다. 그러니 아무것도 걱정하지 말고 병고중생을 많이 도와주시면 됩니다. 사이비들이 아픈 사람들을 더 괴롭히고 그런 사람들 때문에 신인님이 혹시 피해를 볼 수 있을지 모르지만, 개의치 말고 불쌍한 사람들을 도우시면 됩니다.라고 말씀하셨다.

　(심령치유의 원리와 실제에 대한 자세한 내용은 다음의 논문 내용을 참고하시기 바랍니다.)

심령 치유의 원리와 실제

(한국정신과학학회 논문 · 최순대 도원스님 발표 - 내용에서 발췌)

초록

1997년부터 시작한 기공수련으로 1998년 의통이 열려 심령치유[1]를 시작하게 되었고, 2003년 현재까지 약 150여 가지 이상의 질병이 치유되는 임상이 나왔다. 대표적인 치유사례는 울프증후군, 소아자폐증, 소뇌증, 간질 경끼, 아동 정신질환 등의 난치성 질환 및 불치병 그리고 검사결과 이상이 없는 각종 신경성 질환들이다. 이러한 치유 능력을 통해 수많은 질병들을 치유하면서 체험을 통하여 영(靈)의 특성이나 영적 치유의 원리, 그리고 영적 치유의 효과 등에 대한 정보를 습득할 수 있었다.

보이지 않지만 영(靈)은 분명 존재하며 영적 치유와 수련으로 치유에너지가 연결되면 인체는 자발공, 즉 자율진동[2]을 통해 긍정적인 방향으로 변

---

1) 심령치유(心靈治癒, Psi-healing): 영적인 문제를 해결하고 몸, 마음, 영혼을 동시에 본래의 모습으로 변화시키는 과정.
2) 자율진동(自律震動, the autonomic vibration): 자발동공이라고도 하며, 수련 시에 저절로 일어나는 진동이다.

화하게 된다. 본영이 아닌 다른 영에 의해 영향을 받는 빙의3) 현상은 극단적으로 표현하자면, 인간의 업(업보, 카르마)이라고 할 수 있는 빙의령4)에 지배를 받는 현상을 뜻하며, 정신적이나 육체적인 질병을 초래하게 된다. 이 때, 빙의령을 인체에서 분리시키는 제령과 그 영이 갈 차원으로 보내는 치령의 과정인 심령치유를 통하여 정화가 되면 문제의 증세가 사라지고 건강은 물론 주변관계도 회복이 된다. 이러한 효과는 수련, 즉 심령정화 기공수련을 통해서도 얻을 수 있으며 치유에너지가 연결되면 누구나 잠재되어 있는 능력을 활용하여 자발공이 일어날 수 있다는 점도 역시 임상을 통하여 확인할 수 있었다.

아직 과학적 실험으로 확인하거나 객관적이고 상식적으로 인정받고 있지 못하지만, 영적 치유에너지는 분명히 존재하는 현상이며, 이미 수많은 치유사례들을 통해 그 효능이 입증되었다. 그러므로, 치유에너지나 영능력5) 등에 대한 연구와 활용은 바람직한 일이라고 보며, 인류 전체를 위해 더욱 과학적이고 실증적인 분석과 탐구가 이루어져야 할 것으로 사료된다.

Ⅰ. 빙의(령)의 정의와 특성

체험을 통해 알게 된 영의 특성은 눈에 보이지 않지만 공기 중에 수없이 많이 존재하며 호흡을 통해 체내로 들어오고 나간다는 것이다. 모든 영은 저마다의 목적이 있으며, 그것을 이루기 위해 움직이고, 이룰 때까지 사라

---

3) 빙의(憑依, Possession): 본영이 아닌 다른 영에 의해 영향을 받는 상태 또는 심할 경우 지배를 받는 현상.
4) 빙의령(憑依靈, karma): 빙의 현상을 일으키는 원인.
5) 영능력(靈能力), psi-capacity: 영적 차원에서의 힘.

지지 않는다. 이 때문에 영은 사람의 몸을 탐하게 되는 것이고, 호흡으로 들어가서 그 인체에 맞게 크기를 자유자재로 조절할 수 있다. 우리 몸 안에는 다양한 영들이 수없이 많이 존재하며, 각각의 영역에서 나름대로의 영향력을 행사한다. 신체부위별로 보면, 심폐경에는 조상영이 자리하고, 명치에는 본영이 있으며, 복부에는 아기 영가나 잡령 그리고, 기타 온 몸에는 동물영 등의 저급영들이 존재한다. 영의 주요 출입회로는 명문, 코, 입, 회음, 백회, 피부, 천돌, 그리고 각 혈 등이다. 그런데 인체의 기혈 소통이 원활하지 못할 경우에는, 몸 속에 들어온 영이 바로 나가지 못하고 어느 한 부위에 자리를 잡게 된다. 영의 온도는 사람의 체온보다 낮기 때문에 영이 자리 잡은 부위에는 상대적으로 체온이 떨어지게 되고, 기혈순환이 되지 않아 질병은 더욱 심해진다.

II. 빙의현상과 질병의 관계

심신이 약하거나 크게 놀랄 경우 또는 심한 스트레스 상태에서는 영의 침입이 더욱 용이하게 된다. 때로는 자신이 죽었다는 사실조차 모른 채, 마치 그 몸이 자신의 몸인 듯 살아가는 영들도 있다. 그러한 영이 본영보다 강할 경우에, 인체는 빙의된 영의 모습과 행동을 나타내게 된다. 영들이 어떻게 들어가든 일단 자리를 잡게 되면 몸 안에서 사람과 똑같이 먹고 마시고 그리고 배설한다. 사실 우리는 모두 영적인 존재이며, 누구나 빙의된 상태이고 물질세계에 머무는 동안은 먹고 마시고 그리고 배설해야 한다.
그러나 여기에서 말하는 빙의는 심한 증세나 문제 의식을 느낄 정도의 상태 등의 좁은 의미에서의 빙의를 뜻한다. 육체는 껍데기에 불과하며, 죽은 다음에는 옷을 벗듯이 버리고 갈 뿐이고, 생명력이 있는 영에 의해서만 움직이고 변형된다. 실제로 빙의가 되는 과정을 살펴보면, 우선 영이 오감을 느낄 수 있는 몸을 탐내고 기회를 노렸다가 들어가는 경우가 있다. 또는 지나가던 영이 실수로 들어가거나 호흡을 통해서 인간의 몸 안으로 들어갔다가 다시 못나올 때 빙의가 된다. 그러면 점차 기운이 커지면서 혈관, 근육, 모든 장기들, 심지어 의식까지도 본영과 같이 쓰게 된다. 그때부터 빙의된 사람은 서서히 몸, 마음, 그리고 의식까지도 빙의령과 함께 쓰게 되고, 그때부터 서서히 병들어 가는 것이다.

III. 심령치유의 기본 원리

모든 사람이 영적인 존재인 것은 분명하지만, 모든 사람이 자신의 본영에 의해 살아가는 것은 아니다. 빙의와 같은 일종의 영적인 교란현상으로 인해 영적인 장애가 발생할 경우에는 자신의 의지와는 상관없이 다른 영에 휘둘리게 되고, 몸은 그야말로 지배당할 뿐이다. 실제로 사람의 몸에는 자신의 본영 외에도 식물의 영, 동물의 영, 죽은 사람의 영까지도 존재하고 있다. 그러한 장애가 있는 사람들로부터 나쁜 영을 떼어내 그 영이 갈 차원으로 보내고, 본영이 다시 바르게 성장할 수 있도록 도와주는 역할을 하는 것이 바로 심령치유이다. 다시 말해, 자신의 위치를 망각하고 인간의 몸으로 들어와 본영을 괴롭히거나 결과적으로 방해만 하는 영들은 영계로 보내고, 원한이 있는 영은 해원을 시키고, 동물 영은 축생계로 보낸다. 좀더 자세하게 설명하자면, 영을 먼저 치유하고 영의 갈 곳과 할 일을 알려주어 다시 인간에게 와서 빙의되지 않고, 영계에서 좋은 일을 할 수 있도록 치령을 하는 것이다.

심령치유가 기치료 차원을 넘어서 보다 강력하고 근본적인 치유가 가능한 이유는 다음과 같다. 즉, 나쁜 영을 빼내고 영체를 부수는 작업을 통해 어혈과 탁기가 빠지면서, 다른 영에 의해 빙의된 상태를 본영의 상태로 바꾸는 것이 바로 심령치유의 원리이고 효과이기 때문이다. 심령치유를 통하여 부정적인 정보나 나쁜 에너지, 그리고 변형된 신체구조가 긍정적인 정보나 좋은 에너지, 그리고 원래의 신체구조로 바뀌게 된다. 즉, 몸의 회로가 열리면서 정체되어 있던 에너지나 파동 등이 순환하는 에너지나 파동으로 변하게 된다. 그리고, 심령치유는 몸의 건강뿐만 아니라 마음의 안정, 나아가 주변의 관계나 상황까지도 더 나아지는 결과를 가져온다.

Ⅳ. 수련을 통한 치유활동

수련을 하면 내부의식으로 들어간 상태에서 음악과 멘트에 맞춰 자발공 즉, 진동을 하게 되는데, 이때 몸의 굳어있던 경락들이 풀리면서 곳곳에 막혀있던 몸의 회로가 열리는 기통을 체험하게 된다. 그러면 쉽게 말해 몸의 회로가 뚫리게 되고, 수련을 지도하는 트레이너에 의해 치유에너지가 연결이 되면서 기운이 바뀌고 몸이 정화되며 면역 기능이 강화된다. 이와 동시에 잠재되어 있던 보호령과 지도하는 트레이너가 서로 대화를 나눔으로써 해원을 하고, 전생이나 선계를 보고, 영적인 체험도 하며, 메시지 리딩이나 치유 능력도 생기게 된다.

이 때, 치유능력이란 자신을 정화하는 자가정화 능력은 물론 타인의 아픔까지도 치유해 줄 수 있는 능력을 말한다. 수련의 원리를 한마디로 요약하자면, 영적 정보가 자발공이라는 진동을 통해 의식 상태나 건강으로 나타나는 과정이다.

지금까지 총 12기의 수련생들을 지도해 오면서 치유 에너지의 효과가 입증이 되었으며, 치유에너지는 누구에게나 잠재되어 있음을 알 수 있었다. 다만, 자신 안에 잠재되어 있는 치유에너지를 개발하여 활용하지 않을 뿐이다. 그리고, 보호령의 능력이 아무리 크다 해도 몸의 회로가 열리지 않으면 에너지를 쓰고 싶어도 쓸 수가 없다. 몸의 회로가 완전히 열린 상태에서 깨어난 보호령을 통해 우주의식 또는 우주에너지나 우주기운 등으로 표현할 수 있는 사랑의 에너지와 연결될 수 있는 것이다. 이 에너지는 본영과 보호령, 그리고 우주 기운과 합일되는 고도의 치유에너지라고도 할 수 있으며, 이점에서 고급영으로부터 지도를 받아야 하는 이유를 알 수 있다.

　치유에너지는 수련 및 영적 조화 과정을 통해 잠재되어 있던 보호령이 각성되어 고급영과의 대화로 우주에너지와 합일하여 생성되는 것이다. 본인 역시 수련을 통하여 치유에너지가 개발되었으며, 2001년 8월 29일부터 정신세계원에서 진행된 제1기 수련 프로그램을 시작으로 지금까지 총 12기의 수련생을 배출시켰다. 이과정에서 누구든지 잠재되어 있는 영적 에너지를 개발하여 몸, 마음, 영혼을 정화하고 새로운 차원의 건강과 능력을 얻을 수 있음을 입증하였다.

　2003년 6월 현재 제13기 수련 프로그램이 진행되고 있으며, 앞으로도 다중치유와 영성개발을 위하여 심령정화 기공수련은 계속될 것으로 본다. 따라서 개인마다 에너지 용량의 크기는 다르지만, 기공수련을 통하여 잠재된 에너지를 각성시켜 치유에너지를 개발할 수 있도록 계속 수련지도를 할 생각이다. 그리하여 자신의 몸, 마음, 영혼은 물론 타인의 아픔까지도 치유할 수 있는 능력을 얻을 수 있을 것이다. 심령정화 기공 수련을 통하여 이세상 인류의 의식이 밝아지고, 질병과 공해로부터 자유로워질 수 있기를 바란다.

V. 심령치유의 실제 과정

우선 누워있는 환자의 고관절을 풀기 위하여 양쪽 허벅지와 종아리를 발로 지압하여 근경락을 이완시키고, 복부에 올라서서 명치와 천돌을 지나 입을 통해 나쁜 영을 몸 밖으로 빼낸다. 이 과정에서 손과 발로 얼음같이 차가운 냉기가 빠져나가고, 각종 노폐물이 배출된다. 노폐물에는 땀, 눈물, 콧물, 가래 등이 있으며, 간혹 소변이나 숙변이 배출되기도 한다. 이때부터 배출되는 가래는 일반 가래와 달리 잘 마르지 않고 매우 탁한 냄새를 풍기며, 비닐에 모아서 잡아보면 냉장고 온도와 비슷한 정도로 차갑다. 여성의 경우에는 다음 월경일부터 냄새가 심하고 덩어리지거나 색이 짙은 생리혈을 배출하기도 한다.

다음으로 양쪽 어깨와 팔을 발로 지압한 후, 환자가 엎드린 자세에서 허벅지와 종아리를 발로 지압하여 근경락을 이완시킨다. 그리고 엉치뼈 부근과 등 위로 각각 한 발씩 올라서서 어긋난 척추뼈를 교정하거나 등과 허리부분의 근경락을 이완시킨다.

그런 다음 팔과 손목을 역시 발로 지압하고, 곧바로 등부터 시작하여 뒤쪽 어깨, 허리, 엉덩이, 다리 뒷부분, 그리고 앞쪽 어깨, 가슴, 배, 다리 앞부분 순으로 손을 사용하여 강한 치유에너지를 통해 영체를 부순다. 이 과정에서 어혈이 빠지면서 막혀있던 기혈과 근경락이 원활하게 순환이 되어, 몸의 회로가 열리게 된다. 그런 다음, 얼굴과 머리부부을 손으로 지압하여 이완시키고 역시 손으로 두드린다. 마지막으로 천돌과 입을 통해 영체의 일부인 가래를 빼내면서 제1차 치유가 끝나고, 사람에 따라 다르지만 환자는 수면에 깊이 빠져들거나 해원을 하는 과정을 겪게 된다. 어혈은 제령 직후에 피부 위로 약간 튀어나오다가, 몇 분 안에 튀어나온 부위가 다시 낮아지면서 색깔은 검은색 또는 짙은 청록색에서 검붉은 색으로 변한다. 사람마다 차이가 있지만, 어혈은 보통 50분~3주 이내에 점차 보라색으로 변하다가 누렇게 뜨면서 말끔하게 사라지고, 죽은 영의 피가 빠지고 나면 피가 맑아지므로 깨끗한 피부로 바뀌게 된다.

VI. 심령치유의 효과

심령치유를 받는 환자들은 주호소 증상 외에도 기대하지 않았던 증세까지 치유가 되는 사례가 대부분이다. 우선 1차 치유인 제령을 받고 나면, 눈빛이 달라지고 얼굴 상이 바뀌면서 피부가 맑고 깨끗해진다. 심령치유의 효과는 시간이 흐를수록 점점 눈에 띄게 나타나며, 체험자들은 갈수록 치유 효과에 대해 긍정하게 된다. 심령치유를 받은 체험자들은 아픈 부위의 통증이 사라지고, 어긋난 뼈가 제자리로 돌아가며, 삐뚤어진 치아가 점차 교정이 된다. 마른 사람은 통통하게 살이 오르고, 뚱뚱한 사람은 날씬하게 살이 빠진다.

어린이의 경우, 키가 갑자기 부쩍 자라고, 노인들은 수년에서 수십년을 젊어질만큼 젊음을 되찾는다. 피부가 거칠고 안좋은 사람은 맑고 깨끗하고 부드러운 피부로 바뀌고, 혈색도 밝아진다. 가슴이 답답하고 호흡이 힘든 사람은 숨쉬기가 편해지고, 몸이 무겁고 피로한 사람은 짐을 내려놓은 듯 몸이 가벼워진다. 그리고, 이 치유를 받은 사람들은 마음의 안정을 되찾게 되었다고 하나같이 말하고 있다. 그밖에, 안되던 일이 풀리기 시작하고, 이사를 가거나 집안에 기쁜 소식이 생기고, 가족이나 주변 사람과의 관계도 원활해지는 변화를 체험한다. 심령치유의 효과를 단 한마디로 표현한다면, 치유 받기 이전의 모습으로 돌아가고 싶어하는 사람은 한 사람도 없다는 것이다.

VII. 대표적인 치유사례

지금까지의 심령치유 임상사례를 통해 총 150여 가지의 질병에 효과가 있음이 입증되었다. 주요 치유사례 병명으로는 소아자폐, 복합자폐, 울프 증후군, 소뇌증, 간질, 경끼, 틱(tic)장애, 아동 정신질환, 중풍, 공황장애, 와사, 알러지, 아토피성 피부염, 혈소판 감소증, 척추측만증, 스트레스성 비만, 알러지성 비염, 정신분열증, 안면경련, 만성두통, 만성피로, 심장질환, 간질환, 고혈압, 관상동맥부전증, 치주질환, 대인기피증, 불면증, 폐쇄성 폐질환, 혈관질환, 액취증, 갑상선질환, 상기증세, 요통, 견비통, 축농증, 사시, 이명증, 발기부전, 발달지체, 각진 얼굴, 삼차신경통, 부종, 수족냉증, 만성 성인성 질환, 안구돌출, 정맥류, 겨드랑이 종양 등이 있다. 특히, 심령치유를 통하여 현대의 의학으로도 해결되지 않는 소아자폐 등의 난치병을 가진 아동 치유에 비중을 두고 있으며, 영의학의 대중화를 실현하기 위해 지속적인 치유활동과 연구활동을 진행 중이다.

VIII. 심령치유의 특성

심령치유는 다른 어떠한 도구나 약물도 사용하지 않고, 순전히 손과 발만으로 치유를 하기 때문에 부작용이 없다. 그리고 높은 의식 상태에서 영능력을 통해 치유에너지를 끌어다 쓰는데, 이 에너지를 아직 측정하여 증명한 사례는 없었다. 그러나 치유를 받은 사람들 중 간혹 예민한 경우, 종종 전기나 불 또는 열과 흡사한 느낌이라고 표현하여 치유에너지의 특성을 짐작할 수 있었다. 또한 제령되는 순간, 오라를 본다든지 빙의령의 목소리를 그대로 내기도 하며 민감한 사람의 경우는 자신의 몸에서 뭔가가 떨어져 나가는 것을 느끼기도 한다. 이 치유의 원리는 단지 임시적으로 영을 떼어내는 것이 아니라 완전하게 천도시켜 그 영이 가야 할 차원으로 보내는 것이다.

그리고, 몸 안에 남아있는 영체까지 제거하여 영의 흔적을 없애기 때문에 병이 재발하지 않으며, 나쁜 영의 시스템대로 변형된 인체구조가 본래의 상태로 되돌아 간다.

그 밖에 특별한 종교의식이나 형식을 갖출 필요가 없어 누구나 구애를 받지 않고 편안하게 치유를 받을 수 있는 특성이 있다.

IX. 수련(심령정화 기공수련) 시에 일어나는 자발동공

영의 출입 시에는 진동이 동반되며 예민한 사람의 경우는 감지가 되지만, 대부분 느끼지 못하는 가운데 영은 호흡을 통해 들어오고 나간다. 예를 들면, 감기에 걸릴 때, 오한이 들거나 몸이 몹시 떨리는 경우가 있는데, 이 경우는 영이 몸 안으로 들어오면서 진동이 일어나는 것이다. 마찬가지로, 그 영이 몸 밖으로 나갈 때에도 진동이 일어난다. 그러므로 인위적으로 심령정화 기공 수련 등을 통해 치유에너지와 연결이 되면 아주 강한 진동을 하고 영이 빠지는 것이다. 치유 시에는 힐러의 내공의 크기, 즉 치유능력에 따라 진동이 다르게 나타나며 결과도 다르게 나타난다. 수련 시에도 지도하는 트레이너의 영급, 즉 영적 에너지 수준에 따라 역시 결과가 다르게 나타난다. 그러므로 진동의 특성을 보면, 어떤 영이 작용하고 있는지 또는 어떤 결과가 일어날 지를 짐작할 수 있다. 특히 수련을 하는 과정에서는 자신의 의식과 무관한 무의식 상태에서 자율 진동을 통해 몸의 회로를 열어 스스로 자신을 정화해 나가는 현상이 일어나는데, 이것을 자발공이라고 한다.

 자발공이 나타나는 양상은 매우 다양하지만, 대부분 뛰거나 구르거나 소리를 지르거나 몸을 두드리는 경우가 많다. 이러한 현상들은 무의식 중에 일어나는 것이며, 이 과정으로 잠재된 영적 에너지가 깨어나고 막혀있던 몸의 회로가 열리며, 치유에너지를 통해 본영과 보호령이 조화를 이루고 궁극적으로 본영이 성장한다. 자발공은 두 가지로 해석할 수 있는데, 본영과 잠재된 영적인 에너지가 합일을 이루는 과정에서 일어나는 현상으로 볼 수도 있고, 몸의 건강 및 영적인 각성과 성장을 가져오는 매개체 역할을 하는 것으로 볼 수도 있다. 자발공 후의 변화로는 우선, 육체적으로는 어혈과 가래와 가스 등이 몸 밖으로 배출되고 아픈 부위의 통증이 해결되거나 얼굴 상이 바뀌고 피부가 맑아지는 현상이 일어난다. 정신적으로는 자신의 몸, 마음, 영혼에 대해 고찰하여 자아를 발견하고, 본성과 사랑이 깨어나 주변을 돌아보게 된다. 또한 인성을 되찾고 의식이 긍정적인 방향으로 변화하여 본영이 잠재되어 있던 영과 조화를 이루면서 의식이 성장한다. 그리고 마음이 편안해지고 고요한 평화와 지복감을 체험하며 달라진 자신을 느낄 수 있다.

X. 영의학의 연구 및 대중화

 지구상에는 각각 다른 이름을 가진 수많은 질병들이 존재하지만, 영의학에서는 대부분의 증세들을 진행 정도에 따라 판단한다. 또한 모든 병의 원인은 영적인 장애 즉, 빙의 때문이라고 보고 누구나 빙의되어 있다는 점을 전제로 한다. 본영의 에너지가 강하고 신진대사가 원활하면 빙의령에게 지배받지 않고 조화를 이루며 살 수 있다. 문제는 빙의령에 지배를 받아 몸, 마음, 영혼의 질병 상태가 심해지며 현대의학이나 그 외 어떤 치유법에도 효과가 없는 경우에 심령치유가 필요하다. 아울러 치유에너지는 누구에게나 잠재되어 있다. 단지 개발하여 활용하지 않을 뿐이다. 잠자는 에너지를 깨워서 활용한다면 인류는 달라질 것이다. 그러나 에너지의 용량은 저마다 다를 것이다. 본인은 체험을 통하여 영(靈)에 대한 특성을 알게 되었고, 영능력을 통해 심령치유도 행하고 있다.

영(靈)이란 것은 마치 공기와 같아서 눈에는 보이지 않지만, 우리 주변의 어디에나 존재하고 있다. 영은 호흡을 통해 우리 몸 안으로 들어오고 나가는데, 몸의 상태가 좋지 않거나 기혈 순환이 원활하지 못할 때는 들어왔다가 밖으로 나가지 못하고 몸안에 갇히게 된다. 바로 이때, 들어간 영이 좋은 영이든 나쁜 영이든 인체에 나쁜 영향을 미치게 되고, 몸의 회로가 막히면서 질병이 발생하는 것이다. 또한 어떤 영이 어느 부위에 자리 잡아 어떤 영향을 미치느냐에 따라서 인체는 그 영의 시스템대로 변형이 된다. 영은 저마다의 목적이 있고, 그 목적이 좋은 것이든 나쁜 것이든 목적을 이루기 전까지는 사라지지 않는다. 그 때문에 영은 물질계에 존재하는 사람의 몸을 탐하는 것이며, 영에도 종류가 있고 레벨이 있다.

결론적으로 심령치유의 원리를 한마디로 말하면, 막힌 곳의 회로를 열어 치유에너지가 흐르게 하고, 나쁜 정보를 좋은 정보로 바꾸어 주는 과정이다. 즉, 치유에너지를 영적으로 끌어다가 환자의 몸 안에 자리잡고 있는 나쁜 영들을 떼내는 제령을 하고, 그 영이 갈 차원으로 보내는 치령을 한 다음, 남아있는 영의 집인 영체까지 부수어 본영이 깨어나 회복할 수 있도록 해주는 것이다. 그럼으로써 질병이 해결되고 건강과 본성을 되찾으며 본영이 회복되고 의식이 각성되어 궁극적으로 의식이 성장하고 영적으로 진화가 되는 것이다. 제령과 치령을 통해 빙의령이 몸에서 나가면 잡고 있던 근경락을 놓아주기 때문에 근육이 풀리면서 장기나 척추, 뼈 등의 모든 관련 조직들이 이완이 되어 제자리를 찾아들어가기 시작한다. 지금까지 심령치유를 통하여 약 150여 가지 이상의 질병들이 치유되었고, 앞으로도 치유사례는 계속 늘어날 것으로 생각된다.

  본인은 이러한 심령치유와 영에 대한 정보들이 일반 대중들에게도 알려져 증명된 사실에 기초한 의료가 될 수 있도록 치유에 대한 정보를 공개하고자 한다. 그리고 동서양의 모든 의학적 성과를 수렴하며, 치유에 대한 지식을 공유하여 새로운 치료법의 발전에도 도움이 될 수 있기를 바란다. 2003년 4월부터는 영의학 연구소를 개설하여 원인불명의 질병과, 난치성 질환, 그리고 불치병을 치유하는 영의학을 과학화하고 대중화하는데 한걸음 도약하였다. 앞으로 남은 생애를 받은 사명대로 행하는 데 주력할 것이며, 받은 영능력으로 심령치유를 대중화하여 난치성 질환과 불치병의 원인과 치유원리를 밝히고 해법을 알릴 것이다. 이에 관심있는 의료계, 과학계, 수련계, 종교계 등 각계각층의 공동연구, 공동노력을 제안한다.

  (위의 글은 최순대 도원스님께서 2003년에 '한국정신과학학회' 추계학술대회에서 발표한 논문에서 발췌한 내용입니다.)

영혼의 건강을 위한 개념 정리

(권용현, 40대, 남, 의사)

마가 권용현

목 차

몸에 대한 관점들
업과 연
면책 사항
기, 에너지, 프라나
경락, 나디, 차크라
주파수, 파동, 사이매틱스
뇌, 자아, 무아
영적 부작용
영적 감각의 개발과 기술의 활용
영적 각성과 의식 상승

■ 몸에 대한 관점들

　인간은 몸을 가지고 태어나서 살아간다. 인간이 하는 모든 활동은 몸을 가지고 하는 것이다. 고차원의 정신활동도 뇌를 사용하기 때문에 결국 몸을 가지고 한다. 즉, 몸을 이해하는 것이 인간을 이해하는 것이고, 몸을 관리하고 유지하는 것은 인간의 활동에서 큰 부분을 차지한다.

　몸을 관리하고 유지하기 위해 인간은 다양한 학문과 기술을 발달시켰다. 어느 시대에서나, 어느 문화권에서나 몸의 문제를 해결하는 방편들을 연구해왔다. 비록 하나의 몸이지만, 그것을 보는 관점은 다양하다. 문화권마다 전통 의학이 있고, 현대의 문명화된 사회에서 통용되는 현대의학, 기존의 현대의학의 한계를 극복하고자 하는 대체의학과 전인 의학, 더 나아가서 최근에는 양자 의학, 에너지 의학 등의 신개념들이 대두되고 있다.

　나름대로 관점들이 있겠지만, 관점이 다르다고 해서 실제로 몸이 작동하는 원리가 사람마다 다른 것은 아니다. 사람마다 다르다면, 그 다른 점에는 이유가 있을 것이고, 사람마다 다르게 작동하는 이치가 있을 것이다. 다만, 인간의 '몸'이라는 현상을 온전히 이해하기에는 인간의 의식 수준이 부족하여, 각자의 관점으로 몸을 체험하고 이해한 바에 따라 그 지식과 정보가 여기저기 부분적이고 파편적으로 흩어져 있다.

　의식 수준을 높이고, 몸에 대해 이해하는 것은 몸을 가지고 살아가는 존재들에게 중요한 일이다. 특히 몸을 다루는 일을 하는 사람들에게는 매우 중요하다.

　어떤 대상에 대해 이해하는 것은 크게 경험과 이론이라는 두 가지 측면이 있다.

　그 두 가지의 균형을 맞추는 것이 중요하다. 경험에 치우치면, 그 경험의 인과를 이해하지 못하고 시행착오를 반복할 수 있다. 이론에 치우치면, 말과 글에 갇혀 더 큰 시야를 놓치기 쉽다.

몸에 대해 이해하기 위해서도 경험과 이론, 두 가지의 조화가 필요하다. 어떤 경험과 이론이든 주관적으로 받아들여질 수 있는 것이 있고, 객관적으로 검증이 가능한 것이 있다. 개인이 주관적으로 느끼는 경험과 체험에 이론이 받침이 되고 객관적으로 실증이 된다면 학문의 영역이 될 수 있다.

영적 현상 역시 일부 영성 인이나 종교인들의 체험을 넘어서 현대의 과학적 범주에서 이해할 수 있는 이론이 정립되고 실증할 수 있다면 과학의 영역에 포함될 수 있을 것이다. 신체의 영적 현상의 원리를 이론적으로 정리하고 임상으로 증명하면 의학의 영역이 될 것이다.

21세기 들어서 서울대 물리학과 소광섭 교수팀에 의해 프리모 관 체계(Primo Vascular System)가 발견되었고, 이는 경락의 해부학적 실체로 여겨지고 있다.

이처럼 과학의 발달과 더불어, 기존에 객관적으로 확인하기 힘들었던 것들이 확인되고 있다. 추상적인 표현과 주관적인 감각으로 받아들여지던 개념들이 실증되는 시대가 된 것이다.

명상하며 뇌파가 바뀌고, 뇌의 특정 부위가 활성화되는 것을 확인할 수 있다. 호흡을 통해 심박수와 체온이 바뀌고, 심지어는 극한상황에 견디는 실험도 이루어진다. 이러한 과정을 통해 검증된 방법들은 임상적으로 적용되어 질병의 치료와 건강의 유지에 도움을 주며, 더 나아가 신체 능력을 높이고 의식 수준을 높이는 데에도 적용이 된다.

숭산스님이 미국에서 전파한 명상은 마음 챙김(MBSR)이라고 불리며 미국의 유수 의대에서 연구되며 임상 현장에 도입되었으며, 티베트에서 유래된 호흡법은 윔 호프(Wim Hof)에 의해 대중화되고 보급되었고, 윔 호프 자신의 기네스북 기록을 세우는 데 이바지하였다. 이는 운동선수들에게는 경기 능력의 향상에 도움을 주며, 전반적인 인지능력의 향상과 정신건강에 도움을 주어 실리콘 밸리 등지의 첨단산업 종사자들에게 주목받고 있다.

과학적으로 근거가 부족하다며 맹목적으로 불신하는 이들도 있지만, 계속 외면하기에는 시대의 흐름이 빠르게 발전하며 과학적으로 근거가 쌓이고 체계가 잡히고 있다. 사람이 만지고 볼 수 없다고 해서, 그것이 존재하지 않는다는 증거는 아니듯이 기존의 특정 체계와 원리로 이해할 수 없다고 해서 그것이 참이 아닌 것은 아니다. 역사적으로 시대를 앞서가는 선각자들이 있었고, 그들에 의해 그전에는 사람들이 이해할 수 없던 것들이 밝혀져 왔다.

최근에는 영성이 대두되며, 영성에 대한 여러 분야의 연구가 이루어지고 있다. 그중 하나는, 사이키델릭이다. 전 세계적으로 사이키델릭에 대한 재조명이 이루어지고, 연구가 이루어지고 있다. 그 이유 중 하나는 사이키델릭을 복용하면서 영적 체험이 이루어지기 때문이다. 신체를 투시하는 예도 보고되는데, 인체를 둘러싼 에너지 오라장을 본다거나 경혈 및 경락을 감지하기도 하며 말 그대로 내장을 투시해서 보기도 한다. 명상이나 영성 수행을 오랜 기간 심도 있게 할 때도 이런 경험을 할 수 있다.

에너지 혹은 기(氣)를 이용한 치유 및 영적 치유에 대해서도 예전보다 많은 관심이 쏠리고 있으며, 그에 대해 객관적이고 과학적인 접근이 이루어지고 있다. 다양한 학문적 배경을 가진 이들이 영성과 치유에 대해서 여러모로 접근하고 연구하면서 체계가 잡히고 있는 시기이다. 체계적인 원리와 더불어 임상효과가 반복적으로 재현이 된다면 이를 간과할 이유가 없다.

이에 대해서, 현대인들이 고대인들이 가졌던 감각을 잃었다고 보기도 한다. 현대의 전통 의사들은 대부분 경혈과 경락을 자신의 기감(氣感)으로 감지하지 못한다.

　반면, 고대에는 무술 및 기공 수련 혹은 영성 수련을 하는 이들이 의술을 행했으며 그들은 수행으로 터득하고 느끼고 경험한 것을 정리해 글로 남겼을 것이다. 현대의 전통 의사들은 대부분 기에 대한 감각이나 인지 없이 고대인들이 남긴 글로 경혈과 경락을 찾고 고대인들이 했던 술기를 따라 한다. 전반적인 체계와 원리에 대한 이해 없이 그저 전통 안에서만 갇혀 있는 경우도 흔하다. 그저 예전에 누군가 이렇게 했으니까 무작정 따라 하면서 그 안에 안주해 있기도 하다.

　현대인들이 상실했다고 여겨지는 감각들을 활성화하는 방법들 역시 연구가 되고 있다. 사실 현대인들은 급격한 환경변화와 더불어 몸의 기능이 일부 퇴화가 되었고, 치유 능력과 잠재력이 억제되었다. 이를 회복하는 것이 단순히 건강에 도움이 될 뿐 아니라 의식 상승과 영적 성장에도 도움이 될 것이다.

　몸의 감각이 무뎌지면서 현대인들은 몸과 소통하는 법을 잊어버렸다. 그렇기에 몸이 보내는 신호를 묵살하고 지내면서 병을 키우는 경우가 허다하다. 정신적인 부분도 마찬가지이다. 오감, 감정, 생각을 의식적으로 알아차리지 못하고 휘둘리면서 정신적으로도 병을 키우는 경우가 많다. 몸과 마음은 유기적으로 연결되어 있어서 육체적으로 병이 있으면 정신적으로 문제가 있을 수 있고, 반대로 정신적인 문제가 있으면 그와 연관된 육체적인 문제가 있을 수 있다.

　근대 서양 의학은 데카르트의 기계론적 인간관을 기반으로 발전해왔기 때문에 육체와 정신을 각각이 개별적으로 작동한다고 인식을 해왔다. 그래서 어떤 문제가 생겼을 때, 그 문제를 해당 부위나 장기만의 문제로 파악하고 접근해왔다. 그리하여 미시적이고 단편적으로 겉에 드러나는 증상에 대처하는 것에 주로 초점을 맞춘다. 특히 2번의 세계 대전을 겪으면서 외상과 급성 증상에 대응하는 것에 대해 크게 발전했다. 다만, 전반적인 인체의 유기성과 연결성을 이해하는 데에는 다소 취약한 점이 있고 때로는 그로 인한 한계와 부작용이 있어 그에 대한 대안으로 각종 대체요법과 전인의학이 대두되었다.

1960~70년대의 플라워 무브먼트와 더불어 자연 친화적인 삶과 영성을 추구하는 대안적인 생활방식이 제시되며 현대 의료체계의 한계를 극복하고자 하는 시도들이 있었다. 동종요법 및 동양의학을 비롯한 전통 의학이 재발견되고, 요가 및 명상 등 고대로부터 전해지는 수행이 대중화되어 왔다.

현대 의료체계는 제약산업이 이끌고 있다. 각각의 증상에 대한 약물을 개발하고, 글로벌 제약회사들은 자신들이 개발한 약물에 대한 특허권을 가진다. 이들은 약물에 관한 연구를 지원하고, 그 연구를 바탕으로 의사들에게 처방을 유도하고, 환자들에게 공급한다. 그리고 새로운 신약을 개발하여 특허를 낸다. 신약을 개발할 역량이 없는 중소 제약회사들은 기존에 개발된 약물의 특허가 끝나면 기존의 약물과 동일하거나 유사한 제품을 만들어서 판매한다. 미시적으로 깊이 있는 연구가 계속 이루어진다는 장점이 있으나, 환자 입장에서는 계속 약을 소비하게 된다는 단점이 있다. 많은 이들이 어떤 증상으로 인해 한 번 약을 복용하기 시작하면서, 계속 복용하는 약의 양과 가짓수가 늘어나는 것을 경험한다. 제약회사와 의료계 입장에서는 꾸준히 수입이 늘어난다는 점에서는 좋다고 볼 수 있지만, 이를 근본적인 치료라고 보기는 힘들다.

인체는 기본적으로 항상성을 가지고 있다. 지속적으로 자체적으로 균형을 맞추고 유지보수를 하는 기능이 인체에 탑재되어 있다. 따라서 인체가 자체적으로 가진 항상성을 회복시켜주는 것이 가장 이상적이다. 질병이 있다면 그 질병이 생기는 원인을 파악하고 제거하여, 다시는 생기지 않고 건강한 상태로 살 수 있게 해주는 것이 진정한 치료이자 치유라고 할 수 있다.

■ 업과 연

필자는 안동 권씨 가문 출신이다. 안동 권가는 대대로 장군을 많이 배출했다. 즉, 사람을 많이 죽였다. 벼슬아치 중에는 탐관오리가 많았다. 탐관오리 하나가 수많은 사람의 고혈을 짜낸다. 그 핏값을 치루기 위해 이 글을 쓰게 된 것인지도 모른다.

필자는 1981년에 출생했으며, 어려서부터 내향적인 성격으로 십대에 접어들면서 독서에 취미를 붙였다. 당시 정신세계사에서 출판되는 책들을 거의 모두 보았으며, 특히 봉우 권태훈 선생님이 저술한 책들과 류시화 시인이 번역한 책들로부터 많은 영향을 받았다.

고려대학교 의과대학에 입학하며 당시 신설동에 있었던 음양팔괘문 정민영 선생님의 도장에 다니게 되었다. 도보로 다닐 수 있는 거리에 태극권을 배울 수 있는 도장이 있었다는 것 자체가 지금 돌이켜보면 굉장한 행운이다. 도장을 다니며, 기존에 여러 가지 무술을 배운 선배들을 만날 수 있었으며 참장공과 발경의 기초를 닦을 수 있었다.

대학 생활을 하며 왜소한 체격과 지방 출신의 콤플렉스를 극복하고자 웨이트 트레이닝을 시작했다. 대부분의 용돈은 보충제를 사는 데 쓰이고 의과대학에서 배운 지식은 어떻게 근육을 성장시킬 수 있을까로 귀결되었다.

의과대학을 졸업하며 여러 가지 진로에 대해 고민하다가, 어찌어찌 개원

가에 취업하였고, 한서대학교 선도학과 대학원에 진학했다. 대학원을 통해 국선도와 전통 철학을 접했다. 수료는 하였으나 학위논문은 아직 쓰지 않았다.

　수년간 생업과 이런저런 대소사로 인해 위와 같은 수행에서는 거리가 멀어졌다가 10여 년 전 갑자기 쓰러졌다 회복된 이후, 자신을 치유하기 위해 다양한 방법을 시도하였고, 그 과정에서 여러 힐러들을 만났다. 힐러들로부터 치유 세션을 받고, 힐링 기법을 배웠다.

　2018년, 태국에서 명상하다가 몸의 에너지가 열리고 의식이 각성되는 체험을 하였고, 몇 달 후 열렸던 에너지가 갑자기 닫히고 묵직한 무엇인가가 채워지는 느낌을 받았다. 그 이후, 도원스님을 뵙게 되었고, 도원스님의 치유 세션을 받으면서 그 채워진 결박 같은 것들이 부서지는 느낌을 받았다. 건강 상태도 훨씬 좋아졌다.

　필자뿐 아니라 다른 환자들이 도원스님의 치유 세션을 통해 극적으로 치유되는 것을 목격했다. 자폐증, 파킨슨병, 조현병 등 현대의학으로는 완치는 고사하고 증상이 더 심해지지 않기만 해도 다행인 질병들이다. 치유 과정을 통해 단순히 특정 증상이 개선될 뿐 아니라, 사람 자체가 달라졌다. 같은 사람이지만 자세, 목소리, 표정과 분위기 등이 긍정적으로 바뀌었다.

　도원스님을 알게 된 이후로도 세계 각지의 여러 힐러들을 만났다. 그들과의 교류를 통해 도원스님의 말씀을 더욱더 잘 이해할 수 있게 되었다.

　필자는 달라이 라마의 법제자인 라마 글렌(Lama Glenn)의 지도로 티베트 불교 수행을 하면서 불보살님들의 가피를 받으며 인간의 에너지 체계와 영적 원리에 대해서 터득하고 있다.

　영성 수행을 하면서 느끼는 것은 육체가 다차원적인 현실을 반영한다는 것이다.

인간은 영적 존재이며, 육체를 입고 3차원 현실을 체험한다. 인간은 영적인 차원에서 3차원 물질계에 이르기까지 다차원적으로 켜켜이 여러 겹으로 이루어진 다차원적 존재이다. 즉, 영적인 문제를 해결하여 물질계의 문제를 해결할 수 있고, 물질계에서 문제가 해결되며 영적인 장애가 해결되기도 한다.

모든 현상은 원인이 있고, 원인에 따른 결과가 있다. 카르마는 현상계에서 일어나는 일들에 대해 개연성을 부여한다. 그 개연성에 따라 각자의 영적 여정을 거치면서 인연을 만난다. 그 과정에서 성장하고 깨어나는 것이 우리가 모두 가진 과제이다.

인간은 모두 몸을 가지고 살아간다. 그리고 몸을 통해 각자의 사명을 추구한다.

따라서 몸을 잘 가꾸고 개발하면 각자의 사명을 더욱 잘 완수할 수 있다. 특히 다른 이의 몸을 다루는 일을 하는 이들은 몸의 이치에 대해 잘 알 필요가 있다. 필자는 다행히 귀한 인연들을 통해 많이 배울 수 있는 기회들을 가질 수 있었다. 인연들에 감사하며 나름대로 배우고 터득하고 정리한 내용들을 나누고자 한다.

■ 면책 사항

필자는 의과대학을 졸업하고 정식으로 면허를 발부받은 의사이다. 하지만 이 글에는 현재 주류 의학에서 다루지 않거나 유사 의학 혹은 유사 과학으로 여겨지는 내용들이 담겨 있다. 이 글은 개인적인 경험과 연구의 산물이며, 특정 기관으로부터 후원 혹은 지원을 받지 않았다.

기, 에너지, 프라나 요가나 기공 수행을 하다 보면, 기(氣)를 느낀다. 영어로는 에너지(Energy)라고 하며, 요가 체계에서는 프라나(Prana)라고도 한다. 이를 객관적으로 분석하고 계측하고자 하는 연구들이 있어 왔다. 키를리안 촬영을 비롯한 기 내지는 오라장을 시각적으로 확인하는 기법들이 있었고, 최근에는 살아있는 생명체의 세포에서 발산하는 빛인 바이오포톤에 관한 연구가 이루어지고 있다. 바이오포톤은 세포 내의 미토콘드리아에서 발산되며 파장대는 200nm~800nm로 가시광선과 자외선 영역에 있다. 일반적으로 발산되는 바이오포톤의 양은 cm^2당 1,000개 미만으로 알아차리기 힘들 정도이지만, 발산되는 바이오포톤의 양이 아주 많으면, 빛이 나는 것이 뚜렷하게 보일 수도 있다. 세포의 생명 활동이 왕성할수록, 발산되는 바이오포톤의 양이 많을 것이다. 그리고 어떤 파장대의 광자가 더 많이 나오냐에 따라 빛깔이 다르게 보일 것이다. 손상된 세포에서는 발산되는 바이오포톤의 양이 줄어들고 발산 패턴이 바뀌기 때문에, 바이오포톤을 측정하여 암을 찾을 수도 있다.

■ 경락, 나디, 차크라

한의학에는 경락(經絡)이 있고, 요가에는 나디(Nadi)가 있다. 다들 비슷하게 에너지 혹은 기가 통하는 통로라고 여겨질 수 있으며, 세부적인 정의는 다르다. 한의학의 경락은 피부 표면을 주행한다. 요가의 나디는 인체 내부에도 분포되어 있다. 통합적인 관점으로 정리하면, 한의학에서는 오장육부에 작용하는 주요한 에너지 통로들을 따로 경락이라고 이름을 붙였고, 요가의 나디는 일반적인 에너지 통로들을 통칭한다고 할 수 있다.

나디는 혈관 및 신경과 함께 복잡하게 어우러지면, 주요 부위에 에너지 통로가 모이는 센터인 차크라를 형성한다. 이들은 인체 내부의 중심을 따라 수직으로 연결된다. 요가에는 7개의 주요 차크라가 있고, 동아시아에는 3개의 단전이 있다. 3단전과 상응하는 차크라를 제외한 나머지 4차크라는 백회, 천돌, 명치, 회음 등 주요 혈 자리와 상동한 위치에 있다. 단, 한의학에서는 인체 내부의 중심 통로인 중맥에 대해서는 다루지 않는다.

차크라를 해당 부위에 있는 신경절(神經節, Ganglion)의 작용으로 여기기도 한다. 척추에서 나온 신경 다발들이 말초신경을 따라 인체의 각 부위와 연결되는데, 말초신경과 중추신경이 복잡하고 촘촘하게 연결되는 부위가 신경절이다. 사지의 움직임과 장기의 활동 등 생명을 유지하기 위한 해당 부위의 모든 일이 신경절을 통해 관장이 된다.

21세기 들어서 프리모 관 체계(Primo Vascular System, 이하 'PVS')가 발견되면서 그동안 막연하게 여겨져 왔던, 혹은 위와 같이 개념적으로 추측되어 온 에너지 통로를 실증적으로 확인할 수 있게 되었다. PVS는 살아 있는 생명체 내에서 바이오포톤과 미분화 세포들이 순환하는 통로로 여겨진다.

여기서부터는 상상이다. 만일 과거에 바이오포톤을 많이 발산하거나 바이오포톤을 잘 인지하는 사람이 있었고, 그들의 인지를 바탕으로 그 당시의 의학을 정립한 것이 지금까지 전해지는 것이 아닐까.

■ 주파수, 파동, 사이매틱스

이 우주의 모든 것은 진동으로 이루어져 있다. 진동 중에는 기계적인 진동인 소리와 전자기적 진동인 빛이 있다. 인간은 빛의 스펙트럼을 눈으로 보고, 몸과 귀로 떨림을 느끼고 소리를 들을 수 있다. 인간이 인식할 수 있는 영역은 우주 전체의 다양한 진동 중 극히 일부이다.

이 지구에 있는 모든 물질은 원소로 이루어져 있다. 원소를 이루는 원자의 중심에는 원자핵이 있고 그 주위를 전자들이 특정 궤도를 따라 돌고 있다. 전자는 높은 에너지의 궤도에서 낮은 에너지의 궤도로 이동하며 에너지를 방출하는데, 이 에너지가 빛의 형태이다. 그리고 원소마다 가지는 각기 다른 구조에 따라 각각 다른 파장의 소리에 공명한다.

소리는 주파수의 높낮이에 따라 각기 다른 모양의 파형을 가진다. 스위스의 의사이자 과학자인 한스 제니(Hans Jenny)는 소리의 파형을 연구하며 소리를 시각적으로 확인할 수 있는 사이매틱스(Cymatics)라는 분야를 개척했다. 넓고 얕게 액체를 담거나 가루를 평평한 표면에 뿌리고 특정 주파수의 소리로 진동시키면 마치 만다라와도 같은 규칙적으로 배열된 모습이 재현된다. 그중 어떤 것들은 자연에서 특히 생명체의 모습에서 찾아볼 수 있는 패턴과 흡사하다. 한스 제니는 진동하는 에너지의 눈에 보이지 않는 힘의 장이 사이매틱스를 통해 드러난다고 여겼다.

소리의 파장이 주파수에 따라 다른 파형을 지니고 물질을 특정한 형태로 진동시킨다면, 인체에 대해서도 마찬가지로 작용할 수 있다. 인체는 자체적으로 다양한 활동을 통해 박자와 음정이 있는 소리를 낸다. 쉽게 감지할 수 있는 심장박동에서 아주 미세한 세포의 전기신호와 DNA의 떨림에 이르기까지 인간의 몸은 다양한 소리가 함께 나고 있는 오케스트라와 같다. 인체에서 나는 다양한 소리가 조화를 이뤄 화음을 이룰 수도 있고, 아닐 수도 있을 것이다.

■ 뇌, 자아, 무아

평상시에 뇌에서 가장 바쁜 부위는 디폴트모드 네트워크(Default Mode

Network, 이하 'DMN')라고 불리는 영역이다. 이 부위는 자아 혹은 소위 '에고(Ego)'를 담당하는 것으로 여겨진다. 인간이 영적 체험 혹은 신비 체험을 할 때는 이 부위가 비활성화되고, 전전두엽과 보상중추가 활성화되며, 각종 신경전달물질의 농도가 높아진다.

DMN은 인간이 체험하는 현실을 스스로 납득할 수 있게 조정하는 역할을 한다. DMN은 시간의 흐름에 의해 축적되는 경험과 학습을 통해 자신의 정체성을 지속해서 정립하고, 정립된 정체성을 유지한다. DMN이 비활성화되면서 기존에 인지하지 못했던 감각을 느끼거나, 정체성이 해리되는 경험을 하기도 한다. 뇌의 사고회로가 재부팅되기도 한다.

한민족 경전인 〈삼일신고〉에서는 수행의 3가지 요소로 지감, 금촉, 조식을 꼽는다.

외부 환경에 대한 감각을 차단하게 되면, 내적 감각이 활성화된다. 오감[감(感)]을 통해 들어오는 외부 정보를 처리하는데 뇌의 에너지가 많이 쓰이는데, 이를 차단[지(止)]하면 내면에 집중할 수 있고, 내밀한 감각이 활성화된다.

매우 이완된 상태에서 먼저 생각이나 의도를 내는 것[촉(觸)]을 멈추고 [금(禁)], 호흡을 깊이 하면 기존에 활성화되지 못했던 뇌의 부위들이 활성화되고, 뇌파의 진동수가 낮아지고, '영혼의 분자'라고 불리는 DMT의 농도가 자연적으로 높아진다. 이 과정에서 자아가 해체되고 더 큰 존재를 느끼거나 다른 차원을 경험한다.

사이키델릭 성분이나 엔티오젠(Entheogen)이라고 불리는 물질들을 통해 영적 체험을 하기도 한다. 앞서 언급한 DMT 혹은 DMT가 함유된 식물성 약재인 아야후아스카가 대표적으로 알려져 있으며, 다양한 성분들이 여러 문화권에서 전통적으로 사용돼 왔다. 최근 들어 사이키델릭 혹은 엔티오젠에 대한 관심이 높아지고 있으며, 의학적으로 이해하고 임상에 적용하려는 시도가 늘어나고 있다.

■ 영적 부작용

호흡법이나 기공 등의 수련법들로 인해 모두가 긍정적인 경험을 하는 것은 아니다. 소위 '주화입마'의 상태가 되어 정신이 혼미해지거나 호흡곤란, 가슴울렁증, 불면증 등의 부작용을 평생 겪기도 한다. 엔티오젠이나 사이키델릭처럼 영적으로 영향을 주는 성분들을 잘못 사용하여 부작용이 생기는 경우도 많다.

이렇게 일반적인 차원을 넘어서 영적으로 생긴 부작용은 일반적인 의학으로는 원인의 파악과 대처가 힘들다. 이러한 부작용에 대해서는 검사를 해도 원인을 찾기 힘들고, 성격이나 감정선에도 영향을 미쳐서 정신적으로도 힘들어지는 경우가 대부분이다.

영적 현상은 인간이 일반적으로 인지가 가능한 감각의 범위를 벗어나 있어서, 이를 객관적으로 입증하기가 쉽지 않다. 겉으로 드러나는 관찰이 가능한 현상과 인과관계를 고려하여 추측될 뿐이다. 그 과정을 통해서 구축된 논리에 의해서 동일한 결과가 재현된다면 그 논리는 어느 정도 신빙성과 합리성을 갖추고 있다고 볼 수 있다.

이렇듯 논리를 쌓아가고 이론을 정립하는 것은 특히 치유하는 이에 있어서 중요하다. 치유를 업으로 삼는 것은 자기만족의 영역이 아니다. 자기 혼자 수행하다가도 호흡이 꼬이거나 정신이 산란해질 수 있으며, 스승이나 선배를 잘못 만나면 오랜 시간을 잘못된 방향으로 나갈 수 있다. 본인의 기력이 충분하지 않은 상태에서 다른 이를 치유하다가 그 사람의 안 좋은 에너지를 뒤집어쓰는 일도 있다. 기량과 지식이 충분하지 않은 상태에서 어설픈 감만 믿고 사기 아닌 사기를 칠 수도 있다. 기본을 충분히 잘 닦고 내실을 쌓아야 한다.

■ 영적 감각의 개발과 기술의 활용

궁극적으로 치유자 자신이 영적으로 깨어나서 영적인 감각이 활성화되어야 한다. 흥미롭게도, 최근의 의학과 뇌과학이 인간의 잠재력을 개발하는 방법을 많이 연구하고 있다. 에너지 혹은 기(氣)에 대한 것들과 영적인 감각에 대한 것들이 있다. 그러면서 고대의 수행법들과 정신 문화가 재조명되고 있다. 첨단 과학이 고대의 지혜로부터 영감을 얻고 있다. 선대로부터 이어져 내려오는 경험과 지혜가 체계적인 이론과 실증을 통해 계승되고 발전된다. 그런 의미에서 영적 각성을 경험한 이들을 직접 뵙고 배울 수 있다는 것은 굉장히 귀한 기회이다.

치유 자체가 영적 현상을 객관적으로 보여주는 지표이다. 치유 과정에서 신체의 증상을 객관적으로 관찰하며 치유의 효과를 파악할 수 있다. 혈압, 혈당, 관절의 가동범위, 수면시간 등은 일반적으로 쉽게 측정할 수 있으며, 웨어러블 디바이스를 활용하면 다양한 정보를 모을 수 있다. 이를 통해 치유 과정에서 일어나는 영적 현상이 신체의 증상에 어떤 영향을 미치는지를 확인할 수 있다. 아울러 치유자 본인의 영적 감각을 개발하는데 기술을 활용할 수도 있다. 예를 들어, 빛과 소리, 중력마저 느끼지 않게 만드는 감각 차단 탱크에 들어가면 깊은 의식 상태로 쉽게 들어갈 수 있으며 신경 가소성을 높일 수 있다. 신경 가소성을 높여주는 것이 영적 감각을 개발하는 데에도 도움이 된다. 특정한 주파수의 소리를 듣거나 빛을 쬐는 것도 도움이 될 수 있다. 카카오(Cacao)와 하페(Rapeh)와 같이 영적 각성에 도움이 되는 것으로 여겨지는 물질들을 사용하는 의식을 행하기도 한다.

■ 영적 각성과 의식 상승

치유는 단지 육체적인 증상을 해결하는 것뿐이 아니라, 자기 자신의 온전함을 회복하는 것이다. 이는 영적인 온전함을 포함한다. 매슬로우에 따르면, 인간의 욕구는 생존과 기본적인 필요를 충족시키는 것부터 단계를 밟아서 자아의 완성과 초월로 발전한다.

요가 수행을 하며 7차크라가 모두 활성화되고 중맥(수슘나 나디)이 정렬되는 쿤달리니 각성을 겪고 나면 상위 에너지체의 차크라들이 연결되고 활성화되는 단계로 나아갈 수 있다. 동아시아에서는 임독맥이 관통되는 소주천이 일어나고 더 나아가면 기경팔맥이 열리는 대주천으로 접어들 수 있다.

자신의 문제를 자각하고 치유하는 과정 자체가 영적 여정이다. 자기에게 맞는 방편을 찾고 시도하는 과정이 있을 수도 있고, 인연에 의해 좋은 힐러를 만나서 치유를 받거나 배우는 기회가 있을 수도 있다. 여러 사람이 치유의 여정을 거치면서, 집합적으로 경험이 쌓이고, 집합의식의 수준이 높아지게 한다. 이는 인류가 영적으로 진화하는 데 이바지할 것이다.

맺음말

출가 후, 여러모로 많은 느낌, 알음알이를 말한다면 연기법을 알게 되고 시절인연이란 표현은 말로 표현할 수 있는 최상의 진리이다. 통하게 되면, 우주의 진리와 진법을 깨닫게 되지만, 미리 진리를 진법으로 부처님께서 전해놓으신 연기법을 알게 된 것은 축복이다.

지척이 천리라고 인연이 아니면 그냥 스쳐 지나가는 것이고 천리만리 떨어져 있어도 인연이면 결국에는 만나게 되며 또한 좋은 인연은 서로가 마주잡은 인연의 끈을 소중히 잡고 있어야 이어지는 것이고 어느 한쪽이든 소홀히 하면 이것은 저울과 같아서 기울어지게 되는 것이다.

모든 것은 마음이 일어서 이루어지고 마음을 놓으면 사라지는 것이다.

흐르는 강물처럼 철썩이며 부딪쳤다 부서져서 사라지나 원심력은 더욱 더 흐름이 확장되어서 같은 파동으로 유유히 깊은 바다로 흘러들어가는 이치와 같다고 볼 수 있다.

바다의 표면은 성내고 노하고 때로는 부드럽고 잔잔하게 변화무쌍하지만, 깊고 깊은 심연에는 항상 고요함과 평화로움으로 모든 것을 포용과 사랑으로 정화해서 새롭게 태어나게 한다. 이것은 하늘이고 바다이며 동시에 우주적이다. 연기의 법력으로.

또한, 지금까지의 행원을 살펴볼 때 약사여래불의 12대원을 동시에 이루는 불보살님의 크신 원력의 가피를 받으며 그것이 앎으로 그친 것이 아니고 그대로 행하여 크신 가피력으로 회향된 것에 중점을 둘 수 있다.

　인연의 중심에서 고맙고 감사드립니다.

모든 인류에게 드리는 글

- 가람 정신의학과 김경식 원장님 처방으로 1997년 단전호흡 기공수련에 입문 1998년 초기의통 자가정화.

- 1999년 영통(대우주와 합일).

- 2000년 정신세계원에서 1차 워크샵.

- 2001년 2차 워크샵 자폐증 발달장애 빙의 틱장애 조현병 파킨슨병 중풍 등 난치병 치유사례발표 및 심령정화 기공수련 강사로 활동시작.

- 2003년 6월 사단법인 정신과학회 춘계학술대회 (심령치유의 원리와 실제) 주제로 연세대학교 박민용 교수님 심사로 논문 발표 장소: (여의도 전경련회관).

- 2007년까지 정신세계원 강의 및 150여 종류의 난치병 치유사례와 수련생들의 몸 마음 영혼의 정화와 기적 영적인 체험과 깨달음을 얻는 자료 수집 및 업데이트.

- 2008년~2009년까지 안식년.

- 2010년에 영혼의 힐링 손글씨로 집필.

- 2011년 영혼의 힐링 출판 2012년 9월 26일 한국불교태고종 중앙금강 계단 수계득도 출가.

- 2012년 현 불광정사 인수.

- 2013년 부터 불광정사 주지 임명 및 소임.

- 2015년(개정판 나는 퇴마사였다) 출판한 후에 불광정사에서 주석 수행 정진.

- 2024년 영의학 집필 수십년간 업데이트 된 난치병 및 병고액난이 소멸되고 몸 마음 영혼의 정화받은 좋은 인연들이 삶의 질이 높아지고 사회적 경제적 정신적 신분상승과 의식이 성장하고 각계 각층에서 빛난 모든 인연들이 동참하신 내용이며 특히 닥터 권용현님이 힐링체험기 및 공저 개념으로 집필한 글이 첨부되어 있음.

- 이 책을 내는 모든 자료수집 및 논문준비 홈페이지 관리를 맡아서 현재까지 소책자 〈심령치유의 원리와 실제〉〈영혼의 힐링 나는 퇴마사였다〉를 기획 정리 편집을 초기작업한 필자의 딸 김서연 효진 실장이 직접 편집 교정 디자인을 했음. 이책은 상품화보다 세상에 알려지지 않은 실제

의 사례들을 연구자료로 숙제가 되기를 바라며 출판비용을 절감하는 차원에서 진솔하고 어려운 역경속에서 우주본질의 치유에너지와 인류에게 합일되는 매개체로 중요한 연구자료로 쓰여지길 간절히 바라는 마음이다.

엄마 최순대 도원스님
딸 김서연 효진 실장 합장합니다.

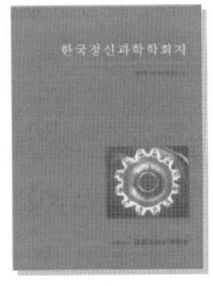

"심령치유의 원리와 실제" - 최순대(2003. 06)
한국정신과학학회 추계학술대회 제7권 제1호 학회지 수록
99~125page

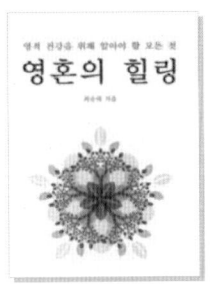

"영혼의 힐링"(영적 건강을 위해 알아야 할 모든 것) - 최순대(한강 출판사)
2011. 11. 11

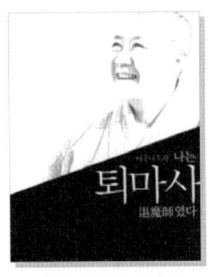

"나는 퇴마사였다"(어둠은 빛을 이길 수 없다) - 비구니 도원(한빛서원)
2015. 05. 15

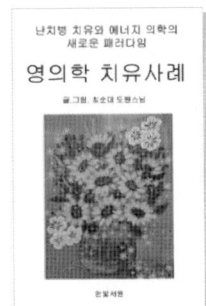

"영의학 치유사례"(난치병 치유와 에너지 의학의 새로운 패러다임)
- 최순대 도원스님(한빛서원) 2025. 03. 31